\みんなで楽しく/
Hospitalist
(ホスピタリスト)
になろう！

エビデンスと実臨床の架け橋

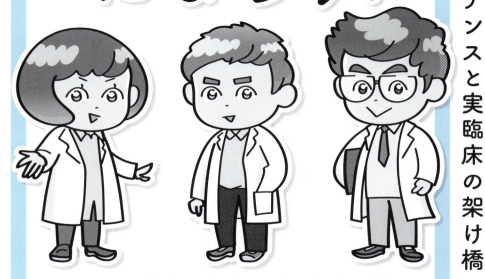

編集　永井友基　松坂 俊　橋本知直　阿河昌治

じほう

はじめに

　本書を手に取っていただき，誠にありがとうございます。「みんなで楽しくHospitalistになろう！（通称みんほす！）」代表の永井友基です。

　みんほす！は2020年に300床規模の二次救急病院で，研修医向けに発足した勉強会です。「当たり前のことを当たり前にできる医師」，「常に患者さんを中心に考え，行動できる医師」を育てることを目標に掲げて日々活動を続けています。これらのテーマに対する私たちの強い想いは，本書内のコラムでも仲間たちが語ってくれているように，医師の育成を通じて，医療現場はもちろん，社会全体に貢献することを目指しています。当初，みんほす！は対面形式でスタートしましたが，より多くの方々に役立てていただけるようオンライン形式へ移行し活動を続け，ついに今回書籍化に至りました。

　さて，皆さんは「Hospitalist」という言葉をご存知でしょうか？　日本では「病院総合医」や「総合内科医」として知られ，幅広い内科領域の知識とスキルをもち，特に入院中や入院を必要とする患者さんに対して総合的なアプローチを行い，病棟管理も担う医師を指します。Hospitalistは特定の臓器に限定されず，呼吸器，循環器，消化器，腎臓など多岐にわたる領域に精通し，複数の疾患を抱える患者さんや複雑な症例にも統合的に対応します。現在，日本ではHospitalistの認知度はまだ低く，数も少ないですが，高齢化が進み，多疾患を抱える患者さんが増えていくなかで，その役割はこれからますます重要になると考えています。

　みんほす！勉強会と同様に，本書も生粋のHospitalistやそのマインドをもった医師たちによって執筆されています。そのなかで，私たちが最も大切にしているのは，どの勉強会よりも実践的な知識を提供することです。本書もその理念を反映し，エビデンスに基づきながら，実際の現場で「どのように考え，どのように行動すべきか」を詳しく解説しています。初学者でも「明日から実践できる」内容を詰め込みました。そのため，各項目の冒頭に「1pager」とよばれる1枚のまとめを設けており，それを読めばその項目の概要を把握できるように工夫しています。特に2章，4章，5章では，1pagerを活用することで実践的な初療ができるよう，具体的な内容を詰め込んでいます。まずは1pagerで概要をつかみ，本文を読み込んだ後，再び1pagerで重要なポイントを復習し，記憶に定着させ

てください。

　本書の第1章は，社会人としての心得から始まり，病歴聴取や臨床推論，プレゼンテーション，紹介状の書き方といった，研修医が現場で困りがちなテーマを扱っています。続く第2章は，よく遭遇する検査異常や検査の方法・判断についての解説です。ここに書かれた項目を習得すれば，初期研修医として十分なレベルに達するでしょう。第3章は，カルテの書き方の原則と，シチュエーション別のテンプレートを紹介しています。感染症，高齢者，緩和ケア，がんの患者さんを診るための具体的なポイントも学べます。第4章は，「救急外来でよく遭遇する疾患の初療ができるように」という目標をもとに執筆されています。実臨床の流れに沿って書かれているため，現場をイメージしながら読めば，救急外来での対応力が身につくはずです。そして最後の第5章は，入院患者さんで必要な知識として輸液や栄養管理，病棟からのコール対応で重要なABCDアプローチ，サチュレーション低下，ショック，発熱，意識障害，せん妄など初療に必要なスキルを体系的に解説しています。

　本書が，皆さんの医療現場で役立ち，多くの患者さんに「当たり前の医療」を提供する助けになることを心から願っています。

みんほす！への参加方法

　Xのみんほす！アカウント（@yukina_minhos）にアクセスして，プロフィールのGoogleフォームから参加できます。本書の読者の皆さんにお会いできるのを楽しみにしています！

2025年2月

国立病院機構 長崎医療センター 総合診療科/総合内科
永井友基

執筆者一覧

編　集

永井　友基	国立病院機構 長崎医療センター総合診療科/総合内科
松坂　　俊	飯塚病院連携医療・緩和ケア科
橋本　知直	Southern Illinois University Department of Family & Community Medicine, Division of Geriatrics & Palliative Medicine
阿河　昌治	横浜市立市民病院呼吸器内科

執　筆（執筆順）

須藤　真紀	つくば心療内科クリニック
松坂　　俊	飯塚病院連携医療・緩和ケア科
永井　友基	国立病院機構 長崎医療センター総合診療科/総合内科
阿河　昌治	横浜市立市民病院呼吸器内科
山本　恭史	市立根室病院内科
塚本しほり	北海道大学病院血液内科
山中萌奈美	国立病院機構 長崎医療センター総合診療科/総合内科
谷口　大介	仁愛会 浦添総合病院救急集中治療部
波多野涼介	渓仁会 手稲渓仁会病院後期内科プログラム
吉岡　瑞姫	国立病院機構 長崎医療センター総合診療科/総合内科
橋本　知直	Southern Illinois University Department of Family & Community Medicine, Division of Geriatrics & Palliative Medicine
大東　　杏	前 都立駒込病院腫瘍内科
馬場あかね	国立病院機構 長崎医療センター総合診療科/総合内科
近藤　俊介	University of Hawaii Internal Medicine Residency Program
山元　　暢	済生会 長崎病院循環器内科
奥山由梨佳	渓仁会 手稲渓仁会病院総合内科
井上　顕治	石巻赤十字病院救急科
松本　　学	グロービス経営大学院大学経営研究科経営専攻／医療法人とみやす在宅クリニック
廣上　　潤	Cardioangiologisches Centrum Bethanien
久保田隆文	東北大学大学院医学系研究科神経内科学分野/てんかん学分野
日高　悠介	国立病院機構 長崎医療センター総合診療科/総合内科
荒木　健志	国立病院機構 長崎医療センター高度救命救急センター

目　次

第1章 医師としての基本のキ …… 1

1. 社会人のお作法，コミュニケーションのコツ
〜助けられ上手になろう　須藤真紀 …… 2
- 社会人のマナーを学び助けられ上手になる …… 3
- 非言語コミュニケーションを大事にする …… 4
- 助けられ上手になるための必須マナーは4つ …… 5

2. 病歴の取り方
〜ここまでできるように！　松坂　俊 …… 10
- 病歴はこちらから取りにいくもの …… 11
- じっくり問診する前にまず重症感とバイタルサインを把握する …… 13
- 疾患の始まりとなぜこのタイミングで受診したかを明確にする …… 14
- OPQRSTとpertinent negative/positive（関連する重要事項）を聴取する …… 15
- 困ったときにはROS（review of system）を確認する …… 16
- 主訴が本当に医学的な鑑別に役に立つとは限らない …… 16
- 解釈モデルを忘れない，最後に必ず聞いておく …… 18

3. 臨床推論の考え方・使い方
〜診断エラーしないために　永井友基 …… 20
- 臨床推論で病態や疾患を推定する …… 21
- 正しい臨床推論で誤診を減らす …… 21
- dual processing theoryで直感的推論と分析的推論を使い分ける …… 22

4. プレゼンの種類を使いこなそう
〜ショートプレゼンとコンサルトのお作法，心構え　松坂　俊 …… 30
- 効果的なプレゼンテーションは相互理解を促進する …… 31
- フルプレゼンテーションとショートプレゼンテーションを使い分ける …… 32
- コンサルテーションは30秒以内を目標にする …… 32
- プレゼンテーションを上手にするためには患者さんと疾患を理解する …… 33
- ショートプレゼンテーションはby problemで効率的に伝達する …… 34
- 質の高いプレゼンテーションは時系列にまとめ感想と事実を混ぜない …… 35

5. 伝わる紹介状の書き方　　阿河昌治　37
- 紹介状は簡潔かつ読み手にとって重要なものを意識する　38
- 紹介状作成での注意点は5つ　38
- 院内紹介状で基本的な書き方を学ぶ　40
- 診療情報提供書のパターンは3つ　41

6. 面談と治療方針の決め方
〜意識してできていますか？　　松坂　俊　46
- 病状を説明するときの面談の種類は3つ　47
- 面談のできは9割が準備で決まる　48
- 詳しい説明を始める前に，理解度を確認する　50
- 感情データと情報データの扱い方に注意する　50
- 治療方針決定にはゴールの設定と話す順番が重要になる　51
- 悪い知らせの伝え方のテクニックはNURSE，SPIKESの2つ　54

第2章
基本の検査のみかた　57

1. よくある電解質異常①
〜ナトリウム異常はどう判断する？　　松坂　俊，永井友基　58
- ナトリウム異常はシンプルに考える　59
- 高ナトリウム血症の基本は自由水不足だが，ナトリウム不足の合併例に注意する　60
- 高ナトリウム血症の治療の原則は自由水の補充である　61
- 低ナトリウム血症の病態生理は相対的な水過剰である　62
- 低ナトリウム血症の鑑別はフローチャートを参考にする　63
- 低ナトリウム血症の治療は急性か慢性か，有症候性（重症）か無症候性かで変わる　64

2. よくある電解質異常②
〜カリウム異常はどう判断する？　　松坂　俊　68
- カリウム異常もシンプルに考える　69
- 血清Kが高いとき，まずは偽性高カリウム血症と緊急性を評価する　70
- 高カリウム血症の鑑別は簡単，治療しながら行う　70
- 低カリウム血症の鑑別も難しくないが細胞内シフトに注意する　71
- 低カリウム血症は補充の方法が重要，モニター心電図で管理する　72

3. 肝胆道系酵素異常を読み解く　　山本恭史　75
- 肝胆道系酵素と付随する指標を知っておく　76
- 慢性か急性か，病歴を確認する　77

- 障害部位は肝実質，胆道系，肝胆道系以外に分けて考える ... 78
- 急性の肝胆道系酵素異常は腹部所見にかかわらず画像検査を行う ... 80
- HBVの再活性化に注意する ... 82
- 慢性の肝胆道系酵素異常は成因検索・線維化評価・経過観察を心がける ... 83

4. 血算はここまで読めればOK　塚本しほり　85
- 芽球や異常細胞がないか確認する ... 86
- 急性か慢性か，経過が大事である ... 88
- 血算の異常で最も頻度の高い貧血の鑑別では赤血球の産生過程をイメージする ... 88
- 白血球の異常の鑑別では分画にも注目する ... 91
- 赤血球・血小板増多の鑑別で注目する点は同じ ... 94
- 血小板減少の鑑別では真っ先に偽性血小板減少症と出血傾向を確認する ... 94

5. 凝固異常は難しくない　永井友基　96
- 凝固の検査の「意味」と，血がどうやって固まって溶けるかを知る ... 97
- まずはAPTT，PT，Fibをみる ... 99
- FDP，D-dimerをみるときのポイントは2つ ... 99
- 凝固と線溶のどちらに傾いているかを評価する ... 101

6. 血液ガスはお作法どおりに読めるようになろう　山中萌奈美　103
- 血液ガスを読む前に条件を確認しておく ... 104
- 血液ガスはお作法どおり読む ... 105
- ここまできてから結果を解釈する ... 110

7. Point-Of-Care UltraSonography　〜救急外来でエコーを武器にする　谷口大介　115
- POCUSの特徴を理解する ... 116
- まずは機器を使いこなす ... 117
- 主な部位の基本画像を出せるようになる ... 119
- 症候にあわせたプロトコルを活用する ... 123

8. 心電図の読み方チェックリスト　波多野涼介　129
- 心電図を読み始める前に正しく記録されているかをチェックする ... 130
- 心臓からの重要な情報をQRS波以降から読み取る ... 133
- 心電図を読んだことをカルテに示す ... 137

9. 胸部単純X線の読み方チェックリスト　阿河昌治　139
- 画像を依頼し，読む際の心構えを身につける ... 140
- 胸部単純X線読影を始める前のお作法に則る ... 140
- 胸部X線の正面像で何が解剖学的に存在するかを知る ... 141

- 胸部X線でよく用いる用語を覚える ... 142
- 立位胸部X線とポータブル胸部X線での見え方の違いを押さえる ... 143
- 胸部X線の読影手順を知る ... 144
- カルテの書き方の一例 ... 146

第3章 カルテの型から学ぶ患者さんの診かた ... 147

1. カルテの型から学ぶ患者さんの診かた 〜ダメなカルテをより良いカルテにするコツ　松坂　俊，永井友基 ... 148
- 入院サマリー記載時のお作法 ... 148
- 入院患者さんの日々のカルテ記録のお作法 ... 149
- だめなカルテからより良いカルテにしていくコツ ... 150
- 主訴を記載するときにやりがちな間違いと改善例 ... 151
- 現病歴を記載するときにやりがちな間違いと改善例 ... 152
- 身体診察のお作法 ... 154
- 検査所見のお作法 ... 154
- Assessment & Plan の構成と悪い例・改善案 ... 154
- 入院サマリーのお手本 ... 155

2. 感染症患者さんのカルテの型　吉岡瑞姫 ... 157
- 感染症患者さんのカルテのテンプレート（入院編） ... 157
- どのように使ってほしいか ... 158
- 感染症診療のカルテの例 ... 159
- 感染症の診かたのポイント ... 160
- 感染症を学ぶためのお勧め書籍 ... 166
- **コラム**：当たり前のことを当たり前に ... 167

3. 高齢患者さんの評価の型　橋本知直 ... 168
- 高齢患者さんの評価のテンプレート ... 168
- どのように使ってほしいか ... 169
- 高齢者診療のカルテの例 ... 171
- 高齢者医療で知っておきたい豆知識 ... 173

4. 緩和ケア患者さんのカルテの型　松坂　俊 ... 175
- 緩和ケア患者さんのカルテのテンプレート ... 175

- どのように使ってほしいか ……………………………………………………………… 175
- 緩和ケアのカルテの例 …………………………………………………………………… 177
- 緩和ケアで知っておきたい豆知識 ……………………………………………………… 180
- 緩和ケアを学ぶためのお勧め書籍 ……………………………………………………… 181

5. がん・抗がん薬使用中患者さんのカルテの型　　大東　杏 …… 182
- がん・抗がん薬使用中患者さんのテンプレート ……………………………………… 182
- どのように使ってほしいか ……………………………………………………………… 182
- 抗がん薬診療のカルテの例 ……………………………………………………………… 183
- がん診療で知っておきたい豆知識 ……………………………………………………… 184
- がん診療を学ぶためのお勧め書籍 ……………………………………………………… 185

第4章
救急外来，病棟管理で絶対マスターしたい疾患対応 …… 187

1. 敗血症/敗血症性ショックの初期治療
〜循環の立ち上げと感染症治療の2軸を回そう　　馬場あかね …… 188
- 敗血症は内科的緊急疾患の1つ ………………………………………………………… 189
- 治療は①感染源の同定と治療，②血行動態の維持，③予防・補助的治療の
  3本柱で行う ……………………………………………………………………………… 191
- 感染源検索と抗菌薬投与からドレナージの必要性を判断する ……………………… 192
- 細胞外液補充液→血管作動薬→ステロイドで血行動態を維持する ………………… 194
- 敗血症の初期治療の流れを頭に叩き込んで診療に臨む ……………………………… 197

2. 肺炎
〜なんとなくニューキノロンからの卒業　　近藤俊介 …… 198
- 肺炎は肺実質の，急性の，感染症の，炎症 …………………………………………… 199
- 肺炎を疑う典型的な所見を押さえておく ……………………………………………… 200
- 肺炎は問診，身体・検査所見，胸部単純X線から総合的に判断する ……………… 200
- 非定型肺炎，結核に注意する …………………………………………………………… 203
- 診断をつけたら重症度判定
  ——敗血症に至っていないか，肺炎としての重症度はどれほどか ………………… 204
- 重症度，リスク因子，グラム染色所見を総合的に判断して抗菌薬を選択する …… 205
- 経過観察のタイミングは診断から48〜72時間後 …………………………………… 208

3. 蜂窩織炎
～壊死性皮膚軟部組織感染症を見逃すな　　永井友基　210
- 蜂窩織炎は臨床診断，診断基準はない　211
- 他疾患の除外が大事だが，ぶっちゃけムズイ　212
- 壊死性皮膚軟部組織感染症を見逃さない　213
- 蜂窩織炎を診断・治療するときに必要な検査を押さえておく　215
- 蜂窩織炎は兎にも角にもセファゾリンとRICEで治療する　216
- 特殊な菌のカバーが必要なときを覚える　217
- 蜂窩織炎は入院適応例以外は外来でも十分治療できる　218
- 治療開始後48〜72時間で改善がなければ他疾患や耐性菌を考える　219
- コンサルテーションのタイミングを知っておく　219

4. 尿路感染症
～意外と難しい診断と治療できてますか？　　永井友基　221
- 尿路感染症は単純性と複雑性に分けられる　222
- 尿路感染症の診断基準は膀胱炎と腎盂腎炎で異なる　223
- 入院・外来治療の条件を知っておく　226
- 救急外来での初期対応と抗菌薬の選択を押さえる　226
- 典型的な経過を押さえて非典型的な経過のときにwork upできるようになる　228

5. 喘息増悪
～重篤な発作はいかにステロイドが効くまで粘るかが大事　　阿河昌治　230
- 喘息の病態を理解する　231
- 呼吸困難と喘鳴がある場合，バイタルサインを安定化しつつ短時間で鑑別を進める　233
- 重症度評価——歩けるか，話せるか，$SpO_2 \leqq 90\%$でおおよそ評価できる　235
- 救急外来で行うべき治療——SABA吸入と重症度が高ければ早めにステロイドを投与する　235
- 入院の適応は重症度から判断する　238
- 治療や鑑別に難渋するときは呼吸器内科にコンサルテーションする　238
- 治療のネクストステップ——喘息治療の奥の手を知っておく　238
- 入院時の指示の出し方を押さえておく　240
- 退院までに安定期の治療（コントローラー）調整と患者教育を行う　241

6. COPD増悪
～Anthonisen分類とABCアプローチ　　永井友基　242
- COPDの病態を理解する　243
- COPD増悪の鑑別の進め方と重症度評価の方法を身につける　245
- 増悪の原因を考える　246

- 救急外来で行う治療――ABCアプローチを押さえておく ……… 247
- 適切な呼吸サポートを行う ……… 249
- 治療のネクストステップ――NPPV，HFNC，IPPVの適応を知っておく ……… 249
- 重症例は入院，入院不要例は呼吸器内科またはかかりつけ医を受診する ……… 250
- 治療や鑑別に難渋するときは呼吸器内科にコンサルテーションする ……… 251
- 入院時指示――基本は全身性ステロイド，抗菌薬，SABAを継続する ……… 252
- 退院までに患者教育と安定期の治療調整をする ……… 253

7. 急性冠症候群
〜STE-ACS，NSTE-ACSをマネージしよう　山元　暢 ……… 255
- 急性冠症候群の病態を理解する ……… 256
- 急性心筋梗塞の定義を押さえる ……… 257
- STE-ACSは心筋トロポニンの結果を待たずに介入を開始する ……… 261
- STE-ACSは「早期再灌流」までをいかに短くするかを最優先する ……… 262
- NSTE-ACSは確定診断/除外診断アルゴリズムとリスク層別化による治療選択が鍵となる ……… 265
- NSTEMI入院後のマネジメント――high risk以上は循環器内科にコンサルテーションする ……… 267

8. 急性腎障害
〜AIUEOで緊急透析を判断しよう　永井友基 ……… 271
- AKIの診断はKDIGO基準を使用する ……… 272
- AKIと診断したら緊急血液透析の適応判断とAKIの原因を評価する ……… 274
- AKIの管理では体液管理と薬剤調整が重要となる ……… 284
- 入院適応の基準はなし，腎機能障害進行時，尿管ステント・腎瘻造設必要時はコンサルテーションする ……… 285

9. アナフィラキシー
〜とにもかくにもアドレナリン　奥山由梨佳 ……… 286
- アナフィラキシーは数分で死亡してしまうことを認識する ……… 287
- アナフィラキシーは「急速発症」の症状から疑うことが何より重要である ……… 288
- アナフィラキシーだ！と思ったときの流れをイメージする ……… 290
- アナフィラキシーを疑うなら，アドレナリン投与をためらわない ……… 290
- アドレナリン筋注に効果がなかったら，4点を確認する ……… 293
- アナフィラキシー患者さんの帰宅は慎重に判断する ……… 294
- アナフィラキシー教育を忘れない ……… 294
- **コラム**：すべての医師にもっていてほしい，ホスピタリストマインド ……… 295

10. 上部消化管出血
～「血を吐いてます！」を乗り越える　　井上顕治　296
- 上部消化管出血の主な症状と下部消化管出血との違いを理解する　297
- 上部消化管出血で大切な問診や身体所見，検査所見を押さえておく　298
- 上部消化管出血の治療の考え方を知っておく　299
- 上部消化管出血のリスク因子を管理して二次予防を行う　304

11. 急性心不全
～クリニカルシナリオ分類のその先に　　松本　学　306
- 心不全はもはや内科医は誰でも診られなければいけない時代になる　307
- 急性心不全は臨床的に診断する　307
- 急性心不全を診るときは4つのポイントを意識して整理する　312
- 急性心不全の初期対応は時間軸を意識する　317
- 急性心不全の治療は利尿薬，血管拡張薬，NPPV，強心薬の4つ　317
- 循環器内科へコンサルテーションが必要なタイミングは3つ　322
- 低灌流，肺うっ血があれば入院とする　322

12. 高血糖緊急症
～アシドーシスの疾患か，浸透圧の疾患かそれが大事　　阿河昌治　325
- 高血糖緊急症は糖尿病性ケトアシドーシスと高血糖高浸透圧症候群に分けられる　326
- DKAとHHSは必ずしもクリアには分けられない　328
- 高血糖緊急症のピットフォールに注意する　329
- 高血糖緊急症をみたら，5つのIで原因を評価する　329
- 救急外来での初期対応
  ——検査と治療は同時並行！　高血糖緊急症は3つのIで治療する　330
- 入院後——病態が安定したらインスリン皮下注と食事を開始する　336

13. 徐脈性不整脈
～脈が遅いから循環器内科を呼ぶまで　　廣上　潤　338
- 徐脈の定義は心拍数<50回/分である　340
- 緊急性のある徐脈をみたら，心電図波形評価，薬物療法，原因検索を行いつつコンサルテーションする　341
- 徐脈の心電図波形評価は3ステップで行う　341
- 緊急度の高い徐脈性不整脈の治療はアトロピン，循環作動薬，経皮ペーシングの3つ　344
- 緊急度が高い徐脈性不整脈の初期治療で検索する原因は主に3つ　346
- 徐脈性不整脈の原因検索でまずやることは5つ　347
- 来院時に循環動態が安定している徐脈でも心電図モニタリングとルート確保で急変に備える　347

- 入院中は必ずモニター管理を行い，徐脈の評価を毎日行う ……… 350

14. 頻脈性不整脈
〜よくある頻脈性不整脈を退治しよう　廣上　潤 ……… 352
- 頻脈の定義は心拍数≧100回/分である ……… 353
- 循環不全を来していないか確認し，循環不全があればQRS幅によらずカウンターショックを検討する ……… 353
- 循環不全がなければ，QRS幅がwideかnarrowかを評価し，wideなら専門医にコンサルテーションする ……… 356
- 上室性頻脈の鑑別はRR間隔が整か不整かを評価する ……… 356
- irregular narrow QRS頻脈で最も遭遇する心房細動への対応を押さえる ……… 360
- 頻脈の患者さんで「隠れた心不全」を見逃さない ……… 366
- 心室性頻脈は直ちに入院，上室性頻脈は循環動態安定なら入院は必須ではない ……… 366
- カテーテル治療で頻脈をコントロール！　カテーテルアブレーションを知っておく ……… 366

15. てんかん重積
〜ジアゼパムからの？　久保田隆文 ……… 368
- 発作とてんかん，けいれんなどの用語を整理する ……… 369
- てんかん重積ではけいれんや意識障害が5分以上続く ……… 370
- てんかん重積の原因はてんかん性と非てんかん性の2つ ……… 370
- てんかん重積の診療の流れ──Ａ・Ｂ・Ｃの安定化・原因検索・薬物治療は同時並行で行う ……… 372
- てんかん重積は基本入院，原因にあわせた専門科にコンサルテーションする ……… 375
- 発作がコントロールできれば退院，当該科で経過観察する ……… 376

16. 胆道系感染症
〜胆道系疾患はどこまでいっても難しい　山本恭史 ……… 377
- 急性胆嚢炎・急性胆管炎・胆石発作の違いを理解する ……… 378
- レイノルズ5徴のうち1つでもみられたら胆道系感染症を疑う ……… 380
- 胆道系感染症を疑うときに実施する検査と診断基準を押さえる ……… 380
- 急性胆嚢炎と急性胆管炎では治療方法が異なるので診断をしっかりつける ……… 382
- 鑑別疾患は？　胆道系感染症の診断はときに難しい ……… 383
- 中等症以上は入院，軽症でも増悪が懸念されれば入院を考える ……… 384
- 胆道系感染症は絶食管理のうえ抗菌薬・手術・ドレナージで治療する ……… 384

17. アルコール離脱・アルコール性ケトアシドーシス
〜お酒をたくさん飲んでる人をちゃんとみれますか？　日高悠介 ……… 389
- アルコール使用障害の定義を確認しておく ……… 390

- アルコール離脱の可能性を考えつくためには大量飲酒に気がつくことが大事 ... 391
- アルコール離脱のリスクを評価し予防薬の必要性を判断する ... 392
- アルコール離脱の診断と治療について知る ... 395
- 退院したら終わりじゃない！ その後の継続的なサポートも忘れない ... 398

18. くも膜下出血と脳出血
〜迅速な診断と降圧が命　久保田隆文 ... 400
- 出血性脳卒中を疑う臨床症状は突然の重度の頭痛，意識障害，嘔気・嘔吐，血圧高値の4つ ... 401
- 出血性脳卒中を疑ったらすぐに初動を開始する ... 404
- 出血性脳卒中では速やかに降圧，くも膜下出血・挿管時は鎮痛・鎮静も行う ... 405
- 出血性脳卒中の診断はCTで行う ... 407
- 出血性脳卒中は状況によっては疑ったタイミングで治療を開始する ... 410

19. 脳梗塞
〜NIHSSと発症時期がすべて，君はt-PAまでつなげるか　近藤俊介 ... 413
- 脳梗塞診療は時間が勝負，発症4.5時間以内とおはよう脳梗塞（wake-up stroke）に注意する ... 414
- 脳梗塞を疑う病歴や所見を押さえる ... 415
- 脳梗塞を疑ったとき低血糖や電解質異常を画像検査前に除外する ... 417
- CT・MRIについて非専門医でも知っておく ... 419
- 脳梗塞治療の概略を知っておく ... 421

第5章
病棟患者さんのマネジメントに必ず必要な知識 ... 429

1. 輸液をちゃんと組めるようになろう　松坂 俊 ... 430
- 輸液を組む前に体液組成とdehydration/hypovolemiaを理解する ... 431
- 輸液の基礎を学ぶ ... 433
- 救急外来で輸液・ルート確保の目的を考える ... 434
- 病棟での輸液は3ステップで考える ... 435
- 輸液を組むときはカリウム濃度と浸透圧比に注意する ... 437
- 輸液を実際に組んでみる ... 438

2. 栄養を開始するときに知っておくこと
〜基本は経口/経管栄養！　　松坂　俊　　442
- 低栄養とリフィーディング症候群のリスクを評価する　　443
- 栄養設計は基本をベースに微調整する　　445
- 栄養経路は消化管が使えれば経口/経腸を優先する　　445
- 経口摂取可能なときの食事は疾患と嚥下機能に配慮する　　446
- 経腸栄養の適応とメリット/デメリットを知っておく　　447
- 経腸栄養を始めるときに考えるべき7項目　　448
- 経腸栄養剤を実際に組み立ててみる　　450

3. 静脈栄養の始め方　　松坂　俊　　452
- 末梢静脈「栄養」では最低限，水分・電解質・水溶性ビタミンを投与する　　453
- 末梢静脈点滴で投与できるエネルギーには限界がある　　454
- 中心静脈栄養は7ステップで組み立てる　　455
- 高カロリー輸液を実際に組み立ててみる　　457
- めんどうなので「セットもの」が使いたい　　458
- 静脈栄養を開始してから注意すること　　459

4. 重症患者さんへのABCD評価と初期対応　　阿河昌治　　461
- ABCD評価で重症度を素早く評価する　　462
- 初期ABCD評価で重症感を速やかに見分ける　　462
- 二次ABCD評価を身につける　　463
- 詳細な二次ABCD評価方法を知っておく　　465
- 気管挿管はA・B・C・Dの異常のいずれでも適応になる　　471

5. サチュレーションが下がってます！って呼ばれたら　　松本　学，阿河昌治　　473
- ステップ1──連絡を受けたら電話口でバイタルサインの確認と酸素投与・モニタリングを指示する　　474
- ステップ2──病棟に到着して最初の5〜10分で二次ABCD評価を行う　　475
- ステップ3──10〜30分以内で問診・診察・検査で鑑別を絞り込む　　476

6. 血圧が下がってます！って呼ばれたら　　松坂　俊　　483
- ステップ1──連絡を受けたら電話口で意識状態・橈骨動脈触知・モニター装着を確認・指示する　　484
- ステップ2──病棟に到着して最初の5〜10分でABCD評価を行う　　485
- ステップ3──10〜30分以内に原因を鑑別し治療を始める　　488

7. 意識が悪いんです！って呼ばれたら　　永井友基　　495
- 意識障害の種類を意識して原因を考える　　496
- ステップ1──連絡を受けたら電話口でバイタルサイン・血糖値の確認を指示する　　497

- ステップ2──病棟に到着して最初の10分でABCD評価と低血糖を診断・除外する … 497
- ステップ3──10〜20分以内に緊急性が高い，血液ガス分析・問診で診断できるものを診断・除外する … 498
- ステップ4──20〜60分以内に原因に網羅的にアプローチする … 501
- 最後に忘れてはいけない低活動型せん妄と抑うつ … 502

8. せん妄です！って呼ばれたら　橋本知直　504
- ステップ1──3D-CAMを使いこなして，せん妄を正しく診断する … 505
- ステップ2──せん妄治療の基本は可逆的・修飾可能な原因への介入 … 509
- ステップ3──せん妄は非薬物治療・予防が最も肝心！ 高リスク患者さんを認識し多職種チームで予防する … 510
- ステップ4──せん妄の薬物治療の適応は奥の手と心得る … 511

9. 発熱してます！って呼ばれたら　阿河昌治　513
- ステップ0──入院患者さんの発熱の特徴を知る … 514
- ステップ1──バイタルサインとA・B・C・Dを確認する … 515
- ステップ2──「入院を要している疾患」に関連した発熱の可能性を評価する … 516
- ステップ3──新たなイベントによる発熱を評価する（8D＋肺炎・尿路感染症） … 516
- ステップ2，3での実際の動き方を身につける … 516
- 院内発熱の治療を押さえる … 519

10. 入院時指示の考え方・出し方・コール条件・必要時指示の出し方　荒木健志　523
- 入院時指示は簡潔かつわかりやすく出す … 524
- 基本的に全症例で記載する「継続指示」 … 526
- 症例に応じて適宜記載する「一時指示」 … 527

本書のご利用にあたって

本書の記載内容が最新かつ正確であるよう最善の努力をしておりますが，診断・治療法，医薬品添付文書，診療ガイドライン等は最新の知見に基づき変更されることがあります。そのため，本書を利用される際は十分な注意を払われるようお願い申し上げます。

株式会社じほう

第 **1** 章

医師としての基本のキ

第1章 医師としての基本のキ

社会人のお作法, コミュニケーションのコツ
～助けられ上手になろう

心得

✓ **医師である前に1人の社会人**
- 社会人としてのマナー, それは「相手の立場に立って行動すること」
- 周囲と良い関係を維持できるように, 普段から相手を尊重した態度や振る舞いをすることが重要
- 「助けられ上手」になることは, 医療者として必須のスキル

非言語コミュニケーション

✓ **伝えたいことを正しく伝えるために**
- 会話においては, 非言語コミュニケーション（nonverbal communication）も重要
- 一人ひとりの医療者が「自分が病院の顔なんだ」という意識をもって, 患者さんや周囲に安心してもらえる言動で診療に当たる

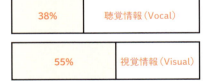

〔文献1）より〕

必須マナー

✓ **助けられ上手になるための必須マナー4項目**
- 身だしなみを整える
- 挨拶は「自分から, 気持ちよく, 笑顔で」
- 言葉遣いは常に丁寧に
- ホウレンソウ〔報（告）・連（絡）・相（談）〕を忘れない

社会人のマナー実践のポイント！

- 社会人のマナーを学び助けられ上手になる
- 非言語コミュニケーションを大事にする
- 助けられ上手になるための必須マナーは4つ

社会人のマナーを学び助けられ上手になる

　皆さんの専門領域や目指すキャリアはさまざまであっても，ほとんどの方が「良き医療者でありたい」という思いで本書のページをめくってくださっていると想像します．本項が，皆さんが周囲と円滑にコミュニケーションを取り，患者さんのためにより良い医療を実践するための一助になれば幸いです．

　さて，すでに「社会人としてありえない」，「大人なんだから，ちゃんとしなさい」というセリフを耳にしたことがあるかもしれません．われわれは，大人になるとどのような振る舞いが求められるのでしょうか？　人は1人では生きていけず，社会に属し，お互いの関係を保っていかなくてはなりません．独りよがりで何かを進めてしまうと，どこかでひずみが生まれ，孤立してしまいます．周囲と良い関係を維持できるように，普段から相手を尊重した態度や振る舞いをすることが重要であり，それが社会人のマナーです．

　では，それはいつ，どこで学ぶものなのでしょうか？　マナーを学ぶ場は，家庭や部活，アルバイトなど多岐にわたります．しかし，義務教育と違って全国で統一された教育システムがあるわけではありません．世間一般では，学生時代に就職活動を行う際に一般的なマナーを学んでから採用試験に臨み，採用後の新入社員研修で改めてビジネスマナーを学ぶことがほとんどです．一方，医療業界では，社会人としてのマナーを学ぶ機会が多くはありません．

1. 相手の立場に立って行動する

　皆さんは，医師である前に1人の社会人です．社会人になると「相手の立場に立って行動すること」が重要です．相手に敬意を払い，信頼関係を築くために必要なことだからです．そのためには，例えば服装でも，自分が好きなものではなく，相手にとって不快にならないものを着るよう心掛ける必要があります．最初の信頼関係は，見た目から始まります．信頼関係の構築は問題解決に欠かせません．患者さんに適切な医療をスムーズに提供したいときや，困難な局面で他の医療従事者に助けてもらうときに非常に重要です．

2.「助けられ上手」のすゝめ

　医療者として成長するには助けられ上手になることも必要です。なぜ，「助けられ上手」になる必要があるのでしょうか？　それは，医療はとても幅広く，奥深いものだからです。近年はテクノロジーの進歩により，医療は想像以上のスピードで広く深く進化しています。そのため，1人の医師の知識・技術・体力・時間だけでは到底すべてをカバーできません。皆さんが臨床の現場で働き始めれば，医師1人でできることなどとても小さな範囲のものだということに気がつくでしょう。

　そこで必要なのがチーム医療です。これは綺麗事ではありません。多職種との連携なしに目の前の患者さんに良い医療を届けるのは困難です。患者さんが安心して治療に専念できる環境を整えるため，幅広い年次・多職種の方々から「あなたのためなら手を貸しますよ！　一肌脱ぎますよ！」と言ってもらえる医療者を目指しましょう。

非言語コミュニケーションを大事にする

　ところで，皆さんは「メラビアンの法則」という言葉を聞いたことはありますか？　これは，米国の心理学者アルバート・メラビアンによって提唱されたもので，コミュニケーションで言語・聴覚・視覚から受け取る情報に矛盾があったときに，影響を与える割合を数値で示した心理法則です[1]。7（言語）-38（聴覚）-55（視覚）ルール（3Vの法則）ともよばれ，コミュニケーションでは「会話の内容（verbal communication）」だけでなく，しぐさや表情，そして身だしなみといった非言語コミュニケーション（nonverbal communication）も重要だということで，広く活用されています（図1）。

　例えば，皆さんに小さな子どもがいるとしましょう。子どもが熱を出して，発熱外来の待合室で座っていると，2つの診察室の様子が偶然みえました（図2）。たとえ2人の医師の治療方針（verbal communication）が同じだったとしても，自分の大事な子どもを医師Bに診てもらいたいと思うでしょう。また，医師Aと医師Bが「お大事に」と言った場合，医師Bの「お大事に」のほうが，患者

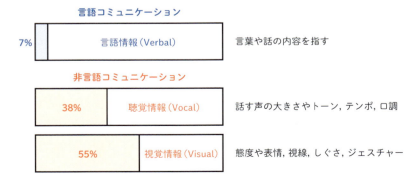

図1　メラビアンの法則（3Vの法則）
〔Mehrabjan A：Psychology Today, 2：53-55, 1968 より〕

1 社会人のお作法，コミュニケーションのコツ

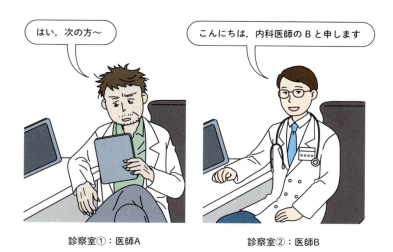

図2　容姿や態度とコミュニケーションへの影響

診察室①には，乱れた頭髪で白衣のボタンを開けたまま雑に羽織り，名札は見当たらず，爪はのび，眠そうで不機嫌な医師Aがいます。患者さんに視線を向けることなく，カルテを見たまま「はい，次の方〜。熱出ちゃったの？いつから？」と言っています。一方，診察室②には清潔感のある頭髪で，白衣や名札をきちんと着用し，爪が手入れされた医師Bがいます。「○○さん，2番診察室にお入りください。こんにちは，内科医師のBと申します。38℃の熱が出たとのことで，最初に熱に気づいたのはいつ頃ですか？」と穏やかな口調で話しかけています。皆さんは，どちらの医師にご自分の子どもを診察してもらいたいでしょうか？

さんに心からのメッセージとして伝わりやすいはずです。
　こうしたことから，医療の現場では，一人ひとりの医療者が「自分が病院の顔なんだ」という意識をもって，患者さんや周囲に安心してもらえる言動で診療に当たることが求められます。

助けられ上手になるための必須マナーは4つ

　ここからは，非言語コミュニケーションを中心とした助けられ上手になるための社会人マナーの実践ポイントを4つに絞ってお話しします。

1. 身だしなみを整える

　社会人向けマナーの本では，ほとんどが身だしなみの説明から始まります。なぜでしょうか？前述のとおり，社会人になると「相手の立場に立って行動すること」が求められます。「相手からどう見られるか？」を考えて身だしなみを整えることは，社会人マナーの第一歩だからです。
　図2の身だしなみの例を再度確認しておきましょう。医療ドラマなどで，白衣のボタンを全開にして，ポケットに両手を入れたまま颯爽と歩く医師が登場することがあります。そうした姿をカッコいい医師像ととらえてしまうかもしれませんが，横柄な印象を周囲に与えてしまうおそれがあります。それだけでなく，はだけた白衣はストレッチャーやドアノブなどに引っかかる可能性が高く，医療安全の面からも適切ではありません。最近では，医療機関の服装規定で「白衣のボタンは閉める」と定められているところも少なくありません。また，個人的な意見ですが，ピアスやネックレスなどの装飾品は診療には必要ないので，勤務中は外すほうが好ましいと考えています。同じ理由で，高価なブランド品の着用も避けるほうが良いでしょう。患者さんは，病いだけでなくさまざまな苦しみを抱えていらっしゃる場合があります。もともと経済的に余裕のない方もいらっしゃれば，働き盛りの年齢で病気にかかってしまい，これから先の生活費に不安を抱えている方もいる

表1 身だしなみの基本

- 清潔感のある頭髪・顔・手指
- 長い髭や爪は避ける
- 白衣のボタンは閉じる
- 名札を見える位置に着用する
- 派手な染髪を避け，肩につく長髪は束ねる
- ナチュラルメイクを心掛ける
- サンダルは避け，足全体を覆う靴を着用

かもしれません。そんな方が，高級腕時計を身につけた医師に「入院が必要です」と言われたら，どう感じるでしょうか？　繰り返しになりますが，「相手の立場に立って」自分の身だしなみをチェックしてみてください（表1）。

なお，所属する医療機関で，服装などの規定が詳しく定められている場合があるので，まずは自身の勤務先の規定をチェックしましょう。

2. 挨拶は「自分から，気持ちよく，笑顔で」

挨拶は，コミュニケーションの基本であり，チーム医療の円滑な進行に不可欠です。どんなに素晴らしい医学的知識をもっていても，現場で挨拶ができなければ，周囲とのコミュニケーションが円滑に進まず，チーム医療の一員として活躍することはできません。

(1) 日々の医療現場で

「おはようございます」，「お疲れ様です」，「ありがとうございます」，「お先に失礼します」など，「自分から，気持ちよく，笑顔で」挨拶をしましょう。また，初めてお会いする方には「内科医師の山田です」など，しっかりと名乗りましょう。夜間当直で呼ばれて診察する際，唐突に問診や身体診察を始めるのも失礼にあたります。患者さんに意識がある場合は，「当直医の山田です，お熱があるということなので診察させてください」と挨拶をしてから診察を始めましょう。

時には，自分の挨拶に対して相手が反応しないときもあるかもしれませんが，気にすることはありません。なぜなら，挨拶は相手の反応を求めてするものではなく，「自分から，気持ちよく，笑顔で」行うものだからです。たまたま，相手が他のことに集中していて挨拶に気づかなかったのかもしれません。こちらから，「あなたの存在を認識しています，よろしくお願いします」という意味も込めて挨拶をすれば，それで十分なのです。もちろん，相手から挨拶されたときは，気持ちよく返答するように心掛けたいものです。

また，「私は恥ずかしがり屋だから挨拶が苦手」という方もいますが，挨拶を普段からするかどうかで周囲の印象が変わってしまいます。会ったときに挨拶もしない人を助けたいと思う人は多くはありません。思い切ってみんなに挨拶をしてみましょう。余裕があれば雑談を少しするとさらに良いです。

(2) 謝るときの注意点

人間はミスをする生き物です。駆け出しのときにはなおさらです。「隠さず，なるべく早く，言

い訳は自分からは言わず」を心がけてみてください。悪いニュースほど，早く報告することが被害を最小に抑える秘訣です。自分が失敗したり，失敗を指摘されたりしたときは素直に「申し訳ありません」と謝りましょう。患者さんに対しても，医療者に対しても同じです。そして，失敗を指摘されたときには「ご指摘いただきありがとうございます」と伝えましょう。なぜなら，失敗を指摘してもらえれば，成長につなげることができるからです。「この人に何を言ってもダメだ」と思われたら最後，誰も注意してくれなくなります。

　失敗をしたとき，怒られたときは辛いですが，それはいつか必ず自分の力になります。落ち込むだけ落ち込んだら，次の日は，また明るく元気に出勤しましょう。筆者自身，初期研修医時代に失敗し，怒られ，自己嫌悪に陥って…の繰り返しでした。しかし，今となっては当時の経験に助けられることが多く，感謝でいっぱいです。

(3) ローテーション開始・終了時にも心がけること

　初期研修（場合によっては専門医研修も）中は，短期間で所属先が変わります。各科での研修開始前には配属先の病棟担当指導医を訪問し，「こんにちは。○月○日から1カ月間お世話になります○○です。どうぞよろしくお願いいたします」と挨拶しておくと，研修初日に周囲から「誰？」という目で見られることがないでしょう。

　また，各科での研修終了時にも，「1カ月間お世話になり，ありがとうございました。こちらの診療科では特に○○について教えていただき，とても勉強になりました。来月から○○科で研修する予定です。今後ともよろしくお願いします」と感謝の気持ちを伝えておくと良いでしょう。配属先が変わっても院内で顔を合わせることはあるでしょうし，さまざまな診療科のスタッフと知り合いになれるのは，研修医の特権です。人の縁を大切にしておくと，それが後々患者さんの役に立つ連携につながることも多くあります。

3. 言葉遣いは常に丁寧に

　医療以外の場面で，自分より目上の方に対して，初対面で「タメ口」を話すことが黙認されることは多くないはずです。小児の診察を除き，基本的にはすべての患者さんに対して丁寧語を使用することをお勧めします。まれに，明らかに目上であろう初対面の患者さんに対して，「タメ口」で問診をする医師を見掛けるときは，違和感を覚えます。もしも，その高齢患者さんが，やんごとなきご身分（勤務先病院の理事長や皇族，一国の首相，交際相手の親など）だと判明しても，「タメ口」の問診を続けられるのかと不思議に思ってしまいます。もし，患者さんのご身分が判明した途端に丁寧語になるとしたら，一人ひとりの患者さんに対して誠意をもって接していないということになります。

　また，尊敬語や謙譲語の使い分けに自信はありますか？　患者さんに説明する際，院内スタッフに対して尊敬語は使いません。例えば，上級医がこれから説明に来るので患者さんに待ってもらいたい場面では，

　×「田中外科部長がこれから説明にいらっしゃるので，こちらで5分ほどお待ちいただけますか？」

　○「外科部長の田中がこれから説明に参りますので，こちらで5分ほどお待ちいただけます

か？」

となります．「名前＋役職名（田中外科部長）」は敬称となるので，対外的に話すときには「役職名（外科部長）＋名前（田中）」となります．また，「いらっしゃる」は自分から田中外科部長への敬意を表す尊敬語になるので，患者さんとの会話では不適切です．尊敬語・謙譲語・丁寧語の使い分けに自信がない方は，マナーに関する本を一度手に取ってみることをお勧めします．

4. ホウレンソウ〔報（告）・連（絡）・相（談）〕を怠らない

「ホウレンソウ」とは，報告・連絡・相談の略で，社会人のコミュニケーションにおける基本的な手法です．ホウレンソウは，日々の業務での進捗状況や問題点を把握し，トラブルやミスを防ぐことに役立ちます．

元々は，部下がホウレンソウしやすい職場環境を作るための管理職向けの概念だったのですが，現在では一人ひとりがホウレンソウをすることがビジネスマナーとなっています．もし，皆さんの職場がホウレンソウをしにくい環境であれば，その環境自体が問題なので環境を整える方法について職場に相談してみましょう．

(1) 報　告

上司や関係者に進捗や問題点を知らせることを指します．カルテのSOAPに当てはめると，SやOの部分です．初期研修医にまず求められる仕事が，この報告になります．患者さんのベッドサイドに足繁く通い，集めた情報のうち，重要なものを上級医に報告することが求められます．

(2) 連　絡

報告が自分から他者への一方通行であるのに対して，連絡は関係者との情報共有を目的としており，特に，業務のなかで変化があった事柄を知らせることを指します．その際，相手の意見を聞き取ることも重要です．

(3) 相　談

SOAPでいうAとPについて，自分なりの考えや方針を立てたうえで，相手に助言を求めることです．自分で何も調べずに，「どうしたらいいですかね」というのは相談ではありません．「研修医なんだから，教えてもらえて当たり前」という受け身の姿勢ではなく，「周囲が時間や労力を割いて教えてくださっていることに感謝し，自ら教えを乞う」という姿勢でいましょう．そうすれば自ずと，自分で可能な限り調べて考えたうえで，上級医に相談ができるようになるでしょう．

(4) ホウレンソウの仕上げは記録

ホウレンソウは学びの宝庫です．学びを記録する癖をつけましょう．

①自分のメモ帳に記録する

新しく学んだこと，間違えたこと，忘れてはいけない重要なことは，必ずメモしておきましょう．そして，一度質問した事項や過去の間違いは繰り返さないように留意します．メモは，アプリを活用してもよいですし，メモ帳に書き留めるのも1つの方法です．

②**カルテに記録する**

　患者さんの診療に関連する情報は，必ずカルテに記載します．カルテには，観察した主観的所見や客観的所見（SやO）と，上級医との協議を経て決定したアセスメントやプラン（AやP）を記入します．これにより，多職種のスタッフが治療方針を理解しやすくなり，夜間の急変時でも当直医が迅速に対応できます．

　カルテ記載は当たり前のことに思えても，不十分な記録はチーム内の誤解や意見の不一致を招くことがあります．チーム全員が情報を共有できるよう，日常から丁寧なカルテ記載を心掛けます．

おわりに

　今回紹介したポイントを実践することで，患者さんや多職種のスタッフに「より良い医療者になるための研鑽を積んでいる」という姿勢を伝え，「助けられ上手」になれるのではないでしょうか？

　どの職業でも，生涯学習が必要です．年齢や経験年数に関わらず，学びを支えてくれるすべての人々（患者さんやそのご家族，指導医，先輩，同僚，メディカルスタッフ，救急隊など）への感謝を忘れず，多職種連携を深めながらお互いに精進し続けましょう．

文献

1) 　Mehrabian A：Communication without Words. Psychology Today, 2：53-55, 1968

・日本医事新報社・編：これだけは押さえてほしい！研修医のためのルール＆マナー．日本医事新報社，2019
・西出ひろ子：改訂新版イラストでまるわかり！入社1年目ビジネスマナーの教科書．プレジデント社，2023
・増田美子，他・監：令和版 新社会人が本当に知りたいビジネスマナー大全．KADOKAWA，2023

2 病歴の取り方
～ここまでできるように！

✓ 病歴聴取のポイント

原則
- 丁寧な自己紹介と open question から始める
- closed qestion を有効に使って診断に必要な情報を聞き出す
- 患者さんが話した順ではなくて，現在起点（または年月日）で時系列にまとめる
- 足りない情報は繰り返し聞きにいく

✓ 病歴聴取の始まり

始まり

急ぐ状態の患者さんじゃないかをまず確認する
- バイタルサイン・やばい主訴・重症感がある
  →急ぐ患者さんと判断したら病歴聴取と検査・診断・治療は同時並行

- open question で聞きはじめる
  ① 主訴と全体の把握
  ② poor historian かのチェック
    → poor historian ならご家族などからの病歴聴取や客観的検査を早めに検討
    ＊poor historian：病歴を聴取しにくい人のこと

✓ 病歴聴取, ここまで

ここまで
- なぜ今来院したかを聞く，真実はそこに隠されているかもしれない
- 主訴に関連した情報「OPQRST」は onset と time course が診断のカギ
- pertinent negative/positive（関連する重要事項）を効果的に利用して適切な診断につなげる
- 必ず最後に「他に心配なことや気づいたことなどはありませんでしたか？」と聞く，最後に大切なことを話してくれる人もいる

病歴聴取のポイント！

- 病歴はこちらから取りにいくもの
- じっくり問診する前にまず重症感とバイタルサインを把握する
- 疾患の始まりとなぜこのタイミングで受診したかを明確にする
- OPQRSTとpertinent negative/positive（関連する重要事項）を聴取する
- 困ったときにはROS（review of system）を確認する
- 主訴が本当に医学的な鑑別に役に立つとは限らない
- 解釈モデルを忘れない，最後に必ず聞いておく

病歴はこちらから取りにいくもの

1. 病歴聴取するときの心構え

　病歴聴取は，診断にあたり非常に重要なステップです．詳しくは臨床推論の項「第1章-3 臨床推論の考え方・使い方」で触れますが，病歴聴取は臨床推論を行っていくうえで，そのもとになる大切な情報を取得する技術です．そのため，high yield（診断に結びつきやすい）な情報の特定や症状・経過の特徴（OPQRST）の把握が重要です．

　病歴聴取の始まりは丁寧な自己紹介と「どんな症状がありますか？」，「何が心配で受診されましたか？」といったopen questionから始めます．open questionの目的は主訴の把握，情報の信憑性の確認（患者さんがしっかり話ができるか），話をちゃんと聞いてもらえるという雰囲気を作り，安心感の提供と信頼関係の構築などです．ただし，お話好きの患者さんの場合はそのまま聞いていると困ったことになることがあるのも事実です．本項では，どんなふうに病歴を聞いていったらうまくまとめていけるのかを解説してきます．

(1) open question

　症状や経過などを患者さんに話してもらうための質問：「今日はどうされましたか？」，「どんな症状にお困りですか？」など

(2) closed question

　特定の答えを引き出すための質問：「いつから痛くなりましたか？」，「どんな痛みですか？」など

2. 病歴の聴取の例

まずは，患者さんの例をみてみましょう。

> **症例①　79歳女性。「腕と背中が固い」**
>
> 「先生，腕と背中がなんか固くて，寝返りができないんです。頭もなんだか痛くて，眠れないし，体調が悪いです。食事も食べられなくて体重も減ってきちゃったし。なんだか最近神経質になっている感じで。夫も腰が悪いでしょ。結構介護が必要で大変なんです。そうそう，最近息子も検査で引っかかって検査入院の予定なんですよ。どうなるのか心配です。さっきも言ったんですけど頭痛も気になるんです。これって片頭痛っていうのでしょうか，右が痛いんですよね。そういえば昨日は熱もあったんですよ。やっぱりどこか悪いんでしょうか？」

これは典型的なリウマチ性多発筋痛症の病歴を，まとまりのない会話調に変えたものです。こんなふうに話される患者さんはいますよね？　簡略化はしていますが，このままこの患者さんのお話を聞き続けても，なかなか診断に必要な経過や情報はわからないのではないでしょうか。

この患者さんの情報で必要なことを丁寧に聴取して，診断に役立つ病歴にまとめ直すと以下のようになります。

> 79歳女性。上腕から背中の痛みとこわばりを主訴に来院した。
> 現病歴：2週間前に，両側上腕から背中にかけての痛みとこわばりが出現した。1週間前から右側の拍動性の頭痛を自覚している。また，夕方から夜にかけて38℃台の発熱があった。起床時に背中のこわばりがひどく，寝返りができないため受診した。2週間で体重が1.5kg減少した。嘔気・嘔吐はなく，四肢のしびれや脱力はない。
> 〔厚生労働省：第113回医師国家試験の問題および正答についてB問題 42, 43 (https://www.mhlw.go.jp/seisakunitsuite/bunya/kenkou_iryou/iryou/topics/tp190415-01.html) より〕

この病歴が聴取できれば，リウマチ性多発筋痛症の診断に結びつきますね。しかし，患者さんはこのような病歴を引っ提げて来てくれるわけではありません。つまり，病歴はこちらから取りにいく必要があるのです。

3. 目的をもった open question，closed question，時系列に沿った確認も必要

症例①の病歴は，患者さんが自発的に話している内容そのままでした。つまり，最初に投げかけた open question のままでずっと話を聞いていたということで，これでは有用な情報は聴取できず時系列もバラバラです。患者さんは言いたいことや思いついたことから先に言ったりして，話の時系列がバラバラになる傾向にあります。そのため，診断に必要な情報を聞き出すためには，目的をもった open question，closed question をうまく使います。

時系列に沿って現病歴は記載しましょう。患者さんは順番に話してくれるわけではないので，過去→現在になるように並べ直して記載しましょう。年月日で記載するか，受診時（または入院時など）を起点として〇日前，入院〇日後などと記載しましょう。

4. poor historian（病歴聴取が難しい人）を見極める

病歴聴取の際に，認知機能低下などがあると制御しようとしても話が飛んでしまい，十分な病歴聴取ができないこともあります．こういった場合は，「poor historian（病歴聴取が難しい人）」と表現することもあります．これは病歴聴取の技術がない医師が使う言葉といわれることもあり，安易には使うべきものではない[1]ものの，概念は理解しておいたほうがよいと考えます．

病歴聴取が難しい場合には他の情報源を探したり，検査を優先したりする必要があるため，poor historianかどうかをopen questionを開始して数分以内に把握することが大切です．そこを見極められず，有用な情報が得られにくいのに何十分も話を聞いてしまうということは避けるようにしましょう．

じっくり問診する前にまず重症感とバイタルサインを把握する

病歴聴取を始める前に，全身状態が悪くないか，バイタルサインに異常がないか，やばい主訴ではないかを判断します（図1）．そういった患者さんの場合，じっくり病歴を聴取している場合ではないこともあり，まず血液検査，ルート確保，モニターの装着を行ったうえで，同時並行で病歴聴取を進めます．重症感のある患者さんやショック・呼吸不全を伴う患者さんは，原則急いで対応が必要です．

やばい主訴としては，例えば「咽頭痛」で考えてみると「つばが飲み込めない咽頭痛」では急性喉頭蓋炎や咽後膿瘍を，「嚥下時痛がなく冷や汗が伴う/肩に放散痛がある咽頭痛」では急性冠動脈疾患を考えなくてはいけません．こういった主訴の患者さんはバイタルサインなどが安定していたとしても急いで対応が必要です．

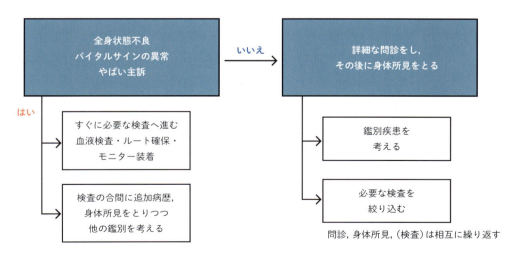

図1　全身状態・バイタルサイン・主訴に応じた病歴聴取

疾患の始まりとなぜこのタイミングで受診したかを明確にする

　病歴聴取では，疾患の始まりと受診のタイミングを明確にすることが重要です．主訴だけでなく，症状がいつから始まったのか，そしてなぜこのタイミングで受診したのかを把握することで，疾患の原因や種類を特定する手がかりになります．

1. 疾患のonsetを確認

　主訴にとらわれず，疾患がいつ始まったかを第一優先として，筆者は「○○前からの□□でいらっしゃったんですね？　では，詳しくお話を聞きたいのですが，症状がなくて元気だったときから，何らかの症状が出て具合が悪くなってきたのはいつごろからですか？　どんな症状が最初にありましたか？」と始めることが多いです．このような問いかけによって，患者さんが具体的な症状の始まりを振り返りやすくなり，有用な情報を得ることができます．

　表1に症状のonsetと考えられる疾患などをまとめました．症状のonsetが病歴聴取のなかで重要なことがわかります．

2.「なぜ今受診したか」を確認

　病歴聴取では，「なぜ今受診したか」を確認することも非常に重要です．特に救急外来では，患者さんが訴える主訴と実際に来院した理由が異なることがあります．そのため，来院理由を明確にすることで，適切な対応を迅速に行うことができます．実際にあった，以下の症例をみてみましょう．

> **症例 ②　30歳男性．数日前からの腹痛，嘔気，下痢**
> 胃腸炎だと思って様子をみていたが，休日の夕方に救急外来に来院した．

　腸炎でしょ？　って決めつけてしまいそうになりますよね．しかし，筆者がこの患者さんに「数日前から症状があったようですが，何か症状が悪化したり，特に心配なことがあって来られたのですか？」などと聞いてみたところ，「腹痛や下痢はあまり変わらないのですが，水分（ジュース）を飲んでも飲んでものどが非常に乾くようになって，何かおかしいなと思って来た」と話してくれま

表1　onsetで分けた疾患の例

onset	発症の時間	想定される疾患カテゴリー	具体例
突然発症	数秒〜数分以内	詰まる，破れる，裂ける，ねじれる+αで起こる病態	大動脈解離，くも膜下出血など
急性発症	数時間〜数日	感染症，自己免疫/炎症疾患，中毒，代謝内分泌疾患	多くの感染症，炎症性疾患，糖尿病，薬剤性など
亜急性発症	数日〜数週	自己免疫/炎症疾患，中毒，代謝内分泌疾患，腫瘍，感染症	がん，うつ病などの精神疾患，結核など
緩徐発症	数カ月〜数年	先天性疾患，変性疾患，腫瘍	パーキンソン病，認知症，甲状腺機能低下症など

した．ここまで聞けば，ウイルス感染症を契機とした糖尿病性ケトアシドーシスが鑑別の上位に上がってきます．このように受診した理由を聞いてみることで診断に重要な情報が得られることがあるので，「なぜ今受診したか」をぜひ聞いてみてください．

OPQRSTとpertinent negative/positive（関連する重要事項）を聴取する

1. OPQRSTを病歴聴取に組み入れる

痛みの問診で有名なのが，OPQRST〔O：onset（発症様式），P：provocative, palliative factors（緩解・増悪因子），Q：quality（症状の特徴，質），R：related symptom, radiation（随伴症状，部位，放散），S：severity（NRSなど），T：time course（経過，時間的特徴性）〕です．このなかで必要なものが十分に病歴に入っていることが重要です．closed questionを使って上手く聞き出しましょう．

以下に，QPQRSTが入っていない病歴と入っている病歴を比較してみます．

> **症例③　30歳男性．下腹部痛**
>
> ・**OPQRSTなしバージョン**
> 受診日朝から臍の下あたりの腹痛が出現した．その後，全体的な痛みとなり，嘔気も出現し，39℃の発熱があったため，外来に受診した．
>
> ・**OPQRSTありバージョン**
> 受診日朝から比較的徐々に臍の下あたりに絞るような腹痛が出現し，最初は間欠的で痛みがないときもあったが，徐々に痛みが持続的になった．当初，腹痛は蠕動痛様の絞られるような波のある痛みで，痛みのピーク時はNRS 6/10程度だが間欠期には0/10まで改善する．その後39℃の発熱，嘔気，頻回の水様便も出現した．歩いても腹部に響く痛みはなく，排便後に症状は改善する．腹痛が徐々に持続痛になってきたため外来を受診した．

OPQRSTがないと虫垂炎なども浮かびますが，OPQRSTがあれば腸炎でよさそうだと思われます．慣れないうちは別項目として病歴の下に「OPQRSTについて」として，それぞれで記載しても構わないでしょう．

> 「OPQRSTについて」
> O：徐々に　P：排便後に改善する　Q：痛いときは絞るような感じ　R：嘔気，水様便
> S：歩ける程度だが強いときは動けなくなる　T：間欠的で痛みがないときもあったが全体的な痛みに変化

2. pertinent negative/positive（関連する重要事項）を聴取

pertinent negative/positive（関連する重要な陰性・陽性情報）は，それぞれの症状に関連する重要な具体的情報を指し，診断プロセスで重要な役割を果たします．身体所見も含まれることがあります．詳細は成書に譲りますが，診断のためにはこれらの情報を可能な限り聴取し，記録すること

が重要です．特に危険な疾患を示唆する症状は早めに確認することが重要で，この場合最初の数分の病歴聴取でコミュニケーションをとった後にclosed questionで症状の有無を確認します．最後に鑑別に使う場合には，一通りopen questionが終わったら順次確認します．

例えば，咽頭痛のpertinent negative/positiveには嚥下時痛，つばが飲み込めるか，開口障害，発熱，鼻汁，咳嗽，移動する疼痛（耳のほうへ），頸部リンパ節腫大，甲状腺部位の圧痛などがあります．咽頭痛があり嚥下時痛がなければ咽頭炎以外の疾患を疑うことになり，危険な急性冠症候群などが鑑別に上がるため早めに聴取します．上記で急性喉頭蓋炎，咽頭周囲膿瘍などを示唆する症状も早めに確認したほうがよいでしょう．移動する疼痛は亜急性甲状腺炎で有名であり，そのほかウイルス性咽頭炎，溶連菌性咽頭炎かどうかを鑑別するための情報を確認します．pertinent negative/positiveを効果的に利用することで，患者さんの症状をより深く理解し，適切な診断につなげることができます．

困ったときにはROS（review of system）を確認する

ここまで話を聞いても診断がまったく浮かばない，検査をどうすればいいかわからない場合にはROS（review of system）を聴取します．ROSは，頭部から足先までの各システムに関する症状を包括的に聴取するプロセスです．救急外来では時間に限りがあるため行われることは少ないですが，全身の症状を聴取することで見落としていた重要な症状に気付くことがあります．膨大な項目の確認が必要です（表2）．

主訴が本当に医学的な鑑別に役に立つとは限らない

患者さんが訴える主訴が常に最も重要な情報であるとは限りません．筆者が実際に経験した典型例を提示します．

> **症例④　60歳台男性，転倒して頭部を打った**
> 倉庫（冷蔵庫）で仕事中に転倒し，頭部を打って出血していたため同僚に連れられて来院した．この症例の主訴は転倒と頭部打撲だったが，詳しく話を聞いてみると「倉庫（冷蔵庫）で作業中に眼前暗黒感があり倒れ込み，頭部を打撲した」とのことであり，「一過性意識消失発作」という隠れた主訴があり，すぐに心電図を確認するとST上昇があり心筋梗塞と判断された．

これは実際に筆者が経験した，心筋梗塞による失神が頭部打撲の原因だった症例です．このように，患者さんが訴える主訴が常に最も重要な情報であるとは限りません．時には主訴よりも重要な情報が隠れていることがありますので，深掘りをしましょう．内科医としてのtipsとしては外傷の患者さんをみたら，「なぜその外傷が起ったのか」を考えることです．

表2 ROS主要項目一覧

一般的な症状	頸部	筋骨格系・四肢
☐ 全般的な健康状態	☐ 頭痛　☐ 項部硬直　☐ リンパ節腫脹	☐ 筋肉痛　☐ 関節痛
☐ エネルギーレベル　☐ 食欲の変化	☐ 甲状腺腫　☐ 腫瘍	☐ 関節（または局所的）腫脹
☐ 体重の変化　☐ 浮腫	**心血管系**	☐ （朝の）関節硬直　☐ 腰痛
☐ 疲労感　☐ 発熱	☐ 胸痛　☐ 胸部圧迫感　☐ 動悸	☐ 変形　☐ 骨折
☐ 寒気　☐ 発汗（過剰または夜間）	☐ 呼吸困難　☐ 起坐呼吸	☐ 可動域制限　☐ 感覚喪失
皮膚	☐ 夜間発作性呼吸困難　☐ 運動耐性	☐ 局所的浮腫　☐ 静脈瘤
☐ 掻痒　☐ 潰瘍　☐ 皮疹　☐ 潮紅	**呼吸器系**	☐ 静脈炎　☐ 間欠性跛行
☐ 黄疸　☐ 色素変化　☐ 点状出血斑	☐ 咳　☐ 痰　☐ 喀血　☐ 喘鳴	☐ けいれん　☐ ばち指
☐ 出血傾向　☐ 挫傷　☐ 爪の変化	☐ 呼吸困難　☐ 運動耐性　☐ 胸膜炎	☐ チアノーゼ　☐ レイノー現象
頭部	**乳房**	**生殖器系**
☐ 頭痛　☐ めまい　☐ 失神	☐ 痛み/圧痛　☐ 乳房腫瘤	☐ 潰瘍　☐ かゆみ　☐ 分泌物
☐ 髪の変化　☐ 外傷	☐ 乳汁分泌　☐ 乳汁分泌異常	☐ ヘルニア　☐ 性機能障害
眼	**消化器系**	**女性生殖器系**
☐ 視力変化　☐ かすみ目　☐ 複視	☐ 腹痛　☐ 嘔気　☐ 嘔吐	☐ 初経　☐ 最終月経　☐ 妊娠
☐ 視野欠損　☐ 斑点　☐ 光視症	☐ 吐血　☐ 嚥下困難/嚥下時痛	☐ 月経痛　☐ 不正出血
☐ 眼鏡の使用（コンタクトレンズ）	☐ 胸焼け　☐ 消化不良	☐ 更年期　☐ ホットフラッシュ
☐ 痛み　☐ 刺激感　☐ 充血	☐ げっぷ　☐ 膨満感/ガス	**神経系**
☐ 分泌物　☐ 流涙	☐ 排便習慣の変化　☐ 便色の変化	☐ 記憶障害　☐ 失神　☐ けいれん
耳	☐ 血便（黒い便/鮮血）　☐ 下痢	☐ 浮動性めまい　☐ 回転性めまい
☐ 聴力変化　☐ 耳痛	☐ 便秘　☐ 痔	☐ 嗅覚障害　☐ 味覚障害
☐ 耳鳴　☐ 耳漏	**腎・泌尿器系**	☐ 言語障害　☐ 局所性筋力低下
鼻	☐ 尿色の変化　☐ 血尿　☐ 頻尿	☐ 麻痺　☐ 不器用
☐ 鼻漏　☐ 後鼻漏　☐ 鼻詰まり	☐ 尿意切迫感　☐ 失禁	☐ 感覚異常（しびれ/ピリピリ感）
☐ 鼻出血　☐ 副鼻腔炎	☐ 尿流量の変化　☐ 排尿痛	☐ 振戦　☐ 平衡障害
口・喉	☐ 残尿感　☐ 多尿	☐ 歩行障害　☐ 不随意運動
☐ 歯痛　☐ 虫歯　☐ 入れ歯	☐ 少尿/無尿　☐ 夜間頻尿　☐ 膿尿	**行動面**
☐ 歯肉炎　☐ 歯茎の出血	☐ 排尿時痛/灼熱感　☐ 疝痛	☐ 抑うつ　☐ 不安　☐ 不眠
☐ 噛み合わせの問題	**内分泌系**	☐ 妄想　☐ 幻覚
☐ 口内の痛み　☐ かすれ声	☐ 熱/寒さに対する耐性の低下	
☐ 嚥下困難/嚥下時痛	☐ 多飲　☐ 多食　☐ 発汗過多	

〔齋藤中哉：英語で発信！ 臨床症例提示―今こそ世界の潮流に乗ろう―Oral Case Presentation［第6回］Be proactive, not reactive. 週刊医学界新聞：第2593号, 2004 より作成〕

解釈モデルを忘れない，最後に必ず聞いておく

どんなに注意深く話を聞いたつもりでも「実は…」ということや，「それを先に言ってくれれば…」ということがよくあります。そのため最後に，「他に心配なことや気づいたことはありませんでしたか？」と尋ねることが重要です。また，解釈モデル（患者さんが考える疾患の原因や治療方法など）を聞くことで診断がついてしまうこともあるため，聞く癖をつけましょう。

> **症例⑤　60歳男性，腹痛で来院**
> 腹部所見では圧痛ははっきりせず，腸蠕動が亢進しており，間欠的な腹痛と下痢があったため腸炎疑いと考え，対症療法で帰宅を考えていた。しかし，その後本人から「昨日妻にもらった下剤を飲んだのですが，関係ありますか？」という話があり，下剤による腸蠕動亢進による疼痛だったことが発覚した。

この場合は，以下の2つの質問で診断がつきます。

パターン①解釈モデル

初期の段階で「何か原因で思い当たることや，この病気ではないかと思うものはありますか？」と聞きます。一方で，初期の段階で聞くとそれを信じてしまうバイアスにとらわれやすいので初学者は十分な注意が必要ですが，解釈モデルでは不安な症状やしてほしい検査なども初期にわかり，聴取することで患者さんの満足度も上がります。

パターン②最後に気がかりなどを聞く

「他に心配なことや気づいたことなどありませんでしたか？」と最後に確認します。このパターンでも解釈モデルを聴取することができます。このように解釈モデルを確認することや最後に一言聞くことは診断に必要な情報を得るために重要であり，患者さんの満足度を高めることにもつながります。

おわりに

正確な病歴聴取は，診断の精度を高めるために非常に重要です。患者さんは一度で大事な情報すべてを教えてくれませんし，筆者たちも後から必要な情報に気がつくこともあります。足りない情報は繰り返し聞きにいくのも大切です。

また，患者さんの満足度も上げることができるでしょう。一朝一夕ではできるようになりませんから，日々目の前の患者さんの診療の際に繰り返し意識して病歴聴取を行い，カルテにまとめていくのが上達の近道です。

上手に必要な情報が取得できれば，今後はAIなどが診療をアシストしてくれるようになるで

しょう．ただ，質の低い情報しか得られなければAIも質の低い診断しかあげてくれないのも有名な話です．

文 献
1) Tiemstra J : The poor historian. Acad Med, 84 : 723, 2009 [PMID : 19474545]

・野口善令：診断推論 奥義伝授．日本医事新報社, 2019
・マーク・ヘンダーソン, 他：聞く技術 答えは患者の中にある 第2版．日経BP社, 2013
・山中克郎, 他・編：外来を愉しむ 攻める問診．文光堂, 2012

3 臨床推論の考え方・使い方
～診断エラーしないために

原則

 臨床推論の原則

- 診断や治療法を決定する際の思考過程が臨床推論
- 自分の現在の臨床推論が「システム1(直観的推論)」と「システム2(分析的推論)」のどちらにあるかを理解する
- 普段の診療は主にシステム1でしていても，時にシステム2が重要になるので使い分けを考える

基本

 臨床推論のポイント

- システム1における直感的思考では1つだけの思いつきではなく，直感で思いついたものの周辺を必ず想起することが重要 = pivot & cluster
- システム1で対応できないときや鑑別などで熟考が必要な場合にはシステム2で考える
- システム2で重要なものは以下
  ①high yieldなプロブレムを見抜く
  ②症状発症の時間軸から病因を意識する
  ③臓器解剖学的に障害されている臓器と病因を考える
  ④病因学的な切り口から疾患を考える(VINDICATE!!!-P)

臨床推論のポイント！

- 臨床推論で病態や疾患を推定する
- 正しい臨床推論で誤診を減らす
- dual processing theoryで直感的推論と分析的推論を使い分ける

臨床推論で病態や疾患を推定する

　臨床推論とは，「臨床医が診断を下したり，治療法を決定したりする際の思考過程」のことを指します[1]。これには，患者さんを診療して得た情報をもとに，病態や疾患を推定することが含まれます。実際は医師だけでなく，看護師や薬剤師を含む多職種の医療従事者も，患者さんの状態を考える際にこの推論を活用しています。

　「推論」というとすごく難しいように感じるかもしれませんが，実は日常生活でも似た思考過程を無意識に行っています。例えば，図1をみて何だと思いますか？　きっと多くの方が「オリオン座」と思ったでしょう。実際は，なぜそう思ったかという過程が頭の中にはあるはずで，実は医療現場でも同じような判断を皆さんはやっているのです。

正しい臨床推論で誤診を減らす

　臨床推論は疾患の診断・治療に必須であり，医師として最も大切な能力の1つです。適切な臨床推論を行うことで必要な診察，検査が絞り込まれ，それらの結果を踏まえて疾患や病態の診断につ

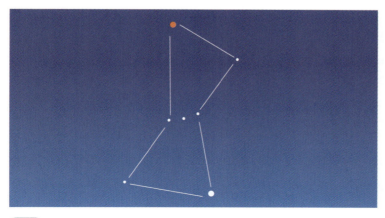

図1　オリオン座

ながっていきます。
　疾患の診断の何割が病歴聴取でつくといわれているか知っていますか？　およそ8割といわれています。一方で，成人が救急外来を受診した際や病棟で入院している患者さんでは5％もの診断エラーが発生するとされています[2]。これらの事実は，正しい臨床推論の方法を学び，誤診を減らすことの重要性を示しています。
　本項では，臨床推論のなかでお勧めの効果的な考え方と診断エラーを減らす方法の一部を解説します。これらの知識を深めることで，より正確な診断と効果的な治療を提供できるようになることでしょう。

dual processing theoryで直観的推論と分析的推論を使い分ける

　dual processing theoryは臨床推論の重要な手法の1つで，診断の際に「システム1（直観的推論）」と「システム2（分析的推論）」を使い分けることです。

1. システム1はひらめくかどうかとその質がすべて
　システム1は無意識かつ自動的に行われます。これは経験や知識に基づいた直観的な「ひらめき」によって特徴づけられます。図1を再び見てみましょう。「オリオン座」に見えますよね。でも，「どうしてオリオン座に見えたの？」と聞かれても，「オリオン座ってこんな形の星座だから」としか言えないのではないでしょうか。つまり，分析してとか論理的にとかではなく過去の経験や知識に基づいて無意識にその形を認識しているということです。そのため，もしかしたら星座に詳しくない方は「オリオン座」とはわからなかったかもしれません。これもシステム1のポイントの1つで，「これまでの経験がないと答えにたどり着けない」ことがあります。
　何となくイメージできたでしょうか。システム1の「ひらめき」はヒューリスティックやパターン認識を用いています。ヒューリスティックとは，「経験則に基づいて問題を簡便かつ迅速に解決するための方法」を指します。これは，複雑な問題解決や意思決定をする際に，詳細な情報収集や論理的な分析を行わず，過去の経験や直感に基づいて即座に判断を下すプロセスです。
　1つ例を体験してみましょう。「50歳台の胆石の指摘のある女性が，とんかつを食べた後からの突然発症の右上腹部痛で受診した」ら，瞬間的に「胆石発作」が思い浮かびましたか？　皆さんのなかにあるillness scriptに合致していますか？　これがシステム1的な思考です。システム1は，皆さんのなかにある過去の経験や文献・教科書からの知識によって形成された疾患のイメージである「illness script」を使って瞬時に判断を下します。これにより，直感的に疾患を識別し，迅速な診断を可能にするのです。

2. システム1が得意な人はpivot & clusterも知ってほしい
　pivot & clusterは，システム1を用いた診断をさらに精度高く導くための手法です。このアプローチでは，まず直感的に浮かんだ疾患／最も疑われる疾患（pivot）を中心に，それに類似する可能性のある疾患（cluster）を洗い出し，より正確な診断に結びつけます（図2）。

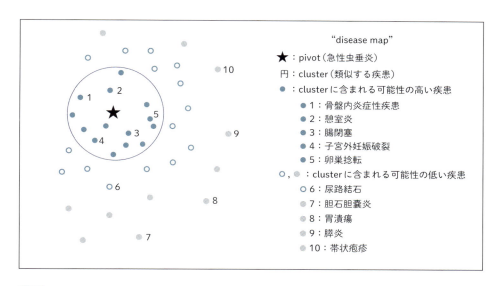

図2 pivot & cluster
〔Shimizu T, et al：Int J Gen Med, 5：917-921, 2012より〕

図2をみてください。★がpivot（＝今回最も疑っている疾患）です。

○はpivotの周辺にある鑑別にあげていくべき似たような病状を呈する疾患です。★と○の距離は「疾患の類似性の高さ」を表します。つまり，症状や所見などが似ているものほど★と○は近くなり，あまり似ていないけれど鑑別にはあげるものは★と○は遠くなります。○をどれだけの数，どれだけの正確性で配置できるかは，後述するシステム2的な知識が大事になってきます。

pivotを中心とした円は，どこまでの範囲を今回の鑑別疾患とするかを決めるものです。円の内側には●が複数個あり，円の外側に○がたくさん散らばっています。円の内側の●がclusterとよばれ，★の鑑別疾患になります。円の大きさの設定は各個人の医師の腕の見せ所となりますが，診断が困難なケースほど大きめの円となり，診断が容易なケースほど小さい円となることが多いです。

これらを★と○と円を合わせたものをdisease mapといいます。disease mapは熟練者であればあるほど○や●の数や位置関係が洗練され，円の大きさの設定も適切なものになります。それでは具体的な例を見てみましょう。図2の左を見てください。

例えば，こんな症例をイメージしてみましょう。「20歳台女性，昨日の夕方から誘因なく心窩部の鈍痛を自覚した。少し波があるようだったが耐えられるくらいだったので食欲は減退していたが様子をみていた。本日の朝になって疼痛が右下腹部にも出現し，持続的に強く痛むようになった」。どうですか？ 急性虫垂炎を思い浮かべますよね。それではこの症例でのpivot & clusterの考え方をみてみましょう。

(1) pivot

病歴から「急性虫垂炎を想起した」＝これが最初のpivot★にあたる鑑別ですね。

(2) cluster

急性虫垂炎に類似した症状・所見を呈してくる疾患を想起します。ここでの●は，例えば「骨盤

内炎症性疾患」,「憩室炎」,「腸閉塞」,「子宮外妊娠破裂」,「卵巣捻転」などがあがりますね(図2右図)。他の鑑別として,disease mapの○には「尿路結石」,「胆石胆囊炎」「胃潰瘍」,「膵炎」,「帯状疱疹」などがあがっていきますが,pivotとの類似性が低ければ低いほど○の位置は★から離れていきます。今回の場合は,前5者が入るような円をpivotを中心に描くことにしました。これがこの患者さんでの急性虫垂炎のclusterとなります。

(3) 鑑別診断

(1),(2)であげたpivotとclusterを見比べながら,患者さんの病歴・診察所見・検査所見などが「急性虫垂炎に合致する部分・矛盾する部分」,「それぞれのclusterの疾患に合致する部分・矛盾する部分」を考えていきます。今回の症例は,急性虫垂炎に矛盾する部分はあまりなくおおむね合致している病歴ですが,例えば卵巣捻転を考えてみると「右下腹部の強い持続痛」とは合致しますが,「最初に心窩部の疼痛があること」とは矛盾しますね。そういった感じで,骨盤内炎症性疾患,憩室炎,腸閉塞,子宮外妊娠破裂などについても考えます。その結果,右下腹部にのみ限局した疼痛があること,性交渉歴はないこと,排便・排ガスは問題ないことなどから骨盤内炎症性疾患や腸閉塞は考えにくいと判断しました。一方で,卵巣捻転と憩室炎は除外しきれないため,エコーおよび造影CTで鑑別を行うことが必要と考えられました。

(4) 最終診断

造影CTを撮像したところ,虫垂の腫大・炎症がみられ,急性虫垂炎と診断できました。

どうでしたでしょうか? システム1だけでは見落とすかもしれない周辺の疾患も想起することにより,より自分の推論を強化できましたか? システム1使いの人は,ぜひpivot & clusterの考え方も取り入れると精度が高まります。

3. システム2はじっくり論理的に

再度,図1を見てみましょう。システム1の考え方ではこの星座は「オリオン座でしかない」わけで,それがなぜだかは説明できなかったですよね。システム2の考え方を体験してみましょう。

システム2は,明確な言語化と論理的,仮説的思考を用いて診断に導く分析的推論です。フローチャートやアルゴリズムなどが代表的な方法ですね。システム1が直観的で速やかな思考に対して,システム2はより慎重で詳細な情報の分析を伴います。例えば,星座を識別する場合,システム2のアプローチは以下のようになります。

(1) 星の数と配置の認識

星座を構成する星の数とその配置を詳細に観察します。例えば,「7個の星から構成される」と認識します(実際には他の星も含まれますが簡略化しています)。

(2) 特徴的な星の識別

明るい星や色の違いなど,特徴的な星を特定します。例えば,「赤い一等星が左上にあり,白い

一等星が右下にある」とします．

(3) 比較と絞り込み
　調査や知識に基づき，条件に合う星座を絞り込みます．例えば，「全天に赤い一等星を含む星座は7個しかない」という情報を使って絞り込みます．

(4) 候補の特定
　条件に合致する星座をピックアップし，それらをさらに比較します．例えば，「一等星を2つ含む星座はオリオン座とケンタウロス座」と特定します．

(5) 比較検証
　星座辞典などの資料を用いて，候補の星座を詳細に調べ，比較検証します．

(6) 最終判断
　すべての情報を総合して，最終的な判断を下します．この例では，中央に3連星があるのは「オリオン座」だということを確認します．

　システム2の特徴は，その論理的，体系的なアプローチにあります．情報を詳細に分析し，仮説を立て，それを検証することで，より正確で確かな結論が導かれます．そして，このプロセスは言語化しやすく，その推論過程を他者に説明することが可能です．医療の場では，このシステム2のアプローチが，複雑な症例や直観に頼りきれない場面で重要となります．

4. システム2のポイントは4つ
　医療における臨床推論でシステム2を使う場合には，以下の4つのポイントを意識するとよいです．

(1) high yieldなプロブレムを見抜く
　ここでのポイントは，患者さんから得た病歴，身体所見，検査結果など，さまざまな情報から，特に診断に寄与する可能性が高い問題点を見つけ出すことに重点を置いています．これらの問題点は，鑑別診断を効率的に絞り込むのに役立ちます．
　今度は，おおいぬ座を見てみましょう（図3）．星の名前当てをして，それをもとに星座の名前当てをしていくイメージです．おおいぬ座は，主に1等星1個，2等星4個，3等星3個，4等星13個，5等星33個からできています（すべての星は図3に表しきれていません）．これらの星が患者さんのプロブレム1つひとつであるようなイメージをもって考えてみてください．
　ちなみに，全天に1等星は21個，2等星67個，3等星190個，4等星710個，5等星…となっています．そうすると星座の名前を当てるのに，「一等星の名前を探したうえで星座名を当てるのは21通り」，「4等星の名前を探したうえで星座名を当てるのは710通り」の差があることがわかります．どちらのほうがより早くかつ正確に答えにたどり着けるでしょうか？　それはもちろん一等星をメルクマールにして星座を探す方法です．

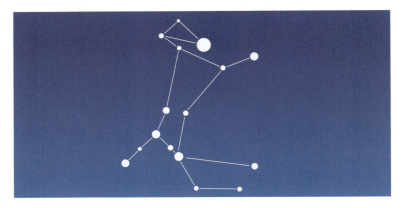

図3 おおいぬ座

　このようにたくさんあるプロブレムのなかから，鑑別診断がぎゅっと絞られるプロブレムのことをhigh yieldなプロブレムといいます。例として，「倦怠感」，「体重減少」，「食思不振」は多くの疾患でみられるため，これらはlow yieldなプロブレムとされます。これに対し，「雷鳴様頭痛」，「心窩部から右下腹部へ移動する腹痛」，「LDH高値を伴う貧血」などは，可能性のある疾患が限定されるため，high yieldなプロブレムとなります。

　より具体的には，80歳台の女性が「吐き気」，「食思不振」により体重減少を訴える場合でも，「LDH高値を伴う貧血」がみられれば，この情報はhigh yieldなプロブレムとなり，診断へと導く鍵になります。つまり「3週間前からの吐き気，食思不振により5kgの体重減少を主訴に受診した80歳台の女性。診察上は脱水所見とるいそうがみられる。血液検査でLDH 800IU/L，Hb 6.5g/dLの貧血がみられた」となれば吐き気・食思不振などで鑑別診断を立て始めるのではなく，「LDH高値を伴う貧血」を軸に鑑別を立て始めたほうがより早く診断にたどり着ける可能性が高まります。注目すべきはただの「貧血」ではなく，「LDH高値を伴う」というように「枕詞のついた」プロブレムが有用ということです。「体重減少を伴った貧血」でもぐっと悪性腫瘍の可能性が高まります。

　このように，システム2を使って臨床推論を行う際には，情報の海から最も重要な情報，つまりhigh yieldなプロブレムを見つけ出すことが，診断を効率的かつ正確に導くための鍵となります。

(2) 症状発症の時間軸から病因を意識する[3]

　症状のonset・経過からどんな病因が原因になっているか推定できます。突然発症だけ病因ではないですが，この分け方がわかりやすいのでご紹介します（図4）[4]。

　突然発症は「痛くなった瞬間が思い出せるくらい急に発症した症状」です。その場合の原因は「何かが」詰まったり，破れたり，裂けたり，ねじれたりすることによって起こることがほとんどです。このパターンは主には痛みを伴いますので，例えば「突然発症の胸痛」であれば，心筋梗塞・肺塞栓症（＝詰まる），心破裂・気胸・食道破裂（＝破れる），大動脈解離（＝裂ける）といった感じで想起していきます（胸部は捻じれるものはないですね）。痛みのある場所を特定し，これら4つのカテゴリーに該当する疾患を考慮します。なお，外傷，失神，急性症候性発作やてんかんなども突然発症のカテゴリーになります。

　他のonsetであれば，例えば「数日の経過で受診した発熱の患者さん」となると，急性発症です

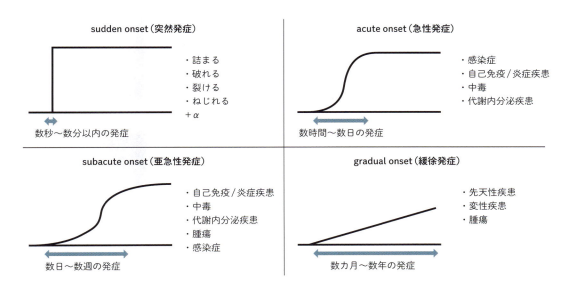

図4 症状のonset・経過と病因
〔舗野紀好：内科初診外来 ただいま診断中！ 中外医学社，2020より〕

から原因としては感染症（主にウイルスや細菌），自己免疫/炎症疾患，中毒，代謝内分泌疾患のカテゴリーを考え，加えて「咳や鼻水があればウイルス感染症」を考えるといった感じですね。

同じ発熱でも「2カ月前からの体重減少を伴う発熱」となると亜急性発症になりますから感染症（稀），自己免疫/炎症疾患，代謝内分泌疾患，腫瘍を考えるわけです。図4では感染症が急性発症にも亜急性発症にも入っていますが，急性発症の感染症は細菌やウイルスが原因となることが圧倒的に多く，亜急性発症（のなかでもgradualに近いonset）になってくると感染症が原因であること自体が稀となり，もし感染症が原因であるならば感染性心内膜炎，結核，寄生虫といった特殊なものに限られてきます。

このように疾患のonsetから受診までの経過から，病因をある程度絞り込めることを意識してみましょう。

(3) 臓器解剖学的に障害されている臓器と病因を考える

臓器解剖学的な観点から障害されている臓器とその病因を考慮するアプローチは，特に痛みの原因を特定する際に非常に有効です。まず，症状のある部位にある組織を，体の最も腹側の表面から背側の表面に至るまでイメージします。

例として，上腹部痛の鑑別診断を考えてみましょう。上腹部には多くの臓器が存在します。これらの臓器を列挙した後，それぞれの臓器から発生する可能性のある疾患をリストアップします（図5）。ここで注意すべき点は，腹痛の場合，背側に位置するほどその臓器が原因である可能性が低くなることです。疾患のある臓器を1つずつ絞っていくのも，システム2のアプローチの重要な方法の1つです。

(4) 病因学的な切り口から疾患を考える

この方法は診断の神様とよばれるローレンス・ティアニー先生が好んで使われています。彼は，

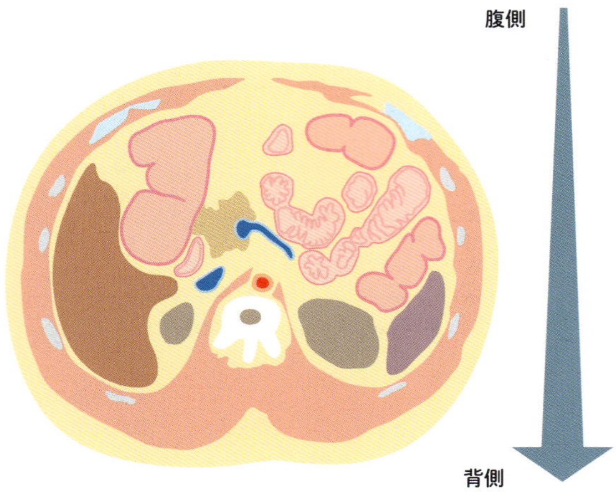

図5　上腹部の臓器から発生する可能性のある疾患（一部）

表1	VINDICATE!!!-P		
Vascular	血管系		大動脈解離，上腸間膜動脈塞栓症…
Infection	感染症		胆道系感染，憩室炎…
Neoplasm	腫瘍		大腸がん，膵臓がん…
Degenerative	変性疾患		
Intoxication	中毒・薬物		異物誤飲…
Congenital	先天性	→	メッケル憩室
Autoimmune	自己免疫		アレルギー性紫斑病…
Trauma	外傷		脾破裂，肝損傷…
Endocrinopathy	代謝内分泌疾患・電解質		糖尿病性ケトアシドーシス，副腎不全…
! Iatrogenic	医原性		
! Idiopathic	特発性		
! Inheritance	遺伝性		ポルフィリア…
Psychogenic	精神・心因性		解離性障害…

「VINDICATE!!!-P」というゴロでさまざまな病因を体系的に整理しています（表1）。

例えば，腹痛を来す疾患を考えてみましょう．血管系の疾患であれば「大動脈解離，上腸間膜動脈（SMA）塞栓症，大動脈瘤破裂，非閉塞性腸管虚血（NOMI），腎梗塞，脾梗塞…」，感染症であれば「胆嚢炎，虫垂炎，憩室炎…」といった要領です．この方法のメリットは医原性，遺伝性，中毒，代謝内分泌疾患などの通常の思考回路では抜けやすい病因による鑑別を強制的に上げることにより，漏れを少なくすることができます．腹痛と言われたときに薬剤の副作用（下剤など），遺伝性/内分泌代謝疾患のポルフィリア，糖尿病性ケトアシドーシス（DKA），副腎不全などが思い浮かびましたか？　この方法で考えれば，鑑別としてあげることができます．

（5）4つのポイントを統合して診断を導き出す

最初に示した50歳台の女性の右上腹部痛の症例について，システム2的思考を用いて検討すると，以下のポイントが重要です．

①病歴の評価，high yield か
「50歳台の女性が胆石の既往があり，とんかつを食べた後に突然の右上腹部痛を訴えている」．この病歴情報は診断において非常に重要で，かなり high yield です．

②時間軸——突然発症の原因の考察
突然発症した痛みの原因として，「詰まる」〔胆石発作，急性冠症候群（ACS）〕，「破れる」〔腸管穿孔，肝細胞がん（HCC）破裂，大動脈瘤破裂〕，「裂ける」（大動脈解離，SMA解離），「ねじれる」（腸捻転）などを考慮します．

③臓器解剖学的な考察
皮膚から考えると帯状疱疹や蜂窩織炎，神経絞扼症候群，腹膜炎，肝胆道系感染症，胆石発作，胃十二指腸潰瘍，腸管虚血，腸閉塞，膵炎，大動脈解離，椎体骨折などがあげられます．また，胸腔近くのため胸膜炎，心膜炎，心筋梗塞も検討します．

④病因からの考察
「VINDICATE!!!-P」から考え直すと代謝内分泌疾患としてはDKA，副腎不全も考慮しますが，筆者はざっと鑑別をあげた後にまだあげられていないものを追加していくイメージで使っています．例えば，外傷，ポルフィリア，異物誤飲，がん関連の穿孔・膿瘍・腸閉塞などです．

これらを考えつつ，やはり脂質を摂取した後に胆石の既往がある患者さんが突然の右上腹部痛を訴える場合，「胆石発作」が最も疑わしい診断となります．これを確認するためには，腹部診察，血液検査，超音波検査が先行となり，それが違ったら他の鑑別を考える，または同時並行で確認するという流れが重要です．この総合的なアプローチにより，正確な診断に向けた効果的なステップを踏むことができます．

おわりに

dual processing theory のイメージがつきましたか？ システム1であればヒューリスティックとpivot & cluster を，システム2であれば4つのポイントを身に着け，確度が高く，正確な臨床推論をしていきましょう．

注意点として，システム1は早く診断にたどり着ける方法ですが，早期閉鎖（診断を思いついた段階での思考停止）やアンカリングバイアス（直感に偏ってしまう），アベイラビリティバイアス（簡単に思いつくことを重視する）などさまざまなバイアスの影響を受けやすくなります．一方で，システム2は診断エラーが少なくなる傾向がありますが，臨床推論に時間がかかる傾向にあります．こうしたシステム1とシステム2の利点・欠点を理解して，臨床推論を実践していってください．

文 献
1) 野村英樹：やさしい臨床推論とその指導法．日本内科学会雑誌．97：1717-1722, 2008
2) Raffel K, et al : Diagnostic errors. UpToDate（Last updated: Feb 08, 2024）
3) Shimizu T, et al : Pivot and cluster strategy: a preventive measure against diagnostic errors. Int J Gen Med. 5：917-921, 2012［PMID：23204855］
4) 鋪野紀好：内科初診外来 ただいま診断中！ 中外医学社, 2020

4 プレゼンの種類を使いこなそう
～ショートプレゼンとコンサルトのお作法, 心構え

原則

✓ プレゼンテーションする前に知っておく

- 患者さんの病状・病態, 社会的事情などを熟知する
- 適切な時間に収める
- 相手が必要な情報にまとめる
- 適切な型で話す

電話コンサルテーション

✓ 電話コンサルテーションの基本

- 救急外来から専門診療科に方針を相談するときに行う
- 30秒以内を目標に端的にまとめる
- 型は,
  ①「何についてコンサルテーションをしているのか」を明確にする
  ② 重要な情報をコンパクトに伝える
  ③「何をしてほしいのか」,「どれくらい急いでいるか」を伝える

ショートプレゼンテーション

✓ ショートプレゼンテーションの基本

- チーム回診時など迅速に情報伝達するときに行う
- 2～5分で状況により調整
- 型は,
  ① opening statement　② overnight event
  ③ subjective　④ objective　⑤ assessment & plan
- SとOで必要十分の情報をプレゼンテーションし, プロブレムごとに本日の方針を提示
- 指導医と方針をディスカッションするためのプレゼンテーション

ステップ	解説
1. opening statement	患者さんの基本情報を簡潔に述べる。年齢, 性別, 重要な既往歴, 活動度（ADL）, 診断名, 治療内容などを含め, 2～3文でまとめることが重要
2. overnight event	前日や週末に発生した重要な出来事や治療の変更を報告
3. subjective	患者さんの自己申告に基づく情報（症状や感じていること）を提供
4. objective	バイタルサイン, 身体診察の所見, 検査結果など, 客観的に観察されたデータを提供
5. assessment & plan	患者さんの現状評価と今後の治療計画を提示する。A/PはSとOに基づきながら, なるべくシンプルにまとめることが重要である。診断がついていない場合などは鑑別診断についても述べることが重要

ショートプレゼン，コンサルトのポイント！

- 効果的なプレゼンテーションは相互理解を促進する
- フルプレゼンテーションとショートプレゼンテーションを使い分ける
- コンサルテーションは30秒以内を目標にする
- プレゼンテーションを上手にするためには患者さんと疾患を理解する
- ショートプレゼンテーションはby problemで効率的に伝達する
- 質の高いプレゼンテーションは時系列にまとめ感想と事実を混ぜない

効果的なプレゼンテーションは相互理解を促進する

　皆さんが行うプレゼンテーションは，大きく分けるとフルプレゼンテーション，ショートプレゼンテーション，コンサルテーションの3つに分けられます．自分がどの場面でプレゼンテーションを行うのかをイメージしながら読んでください．

　そもそもプレゼンテーションとは何でしょうか？　語源はご存じのとおり「プレゼント」です．つまり，プレゼンテーションは情報や知識を相手に「贈る」行為であり臨床現場で日常的に必要とされ，相互の情報共有のために使われています．効果的なプレゼンテーションのポイントを表1に示します．洗練されたプレゼンテーションは，聴衆を魅了し，行動の変化を起こす力をもっています．また，その情報から質疑応答やディスカッションが生まれれば「相互理解」を促進し，新たな視点やアイデアを生み出す場ともなりえます．

　プレゼンテーションはポータブルスキルといわれています．ポータブルスキルとは今いる病院だけでなく，どこにでももっていけるスキルであり，仕事をするうえで最も重要なスキルの1つです．せっかく素晴らしい仕事や新しい発見をしても，それを効果的に伝えられなければその価値は半減します．さらに，プレゼンテーションの技術が低いと，残念ながらその人の印象も悪くなりがちです．プレゼンテーションスキルは練習と反復で向上します．正しい方法で繰り返しトレーニングすることが上達の秘訣です．

表1　効果的なプレゼンテーションのポイント

- 患者さんの病状・病態，社会的事情などを熟知する
- 適切な時間に収める
- 相手が必要な情報にまとめる
- 適切な型で話す

表2 フルプレゼンテーションとショートプレゼンテーションの比較

	フルプレゼンテーション	ショートプレゼンテーション
使用場面	外科術前カンファレンスや内科新患入院時カンファレンスなど詳細な情報が必要な場面	日々のチーム内での情報共有と方針決定
時間	7〜10分	2〜5分
内容	主訴，現病歴，既往歴，内服，アレルギー歴，家族歴，社会歴，来院時現症，検査結果，鑑別診断，治療方針をもれなく順に伝える	opening statementで患者さんの全体像を共有したうえで，SOAPに基づきプロブレムごとに話し合う（by problem）

フルプレゼンテーションとショートプレゼンテーションを使い分ける

　フルプレゼンテーションとショートプレゼンテーションは話す時間以外にも，使用場面や内容なども違いがあります（表2）。

　フルプレゼンテーションは詳細な情報提供を目指し，ショートプレゼンテーションは迅速な情報伝達に重点を置いています。フルプレゼンテーションは，症例発表のときや新患受診時のプレゼンテーションで，主訴，現病歴，既往歴，内服歴，アレルギー歴，家族歴，社会歴，来院時現症，検査結果，鑑別診断と治療方針という順番で過不足なくプレゼンテーションする方法です。全体としては7〜10分の時間が通常必要であり，忙しい臨床の場面で毎日することはあまりないかもしれません。フルプレゼンテーションの解説は成書に譲ります。

　一方で，ショートプレゼンテーションは日々の担当患者さんの診療方針を決めていくために，チーム内でディスカッションをするたたき台となるものです。こちらはこの後，詳しく説明していきます。

コンサルテーションは30秒以内を目標にする

　コンサルテーションもさまざまな場面で行われますが，ここでは救急外来などから専門診療科へ電話コンサルテーションする場合についてお話しします。電話でのプレゼンテーションでは，コンサルテーションを受ける医師の状況（処置中や病状説明中かもしれません）もよくわからず，より端的に依頼内容を伝える必要があります。最初に「今ご相談しても大丈夫でしょうか？」と確認したうえで，プレゼンテーションの時間としては30秒以内を目標としましょう。入りきらない分は聞かれたら答えられるよう準備しておくのがいいでしょう。この際，最重要ポイントは以下の3つです。

　①最初に，「何についてコンサルテーションをしているのか」をはっきりと伝える
　②コンサルテーション内容に関連した患者さんの情報をコンパクトに伝える
　③「何をしてほしいのか」，「どれくらい急いでいるのか」を伝える
　これらを意識して，以下の例をみてみましょう。

> **例①　ST上昇型心筋梗塞（STEMI）を循環器内科にコンサルテーションする場合**
> ①＆②の部分：「総合内科の●●と申します。循環器当番の〇〇先生でしょうか？　今お時間よろしいでしょうか？　糖尿病，高血圧，喫煙歴のある55歳男性で，STEMIと考えています。15分前に両肩に放散する胸痛と冷や汗があり，救急搬送されました。II，III，aVFでST上昇がみられます」
> ③の部分：「現在，収縮期血圧80mmHg台，脈拍50回/分台と徐脈がみられます。緊急カテーテル治療について相談したいのですが来ていただけますでしょうか？」

> **例②　高齢者の体動困難を総合内科/総合診療科にコンサルテーションする場合**
> ①＆②の部分：「休日の外来当番をしている●●と申します。本日の総合内科/総合診療科当番の〇〇先生でしょうか？　今お時間は大丈夫でしょうか？　脱水と軽度の高ナトリウム血症がある身寄りのない80歳の男性について相談させてください。この方は一人暮らしで，近隣住民の通報により警察が自宅を確認したところ，玄関で倒れているのを発見されました。外傷はなく，血液検査，心電図，CTで確認しましたが，現時点では脱水のみと考えています」
> ③の部分：「来院時の収縮期血圧は80mmHg台でしたが，輸液で改善し，意識もはっきりしています。血液検査でNa 152mEq/Lの高ナトリウム血症が確認され，体動困難となっていた原因がはっきりせず，また身寄りもなく自宅療養は困難と考えられ，入院治療をお願いしたいと考えています」

プレゼンテーションを上手にするためには患者さんと疾患を理解する

　表1でお伝えした「効果的にプレゼンテーションをする」ポイントのうちの「患者さんの病状・病態，社会的事情などを熟知する」，「適切な型で話す」ことについて具体的にみていきます。

まず患者さんと疾患を理解する，それが出発点

　あなたは昔話の「桃太郎」は何度も読んだことがありよく内容を知っていますが，「はらぺこあおむし」は読んだことはなくタイトルのみ知っているとしましょう。そのうえで，以下を想像してみてください。
　昔話の「桃太郎」を，内容をまったく知らない人にわかりやすく説明してください。

> **説明例　桃太郎**
> 「桃太郎は日本の昔話で，老夫婦が川で拾った大きな桃から生まれた少年が鬼を退治する物語です。桃太郎は老夫婦に育てられ，老夫婦にもらったきびだんごを使って犬，猿，キジを仲間にし，鬼を退治します。この話は家族の愛，友情，そして勇気や正義に関する物語です」

　桃太郎のお話の内容を上手にまとめてあり，どんなお話かわかりますよね。では，「はらぺこあ

おむし」はどうでしょう？

> **説明例　はらぺこあおむし**
> 「はらぺこなあおむしがいろいろ食べる話です」

　それくらいしか伝えられないですよね？　そして，これだけではどのようなお話かわからないです。あなたは「はらぺこあおむし」の話を読んだことがないので，内容を十分に理解して覚えておらず，タイトルなどから想像するしかなく，内容を上手にお話しできないはずです。
　われわれが日々行うプレゼンテーションでも同様です。「プレゼンテーションをする内容をちゃんと理解する」ことが出発点です。わかっていないことを話すことは不可能です。患者さんのこと，疾患のこと，病態のことなどを深く理解することがとても大事です。

ショートプレゼンテーションはby problemで効率的に伝達する

　ショートプレゼンテーションの「by problem」アプローチには，患者さんの状況を迅速に整理して伝えるための構造が含まれています。具体的には，opening statementから始まり，subjective（S）とobjective（O）の過不足のない情報提供，assessment & plan（A/P）でシンプルにまとめ，本日の方針を提案するという流れです。このアプローチでは，2〜5分程度でプレゼンテーションを完了することが一般的です。日々の診療で使うSOAPに患者情報と前日の情報も加えた形のショートプレゼンテーションの基本的な型を表3に示します。なお，最近はby problem以外の方法も提唱されていますが，基本的な考え方は同じです。
　by problemは，忙しい臨床現場での効率的な情報伝達に適しています。重要なのは，必要十分な内容をSとOに入れて，A/Pを自分で調べたりしてよく考え，指導医に検査や治療方針をなるべく具体的に提案することです。指導医とディスカッションする土台の情報がつめこまれているのがショートプレゼンテーションです。

悪いショートプレゼンテーションの例

　以下にありがちな悪いショートプレゼンテーションの例を提示します。

> **悪い例**
> 肺炎で入院している○○さんですが解熱しており，食事も食べられており，お元気にしていました。昨日肺炎球菌が喀痰で陽性でした。酸素化は改善していて，セフトリアキソンの効果があるようで酸素もoffにすることができましたので続けます。明日感受性が出るようなのでペニシリンに変更できるか確認します。ご飯も食べられているみたいなので点滴は終了します。ビタミンB_{12}の結果が出て低値でしたので補充します。あ，昨日転倒したみたいですが当直帯でみて問題なかったようです。

表3 ショートプレゼンテーションの基本型

ステップ	解説	例
1. opening statement	患者さんの基本情報を簡潔に述べる。年齢、性別、重要な既往歴、活動度(ADL)、診断名、治療内容などを含め、2〜3文でまとめることが重要	84歳男性、糖尿病の既往あり。肺炎球菌性肺炎を契機に入院し、セフトリアキソン2g 24時間ごと（1日1回）で治療中、本日が投与3日目。来院時の血液検査でみられた大球性貧血の精査中です。
2. overnight event	前日や週末に発生した重要な出来事や治療の変更を報告	夜間に転倒があり、当直帯の診察を受けましたが、特に異常は指摘されていません。
3. subjective	患者さんの自己申告に基づく情報（症状や感じていること）を提供	咳嗽、喀痰は減少しています。転倒時のこととして、トイレに行く際に睡眠薬を服用後にふらつきを感じましたが、前失神や胸痛の徴候はなかったようです。スリッパで躓き転び、しりもちをついたようです。頭部打撲はしていないとのことです。
4. objective	バイタルサイン、身体診察の所見、検査結果など、客観的に観察されたデータを提供	意識清明で、最高体温37.3℃、呼吸数16回/分、SpO$_2$（room air）で94％と他のバイタルサインを含め安定しています。食事摂取良好です。右肺にlate inspiratory cracklesを聴取します。食前血糖値は180mg/dL以下で推移しています。来院時の検査では喀痰培養で肺炎球菌を検出しており、ビタミンB$_{12}$低値でした。
5. assessment & plan	患者さんの現状評価と今後の治療計画を提示する。A/PはSとOに基づきながら、なるべくシンプルにまとめることが重要である。診断がついていない場合などは鑑別診断についても述べることが重要	#肺炎球菌性肺炎 　セフトリアキソン投与3日目、咳嗽・喀痰量の減少もみられ、食事摂取量も改善し経過良好と考えます。感受性が出たらアンピシリンへ変更予定です。治療期間は5日間を予定しています。 #大球性貧血 　血液検査からビタミンB$_{12}$欠乏による巨赤芽球性貧血と診断します。メトホルミン投与による可能性があるため、メトホルミンを中止のうえで、ビタミンB$_{12}$補充を開始します。 #転倒 　スリッパでの躓きということなので、靴や環境の調整を行います。

筆者がみかけるこのようなプレゼンテーションでは「なんとなく」、「だらだらと」報告している、先ほどのアプローチの型ができていないものです。特にプロブレムの抽出が甘くなり、鑑別などをあげておらず、指導医として指摘することが多いです。このプレゼンテーションでは転倒した原因のassessmentが抜けています。また、プロブレムごとに考えていないので、なぜビタミンB$_{12}$欠乏の治療をするのか、原因が何なのかなどの確認も忘れがちになります。

質の高いプレゼンテーションは時系列にまとめ感想と事実を混ぜない

1. 時系列に話をまとめる

患者さんからの情報は、必ずしも時系列どおりになっていないこともあります。その際に、それらを聞いた順番にプレゼンテーションするのではなく、時系列に並べ変えてプレゼンテーションします。年月日順としてもよいですし、現在（もしくは入院時など）を起点として整理してもよいです。

例えば、「来院3日前からの胸痛があり、来院3時間前から労作時の呼吸困難感がみられたため

受診しました」といった感じです．

2. 感想と事実を混ぜない

次の急性冠症候群（ACS）を循環器内科に電話でコンサルテーションする例をみてみましょう．

> **感想と事実が混ざっていてわかりにくい例**
>
> 先ほど〇〇さんという78歳の男性の方が救急外来に受診しました．息切れがあり，心不全になっているかもしれません．たばこは結構吸っていたみたいですね．胸痛があったようで，来院したときは元気そうであまり重篤な感じはなかったのですが，血液検査で心筋トロポニンが陽性でした．心電図ではST上昇ははっきりしなくて，狭心症なのか僕にはわからなかったです．ちょっと37.6℃の発熱があります．今は症状は落ち着いているんですが．ACSの可能性があるので診てもらいたいです．

感想（自分の考え）と事実を一緒に混ぜてしまうと，聞き手側に混乱を招きます．「〇本の喫煙歴がある」，「どのような胸痛があったのか整理して伝える」，「バイタルサインや全身状態を述べる」，「心筋トロポニンの値を述べる」のように具体的に事実に基づいてプレゼンテーションしましょう．

おわりに

プレゼンテーションスキルは，研修医として身につけるべき必須の技能です．しかし，実際に指導を受ける機会は少なく，自己研鑽が不可欠です．筆者自身も，プレゼンテーションの前には練習を重ね，うまくいかなかった場合には自宅で再度練習することがありました．これは筋力トレーニングに似ていて，正しい方法でのトレーニングが肝心です．しっかりと取り組むことで，実力に差が出ますので，ぜひ努力を続けましょう．

文 献
- 佐藤健太：「型」が身につくカルテの書き方．医学書院，2015
- 岸本暢将：米国式症例プレゼンテーションが劇的に上手くなる方法．羊土社，2004

5 伝わる紹介状の書き方

原則

☑ **必要なことは3つ**
- 紹介状を書く際の心構えを理解する
- すべての紹介状で当てはまる文章構造を押さえる
- セッティングにあわせて情報を補強

記載前

☑ **紹介状を記載するときの心構え**
- 簡潔である
- 読み手の立場になって重要なことを記載
- (紙カルテの場合) 読みやすい字で記載

共通

☑ **基本的な文章構成**
- ①病名（暫定的なものも含む）
- ②挨拶と端的な紹介目的
- ③紹介状を書くまでの患者さんの診療経過
- ④紹介先に依頼したい内容の詳細
- ⑤締めの挨拶

各文章の注意点

☑ **各文章を記載する際の注意点**
- 院内紹介状：自分の院内連絡先を記載
- 救急外来 → 近医：初診の場合, 既往や常用薬を記載
- 救急外来 → 高次医療機関：何の検査や治療を行ったかに関して, 場合によって細かな時刻まで記載
- 入院 → 他院：病前の状況や転院後のゴール, DNARオーダーなどを記載

> ## 紹介状を書くときのポイント！
>
> - 紹介状は簡潔かつ読み手にとって重要なものを意識する
> - 紹介状作成での注意点は5つ
> - 院内紹介状で基本的な書き方を学ぶ
> - 診療情報提供書のパターンは3つ

紹介状は簡潔かつ読み手にとって重要なものを意識する

紹介状を書く際の心構えとして最も重要なのは，以下の2つです。

1. 簡潔である

感覚的にも理解しやすい重要なポイントです。適切な情報が入っていれば文字数が少ないほうが読み手にとって親切です。

2. 読み手側にとって何が重要かを意識する

この点は，理解しにくいかもしれません。特に，初期研修中の研修医にとって，研修期間中は紹介状を書くことが多く，受け取る側の立場に立つ機会は少ないため，読み手の視点をもつのが難しいです。例えば，肺がん終末期の患者さんで自宅に退院するにあたって訪問診療が必要になった方がいたとします。呼吸器内科で肺がんを専門にしている医師は，どんな抗がん薬治療を行って腫瘍がどの位の期間縮小したかを記載するかもしれません。セカンドオピニオンでがんセンターを受診するのであれば，この情報は非常に重要です。しかし，訪問診療を行う医師にとっては家族構成や患者さんが大事にしている価値観，状況が悪化した際に病院への搬送希望の有無などのほうがより重要なのではないでしょうか。

紹介状の内容に正解はありませんが，本項で紹介状の"型"を理解し，身につけてください。

紹介状作成での注意点は5つ

紹介状の文章構成は決まっています。注意すべき5つのポイントを表1に示します。本書の読者の大半は電子カルテを使用していると思いますが，手書きの場合には読みやすい字で書くことと，患者さんの氏名や生年月日，紹介状を作成した日付を書き忘れないように注意します。そのなかでもポイントとなる部分を以下に解説します。

> **表1** 紹介状作成時のポイント

> ①病名（暫定的なものも含む）
> 　患者さんの病名を明確に記載する．確定診断が出ていない場合でも，現時点での暫定的な診断を記載することが重要である
> ②挨拶と端的な紹介目的
> 　紹介状の冒頭には挨拶と，紹介の目的を簡潔に述べる
> ③紹介状を書くまでの患者さんの診療経過
> 　患者さんの診療の経過を詳細に記述する．これには診断，検査結果，治療などが含まれる
> ④紹介先に依頼したい内容の詳細
> 　紹介先の医師に，どのような診療や対応を依頼したいのかを明確に記載する．②の紹介目的・依頼したい内容とおおむね同じでも，これが最も重要であり，文章の序盤と後半で2回記載することで，内容が明確に伝わりやすくなる
> ⑤締めの挨拶
> 　最後には丁寧な締めの挨拶を入れる

1. 一文目の挨拶と締めの挨拶

　初めて紹介状を記載するときにつまずくのは，「どうやって書き始めたらいいか？」です．正直なところ，一文目の挨拶と締めの挨拶を重視している医師はほとんどいませんので，定型文を押さえましょう．

(1) 一文目の挨拶

「平素より大変お世話になっております」の1パターンだけで大丈夫です．返事をする際に，「こちらこそ，平素より大変お世話になっております」と記載することはあります．

(2) 締めの挨拶

①依頼文の場合

「お忙しいなか大変恐縮ですが，御高診のほどよろしくお願い申し上げます」

②返書の場合

「この度は，ご紹介いただき誠にありがとうございました．今後とも何卒よろしくお願い申し上げます」

の2パターンでOKです．まずは，違和感のない始まりと終わりの文章を書けるように心がけます．

2. 患者さんの診療経過のまとめ方

　患者さんの具体的な診療経過のまとめ方の流れを**表2**に示します．このなかでも，筆者は，患者さんの情報を要点に分けて，読み手側が必要と思われる情報のみを抽出して記載しています．「相手が求める情報をどれだけ効果的に要約できるか」が，わかりやすい紹介状作成の第一の山場です．例えば，喘息増悪の場合では，喘鳴があったという身体所見が重要であり，ST上昇型心筋梗

> **表2** 患者さんの診療経過のまとめ方の流れ
>
> ①時間経過を含めた主訴　②バイタルサイン・身体所見・検査結果　③病名
> ④具体的な治療内容　⑤その後の経過　⑥禁忌薬やアレルギー歴の記載

> **表3** 紹介先への依頼内容
>
> ①診断や評価の依頼　②治療内容に関する相談　③転科の相談
> ④外科的治療や放射線治療についての相談　⑤患者さんやご家族への説明の依頼

塞の場合は，12誘導心電図の所見が特に重要です。疾患によって重視すべき所見は異なります。院内紹介で入院時の病態と直接的な関連のない疾患に関してコンサルテーションを求める際には，入院に関しての主訴や他覚的所見は省略し，病名と臨床経過のみを簡潔に記載すると読み手側は読みやすくなります。

3. 紹介先へ依頼したい内容の書き方

「依頼内容を明確に記載する」のは，わかりやすい紹介状にするための第二の山場です。読み手の医師にとって最も重要なのは，患者さんに何をすべきかが明確に理解できることです。この点は，指導医が研修医の記載した紹介状をダブルチェックする際にも重視されます。

具体的には，表3のような依頼内容が考えられます。例えば，不明熱で入院して血管内リンパ腫を鑑別に考えている患者さんを皮膚科に紹介するときでは，

「〜で血管内リンパ腫を考えています。つきましては，御高診をお願いします」

よりも

「〜で血管内リンパ腫を考えています。つきましては，確定診断のためのランダム皮膚生検をお願いしたくご紹介いたしました」

と記載するほうが，読み手にとって具体的な行動を起こしやすくなります。

院内紹介状で基本的な書き方を学ぶ

研修期間中に研修医が最も頻繁に作成する文書は，通常，同一施設内で他の診療科を受診する際に必要な院内紹介状です。この種の紹介状は内容がシンプルなことが多く，基本的な書き方を学ぶのに適しています。

また，病院の文化によってはPHS（院内携帯/スマートフォンを含む）で連絡を取る医師もいるため，PHS番号を紹介状に記載することもあります。図1に，院内紹介状の記載例を示します。

紹介状の書き方とは直接関係ないですが，コンサルテーションする際，特に「入院した疾患と直接関係性が乏しい」ときは「入院中」にしたほうがいいのか，退院後「外来」でもいいのかは考えるようにしましょう。

5 伝わる紹介状の書き方

パターン1：入院した疾患と直接関連性の乏しい病態を専門科に相談するとき

病名：間質性肺炎，2型糖尿病

眼科　ご担当医先生　御侍史

平素より大変お世話になっております。糖尿病性網膜症の評価をお願いしたく，ご紹介いたします。 ← ①挨拶と端的な紹介目的
○○さんは，間質性肺炎の治療のために△月×日から当科に入院中です。治療経過は良好で，今後自宅への退院を検討しております。 ← ②患者さんの診療経過
入院時の評価でHbA1c 10％台の2型糖尿病を認め，過去に指摘はされておりませんでした。糖尿病性網膜症の状況をご評価いただきたく，ご紹介した次第です。 ← ③紹介先に依頼したい内容の詳細
お忙しいなか大変恐縮ですが，ご高診の程よろしくお願い申し上げます。 ← ④締めの挨拶

呼吸器内科　研修医　〜拝（PHS：………） ← ⑤PHSなどの連絡先があると親切

端的な紹介状の記載を心掛ける。この場合は，間質性肺炎の診断根拠や現在の治療内容を詳細に記載するよりも，ある程度情報を絞ったほうが，眼科の医師もコンサルテーションの内容を把握しやすくなる。

パターン2：入院した疾患と直接関連性のある病態を専門科に相談するとき

病名：間質性肺炎の疑い

膠原病内科　ご担当医先生　御侍史

平素より大変お世話になっております。間質性肺炎の背景に膠原病の関与がないか評価をお願いしたく，ご紹介いたしました。 ← ①挨拶と端的な紹介目的
○○さんは，1週間前からの呼吸困難で近医を受診したところ低酸素血症を認めたため△月×日に当科に入院しました。■■■で抗菌薬治療を開始しておりますが，両側性のスリガラス陰影で軽度収縮性変化も伴うことから間質性肺炎の可能性も考えております。 ← ②患者さんの診療経過

現在自己抗体等を提出しておりますが，ヘリオトロープ疹様の顔面の発赤があり，皮膚筋炎をはじめとした膠原病の可能性をご評価いただけませんでしょうか。 ← ③紹介先に依頼したい内容の詳細
お忙しいなか大変恐縮ですが，ご高診の程よろしくお願い申し上げます。 ← ④締めの挨拶

呼吸器内科　研修医　〜拝（PHS：………） ← ⑤PHSなどの連絡先があると親切

パターン1とは異なり，診療経過や診断根拠を詳細に記載したほうが良いと考えられる。丸投げにならずに，必要な診断根拠などを含んだ診療経過の要約を記載できるとスマート。

図1 院内紹介状の記載例

診療情報提供書のパターンは3つ

　診療情報提供書は，異なる医療機関の医師に患者さんの情報を伝えるために重要な文書です。初期研修中に特に記載することが多い3つのパターンを表4に示します。

表4 診療情報提供書のパターン

パターン	内容	目的
通院での経過観察を近医に依頼	・初診時の情報 ・現在の症状と行っている治療 ・紹介先に依頼したいことの詳細	継続的なケアと治療の連続性の確保
救急外来から高次医療機関へ転院搬送	・救急外来での評価と治療 ・転院搬送の理由と紹介先に依頼したいことの詳細	詳細な診断や治療のための情報提供
急性期病院から慢性期～亜急性期の医療機関へ転院	・入院までの経過 ・診断と行ってきた治療 ・現在の状態 ・転院の理由と紹介先に依頼したいことの詳細	適切なケアレベルへの移行とケアの継続

1. 通院での経過観察を近医に依頼する場合

普段から使用している薬剤や既往歴，生活歴などがあれば，近医も対応しやすくなります（図2）。

病名：右肋骨骨折

平素より大変お世話になります。肋骨骨折に対する保存的治療継続をお願いしたくご紹介いたします。 ← 挨拶と端的な紹介目的

　○○さんは，自宅内で足を滑らせて転倒し，右側胸部を打撲し，その後疼痛が持続するため当院救急外来を受診されました。来院時にバイタルサインは安定しており，身体所見上右側胸部に限局的な圧痛を認めました。胸部X線では，右第7肋骨に骨折線を認め，肋骨骨折と診断しております。尚，気胸や明らかな胸腔内の液貯留を認めませんでした。 ← 患者さんの診療経過

　鎮静薬による保存的治療の方針となりましたが，患者様が自宅に近い貴院への通院を希望されたためご紹介した次第です。 ← 紹介先に依頼したい内容の詳細
　お忙しいなか大変恐縮ですが，ご高診の程よろしくお願い申し上げます。 ← 締めの挨拶

備考
【アレルギー】なし
【当院からの処方】ロキソプロフェン60mg　1回1錠　疼痛時
【既往歴】高血圧
【内服薬】アムロジピン5mg　1日1錠　朝食後
← 既往歴や内服薬の記載があると親切

図2　通院での経過観察を近医に依頼する場合の診療情報提供書

2. 高次医療機関へ転院搬送する場合

急性心筋梗塞やくも膜下出血など，緊急性のある疾患の場合が多数となります．内容は基本的に1.と同じですが，1.以上に迅速な記載が求められます．また，自施設でどのような検査や薬剤投与（種類や量，投与時刻）を行ったのかを明確にする必要があります（図3）．

病名：腹部大動脈瘤破裂

　平素より大変お世話になります．先程電話でご相談させていただいた患者さんの，腹部大動脈瘤破裂に対する治療をお願いしたくご紹介いたします． ← 挨拶と端的な紹介目的

　○○さんは，20●●年●月●日14時頃に趣味の家庭菜園を行っていたところ，突然の腹痛を認めました．改善が乏しく当院救急外来を受診されました．来院時，血圧190/90mmHg，脈拍100/分，SpO_2 95%（room air）でした．身体所見上，腹部正中に拍動のある腫瘤を触れました．造影CTでは最大短径7cmある腹部大動脈瘤を認め，壁在血栓内，瘤外への造影剤の漏出を認めました．以上より腹部大動脈瘤破裂と診断しております． ← 患者さんの診療経過

　当院で行った処置や検査は以下のとおりです．手術を検討すべき状況であることを患者さん，ご家族に説明したところ高次医療機関への転院を希望されたためご紹介した次第です．お忙しいなか大変恐縮ですが，ご高診の程よろしくお願い申し上げます． ← 紹介先に依頼したい内容の詳細／締めの挨拶

検査：一般採血（別途添付），造影CT（CD-Rを添付）
処置：左前腕に20G末梢ルートを確保し，生理食塩液500mLをキープで投与
治療：～（薬品名）～mgを○時×分に投与 ← 診療内容も記載し，薬剤を投与した場合には時刻も記載

備考
【既往歴】高血圧，脂質異常症
【内服薬】アムロジピン 5mg　1日1錠　朝食後
　　　　　ロスバスタチン 5mg　1日1錠　朝食後
【生活歴】喫煙：20歳から現在まで20本/日
← 既往歴や内服薬の記載があると親切

図3　救急外来から高次医療機関へ転院搬送する場合の診療情報提供書

3. 急性期病院から慢性期〜亜急性期の医療機関へ転院する場合

患者さんの診療に当たっている時間的な幅が最も広いため，これまでの診療情報提供書と比較して記載する内容も多くなることでしょう。細部までこだわって診療を進めた経緯は理解できますが，その詳細な情報は，手紙を受け取る側の医師にとっては不要な情報であることがしばしばあります。手紙が長すぎると読む意欲が低下しますので，可能な限りA4用紙一枚にまとめるように努力します（図4）。

病名：#1 誤嚥性肺炎　　#2 糖尿病

　平素より大変お世話になります。○○さんのリハビリテーション継続のための転院をお願いしたく存じます。○○さんは□□医院に2型糖尿病や高血圧で通院中で，20××年に脳梗塞を発症して以降左上下肢の不全麻痺がございますが，自宅内では自立して生活されておりました。以下がこの度の当院での経過になります。 ← 挨拶と端的な紹介目的
← 入院前の状況を簡潔に記載

#1 誤嚥性肺炎
20●●年●月■日から湿性咳嗽があり，37℃台の発熱を認めました。▲日から経口摂取不良となったためかかりつけ医を受診されました。来院時にSpO₂ 88%（room air）と低酸素血症を認め，当科を紹介受診されました。血液検査ではCRP 6 mg/dLと炎症反応の上昇があり，胸部CTでは両肺下葉優位の浸潤影を認めました。誤嚥性肺炎と診断し，当科に入院しました。入院後はアンピシリン/スルバクタム 3g 8時間ごとで抗菌薬治療を開始しました。入院後経過は良好であり，徐々に熱型や呼吸状態の改善を認め，1週間で治癒と判断して抗菌薬治療を終了しました。×日時点ではSpO₂ 96%（room air）できざみ食を全量摂取できております。 ← 患者さんの診療経過

#2 糖尿病
入院前は，下記経口血糖降下薬に加えて○○○○を4-4-4（単位　各食直前），□□□を10（単位　夕食前）に使用しておりました。入院後に血糖値測定を行い，○○○○は3-3-3（単位　各食直前），□□□□を6（単位　夕食前）に調整しております。

　上記が当院での診療経過になります。今回の入院で活動性が低下し，現時点では車椅子でトイレまで移動している状況です。患者さんとしては介護保険を利用し自宅への退院を希望しております。貴院でのリハビリテーション継続を希望されましたのでご紹介した次第です。尚，気管挿管や心臓マッサージなど侵襲的な医療的介入の希望はございません。お忙しいなか大変恐縮ですが，ご高診の程よろしくお願い申し上げます。 ← 紹介先に依頼したい内容の詳細
← DNARオーダーや家族環境など重要なことがあれば記載

備考
【アレルギー】なし
【既往歴】2型糖尿病，高血圧，脂質異常症，脳梗塞
【現在の処方】
Rp1) ○○　△△mg □錠，○○　△△mg □錠，○○　△△mg □錠　1日1回　朝食後
Rp2) ○○　△△mg □錠，○○　△△mg □錠，○○　△△mg □錠　1日1回　夕食後
添付資料：血液検査結果，画像データ（CD-R） ← 内服薬・点滴薬の記載は必須（転院先で用意できない可能性もある）

図4　急性期病院から慢性期〜亜急性期の医療機関へ転院する場合の診療情報提供書

おわりに

最後に，紹介状に関して研修医からのよくある質問をQ＆A形式にまとめました。

Q.1 御侍史（おんじし・ごじし）や御机下（おんきか・ごきか）ってどういう意味ですか？

A.1 この2つは紹介状で良くみますよね．侍史は，現代の言葉で秘書に該当する言葉です．「先生に直接渡すのは恐れ多いため，秘書に手紙をお渡します」というイメージです．一方，机下は，漢字のとおり机の下という意味です．「先生に直接渡すのは恐れ多いため，机の下に置かせていただきました」というイメージです．その意味を理解しますと，メールで直接文面を送っているにも関わらず，「〜先生御侍史」と記載するのはおかしいというのもわかりますね（とはいいながらも記載するのですが）．いずれの言葉も医療現場以外では用いることはあまりありません．

Q.2 速く紹介状を記載できるようになるコツはありますか？

A.2 多くの施設のパソコンではWindowsを使用していると思いますので，単語登録機能の活用をお勧めします．挨拶や締めの文章はしばしば同じものが使われます．例えば，「平素より大変お世話になっております」というフレーズを単語として登録し，読みを「へいそ」と設定すると，これを打つだけで予測変換で出てきます．これにより時間の短縮が可能です．もし，単語登録機能が使えない施設の場合は，電子カルテの定型文機能に自分が使用する挨拶や締めの文章を登録しておく方法もあります．

Q.3 返書と診療情報提供書って何が違うのですか？

A.3 返書は，紹介元の医師への返事となる文書です．一方，診療情報提供書は，患者さんを他の施設に紹介する際に用いる文書です．診療情報提供書の場合，診療報酬が発生します．返書は診療情報提供書と異なり，記載しないと話が進まないというわけではないので忙しい臨床では記載するのが億劫になります．しかし，紹介元の医師の多くは，自分が診療した患者さんがどのような診断で治療を受けているかに関心をもっています．病院によってルールは異なるかもしれませんが，病診連携を考慮すると，初診紹介時と入院した場合の退院時に返書を記載したほうが親切です．返書の記載は，紹介元の医師との関係維持や情報共有の観点からも重要です．

文献

・吉村長久，他・編：トラブルを未然に防ぐカルテの書き方．医学書院，pp151-154, 2022
・大塚勇輝，他・編：レジデントノート2023年5月号；医師の書類作成はじめの一歩．羊土社，2023

面談と治療方針の決め方
～意識してできていますか？

基本

☑ **面談の準備を十分にする**
- 今回の面談の種類と内容，目的が何か理解する
- 情報収集と説明で使用する資料を準備する
- 相手が現状をどの程度知っていて，何を知りたい・どこまで知りたいか理解する
 （準備の時点で不明なときは面談の序盤で確認）
- 今回の面談に説明用紙は必要かを判断する

面談の種類と構成

☑ **面談の種類は3つ**

	状況	医師の役割
informed consent（IC）	複数の選択肢があるが，推奨できるものがある	病状説明，選択肢を提示し，推奨を伝える
informed assent	推奨できる選択肢が1つしかなく時間的猶予がない	病状説明，推奨を伝える
shared decision making（SDM）	複数の選択肢があり，患者さんの価値観などにより最善のものが変わる	病状説明，選択肢を提示し，患者さんと共に検討する

☑ **面談の構成　3 stage protocol**

stage1　病状を共有する　　stage2　ゴールを設定する
stage3　治療方針について相談する

技術

☑ **面談の種類によって話し方を変更**
- informed consent：信頼関係を得て，病状説明と目的を共有し，推奨する治療を提案して同意を得る
- informed assent：要点を説明して速やかに同意を得る
- shared decision making：3 stage protocol
  病状の共有⇒ゴールの設定⇒治療方針の相談の順

☑ **悪い知らせを伝えるときは，NURSE, SPIKESを特に意識**

NURSE
- N（Name）：感情を名付ける
- U（Understand）：理解を示す
- R（Respect）：尊重する
- S（Support）：支援を表す
- E（Explore）：探求する

〔文献3）より〕

SPIKES
- S（Setting）：環境設定
- P（Perception）：認識
- I（Invitation）：招待
- K（Knowledge）：知識の伝達
- E（Emotions）：感情に対応
- S（Strategy & Summary）：戦略と要約

〔文献4）より〕

面談と治療方針の決め方のポイント！

- 病状を説明するときの面談の種類は3つ
- 面談のできは9割が準備で決まる
- 詳しい説明を始める前に，理解度を確認する
- 感情データと情報データの扱い方に注意する
- 治療方針決定にはゴールの設定と話す順番が重要になる
- 悪い知らせの伝え方のテクニックはNURSE，SPIKESの2つ

病状を説明するときの面談の種類は3つ

1. ムンテラ/informed consent (IC)

　病状説明や医療面談のよび方はそれぞれの人で違います。良く聞くのは「ムンテラ」ですが，ムンテラはドイツ語のmund therapieの略で「対話で治療する」という意味であり，正しい医学用語ではありません。また，何にでもinformed consent (IC) という言葉が使われることがありますが，ICは病状説明や面談の種類の1つでしかなく，厳密には病状を説明した後の選択肢にお勧めするものがある場合をいいます。
　まずは，病状説明の種類を確認し，どれを自分がしているのか/するのかを理解しましょう（表1）。

2. informed assent

　informed assentという言葉はあまり一般的ではありませんが，どんな話をしているかをイメージするためには理解しておくと便利です。informed assentは，患者さんまたはそのご家族に，医療行為を行うかどうかの最終的な決定をする代わりに，「医師がその決定を行うことに同意してもらう」プロセスです。これは，「パターナリズム」に基づいた決定方法ともいえます。特に，有益性が非常に高く緊急性が高い場合などに有用だとされています[1]。よくある例としては，大量出血が予測される場合の造影CTや緊急輸血の同意をとるときの説明はほぼ同意しないという選択肢がな

表1　病状説明の種類とその違い

	状況	医師の役割	患者さんの役割
informed consent (IC)	複数の選択肢があるが，推奨できるものがある	病状説明，選択肢を提示し，推奨を伝える	意向や気がかりを共有し，推奨に同意するかどうかを選択する
informed assent	推奨できる選択肢が1つしかなく時間的猶予がない	病状説明，推奨を伝える	意向や気がかりを共有し，推奨に納得したら許可する
shared decision making (SDM)	複数の選択肢があり，患者さんの価値観などにより最善のものが変わる	病状説明，選択肢を提示し，患者さんと共に検討する	意向や気がかりを共有して選択肢を検討する

いので，ICではなくinformed assentになります。ただし，患者さんが納得できない場合はICを行い同意を得られるか説明して確認しましょう。

3. 共同意思決定（SDM）

最近話題となっているのは，共同意思決定（shared decision making；SDM）です。これは特に終末期で治療方針の選択肢が複数あり，かつ患者さん/ご家族の人生観，死生観からの意向によってはどれも正解になりうる場合（副作用がある場合の抗がん薬継続，治療終了の決定など）で治癒ではなく，ケアを重視する場合によく用いられます。

SDMでどのように治療方針を決定していくかは本項で後述します。

面談のできは9割が準備で決まる

面談（病状説明）が上手になるには，準備が何よりも重要です。筆者は，面談に同席して指導をしていますが，流暢に話をしていても「あの話を忘れた」，「これを言っておかないと」などと，話があっちこっちにいき，最終的にはわかりにくくなってしまっている場面に多く遭遇します。こういった面談をしてしまうと，患者さんからの信頼を失ってしまいます。また，わかりにくい説明は本来は患者さん側が意図しなかった治療選択にもつながりかねません。

まず，以下の4つを意識して面談の準備をしましょう。

1. 目的の明確化

まず，あなたが患者さん・ご家族とどういった理由で面談しようとしているか明確にします。「患者さん・ご家族が希望しているから」という受身的なものも確かに理由としては成立しますが，医療者側としては病状を伝達したいだけなのか，治療方針を選択してほしいのか，必要な書類に署名してもらうために適切な量の情報を伝えたいのかなど，面談を行う目的を明確に意識しないと要領の悪い説明になってしまいがちです。

例えば，救急外来で大動脈解離が疑われる患者さんがいたとして，鑑別のために造影CTの同意書に関する説明をする際に，まだ診断もついていない大動脈解離に関する説明を延々としていても効率が悪くなります。必要な情報に焦点を当て，不要な詳細は避けるようにすることで患者さん・ご家族の理解度の向上が期待されます。

2. 情報収集と説明で使用する資料の準備

説明を行うにあたって適切な病状把握が必要です。最初にやりがちなのはたくさんの不要な情報をすべて説明してしまい，結果としてわかりにくくなることです。それを避けるために，具体的には表2の手順で情報収集と資料の準備を行います。

カルテの確認作業の際には，医師の記録や血液検査データだけではなく，すべてのメディカルスタッフの記録を確認します。リハビリテーションを行っている患者さんでは，現在の活動性を把握することができますし，看護記録からは幅広い入院中の生活状況に関する情報だけではなく，場合

> **表2** 情報収集と資料の準備
>
> ①患者さんのカルテを確認し，現在の状態，治療経過，予後を把握する。
> ②面談の目的に応じてデータを示すかを事前に決定し，必要であれば視覚的な資料を準備する。例えば，血液検査結果や検査結果の画像，病状経過のグラフ（トラジェクトリー*）などが有効である。
> ③患者さんやご家族の理解度や感情状態を考慮し，情報の伝達方法や話の深さを調整する。
> *：疾患の進行の自然経過を図式化したもの

> **表3** 面談の台本
>
> 今回の面談/病状説明の目的：
> 日時：XX年Y月Z日
> 説明医師：○○　患者側：本人　同席△△（関係性も記載）
> 病状理解の状況：
> 病状共有内容：
> ①症状⇒病状（血液検査，画像結果も含む）⇒現在の治療内容
> ②今後の予測（生命予後，機能予後も含む）

によっては患者さんの価値観も把握することができます。

3. コミュニケーション戦略の計画

　事前に患者さん・ご家族の特性で留意しておいたほうが良い点（例：不安になりやすい，感情的，医療不信があるなど）がないかは，念のために確認しておいたほうが無難です。担当の看護師から直接情報を得ても良いですし，カルテを確認して特別な配慮が必要か確認しても良いです。

　精神的に不安定だったりストレスを感じているなどの事前情報があれば，視覚的な情報を主体にしたり，一度に伝える情報量を最低限にしたりするなどの特別な配慮をすることができます。また，面談内容が「悪い知らせ」であり，確実に患者さん・ご家族にとって負担の大きいものであることが想定される際にも配慮が必要です。こちらに関しては，本項の最後で解説します。

4. 台本・面談用紙の作成

　最終的に，表3のような台本を作成して面談をします。

> **具体例　認知症のある高齢患者さんの誤嚥性肺炎**
>
> **目的**：誤嚥性肺炎治療後，廃用症候群が進んでいるためリハビリ転院についてお勧めする。
> 　　　　誤嚥性肺炎について予後が悪いことに関して理解してもらう。
> **日時**：20●●年●●月●●日
> **説明医師**：田中　**患者側**：本人，同席 妻
> **病状理解の状況**：入院時の説明内容の確認をする
> **病状共有内容**：
> ①呼吸困難で来院し肺炎と診断⇒血液検査，画像結果で重症であった
> 　血液検査結果と酸素飽和度，食事の状態などが改善して治療経過は良好
> ②抗菌薬の治療期間は7日間で終了。現時点では改善しているが，まだ十分に食事量の改善と運動機能の回復がなく，自宅退院は難しそう。転院のメリット（リハビリ継続できる）

> とデメリット（認知機能低下の可能性）を伝え，ご家族の介護力を確認して相談する。認知症が進んだ状態の誤嚥性肺炎であり，今後も繰り返す可能性が高い。今後食事摂取が困難となる可能性があり，1年以内に亡くなる可能性もある。今後の状態が悪化するときに挿管などの治療をするかどうかを考える必要があることを伝える（今回は情報共有のみ）。

　この面談用紙を使い，相手の反応をみながら説明します。書いた内容を音読しているだけだと，事務的で良い印象を得られないため，あくまで補助的に使用するようにしましょう。この台本のうち，目的・病状理解の状況を省くなど適宜調整することで説明用紙として公式の書類として使うこともできます。説明用紙とした場合には，記録として残り，ご家族としても用紙を繰り返し確認することができるので病状の理解が深まります。

　病状説明に慣れてきたら台本は不要になってきますが，
- 複雑または重篤な病状で予後が不確実，または生命を脅かす場合
- 患者さんまたはご家族が感情的で，治療や診断について不安や疑念を表明している場合

では，事後で「言った」，「言わない」論争が起こりやすく，必ず説明用紙を準備しましょう。なお，訴訟対策としての説明用紙作成は医師法にある「説明の義務」を果たしている証明として，時に重要です。線を引いたり，追記をペンでして説明をしたという証拠を残すほうが良いといわれています。

詳しい説明を始める前に，理解度を確認する

　前述のような準備をしていれば余裕をもって面談に臨むことができます。面談を始める際には，簡単な挨拶と（初対面の場合には）自己紹介を行ったうえで話を始めます。

　すぐに病状の共有をしたい気持ちはよくわかりますが，これまで聞いた説明やどのように状況を理解しているかを先に確認します。筆者は「カルテなどで確認はしていますが，話の食い違いなどがあるといけませんので，これまでどのような話を聞いておられるか，どんな状況だとご理解いただいているかをお話しいただけますか？」とこちらから聞いています。

　理解度の確認をしないと，どの程度の話をする必要があるか判断がつきません。また，仮に十分に病状を理解できていたとしても，医学用語の使用は可能な限り控えて，わかりやすくシンプルに伝えるように心がけましょう。

感情データと情報データの扱い方に注意する

　面談，病状説明で非常に重要なのが患者さんやご家族からの言葉が感情によるものなのか，情報によるものなのかを判断することです。多くのコミュニケーションのエラーは患者さん側が感情で話をしているのに情報データで「説得する」ことをしているからであり，これは頻繁に見受けられます。感情的になっているときは，まずそれを共感して受け入れ，その感情が落ち着いた状態に

なってから話すことが必要です。

　間質性肺炎の急性増悪（死亡率が高いことが知られている疾患）で入院した患者さんの呼吸状態が悪化した際の説明で，悪い例と良い例をみていきましょう。

> **悪い例**
> 医師：残念ながら治療の効果はなく，酸素投与も限界が来ている状態です。
> 家族：どうしてこんなに速く病状が悪化したんですか？
> 医師：この病気は進行が速いです。入院時に説明させていただいたと思いますが，この病気では多くの患者さんが治療しても入院後に急激に悪化しますので，これは一般的な経過です（入院時に状態が悪いって言ったのに物わかりが悪いなぁ…）。
> 家族：でも，一昨日まではあんなに元気だったんですよ。話もできていました。それなのに。治療は他にもっといい方法がなかったんですか？
> 医師：繰り返しになりますが標準治療をしていますが，治療効果がないことが多いんです（何回説明すればわかるんだ？）。

　いかがでしょうか，こんな説明をしてしまいそうだと思いませんか？　実はこの場合のご家族の言葉を訳すと「難しい病気なのはわかっているけど悪くなってほしくなかった」という意味になり，感情データになります。2回同じ話をしていますが，このように同じ内容を繰り返すときは感情的になっていることが多いです。この場合には感情を受け入れ，少し落ち着いてから今後のことをお話しする必要があります。

> **良い例**
> 医師：残念ながら治療の効果はなく，酸素投与も限界が来ている状態です。
> 家族：どうしてこんなに速く病状が悪化したんですか？
> 医師：そう思われますよね…。一昨日まで非常に元気だったとお聞きしています。こんなに急に具合が悪くなって，驚かれているでしょうし，納得がいかないのは当然です。
> 家族：そうなんです，肺がひどいことになっているのもみせてもらいましたし，頭ではわかっているんですけど，まさか父がって…。治療は他にもっといい方法がなかったのかって思ってしまいます。
> 医師：自分のご家族がこんな状態になるなんてと思われるのは当然ですし，治療法はないのかと思われますよね。

　良い例では，ご家族の感情データを受け入れることで，その気持ちをまず収めています。ご家族の話をしばらく聞いた後に，「今後についてお話ししてよろしいでしょうか？」と情報データでのやり取りをするモードに変更して話をすることで，その後の病状説明がうまくいきます。

治療方針決定にはゴールの設定と話す順番が重要になる

　治療方針を決めるためには信頼関係の構築とわかりやすい説明が必須ですが，もしも治療方針の選

択肢がいくつかある場合には，その治療方針を示す前にゴールの設定をすることが大切で，3 stage protocolという方法が推奨されています（表4）[2]。

①病状の共有，②ゴールの設定（治癒なのか，ケアなのか，そして本人に合うケアとは何か），③治療方針の相談の順番で必ず話を進めていきます。それぞれをクリアしないと適切な治療方針にたどり着けません。このアプローチは前述のSDMのときに非常に重要です。若年者で基礎疾患が少ない患者さんでは，②ゴールの設定は基本的に治癒になるためこのテクニックを用いる必要は必ずしもありません。しかし，高齢者の場合には，同じ病名で同じ重症度であっても治療方針はさまざまです。例えば，同じ80歳の患者さんでも大きな基礎疾患なく毎日1万歩歩いている方では肺炎を発症した際に集中治療管理まで含めて検討されますが，がんの終末期で寝たきりになっている場合には，ご家族で過ごす時間を大切にするためにあえて在宅でできる範囲で治療を行うかもしれません。このように治療方針が患者さんによって異なるケースが高齢者医療で多くなっており，この場合に3 stage protocolを用いましょう。

85歳の重症肺炎の患者さんと意思疎通を取れないときに，気管挿管・人工呼吸管理を行うかどうかをご家族に説明している状況での説明内容で，悪い例と良い例を以下にあげます。

表4　3 stage protocol

stage 1　病状を共有する
・事前の準備 　上級医や多職種とどんな内容を共有するか相談しておく 　会話のセッティングを整える ・自己紹介をする，相手の病状理解と説明してほしいかの希望を確認する ・病状について要点を述べる ・予後を共有する 　生命予後，機能予後，予測される疾患のトラジェクトリー ・感情への予想と配慮
stage 2　ゴールを設定する
・stage1の状況を踏まえたうえで， 　何が最も大切なことか？ 　どんなことが不安・心配か？ 　（患者さんご家族のみでの話の場合）もし患者さん自身がこの話を聞いていたら，何を話すと思うか？ ・患者さんのゴールを設定する―価値観，希望，優先事項など 　例）「こんなことが最もあなたに大切なように思います。どうですか？」
stage 3　治療方針について相談する
・それぞれの治療介入の選択肢のメリット，デメリットを量る 　それぞれの治療介入についてYes/No questionの形で質問をしない ・stage2で話し合ったゴールの内容に基づいて，推奨される治療を提案する 　例）「あなたの〜という意向を踏まえると，心肺停止時の蘇生などはお勧めしません」

〔Lu E, et al : Mayo Clin Proc, 95 : 1589-1593, 2020 より〕

> **悪い例**
> 医師：お父様は現在重篤な状態です。誤嚥性肺炎で酸素レベルが低下しており，挿管しなければ助けられそうにありません。
> 家族：そんなに悪いんですか？　挿管って何ですか？　どんな治療ですか？
> 医師：挿管は呼吸を助けるための手段で，喉に管を入れ，人工呼吸器に接続します。その後抜管できない可能性があり，その場合には喉に穴をあける気管切開を行います。今は急いで決める必要があり，この侵襲的な治療をするか相談して決めてください。

　この会話では，ゴールの設定がまったく行われていませんので，ご家族としても治療方針を決定するのに悩まれるでしょう。また，ご家族の不安や疑問に対して十分な説明や共感を示しておらず，急いで治療方針を決めるよう圧力をかけています。これではご家族にとってストレスや不信感を生む可能性があります。

> **良い例**
> 医師：ご家族の現在の状態についてお話しします。誤嚥性肺炎により酸素の数値が低下しており，状況は深刻で，命を脅かす状況です。
> 家族：今後どうなるのでしょうか？
> 医師：心配されていると思いますが，今後の治療方針を決めるために，まずは，ご本人がどのような治療を望むかについて，お話を聞かせていただければと思います。例えば，積極的な治療を望むのか，それとも辛くなさを重視するのかなどです。
> 家族：辛くないようにしたいですが，できる限りのことはしたいです。
> 医師：われわれも最善を尽くしたいとは思っています。治療方針を考えるために患者さんのこれまでの生活や大切にしてきたことを聞かせてください。普段はどんな生活をされていたんですか？
> 家族：父は非常にアクティブで，山登りやテニスなどスポーツが好きでした。脳梗塞を2年前にしてから，ほとんど寝たきりになり，いろいろ辛い思いをしていたようです。
> 医師：アクティブで運動も好きだったんですね。お仕事は何をされていましたか？
> 〜中略〜
> 医師：今のお話を伺いますと，お父様はこれ以上体が動かなくなることを希望されないのではないかと感じますがいかがですか？
> 家族：そうですね，これまでも辛い思いをしてきましたから，動ける元の状態に戻れるわけでもありませんし，これ以上は辛いのかなと思っています。
> 医師：これまでもお辛かったのですね。そうしますと，酸素の数値的には喉に管を入れて人工呼吸器で肺を補助することが1つの選択肢ですが，苦痛を伴う可能性も高いため，今の抗菌薬の治療でできる範囲での治療と，呼吸が苦しいときには医療用麻薬系の薬で苦しみをとってあげる治療をお勧めします。

　良い例では，①病状説明，②ケアのゴール設定，③治療方針の順に話をしているので，ご家族としても治療方針を決めやすくなります。また，良い例では感情データを理解して話をしている点にも注目すべきです。「できる限りのことをしてほしい」というご家族からの発言は誤解されがちですが，前述の「感情データ」であることがほとんどで，「医学的にすべてやってほしい」ではなく「大切なご家族を救ってほしい」といった気持ちであることがほとんどです。

悪い知らせの伝え方のテクニックはNURSE，SPIKESの2つ

がんの告知が典型であるように，時に悪い知らせを伝えないといけないことがあります。このときには感情が出てくることがほとんどで，医師は「ショックを受ける内容を伝えながらも，患者さんの心情に配慮する」という非常に高度なテクニックを使わないといけません。その難しい場面では「NURSE」，「SPIKES」モデルとよばれる2つのテクニックが有効とされています。

1. NURSEモデル

NURSEは，患者さんの感情に対応するためのコミュニケーション技術を体系化したモデルです（表5）[3]。NURSEは心理的に「信頼」を得るための効果があります。信頼が得られないとこちらが推奨する治療方針を選んでもらえなくなり，診療が難しくなることがあります。

E（Explore）は辛い話をしているときにはやりにくいこともありますが，いつでも患者さんやご家族の言葉や表情などに疑問をもつようにし，それに「興味をもつ」と良いです。例えば，余命が短いことを知って奥さんのことが心配と言ったときに「奥さんのことが心配なのですね，具体的にはどんなことが心配ですか？」などと聞くといった感じです。

2. SPIKESモデル

SPIKESは，特に悪いニュースを伝える際の構造的なアプローチを提供するモデルです（表6）[4]。

これらのモデルは，緩和医療における効果的なコミュニケーションで基本となる枠組みです。S（Setting）では身なりなども重要で，信頼関係を結ぶための基本的なスキルになります。興味がある人はさらに勉強して実践してみましょう。実践が大事な分野です。

表5　NURSE

N（Name）：感情を名付ける	患者さんが感じていることを言葉に出して認識させる
U（Understand）：理解を示す	患者さんの感情や状況に共感し，理解していることを伝える
R（Respect）：尊重する	患者さんの感情や選択を尊重し，肯定的なフィードバックを提供する
S（Support）：支援を表す	患者さんに対し，支援や援助を提供する意志があることを伝える
E（Explore）：探求する	患者さんの感情やニーズ，懸念について深く理解するための問いかけや会話を行う

〔Back AL, et al：CA Cancer J Clin, 55：164-177, 2005 より〕

表6　SPIKES

S（Setting）：環境設定	プライバシーのある静かな場所を選び，適切な環境を整える
P（Perception）：認識	患者さんの現在の状況理解や知識レベルを評価する
I（Invitation）：招待	患者さんが情報をどの程度欲しいかを確認し，対話に招く
K（Knowledge）：知識の伝達	患者さんに情報を明確かつ慎重に提供する
E（Emotions）：感情に対応	患者さんの反応を観察し，感情に共感し対応する
S（Strategy & Summary）：戦略と要約	次のステップについて話し合い，情報を要約し理解を確認する

〔Baile WF, et al：Oncologist, 5：302-311, 2000 より〕

おわりに

　面談での話し方にはスキル，テクニックがあります．よく患者さんの「理解が悪い」とぼやいている医師を見かけますが，多くの場合は単純なコミュニケーション技術不足が原因です．大切なポイントを意識して説明を続けていれば，自然に上達していきます．

　本項を通じて，病状説明で重要なスキルを学んでいただければ幸いです．

文 献

1) Curtis JR, et al：The Importance of Addressing Advance Care Planning and Decisions About Do-Not-Resuscitate Orders During Novel Coronavirus 2019 (COVID-19). JAMA, 323：1771-1772, 2020 [PMID：32219360]
2) Lu E, et al： A "Three-Stage Protocol" for Serious Illness Conversations: Reframing Communication in Real Time. Mayo Clin Proc, 95：1589-1593, 2020 [PMID：32278484]
3) Back AL, et al：Approaching difficult communication tasks in oncology. CA Cancer J Clin, 55：164-177, 2005 [PMID：15890639]
4) Baile WF, et al：SPIKES-A six-step protocol for delivering bad news: application to the patient with cancer. Oncologist, 5：302-311, 2000 [PMID：10964998]

第 2 章

基本の検査の
みかた

1 よくある電解質異常①
～ナトリウム異常はどう判断する？

原則

- 高ナトリウム血症：相対的な水不足，多くの場合ナトリウム欠乏もある程度伴う血管内脱水
- 低ナトリウム血症：相対的な水過剰が多く，ナトリウムは十分なことが多い

鑑別

☑ 高ナトリウム血症の鑑別は病歴が一番重要，そして尿浸透圧を適宜確認

高ナトリウム血症の鑑別疾患

- 自由水の不足（ある程度ナトリウム欠乏を伴うことが多い）
  ① 大量の発汗，嘔吐による胃液の喪失，下痢による腸液の喪失
  ② 中枢性または腎性尿崩症，浸透圧利尿（高血糖，マンニトールなど）
- ナトリウム過剰
  ① 高張食塩液の摂取または投与（主に医原性）
  ② 海水溺水

☑ 低ナトリウム血症の鑑別は病歴と共に尿中Na，尿浸透圧による血管内容量評価が重要

低ナトリウム血症の鑑別疾患

- 高血糖などの浸透圧によるものを除外
- 尿浸透圧≦100mOsm/kg：心因性多飲，溶質摂取不足，ビールポトマニア
- 尿中Naが≦30mmol：有効循環血液量低下
  ① 腎臓にまで十分な血流が保てていない：心不全，肝硬変
  ② 血管内容量の問題：下痢，嘔吐などでの喪失
- 尿中Na＞30mmol/L：腎臓からの喪失
  ① 利尿薬，腎不全
  ② 副腎不全，中枢性塩類喪失症候群，抗利尿ホルモン不適合分泌症候群，甲状腺機能低下症

治療

高ナトリウム血症の治療

- 細胞外液投与：低血圧，頻脈がある場合は早急に血管内容量を回復
- 自由水投与：5%ブドウ糖液による自由水補充
- 慢性例：低張性脱髄を避けるためにゆっくり補正

低ナトリウム血症の治療

- 急性例/有症候性例：過剰補正を避けつつ，3%NaClで急速に補正
- 慢性例：ゆっくりと補正し，1日に8mEq/L未満の補正速度を維持
- 経過観察と補正：血清Naを定期的に測定（最初は2～3時間おき）し，上がりすぎたら5%ブドウ糖液やデスモプレシンで微調整

ナトリウム異常を診るときのポイント！

- ナトリウム異常はシンプルに考える
- 高ナトリウム血症の基本は自由水不足だが，ナトリウム不足の合併例に注意する
- 高ナトリウム血症の治療の原則は自由水の補充である
- 低ナトリウム血症の病態生理は相対的な水過剰である
- 低ナトリウム血症の鑑別はフローチャートを参考にする
- 低ナトリウム血症の治療は急性か慢性か，有症候性（重症）か無症候性かで変わる

ナトリウム異常はシンプルに考える

- 電解質や自由水は口や点滴から血管内に入り，血管内からは細胞中を行き来し，最終的には腸や腎臓などから排泄されるため，どのような動き方を体内でするかを考えることが重要である（図1）。臨床では，ナトリウムの細胞内外の移動は意識することはあまりない。
- 自由水は細胞内液と細胞外液に広く分布する。自由水の体内量の調整は，口渇中枢と腎臓での抗利尿ホルモン（antidiuretic hormone；ADH）の作用によって規定される。自由水の量が足りなくなればのどが渇き水を飲み，ADHの分泌が増加し腎臓からの自由水排泄が減る。逆に自由水の量が多くなればのどが渇かなくなり，ADHの分泌が減少し腎臓からの自由水排泄が増える。
- 血清Naは体内の自由水の量に大きく影響され，自由水が減れば濃くなるので上昇し，自由水が増えれば薄くなるので低下する。

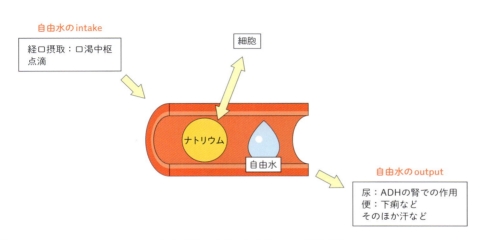

図1　ナトリウムの基本的な出入りと細胞内外の移動，自由水による濃度変化

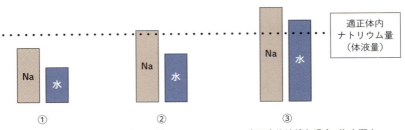

図2 高ナトリウム血症の3パターン

高ナトリウム血症の基本は自由水不足だが，ナトリウム不足の合併例に注意する

- 高ナトリウム血症の病態生理の基本は，自由水不足による。ただし，多くの症例ではナトリウム不足も大なり小なり合併していることが多い。
- 高度の高ナトリウム血症は，「口渇中枢が機能していない」または「飲水行動を自由にとれない」ような患者さんで生じる。例えば，前者は認知症であったり，後者は身体抑制されていたり寝たきりになっている状態である。
- 高ナトリウム血症は，3つのパターンに分かれる（図2）。①のパターンと②のパターンはほぼ原因は共通しており，患者さんが飲水や食事摂取を自分でできるかなどの要因によって，どちらに分かれるかが決まるイメージをもつとよい。
  ①ナトリウムも自由水も減少しているが，自由水不足の程度が強い場合
  ②ナトリウムの減少はないが，自由水の減少がある場合
  ③ナトリウムも水分も増加しているが，ナトリウムの増加の程度が強い場合
- 高ナトリウム血症は病歴で十分に飲食ができていない場合，多尿な場合，多量の下痢，発汗過多の場合などには疑うことができるが，基本は血液検査をみて気がつく場合が多い。
- 高ナトリウム血症と気がついたら鑑別を行うが，多くの場合は病歴と尿量で判断できる。多尿を伴う場合は尿崩症や浸透圧利尿などの多尿疾患を考えることとなる。多尿を伴わない場合には，多くの場合は飲食が十分できていない，多量の下痢，発汗過多などの尿以外からの排泄過多を考えることとなる。
- 原因が判然としない場合には，尿浸透圧検査で，腎臓からの自由水喪失を確認する必要がある場合がある。
  ①尿浸透圧300mOsm/L以下：尿崩症（中枢性，腎性）
  ②尿浸透圧300〜600mOsm/L以上：浸透圧利尿，利尿薬，急性腎不全回復期，脱水など

高ナトリウム血症の治療の原則は自由水の補充である

- 高ナトリウム血症の治療の原則は，自由水の補充。ただし，ナトリウム減少（≒循環血液量減少）を伴う場合が多く，細胞外液の補充も必要となることがある。
- 高ナトリウム血症の患者さんでショックや高度の循環血液量減少を伴う場合には，自由水の補充や血清Naの補正よりも，細胞外液補充液による循環血液量増加が優先。極端な言い方をすれば，ショック蘇生により血清Naが大幅に変化してしまうことはやむをえない場合もある。
- ショックではない場合には，自由水不足量を計算し，補充していく。この自由水不足量を3〜5日間程度に分割して補正していくことが多い。

$$自由水不足量 = \frac{血清Na - 140}{140} \times 体液総水分量（体重 \times 0.6^*）$$

*：水分量計算のための係数

治療の原則

- 症状が高度の場合（けいれん，意識障害など）は，比較的急速に血清Naを補正する必要があるとされており，1〜2mEq/L/時程度の低下を目指して補正を行い，1日の最大低下量は12mEq/L程度までとする。
- 1Lの輸液をすることでどの程度血清Naが低下するか予測する式があるので，上記のような急激な補正を行う場合には投与量の参考にする。ただし，実臨床では予測式と実測値のぶれが大きいことも多いので再検査を繰り返すことが重要である。

$$\Delta 血清Na = \frac{輸液中（[ナトリウム]+[カリウム]）- 血清Na}{体液総水分量 + 1}$$

- 例えば，体重60kgで血清Na 160mEq/Lの場合に，5%ブドウ糖液1Lを投与すると下記の式のようになり，4.3mEq/L低下することとなる。つまり，血清Naを1時間に1mEq/L低下させたいのであれば，5%ブドウ糖液を200〜250mL/時程度で投与すればいいことになる。

$$\Delta 血清Na = \{(0+0) - 160\} / (60 \times 0.6 + 1) = -160/37 ≒ -4.3$$

- 急速にNaの補正を行う場合には，1〜3時間おきに血清Naと血糖値を測定する。Naが145mEq/Lを下回ってくれば，徐々に血液検査の間隔を伸ばしていく。
- 症状が乏しい場合には，前述の自由水不足量を3〜5日間かけて，5%ブドウ糖液を負荷することにより補正を行っていく。

低ナトリウム血症の病態生理は相対的な水過剰である

- 低ナトリウム血症の病態生理の基本は，自由水過多によって生じる。ただし，ナトリウム量の不足を伴う場合もある。
- 低ナトリウム血症も3つのパターンに分かれる（図3）。
  ①ナトリウムも自由水も減少しているが，ナトリウム減少の割合が大きい場合
  ②ナトリウムは増加していないが，自由水だけ増加している場合
  ③ナトリウムも自由水も増加しているが，自由水増加の割合が大きい場合
- あくまで目安ではあるが表1に血清Naと症状を示す。基本的には，血清Naが125mEq/L以下にならないと重篤な症状は出にくいとされている。
- 低ナトリウム血症は意識障害やけいれん，心不全などがある場合は疑って血液検査をすることもあるが，多くの場合は血液検査結果をみて気がつくことが多い。

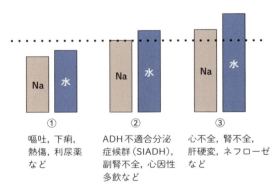

① 嘔吐，下痢，熱傷，利尿薬など
② ADH不適合分泌症候群（SIADH），副腎不全，心因性多飲など
③ 心不全，腎不全，肝硬変，ネフローゼなど

図3　低ナトリウム血症の3パターン

表1　血清Naと一般的な症状（急激な低下では値によらない場合がある）

Na（mEq/L）	<115	115〜124	125〜130	>130
食欲不振	○	○	○	×
嘔気・嘔吐	○	○	○	×
腹痛	○	○	○	×
不穏	○	○	○	×
せん妄	○	○	×	×
幻覚	○	○	×	×
意識レベル低下	○	○	×	×
失禁	○	○	×	×
けいれん	○	×	×	×
昏睡	○	×	×	×

低ナトリウム血症の鑑別はフローチャートを参考にする

- 低ナトリウム血症の鑑別には，体液量で判断をするフローチャートが以前は有名であったが，体内の有効循環血液量の判定が難しいため，現在は細胞外液量の評価を最後にしたフローチャートで評価するのが主流である（図4）[1]。

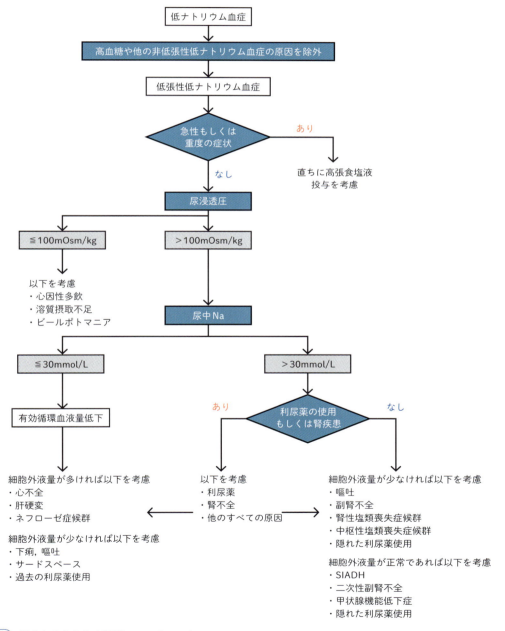

図4　低ナトリウム血症鑑別フローチャート
〔Spasovski G, et al；Hyponatraemia Guideline Development Group：Eur J Endocrinol, 170：G1-47, 2014 より〕

- 血清浸透圧，尿浸透圧，尿中Naを測定し，フローチャートに沿って原因を鑑別していく。
- ただし，気をつけるべき点を以下に紹介していく。

1. 実際は複数の要因が絡んでいるので判断が難しいことが多い

- 低ナトリウム血症の病態は1つではないことが多く，その場合は図4のフローチャートがそのまま使えないことがある。治療経過を含め総合的な判断が必要になることも多いが，図4を使いながら主病態の予測をすることは大切である。

2. 水中毒の尿浸透圧に注意

- 水中毒では，嘔気・嘔吐，けいれんなどの刺激や救急外来での採血などによる痛み刺激によってADHが一時的に分泌されることにより，来院時の尿浸透圧が高値を示している場合がある。それらの刺激がなくなったのちにADH分泌がなくなり，尿浸透圧も低下して大量の希釈尿が出てくることがある。
- また，正常の腎機能であれば，10Lもしくはそれ以上の飲水を行わないと水中毒にはならないことも知っておくとよい。

低ナトリウム血症の治療は急性か慢性か，有症候性（重症）か無症候性かで変わる

- 急性の定義は「48時間未満の期間で低ナトリウム血症が発症した場合」であり，水中毒や医原性の場合によくみられるが，48時間前の血液検査での血清Naが不明なことも多く，その場合は臨床的に判断する。
- 慢性の定義は「48時間以上の期間，低ナトリウム血症が存在していた場合」である。発症時間がわからず急性か慢性か判断できない場合には，慢性として扱うのが基本である。
- 有症候性（重症）とは，（本項では3%NaClでの補正が適応となる）以下をまとめていうこととする。
  ①moderately severe symptom：嘔吐のない吐気，混乱状態，頭痛
  ②severe symptom：嘔吐，循環不全，昏睡，けいれん
- 血清Na＞125mEq/Lの場合は強い症状が起こらない場合が多く，3%NaClでの補正は行わないことが多い。ただし，急激な低下であればその限りではない。

1. 重要なのは初期の補正と補正スピード

- 有症候性（重症）の場合には急性，慢性の経過にかかわらず速やかに血清Naを補正する必要がある。
- 低ナトリウム血症での補正の原則は「最初の24時間は8～10mEq/Lまで，次の24時間以降は24時間ごとに6～8mEq/Lまでの上昇とするように治療する」である。この補正速度に関しては近年議論となっている部分があり，適宜ガイドラインやエビデンスを確認し

ながら行ってもらいたい。
- 前述の補正の原則を超えての血清Naの急激な上昇は浸透圧性脱髄症候群（ODS）発症のリスクとなることが知られている。また，ODS発症のリスク因子としては，アルコール使用障害，妊婦，低栄養状態などが知られているので，それらの場合にはより注意してNaの補正を行う。
- 無症候性で慢性の場合には，基本的には急激な補正は行わず，緩徐な補正を目指していく。

2. 急性・有症候性低ナトリウム血症の治療法
- 3%NaClを作成し，ボーラス投与を繰り返しながら低ナトリウム血症の補正を行う。
- 有症候性（重症）とされる症状は，通常血清Na 4～6mEq/Lの上昇で改善することが多いとされるため，まず最初の6時間で4～6mEq/Lの上昇を目指して治療を行う。
- 血清Naの補正は，重症症状がなくなるか，1日の補正上限まで上昇するまで行う。

> **処方例**
> - 10% NaCl 120mL ＋ 生理食塩液400mL（500mLの製剤から100mL抜く）
>   100～150mLずつ20分間で投与

- 処方例のように3%NaCl 150mLを20分間で投与し，終了直後に血液検査を行うことを繰り返す。血液検査で目標の値が得られるまで繰り返し投与しながら補正を行っていく。
- 6時間以内で目標を達成したら，病態に合わせて水分制限，塩分負荷，時には3%NaClの繰り返し投与などを行いながら，上記補正目標の範囲内を維持するようにする。24時間以降も同様である。補正中は2～4時間ごとに血液検査で血清Naの確認を行い，微調整する。
- 急性・有症候性の場合には，トルバプタン（サムスカ®）の投与は推奨されておらず，原則まず3%NaClで改善させる。
- 水中毒が原因の場合には，入院・水分制限を行うだけで，急激に水利尿が起り，血清Naが自然と補正されることがある。

3. 慢性低ナトリウム血症の治療法
- 有症候性（重症）の場合には，3%NaClを用いて補正を行う。無症候性であっても，低ナトリウム血症の程度がひどい場合（血清Na < 120mEq/L）には積極的な補正を考慮する場合もある。

(1) 心不全や肝硬変が原因で，浮腫がある場合
- 相対的に体内にナトリウムも自由水も多くなって低ナトリウム血症となっている。低ナトリウム血症による症状が出ている場合，治療方法は臨床状況により慎重に選択する必要がある。原則的には3%NaClでの補正が必要だが，利尿，水分制限，塩分制限などを組み合

わせて行うこととなる。
- 溢水状態で呼吸状態が悪くなっているときは，3%NaClの投与が困難な場合もある。その場合は，利尿薬や透析などが必要となる。
- 軽度の低ナトリウム血症では，ナトリウム負荷は病態を悪化させるため，一般的な心不全・肝硬変の管理を利尿薬などで行いながら，血清Naを経過観察していく（原疾患の病態を改善させるだけで血清Naが改善する場合もある）。
- 日本ではトルバプタンがよく使用されるが，原疾患への適応，ADH不適合分泌症候群（SIADH）への適応などを加味しながら慎重な判断を要する。

(2) 原疾患が一過性のものとわかっている場合

- 原因が，明らかに摂取不足である場合，甲状腺機能低下や副腎不全で治療中，手術・痛みなどによる一過性のSIADH，薬剤性SIADHなどの場合には，原疾患への介入で自然に軽快することが見込まれる。
- その場合は，原疾患の治療を行いながら，有症候性のときのみ3%NaClを投与する。

(3) 原疾患が不明，または進行がんなどで改善が不能な場合

- 多くの場合はSIADHによる低ナトリウム血症と思われるが，今後も低ナトリウム血症が継続，増悪する可能性が高い。目標は血清Na 125mEq/L程度で，それを維持できるように水分制限，塩分負荷などを行う。
- 目標値を維持するのにトルバプタンの投与が必要となることも多い。トルバプタンを使用する場合には原則入院で，頻回の血液検査を行いながら急激な補正が起こらないようにモニタリングし，必要であれば後述のようにリバースする補正で介入する。

4. 過剰補正になってしまったとき

- 前述の「最初の24時間は8～10mEq/Lまで，次の24時間以降は24時間ごとに6～8mEq/Lまでの上昇とするように治療する」を超えて血清Naが上昇してしまった場合には，Naを再度低下させる介入を検討する。
- 方法は，①5%ブドウ糖液を投与，②デスモプレシンを投与の2種類である。

処方例

5%ブドウ糖液で補正する場合

- 5%ブドウ糖液6mL/kg　点滴で2時間で投与
  血清Na 2mEq/L低下が予測　必要に応じて繰り返す

デスモプレシン投与

- デスモプレシン2μg　静脈投与 または 皮下投与（抵抗性であれば4μgに増量）
  血清Na 2～6mEq/L低下が予測　必要に応じて6時間ごとに繰り返す

おわりに

- ポイントは高ナトリウム血症，低ナトリウム血症ともに，初期治療とその後の診断を含むマネジメントである。
- 外来・病棟問わず遭遇する頻度の高い病態であり，しっかり対応できるようにする。

文 献

1) Spasovski G, et al ; Hyponatraemia Guideline Development Group : Clinical practice guideline on diagnosis and treatment of hyponatraemia. Eur J Endocrinol, 170 : G1-47, 2014 [PMID : 24569125]

- Jingushi N, et al : Association of intranasal desmopressin therapy with overcorrection of severe hyponatremia: A retrospective, propensity score-based, single-center cohort study. J Crit Care, 64 : 53-61, 2021 [PMID : 33794467]
- Spasovski G, et al ; Hyponatraemia Guideline Development Group : Clinical practice guideline on diagnosis and treatment of hyponatraemia. Nephrol Dial Transplant, 29 (Suppl 2) : i1-i39, 2014 [PMID: 24569496]

2 よくある電解質異常②
～カリウム異常はどう判断する？

原則
- 高カリウム血症は 6.5mEq/L 以上，低カリウム血症は 2.5mEq/L 以下で重症
- 症状と心電図変化などがあれば緊急での対応が必要
- 診断よりも治療が優先，治療しながら診断

鑑別

 高カリウム血症の最も多い原因は腎不全や薬剤性，鑑別には病歴が重要

高カリウム血症の鑑別疾患
- 細胞／組織からのカリウム放出の増加：偽性高カリウム血症（白血球，血小板増加時），赤血球輸血，代謝性アシドーシス，インスリン不足，高血糖，高浸透圧血症，組織破壊，薬剤性（β遮断薬，ジギタリス製剤など）
- 尿中カリウム排泄の低下：薬剤性（ACE阻害薬，ARB，NSAIDsなど），副腎不全，循環不全による尿量低下，急性・慢性腎疾患，ゴードン症候群（偽性低アルドステロン症2型）
- カリウム過剰摂取単独では臨床的に問題になるほどの高カリウム血症には通常ならない

 低カリウム血症の鑑別はほとんどが病歴でわかるが，一過性の細胞内シフトに注意

低カリウム血症の鑑別疾患（最も頻度の高い「摂取不足」以外）
- 細胞内へのシフト：アルカローシス，インスリンによる作用，β刺激（ストレス），低カリウム血症性周期性麻痺，低体温症
- 体外喪失：嘔吐／下痢（下剤の乱用も含む），多尿／利尿薬使用，発汗過多，低マグネシウム血症，腎性尿細管性アシドーシス，バーター症候群，ギッテルマン症候群など，透析／血漿交換

治療

高カリウム血症の治療
- 応急処置
  ① グルコン酸カルシウム1A　2～5分かけて静注
  ② 速効型インスリン製剤 5単位 + 50%ブドウ糖液 50mL　静注
- カリウムの除去
  ① ジルコニウムシクロケイ酸ナトリウム水和物 10g　経口投与　もしくは
     ポリスチレンスルホン酸ナトリウム 30g　注腸
  ② 状況によって輸液 + 利尿薬
  ③ 透析

低カリウム血症の治療
- 心電図変化なし，血清K 2.5～3.5mEq/Lの場合：塩化カリウム徐放錠など内服投与
- 心電図変化あり，血清K 2.5mEq/L未満の場合：原則カリウム濃度は 40mEq/L 以下（末梢静脈），投与速度は 20mEq/L 以下（末梢，中心静脈共通）
  ① 末梢静脈：生理食塩液 500mL + 塩化カリウム 20mEq/20mL　1時間かけて投与
  ② 中心静脈：生理食塩液 100mL + 塩化カリウム 20mEq/20mL　1時間かけて投与
  低マグネシウム血症の疑いがあればマグネシウムも補充

カリウム異常を診るときのポイント！

- カリウム異常もシンプルに考える
- 血清Kが高いとき，まずは偽性高カリウム血症と緊急性を評価する
- 高カリウム血症の鑑別は簡単，治療しながら行う
- 低カリウム血症の鑑別も難しくないが細胞内シフトに注意する
- 低カリウム血症は補充の方法が重要，モニター心電図で管理する

カリウム異常もシンプルに考える

- 図1のとおり，カリウムは細胞内に主に存在。量的にも細胞からの行き来での変動が非常に大きい。
- 普段は食事からカリウムを100mEq/日程度摂取している。本項では，血清Kの正常値は3.5〜5.0mEq/Lとし，この値から逸脱したものを高い，低いと表現する。
- 血清Kが1mEq/L変化するには，カリウム100〜200mEqの喪失もしくは負荷が必要とされている。カリウムは，アシデミア・アルカレミアで細胞内外をH^+と合わせて移動するため，pHの変化も体内カリウム量を推定するのに重要となる。体内カリウムの変化量は表1がわかりやすい[1]。

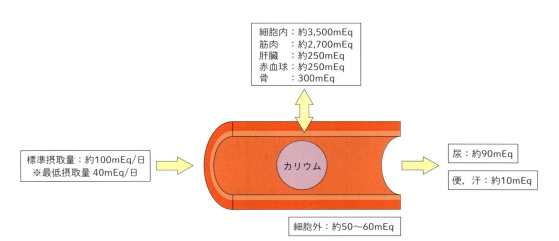

図1　カリウムの基本的な出入りと細胞内外の移動

表1　pHの値と体内カリウム欠乏量

pH	7.1	7.2	7.3	7.4	7.5	体内カリウム変化量
血清K (mEq/L)	5.5	5.0	4.5	4.0	3.5	0mEq
	5.0	4.5	4.0	3.5	3.0	100mEq
	4.5	4.0	3.5	3.0	2.5	200mEq
	4.0	3.5	3.0	2.5	2.0	400mEq

〔黒川　清：水・電解質と酸塩基平衡．南江堂，2004より〕

血清Kが高いとき，まずは偽性高カリウム血症と緊急性を評価する

1. 偽性高カリウム血症の確認

- 原因で一番多いのは採血時の溶血であり，臨床検査技師からのコメントとLDHを確認。LDHは上昇していないこともある。その他，Plt＞100万/μL，WBC＞10万/μLでは，カリウムが細胞から放出されることにより偽性高カリウム血症になりうるが，あまり多く経験するものではない。
- 実際に心電図変化，筋力低下などを伴う場合は，偽性高カリウム血症の除外を行いながら本物として対応を開始する。

2. 危険な状況か判断し，治療が先行

- 心電図を確認して変化がある場合には，その後，致死的不整脈を起こすことが多いので，まずモニター心電図を装着する。
- 筋力低下や麻痺，心電図異常，不整脈などの高カリウム血症の臨床症状がある場合，血清K 6.5mEq/L以上の重度の高カリウム血症，腎機能障害や組織破壊など今後血清K上昇が予測される血清K 5.5mEq/L以上の中等度以上の高カリウム血症は緊急症と判断。各種診断検査よりも治療を優先する。
- 進行性筋力低下または麻痺，心電図異常，不整脈は，通常血清K 7.0mEq/L以上の場合に発生するが，急性に上昇した場合はそれ以下の値でも起こりうる。
- 治療はグルコン酸カルシウム（カルチコール®）投与，グルコース・インスリン（GI）療法など（「第4章-8 急性腎障害」を参照）。必ず，初期治療は暗記しておく。

高カリウム血症の鑑別は簡単，治療しながら行う

- 繰り返しになるが，高カリウム血症の鑑別は治療をしながら行う。基本的に高カリウム血症の鑑別は難しくないことが多い。
- 最も多い原因は，腎不全や薬剤性による尿中へのカリウム排泄の減少±摂取過剰で，そのほか代謝性アシドーシスや腫瘍崩壊による細胞からのカリウム放出の増加であるため，ま

表2　主な高カリウム血症の原因

カリウム過剰摂取*
食事や経管栄養の他，内服薬や点滴
細胞/組織からのカリウム放出の増加
偽性高カリウム血症（白血球，血小板増加時）
赤血球輸血
代謝性アシドーシス
インスリン不足，高血糖，高浸透圧血症
組織破壊：腫瘍崩壊症候群，横紋筋融解症
薬剤性：β遮断薬，ジギタリス製剤など
尿中カリウム排泄の低下
腎機能障害
薬剤性：アンジオテンシン変換酵素（ACE）阻害薬，アンジオテンシンII受容体拮抗薬（ARB），
非ステロイド性抗炎症薬（NSAIDs），スピロノラクトン，ST合剤など
副腎不全
循環不全による尿量低下
急性・慢性腎疾患
ゴードン症候群（偽性低アルドステロン症2型）

＊：カリウム過剰摂取単独では臨床的に問題になるほどの高カリウム血症には通常ならない

ず腎不全と薬剤性を考えてその原因を除去する。
- 表2に高カリウム血症の原因を示すが，ほとんどが病歴と経過で診断ができる。尿中Kも参考にはなるが，多くの急性の疾患では診断には不要である。
- 尿細管カリウム濃度勾配（transtubular K gradient；TTKG）という腎排出量の計算方法があるが，信頼性ははっきりしない[2]。
- アシドーシス，高血糖，高浸透圧で高カリウム血症になる。特に，糖尿病性ケトアシドーシス（DKA）のときに注意する。
- DKAがあるにもかかわらず，血清Kが正常ということは体内でカリウムが非常に欠乏しているということであり，血清Kが3.3mEq/L以下の場合にはインスリンの投与は原則禁忌である（「第4章-12 高血糖緊急症」を参照）。

低カリウム血症の鑑別も難しくないが細胞内シフトに注意する

- 低カリウム血症の主な原因は摂取不足であり，それ以外は表3のとおりでほとんどが病歴でわかる。
- 一番重要なのは低マグネシウム血症の合併で，尿中のカリウムが増えるために補充しないと低カリウム血症が改善しない。
- 鑑別の一部には，血液ガスで酸塩基平衡を確認しないと診断がつかないものがある。
- 細胞内への移行で低カリウム血症になっている場合には，体内のカリウム量は低下していない。Na-K-ATPaseの活性の増加や他のカリウム輸送経路の変化により，細胞内へのカリウムの取り込みが増加し，低カリウム血症を引き起こすことがある。

表3　主な低カリウム血症の原因（摂取不足以外）

細胞内へのシフト	体外喪失
アルカローシス インスリンによる作用 β刺激（ストレス） 低カリウム血症性周期性麻痺 低体温症	嘔吐／下痢（下剤の乱用も含む） 多尿／利尿薬使用 発汗過多 低マグネシウム血症 腎性尿細管性アシドーシス バーター症候群，ギッテルマン症候群など 透析／血漿交換

- インスリンの作用の増加，βアドレナリンの活性の上昇，細胞外pHの上昇でも低カリウム血症となる。
- 急性期での軽度の低カリウム血症の原因は，ストレスによるインスリン作用の増加，βアドレナリン活性の上昇による細胞内へのカリウムの移動であり，一過性であることが多い。
- 低カリウム血症性周期性麻痺では，時に細胞内へのシフトにより血清K 1mEq/L台になるが，補充し過ぎると一気に高カリウム血症になるので注意が必要。低カリウム血症による致死的な不整脈などが起こらないように少量投与しながら血液検査結果を経過観察する。

低カリウム血症は補充の方法が重要，モニター心電図で管理する

- 低カリウム血症は，カリウムの補充方法が重要なため，以下の基本を厳守する。

1. モニター心電図で管理

- 低カリウム血症による不整脈，QT間隔の延長やその他の心電図異常，低カリウム血症の状況下で不整脈を引き起こしやすい心臓の問題（例：ジゴキシン中毒，心筋梗塞，QT延長症候群）がある場合には，モニター心電図管理が必要である。
- その他，筋力低下なども起きている可能性があるので体動時に注意する。

2. 低マグネシウム血症が疑われた場合には補充

- 低マグネシウム血症はマグネシウムの投与をしないと改善しないが，血液検査の血清Mgは体内のマグネシウム量を表さないため，摂取不足と判断した場合にはマグネシウムも同時に投与する。
- マグネシウムは腎から排泄されて維持しにくいため，持続投与か1日複数回投与し，血清Kが改善傾向であれば投与を適宜中止する。投与方法に決まりはないが例をあげる。

> **処方例**
>
> 持続投与の場合（硫酸マグネシウム 0.5g/時）
> - 硫酸マグネシウム 12g（6A）＋生理食塩液 500mL　25mL/時
>
> 分割投与の場合
> - 硫酸マグネシウム 2g（1A）＋生理食塩液 100～250mL　10分以上かけて投与

3. 治療方法は重症度に応じて

(1) 心電図変化なし，かつ血清K 2.5～3.5mEq/Lの場合

- カリウムの経口補充が最も安全で40～80mEq/日程度の内服投与とするが，急ぐ状態ではないことが多いため，少なめの錠剤処方で補充することが多い。散剤であれば多めに処方できる。

> **処方例**
> - 塩化カリウム徐放錠600mg　1回2錠　1日2回　朝夕食後（1錠8mEq 計32mEq）
> - L-アスパラギン酸カリウム（アスパラカリウム®）錠300mg　1回3錠　1日3回　毎食後（1錠1.8mEq 計16.2mEq）

(2) 心電図変化や症状あり，血清K 2.5mEq/L未満の場合

- カリウムを末梢静脈から投与するが，これで補正が間に合わない，または血清K 2.0mEq/L未満の場合には積極的に中心静脈からの投与を考慮する。末梢静脈か，中心静脈かは必要なカリウムを補うのにどれくらいの血管内容量の認容性があるかで決まる。

> **処方例**
> 内服と点滴を併用
> 内服
> - 塩化カリウム徐放錠600mg　1回2錠　1日3～4回
>
> 末梢静脈の場合
> - 生理食塩液 500mL＋塩化カリウム 20mEq/20mL　1時間かけて投与
>
> 中心静脈の場合
> - 生理食塩液 100mL＋塩化カリウム 20mEq/20mL　1時間かけて投与
>
> 以降の補正は低カリウムの程度により血液検査を経過観察しながら判断

4. 末梢静脈からの投与では濃度と速度が重要

- 末梢静脈からのカリウムの投与では血管炎，不整脈を起こさないようにするため塩化カリウム注の添付文書には「濃度40mEq/L以下，投与速度20mEq/時以下，1日100mEqまで」と記載されている[3]。
- 一方で，心不全が合併しており，心電図異常がある場合や持続的にカリウムを喪失してい

る重症低カリウム血症では，血清Kを2.5mEq/L以上に維持するためにはこの濃度と速度では難しい場合がある。
- その場合は，約40mEq/Lくらいまでの投与は問題ないとされ，さらに持続的にカリウムが失われている場合には，中心静脈からの投与濃度では限界は規定されておらず，200mEq/Lくらいまでは特に問題ないとされている[4]。

5. どれくらい補充すればいいの？

- カリウムを補充する量を確実に計算する方法はない。また，喪失する速度がどれくらいかは病態による。
- 病態が不安定なときには，2〜4時間おきの血液検査で投与速度を調節し，血清K 2.5mEq/L以上を最低限保つことが必要である。
- 不整脈や心不全などがある場合には，より積極的に血清K 3.0〜3.5 mEq/L以上にしていく。
- 前述のとおり，pHにカリウム欠乏量は依存するため，表1のカリウム欠乏量を参考にすると良い。
- DKAでは高血糖による多尿，摂取不足により400mEq以上のカリウム欠乏がある場合もあり注意して治療する。

おわりに

- カリウムの異常もよく遭遇する。
- 高カリウム血症，低カリウム血症ともに有症状，心電図異常などがあれば治療を先行するので，初手をまず覚えておき，鑑別を同時にしていく診療方法に慣れておく。

文 献

1) 黒川　清：水・電解質と酸塩基平衡．南江堂，2004
2) Kamel KS, et al : Intrarenal urea recycling leads to a higher rate of renal excretion of potassium: an hypothesis with clinical implications. Curr Opin Nephrol Hypertens, 20 : 547-554, 2011［PMID : 21788894］
3) テルモ株式会社：KCLキット「テルモ」．添付文書（2023年4月改訂，第1版）
4) Hamill RJ, et al : Efficacy and safety of potassium infusion therapy in hypokalemic critically ill patients. Crit Care Med. 19 : 694-699, 1991［PMID : 2026032］

3 肝胆道系酵素異常を読み解く

原則

肝胆道系酵素と付随する指標
- 障害の指標：トランスアミナーゼ（AST, ALT），胆道系酵素（ALP, γ-GTP）
- 肝合成能の指標：PT活性（PT-INR），Alb
- 他の指標：Bil（I-Bil, D-Bil），LDH

☑ 急性か慢性かで鑑別疾患や検査・治療が異なるので病歴を確認
- 過去の血液データ
- 服薬歴・既往歴
- 生活歴

☑ 障害部位を考える
- 血液データだけではわからない
- 症状などをふまえて障害部位を考える
  ①肝実質　②胆道系　③肝胆道系以外

胆道疾患

☑ 腹部症状を伴う場合は胆道系疾患を疑う
- 画像検査（エコー，CT，MRCPなど）で胆道系の精査を優先

急性肝疾患

☑ 急性肝疾患の成因を検索
- 薬剤，アルコールの状況を確認
- HBVは性交渉や免疫抑制薬・化学療法の病歴を確認
- 若年者は伝染性単核球症も疑う
- 流行地域ではHAV，HEV感染も疑う
- 自己免疫性肝炎（AIH）の急性発症例診断が難しい（検査陰性のこともある）

☑ PT活性低下に注意
- 急性肝障害が疑われる症例でPT活性＜60％はすぐにコンサルテーション

☑ HBV再活性化に注意

慢性肝疾患

☑ 慢性肝疾患の成因を検索
- アルコール，ウイルス（HBV, HCV），NASH（MASH）が多い
- AIH，原発性胆汁性胆管炎（PBC）のスクリーニング

☑ 線維化評価と経過観察
- 肝臓の線維化を評価：線維化が進んでいたら要注意
- 慢性の肝機能障害を放置しない

肝胆道系酵素異常を診るときのポイント！

- 肝胆道系酵素と付随する指標を知っておく
- 慢性か急性か，病歴を確認する
- 障害部位は肝実質，胆道系，肝胆道系以外に分けて考える
- 急性の肝胆道系酵素異常は腹部所見にかかわらず画像検査を行う
- HBVの再活性化に注意する
- 慢性の肝胆道系酵素異常は成因検索・線維化評価・経過観察を心がける

肝胆道系酵素と付随する指標を知っておく

- 肝胆道系酵素異常を考えるときに，まずは各々の酵素の特徴と付随する指標を知っておくことが必要である。
- 血液検査では，以下の項目を確認する。

1. 障害のマーカー
(1) 肝逸脱酵素——トランスアミナーゼ（アミノトランスフェラーゼ）
- 肝実質（肝細胞）が障害されたとき上昇する酵素で，ASTとALTがある。

①AST
- 肝臓だけではなく心筋や骨格筋などにも多く分布している。
- 血中半減期がALTより短く（11〜15時間），ALTよりも先に低下する。

②ALT
- 肝臓に多く分布しており，ASTと比較して肝臓特異的な指標である。
- 血中半減期がASTより長く（40〜50時間），ASTに遅れて低下する。

(2) 胆道系酵素
- 胆管障害時や胆管の狭窄・閉塞による胆汁うっ滞時に上昇する酵素で，ALPとγ-GTPがある。

①ALP
- ALP1〜6のアイソザイムがあり，主に肝臓・胆管由来（ALP2）と骨由来（ALP3）がある。
- 肝臓で処理され胆汁中に排泄されるため，胆汁うっ滞などがあるときに胆汁から血液中にALPが漏れ出すことで上昇する。

②γ-GTP
- 肝臓，腎臓，膵臓などに分布する酵素で，肝臓では肝細胞や細胆管に存在し，胆汁うっ滞

やアルコール摂取により上昇する。
- 半減期は2〜3週間と長いため，他の肝胆道系酵素と比較して低下は緩徐である。

2. 肝合成能のマーカー
- 肝臓の障害の程度が大きかったり，持続したりする場合にタンパク質合成能が低下する。
- 肝合成能のマーカーとしてはPT活性，Albなどがある。
- しばしば，AST，ALTを肝機能酵素といってしまうが，真の肝機能を示すのはPT活性，Albである。

(1) PT活性 (PT-INR)
- 凝固能をみる指標だが，凝固因子の多くは肝臓で合成されるため肝臓の合成能の指標になる。
- 抗凝固薬の影響を受けるため，解釈には注意が必要である。
- 急性肝炎や肝硬変の重症度評価に用いられる。

(2) Alb
- 肝臓で合成されるタンパク質で，急性疾患では主に炎症に影響されてしまうため評価には用いられない。肝硬変などの慢性疾患で重症度評価に用いられる。
- 多くの疾患でAlbが低いと予後が悪いことが多く，指標として用いられる。

3. 他の指標
- 前述以外の肝胆道系酵素異常を読み解く際に，参考となる指標を以下に示す。

(1) Bil (I-Bil・D-Bil)
- ヘモグロビンが網内系で処理されて生成される色素で，生成されたI-Bilが肝細胞でグルクロン酸抱合されD-Bilとなり胆汁中に排泄される。
- 肝細胞の障害や胆汁うっ滞などで上昇する。
- I-BilとD-Bilの分画をみることが障害部位の特定に有用である。
- 絶食時などにI-Bilのみが上昇するものは体質性黄疸であり，特に問題はない。

(2) LDH
- あらゆる組織に分布し，LDH1〜5のアイソザイムがある。
- 肝臓に特異的な指標ではないが，肝機能障害の成因鑑別に役立つことがある。
- 特に，うっ血肝（心不全を含む循環不全による肝障害）で著明に上昇することがある。

慢性か急性か，病歴を確認する

- 肝胆道系酵素異常は，肝疾患が慢性か急性かによって鑑別疾患および対応が異なる。

- 肝胆道系酵素異常をみたらまずは病歴を確認する。
- 以前から血液検査結果異常の指摘があり，程度も著変がないようなら慢性のことがほとんどである。
- 以前に指摘がない肝胆道系酵素異常がみられたり，もともとあった肝胆道系酵素異常が増悪した場合は急性として対応する。
- 病歴が不明なときも，まずは急性として考える。

1. 過去に肝胆道系酵素異常を指摘されているか？
- 既往歴や過去の血液データ，健康診断での異常指摘の有無を確認する。
- ウイルス性肝炎（HBV，HCV）の既往や治療歴も確認する。
- 以前から同程度の異常所見で著変がなければ，慢性肝疾患を念頭に対応する。

2. 服薬歴・既往歴
- 薬剤による肝胆道系酵素異常も日常診療で多く遭遇するため，使用歴を確認する。
- 新規に始まった薬剤があれば被疑薬と考えられるが，長期間投与されている薬剤でも肝機能障害は出現する可能性があるので注意する。
- 処方薬だけでなくOTC医薬品や健康食品，サプリメントの摂取も確認する。
- 既往歴は一般的な既往疾患に加え，胆石や胆道系疾患の治療歴（ステント留置や手術歴）も確認する。
- HBV再活性化を念頭に，ステロイドなどの免疫抑制薬や化学療法の有無を確認する。

3. 生活歴
- 肝胆道系酵素異常の鑑別（特に肝炎）を考えるときに生活歴も重要となるので，以下を聴取する。
  ①飲酒量やその量の変化（アルコール性肝障害やアルコール性肝炎）
  ②体重変化〔非アルコール性脂肪肝炎（NASHまたはMASH）〕
  ③性交渉や輸血，注射の回し打ちなど血液感染のリスクになる行為（HBV，HCV）
  ④牡蠣などの2枚貝や豚レバー・ジビエ（イノシシなど）料理の摂取（HAV，HEV）
- 飲酒量はストレートに聴取しても教えてくれないことが多いため，わざと「3日間でウイスキーを1本空けるくらい飲みますか？」などと極端な聞き方をして「そんなには飲まないけど1週間くらいでかな」などと正直な答えを引き出すテクニックがある。

障害部位は肝実質，胆道系，肝胆道系以外に分けて考える

- 肝胆道系酵素異常を呈する疾患は多岐にわたるが，日常診療ではコモンな疾患をしっかり鑑別することが大切である。

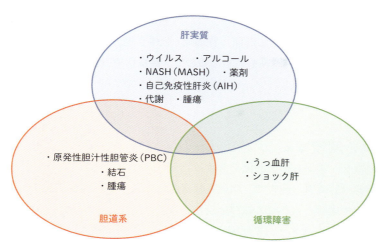

図1　障害部位と疾患

1. 障害されているのはどこか？

- 障害部位を大きく①肝実質，②胆道系，③肝胆道系以外の3つに分けて鑑別を進めていくとわかりやすい（図1）。

(1) 肝実質

- 肝実質が障害される主な疾患としては，ウイルス性肝炎やアルコール性肝障害，NASH（MASH），薬剤性の頻度が多い。
- 自己免疫性肝炎（AIH）やまれなものとしては代謝性肝疾患（ウィルソン病など），腫瘍がある。
- まずは，頻度の高い疾患を念頭に考える。

(2) 胆道系

- 胆道系が障害される疾患は，胆管が狭窄・閉塞して発症する急性胆管炎や急性胆嚢炎が代表である（「第4章-16 胆道系感染症」も参照）。
- 肝臓内の細胆管が慢性的に障害される原発性胆汁性胆管炎（PBC）も，頻度が高い疾患である。

(3) 肝胆道系以外

- 肝胆道系以外が障害されて肝胆道系酵素異常が起こることがある。
- 循環障害によることが多く，ショックなどにより肝臓の血流が一時的に低下して起こる肝機能障害（ショック肝）やうっ血性心不全などにより肝静脈血流がうっ滞して起こるうっ血肝などがある。うっ血肝とショック肝を合わせて低酸素性肝障害という。

2. 症状を伴うか？

- 障害部位を鑑別するポイントは，まず腹部症状があるかどうかを確認することである。
- 肝実質の障害では腹部症状を伴うことはあまりなく，症状があったとしても倦怠感など非

- 特異的なことが多い。
- 腹部症状（心窩部痛や右季肋部痛，背部痛）を伴う場合は胆道系疾患の可能性が高い。ただし，症状を伴わない胆道系疾患もあるので，無症状でも胆道系疾患の除外はできない。
- ショック肝やうっ血肝は，ショック症状や心不全症状がみられることが多いので，循環動態の治療を優先する。

3. 血液データを解釈する

- 次に，血液データから障害部位を考える。一般的には，トランスアミナーゼ優位の肝胆道系酵素異常は肝実質の障害で，胆道系酵素優位の場合は胆道系の障害と考えられるが，例外もあるので症状と合わせて鑑別を絞り込んでいく。
- 症状や血液検査のパターンで原因を推定していくが例外も多いため，まずはエコーやCTなどで解剖学的異常（結石や腫瘍など）の有無を確認する。
- 腹部症状があり，黄疸や胆道系酵素優位の障害があれば胆道系疾患である可能性が高く，画像検査で原因を精査する。
- 腹部症状がなく，黄疸や胆道系酵素優位の上昇がみられる場合も胆道系の障害（結石よりも腫瘍性病変であることが多い）がないか画像検査を行う。
- 腹部症状があるトランスアミナーゼ優位の異常は，肝実質の障害と鑑別が難しいこともあるが，総胆管結石によることが多い。
- 総胆管結石による胆管障害の多くは胆道系酵素優位の異常を呈すが，時にトランスアミナーゼが1,000IU/dL以上になるトランスアミナーゼ優位の障害を呈することもあり，データだけからは鑑別が難しい場合がある。
- 腹部症状がなくトランスアミナーゼ優位の異常の場合は，肝実質の障害を主に考えるが，胆道系疾患の除外のため画像検査はやっておく。
- 前述のとおり，循環障害による肝胆道系酵素異常では心臓や多臓器の障害を反映してLDHがトランスアミナーゼより上昇することが多く，鑑別の参考になる。

急性の肝胆道系酵素異常は腹部所見にかかわらず画像検査を行う

- 急性の肝胆道系優位の酵素異常がある場合には，腹部所見の有無にかかわらず画像検査が必要で，症状がある場合にはさらに専門医へのコンサルテーションの必要がある場合が多い（図2）。

1. 腹部症状がある場合

- 胆道系疾患を疑い画像検査（エコー，CT）を行い確認する。
- 明らかな異常所見がなければMR胆管膵管撮影（MRCP）を検討するか専門医にコンサルテーションする。

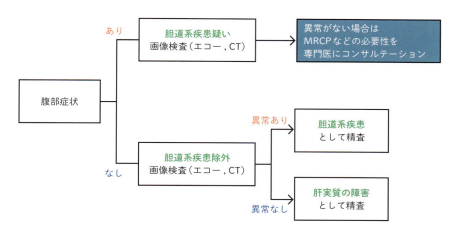

図2 胆道系酵素優位の酵素異常をみたときのフローチャート

- 詳しくは,「第4章-16 胆道系感染症」を参照する。

2. 胆道系の障害をスクリーニング

- 腹部症状がない場合でも,胆道系酵素優位の異常があれば胆道系の障害の可能性が高まる。
- まずは,胆道系に異常がないか画像検査(エコー,CT)でスクリーニングする。
- 総胆管結石による急性胆管炎は腹痛などの症状を伴うことが多いが,腫瘍による狭窄の場合は腹部症状を伴わないことも多いので,無症状の黄疸症例などは腫瘍性病変を念頭に造影CTを検討する。

3. 肝実質の障害

- 胆道系に明らかな異常がない場合は,急性の肝実質の障害を疑い検査を進める(表1)。
- 頻度の高い薬剤性やアルコール性の肝機能障害は病歴から疑う。
- 薬剤性肝障害は薬剤服用後60日以内に起こることが多いが,約20％程度は90日以降に発症することもあるので以前から内服していた薬剤でも除外はできない[1]。
- ウイルスによる急性肝炎は,HBV,HCV,流行地域ではHAV,HEVの感染を調べる。
- 若年者の比較的軽度な肝機能障害では,必要に応じて伝染性単核球症(エプスタイン・バーウイルス,サイトメガロウイルスなど)の検査も検討する。
- AIHは慢性の肝機能障害の急性増悪例が多いが,急性肝障害様に発症する急性発症例もあり,その場合はIgG,ANAが陽性にならないこともあり注意が必要である。
- 肝障害をどの段階で専門医や高次医療機関に紹介するかは明確な基準はないが,AST,ALT＜200IU/mLであれば外来での経過観察が可能,AST,ASTが200〜1,000IU/mLのときは早めに専門医に紹介,1,000IU/mL超のときはすぐに紹介したほうが良い。
- 急性肝障害の場合,PT活性を確認。PT活性＞80％が正常で,PT活性＜40％は肝不全と診断される。
- PT活性が低下している場合(＜60％)は専門的な治療が必要になる可能性があるため,専門医のいる高次医療機関へコンサルテーションする。

表1 急性肝障害（急性肝炎）の主な成因

成因	病歴・生活歴，感染経路など	検査
薬剤	内服薬，健康食品，サプリメント	薬剤リンパ球刺激試験（DSLT）*
アルコール	最近の飲酒量変化	
HBV	性交渉，免疫抑制薬や化学療法による再活性化の可能性	初感染の超急性期はIgM-HBcAb HBsAg，HBV-DNA
(HCV)	急性障害を発症する頻度は低い	HCV抗体，HCV-RNA
HAV	経口感染（牡蠣などの2枚貝など） 発症までの潜伏期間は4〜8週間程度	IgM-HA抗体
HEV	経口感染（豚・イノシシなどのジビエ） 発症までの潜伏期間は4〜8週間程度	IgA-HEV抗体
AIH	女性，50〜70歳台に多い	IgG，ANA，肝生検
代謝（ウィルソン病など）	家族歴，若年者	専門医にコンサルテーション

＊：保険適用外

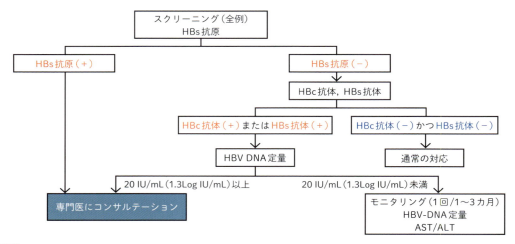

図3 免疫抑制薬を使用するときのHBV再活性予防のための検査

〔日本肝臓学会肝炎診療ガイドライン作成委員会・編：B型肝炎診療ガイドライン（第4版），2022 (https://www.jsh.or.jp/lib/files/medical/guidelines/jsh_guidlines/B_v4.pdf)（アクセス：2024年7月）より作成〕

HBVの再活性化に注意する

- HBVは血液中から消えたあとも肝細胞内に潜んでいる。
- 免疫抑制薬や化学療法により血液中にHBVが出現し，ウイルス量が増えると肝炎を起こす（再活性化）。
- 啓発活動によりHBVのスクリーニング検査は浸透してきているが，検査が行われずHBVが再活性化する例が時折見受けられる。
- HBV再活性化による肝炎が劇症化した場合は救命困難といわれており，劇症化する前に発見・治療介入することが必要である。
- スクリーニングは図3[2]のとおりで，普段と違うのはHBs抗原が陰性でもHBc抗体，HBs抗体を追加検査しなければいけないところで，これがされていない場合も散見される。

- HBV再活性化は医原性のため絶対に見逃せない疾患であり，再発を疑う病歴・所見として，以下に気をつける。
  ① HBs抗原が以前は陰性であったが，治療開始後に陽性となりALT上昇
  ② もともとHBs抗原陽性で治療開始後ALT上昇
  ③ HBV感染のスクリーニングをされずに治療開始され，HBs抗原陽性，ALT上昇

慢性の肝胆道系酵素異常は成因検索・線維化評価・経過観察を心がける

- 慢性の肝胆道系酵素異常では，「成因検索（表2）→線維化評価→適切な経過観察」が重要である。

1. 慢性の肝胆道系酵素異常の成因検索

- 以前から同程度の肝胆道系酵素異常が続いている場合は，慢性的な肝実質の障害を疑い対応する。
- 飲酒量がエタノール換算で男性60g/日，女性40g/日以上であればアルコール性肝障害が疑わしいが，他の成因がないかスクリーニング検査を行う。
- まず，ウイルス性肝炎（HBV，HCV）の感染を調べるためHBs抗原とHCV抗体を測定する。
- HBs抗原陽性でALT＞30IU/mLであれば，治療適応のため専門医に紹介する。
- HCV抗体陽性の場合は，HCV-RNAを測定し，陽性であれば肝機能障害の程度に関係なく治療適応のため専門医に紹介する。
- アルコール性，ウイルス性肝炎が否定的であればAIHやPBCの可能性を考え血液検査を追加する。
- AIHはIgGおよび抗核抗体（ANA），PBCはIgMおよび抗ミトコンドリア抗体（AMA，AMA-M2）を調べる。
- アルコール摂取がなくいずれの検査も陰性で，肥満や生活習慣病の既往，脂肪肝の所見が

表2　慢性肝障害（慢性肝炎）の主な成因と検査

成因	病歴・生活歴，感染経路など	検査
アルコール	飲酒量（エタノール換算） 男性60g/日，女性40g/日以上	
HBV	母子感染，性交渉	HBsAg陰性→HBsAb，HBcAb
HCV	注射の回し打ち	HCV抗体陽性→HCV-RNA
AIH	女性，50〜70歳台に多い	IgG，ANA，（肝生検）
PBC	女性50歳台，男性60歳台に好発	IgM，AMA，AMA-M2，（肝生検）
NASH（MASH）	肥満，生活習慣病	画像検査，（肝生検）
薬剤	内服薬，健康食品，サプリメント	DSLT*
代謝（ウィルソン病など）	家族歴，若年者	専門医にコンサルテーション

＊：保険適用外

あればNASH（MASH）の可能性が高い。
- ウィルソン病などの代謝性肝障害はまれだが，診断が難しいことも多いので若年者や家族歴のある肝障害患者さんは専門医にコンサルテーションする。

2. 肝臓の線維化を評価する

- 慢性の肝機能障害が続くと肝臓が徐々に線維化して固くなる。
- F0〜F4までの線維化の段階があり，F0が正常でF4が肝硬変である。
- 慢性の肝機能障害をみたら，肝臓がどの線維化段階なのかを調べる。
- 肝生検が線維化診断のゴールデンスタンダードだが，侵襲的であり他の検査で代用され，FIB-4 indexや超音波エラストグラフィ，生化学検査（M2BPGi）などがよく用いられる（成書を参照）。
- 肝硬変や線維化が進んでいる場合は，専門医にコンサルテーションする。

3. 慢性の肝障害を放置しない

- 比較的軽度（トランスアミナーゼやγ-GTPが2桁程度）の慢性的な肝胆道系酵素異常は，精査や治療されずに放置されることが多くある。
- すぐに大事に至ることはないが，ゆっくりと肝線維化が進み，気がついたときには肝硬変になっていたり突然進行した肝がんがみつかったりするケースがある。
- 早い段階で診断し治療介入および定期的な経過観察をすることで肝硬変への進展を防ぎ，肝がんを早期に発見できる可能性があるため，適切な経過観察を心がける。

おわりに

- 肝胆道系酵素異常の診断と管理の重要性を理解し，適切な評価と治療を行うことが予後に大きく影響する。
- 特に，慢性変化でも気を付けることが重要である。
- 症状や検査データの変化に注意を払い，必要に応じて迅速に専門医と連携を取り，最良のケアを提供する。

文献

1) 厚生労働省：重篤副作用疾患別対応マニュアル 薬物性肝障害（2008年）
2) 日本肝臓学会肝炎診療ガイドライン作成委員会・編：B型肝炎治療ガイドライン（第4版）．2022（https://www.jsh.or.jp/lib/files/medical/guidelines/jsh_guidlines/B_v4.pdf）（アクセス：2024年7月）

- Friedman LS, et al : Approach to the patient with abnormal liver biochemical and function tests. UpToDate (last updated Apr 05, 2022)
- 日本消化器病学会，他・編：肝硬変診療ガイドライン2020（改訂第3版）．南江堂，2020
- 厚生労働省難治性疾患政策研究事業「難治性の肝・胆道疾患に関する調査研究」班・編：自己免疫性肝炎（AIH）診療ガイドライン（2021年）
- 厚生労働省難治性疾患政策研究事業「難治性の肝・胆道疾患に関する調査研究」班・編：原発性胆汁性胆管炎（PBC）の診療ガイドライン（2023年）

4 血算はここまで読めればOK

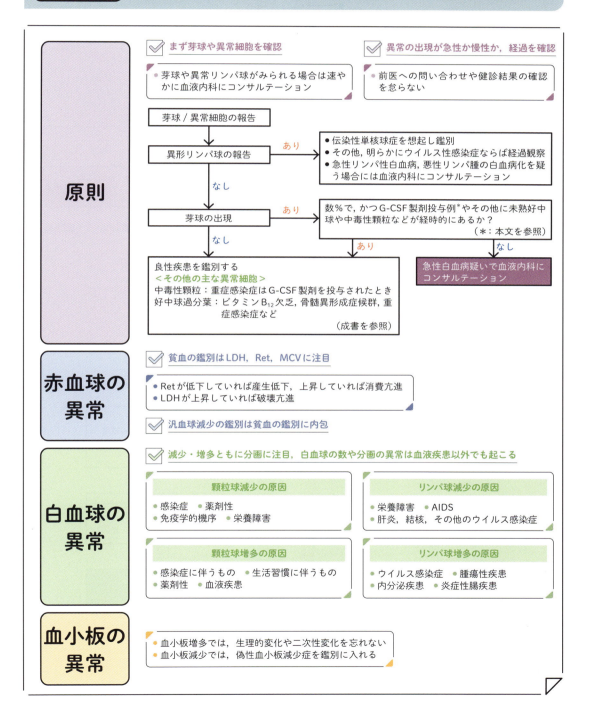

血算を診るときのポイント！

- 芽球や異常細胞がないか確認する
- 急性か慢性か，経過が大事である
- 血算の異常で最も頻度の高い貧血の鑑別では赤血球の産生過程をイメージする
- 白血球の異常の鑑別では分画にも注目する
- 赤血球・血小板増多の鑑別で注目する点は同じ
- 血小板減少の鑑別では真っ先に偽性血小板減少症と出血傾向を確認する

芽球や異常細胞がないか確認する

- 血算をみる際，まずは白血球分画に芽球や異常細胞の出現がないかを確認する（図1）。

1. 異形リンパ球と報告されたとき

- 異形リンパ球と異常リンパ球は異なる。
  ①異形リンパ球：感染症によって活性化したリンパ球
  ②異常リンパ球：多くは悪性疾患に由来

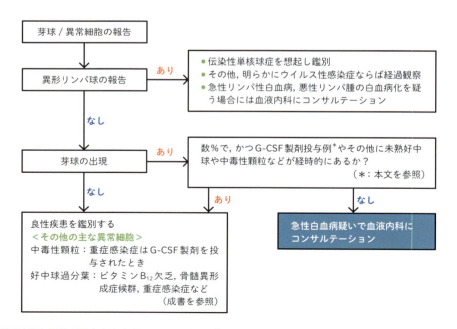

図1　芽球/異常細胞がみられたときのフローチャート

- 異形リンパ球が白血球分画にみられる場合，伝染性単核球症の可能性がある．接触歴がなくても可能性はあり，以下の症状があれば疑いはさらに強くなる．
  ①発熱，②リンパ節腫脹，③咽頭痛，④肝胆道系酵素（主に肝逸脱酵素），⑤点状出血とは異なる皮疹〔点状出血の場合は播種性血管内凝固症候群（DIC）を示唆〕
- これらの症状があっても実際は異常リンパ球〔急性リンパ性白血病，悪性リンパ腫の白血化〕の可能性があり，異形リンパ球と読まれているだけの可能性がある．
- 伝染性単核球症の診療に慣れていない場合は，一度血液内科へのコンサルテーションを推奨する．

2. 芽球と報告されたとき

- G-CSF製剤投与後に芽急が数％みられることはあるが，原則として末梢血に芽球がみられることは異常事態であり，急性白血病，骨髄異形成症候群，骨髄線維症，がんの骨髄転移などが考えられる．
- 特に急性白血病では緊急度が高いため，急いで血液内科へのコンサルテーションが必要である．

(1) 血液内科にすぐにコンサルテーションできないとき

- 本当にコンサルテーションできない状況かを，まず再検討する（切迫している場合には三次救急病院や専門病院への即時相談も検討する）．
- 特に，見えているものが芽球の場合は1分1秒を争うことがあり，治療介入の遅れが出血や感染イベントによる死亡に直結することもある．

> **症例　健康診断で白血球増多を指摘された20歳台女性**
>
> 血液内科医不在の入院設備のないクリニックに受診．2週間以上持続する37.5℃を超える発熱と倦怠感の自覚があり，血液検査で芽球が出現していたため，後日血液内科のある病院を受診するよう紹介状を作成し，帰宅となった．受診後の晩に脳出血で三次救急病院へと搬送され，集中治療を受けたが最終的に死亡した．

- 血液内科として診療にあたっていると，残念ながら年に1度はこういった症例を経験する．
- 急性白血病であった場合，DICや血小板減少による頭蓋内出血などで予後が大きく変わる．
- 離島診療などで当日に転院ができない場合でも，必ず連携施設の血液内科に電話で指示を仰ぐ．
- 重症感染症やG-CSF製剤を投与されたときにみられる中毒性顆粒やビタミンB_{12}欠乏，骨髄異形成症候群，重症感染症などでみられる好中球過分葉なども報告されることがある（これらは成書を参照）．

(2) 機械読みだと異常細胞の見落としがあるため，怪しければ必ず目視も依頼

- 血算の解釈のピットフォールとして，機械読みの場合は芽球や異形リンパ球が通常のリンパ球や単球としてカウントされることがある．

- 白血球の異常や伝染性単核球症などのウイルス感染症を疑う場合，また理由なくリンパ球や単球の割合が多い場合には，目視でのカウントを依頼する。

急性か慢性か，経過が大事である

- 白血球，赤血球，血小板，どの系統の異常であったとしても，経過はとても大事である。
- 慢性の経過であれば悪性腫瘍だったとしても外来での精査が可能なこともある。
- 外来で白血球増多の患者さんをみたときは，後述するような情報を集めることで急性白血病か慢性白血病かの当たりをつけることができる。
- 入院の場合は，薬剤性血球減少が重要で，アレルギーや骨髄抑制が関与している。減少する血球は症例によるため鑑別には役に立たないが，いずれかの血球減少が始まったタイミングを確認し，被疑薬を絞り込むことができる。通常は免疫機序や薬剤の蓄積によって起こり，1～2週間で発症するが，機序によっては早いことも遅いこともある。
- 網状赤血球（Ret）をもし検査している場合には，低下している所見があれば血球減少に転じているタイミングがわかる可能性がある。

前医の情報や健診結果も確認する

- 医師側から「かかりつけ医で血液検査を行ったことはあるか」，「前医の血液検査結果があるか」，「健康診断の結果は保管/持参しているか」を急性，慢性に関わらず積極的に可能な限り確認する。
- 芽球の出現や出血傾向など緊急性のある徴候がみられず，慢性経過が疑われる場合には，次回の外来受診時にこれらの結果を持参するよう患者さんに依頼する。急いで確認したい場合には，前医へ電話で確認する。

血算の異常で最も頻度の高い貧血の鑑別では赤血球の産生過程をイメージする

- 普段から最もよく目にするのは貧血である。
- 貧血を鑑別する場合は，赤血球が作られる過程（図2）をイメージすると理解が深まり，表1を覚えなくてもある程度の鑑別が可能になる。
- 貧血の原因は，赤血球の①産生低下，②消費亢進に大別される。

1. 産生低下

- 産生低下は，さらに①材料不足（鉄欠乏，ビタミンB_{12}欠乏，葉酸欠乏，慢性炎症に伴う鉄の利用障害など），②内分泌異常〔甲状腺機能低下，エリスロポエチン（EPO）低下など〕，③骨髄の問題に分けられる。

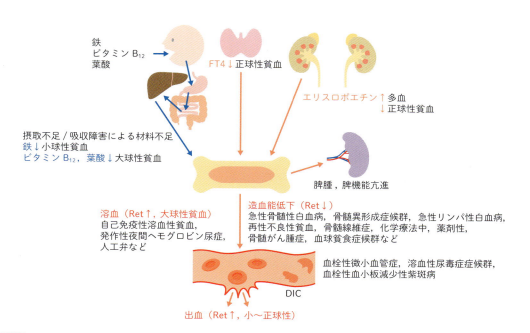

図2 貧血の原因とその機序

表1 貧血の機序と病態，原因疾患

産生低下	
材料不足	鉄欠乏性貧血，ビタミンB₁₂欠乏，葉酸欠乏，亜鉛欠乏，慢性炎症に伴う鉄の利用障害
内分泌異常	甲状腺機能低下症，慢性腎障害によるEPO低下，肝障害
骨髄の問題	造血細胞自体の異常：急性骨髄性白血病，急性リンパ性白血病，骨髄異形成症候群，多発性骨髄腫 造血環境や免疫の異常：再生不良性貧血，後天性赤芽球癆，骨髄がん腫症，骨髄線維症，サラセミア
消費亢進	
出血	消化管出血，性器出血，血尿，瀉血，外傷など
溶血	自己免疫性・薬剤性：自己免疫性溶血性貧血，寒冷凝集素症，発作性夜間ヘモグロビン尿症 機械的刺激：機械弁や心臓弁膜症による破砕，大動脈瘤，行軍ヘモグロビン尿症 微小血管の異常：血栓性微小血管症，溶血性尿毒症症候群，血栓性血小板減少性紫斑病 脾腫

- 骨髄の問題は，造血細胞自体の異常〔急性骨髄性白血病，骨髄異形成症候群，急性リンパ性白血病など〕と造血環境や免疫の異常〔再生不良性貧血，後天性赤芽球癆，自己免疫疾患に合併する血球減少，多発性骨髄腫や骨髄がん腫症による骨髄の占拠，骨髄線維症など〕に分けられる。

- このなかでも非血液内科医がよく遭遇するのは鉄欠乏性貧血，主に感染症などの炎症に伴う鉄の利用障害，内分泌異常などである。

- なかでも鉄欠乏性貧血と炎症に伴う貧血は鑑別が難しいと思われがちだが，フェリチンが低下していれば前者，上昇していれば後者であることが多い。これらが合併していることもある（感染症で入院した人の鉄欠乏性貧血）ため，その場合には体内の鉄利用状況を評価するためトランスフェリン飽和度（TSAT）を用いる。TSATは，トランスフェリンの鉄結合能が鉄でどれだけ飽和しているかの指標で，通常の正常値は20〜50％であり，値が

低い場合（20％未満），鉄欠乏性貧血の可能性が高まる。

$$\mathrm{TSAT}\,(\%) = \frac{\mathrm{Fe}\,(\mu\mathrm{g/dL})}{総鉄結合能（TIBC）(\mu\mathrm{g/dL})} \times 100$$

2. 消費亢進

- 消費亢進は，さらに①出血，②溶血に分けられる。
- 急性出血の場合には平均赤血球容積（MCV）が低下しないということと，大急性貧血と小球性貧血が合併している場合は正球性貧血になっている場合があることに注意する。
- 消費の亢進の鑑別で溶血を忘れない。

3. LDH，Ret，MCV は必ず確認する

- 貧血の鑑別は，簡易的に図3のようにまず考えると良い。
- LDH，Ret，MCV は血算と生化学を採取していれば後からでも項目追加が可能であり，この3つで大体の鑑別は絞り込めるため必ず注目する。
- 図3ではLDHはあまり重要視されていないようにみえるが，何かが壊れている（≒溶血，自己免疫性疾患，白血病などで血球の産生や破壊が亢進しているなど）指標になるため，実臨床ではとても注目してみている項目の1つである。

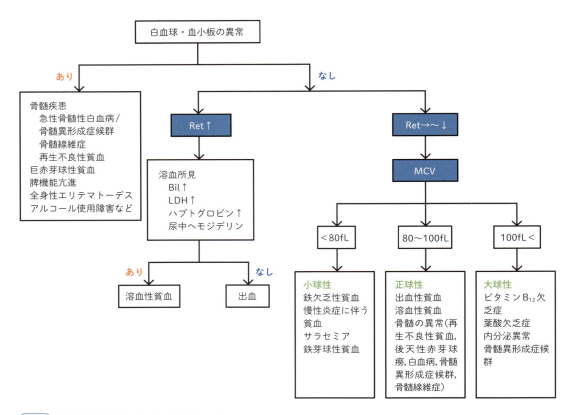

図3　赤血球の低下をみたときのフローチャート

- 大球性貧血の鑑別は，MCV 100〜110fLでは骨髄異形成症候群が，MCV 110fL以上（特にMCV ≧ 120fLのとき）ではビタミンB_{12}欠乏症や葉酸欠乏症が多い。

4. 最も多いのは出血による貧血，小球性になるとは限らない
- 貧血の原因として最も頻度が高いのは出血である。
- 慢性的であれば鉄欠乏性貧血となり小球性貧血となるが，急性であれば正球性貧血となることが多い。
- 出血に伴う造血能亢進でRetが増えている場合は，小球性＋大球性で見かけ上は正〜大球性貧血となっていることもあるため，小球性貧血ではないからといって出血を除外せず，若年者であっても（特に男性）消化器がんも鑑別に入れ上下部内視鏡は行う。

5. 汎血球減少症の鑑別は貧血の鑑別に内包される
- 貧血を鑑別する過程は，汎血球減少症の鑑別にもつながる。
- 貧血の鑑別を進めることで，汎血球減少症を引き起こす可能性のある疾患も同時に考慮されるため，汎血球減少症の鑑別では貧血の鑑別手順に従えば良い。
- 内科医が出合いやすい汎血球減少症を2つ紹介する。

(1) 栄養素不足による貧血
- メトトレキサートによる葉酸欠乏や，大量飲酒者，メトホルミンによるビタミンB_{12}欠乏は，核酸合成障害を引き起こし汎血球減少症となる。骨髄検査では異形成が強くみられ，骨髄異形成症候群の鑑別が困難になることがあるので，補充治療を始める前にビタミンB_{12}や葉酸の血液検査を行うことが重要である。すでに補充が始まっていて鑑別が難しい場合は，明らかに芽球が増えていない限り，葉酸やビタミンB_{12}の補充で経過をみることもある。

(2) 薬剤性血球減少
- 汎血球減少症をみたら必ず薬剤歴をチェックする。
- 疑わしい薬剤を特定し，薬剤変更後に2週間ほど経過観察をすることが重要。その間に再生不良性貧血が疑われる場合は，さらなる検査を進める必要がある。
- 骨髄検査で造血能の低下がみられ，一見すると再生不良性貧血と鑑別が難しい場合がある。再生不良性貧血の急性発症も鑑別が難しいが，薬剤性血球減少のほうがより一般的である。

白血球の異常の鑑別では分画にも注目する

- 白血球異常の鑑別診断では，白血球の絶対数だけでなく，その分画にも注目することが重要である。
- 特定の血球が減少または増加している場合があり，異常の原因を特定する手がかりになる。

①白血球減少：貧血の鑑別診断に内包されることが多いため，前述のとおり貧血の鑑別診断手順に従うことが基本。主に顆粒球とリンパ球が問題となる。
②白血球増多：鑑別診断では，白血球の絶対数だけでなく，顆粒球，リンパ球，好酸球，単核球などの分画にも注目。それぞれの血球分画の増加は，さまざまな原因によって生じるため，これらを適切に鑑別することが重要である。

- 重要なのは，血球分画の異常がみられる場合，血液疾患だけでなく，他の原因も考慮する必要がある点である。
- さまざまな分画の異常が指し示す可能性のある疾患を理解し，症状や臨床経過と照らし合わせながら，適切な診断につなげることが求められる。
- この過程では，病歴や生活習慣の詳細な聴取，適切な追加検査の実施が不可欠である。

1. 顆粒球（好中球）減少の鑑別診断

- 顆粒球（好中球）減少は，軽症（1,000〜1,500/μL），中等症（500〜1,000/μL），重症（＜500/μL）に分けられる。
- 主な原因には，以下がある。
  ①感染症：重症細菌感染症，ウイルス感染症，結核など
  ②薬剤性：特定の薬剤による副作用（表2）[1]
  ③免疫学的機序：甲状腺機能亢進症，自己免疫疾患など
  ④栄養障害：ビタミンB_{12}欠乏，葉酸欠乏，銅欠乏など
  ⑤造血器疾患：白血病，骨髄異形成症候群，再生不良性貧血，血球貪食症候群など
- 顆粒球数の減少は，その数が少ないほど，また期間が長いほど，真菌感染症や発熱性好中球減少症のリスクを高めるため，G-CSF製剤の使用が検討されることがある。
- 発熱や状態不良を伴う場合は緊急の対応が必要となる。

2. リンパ球減少の鑑別診断（1,000/μL以下）

- リンパ球減少は，先天性疾患のほか，以下の原因が多い。
  ①栄養障害

表2　顆粒球減少症を来しやすい薬剤

クロザピン
フェノチアジン系薬
三環系・四環系抗うつ薬
抗甲状腺薬（チアマゾール，プロピルチオウラシル）
サルファ剤，ST合剤
チクロピジン
ACE阻害薬
H_2受容体拮抗薬
非ステロイド性抗炎症薬（NSAIDs）
抗不整脈薬（プロカインアミド，フレカイニド）

〔日本血液学会・編：血液専門医テキスト 改訂第3版．南江堂，2019より〕

②後天性免疫不全症候群（AIDS）：AIDS指標疾患を発症していない場合でも，血球減少が最初の診断のきっかけとなることがある。
③肝炎，結核，その他のウイルス感染症

3. 顆粒球（好中球）増多の鑑別診断（8,000/μL以上）
- 多くは病歴，経過から鑑別できるが，感染症に関する感度・特異度は低く白血球での判断は難しい。
- 疼痛やせん妄などのストレスでも容易に上昇する。
  ①感染症：特に細菌感染症は左方移動が典型的
  ②生活習慣：喫煙，肥満，ストレスなど
  ③薬剤性：副腎皮質ステロイドホルモン，リチウム，G-CSF製剤など
  ④血液疾患：白血病，骨髄線維症，骨髄増殖性疾患など
- 慢性白血病と生活習慣に伴う顆粒球増多は時に鑑別が難しい。
- 好酸球や好塩基球分画が上昇していると，より慢性骨髄性白血病を疑う。
- 慢性経過であれば，まずは減量や禁煙指導，血液検査の再検査を行い治療介入が必要なものかどうかを判断する。

4. リンパ球増多の鑑別（4,000/μL以上）
  ①ウイルス感染症：サイトメガロウイルス感染症，肝炎ウイルスなどが最多
  ②腫瘍性疾患：リンパ性白血病や悪性リンパ腫など
  ③内分泌疾患：バセドウ病，副腎不全など
  ④炎症性腸疾患：クローン病，潰瘍性大腸炎など
- これらも病歴や経過で鑑別する。

5. 好酸球増多の鑑別（500/μL以上）
  ①アレルギー疾患（主に薬剤）
  ②消化器疾患：好酸球性胃腸炎，潰瘍性大腸炎など
  ③感染症：寄生虫感染症，結核，HIV，HTLV-1，アレルギー性気管支肺アスペルギルス症など
  ④内分泌異常：副腎不全，甲状腺機能亢進症，アテローム塞栓症など
  ⑤造血器腫瘍：急性骨髄性白血病，骨髄異形成症候群，骨髄増殖性腫瘍など
- 他の血球異常と同様に病歴や経過がまず重要だが，症状および臓器障害（呼吸不全や腎不全など）が出現している場合には診断，治療を急ぐことがあるため注意が必要である。
- 特に，詳細な問診による薬剤の同定は重要であり，徐々に増加することもあるためすべての薬剤開始時期を確認する。

6. 単核球増多の鑑別（500/μL以上）
  ①化学療法による血球減少の回復期

表3 赤血球増多の鑑別表

生理的増加	運動，喫煙，妊娠，肥満
一次性増加	造血幹細胞の異常（本態性血小板血症を代表とする造血能亢進を反映した増多）
先天性	EPO受容体異常
後天性	骨髄増殖性疾患（真性多血症，本態性血小板血症，原発性骨髄線維症）：*JAK2 V617F*変異，*JAK2 exon12*変異，*CALR*変異，*MPL*変異 骨髄異形成症候群
二次性増加	低酸素（慢性呼吸器疾患，右左シャント，高地居住，喫煙），EPO産生腫瘍

〔日本血液学会・編：血液専門医テキスト 改訂第4版．南江堂，2023より作成〕

②急性細菌感染症
③結核や梅毒への感染
④サルコイドーシスや潰瘍性大腸炎
⑤慢性骨髄単球性白血病

- これ単独で鑑別をすることはほとんどない。
- よく使われるのは化学療法による血球減少の回復期で，今後白血球が回復するスピードの予測に有用なことがある。

赤血球・血小板増多の鑑別で注目する点は同じ

- 赤血球および血小板増多の鑑別はいずれも①生理的増加，②一次性増加（造血幹細胞の異常），③二次性増加（反応性）に分けられる。
- 一般的には，赤血球の項目と血小板の項目で分けられて論じられているものが多いが，注目する点や鑑別は大きく変わらない。
- 表3に赤血球増多の原因を示す[1]。血小板増多の場合でも考え方は同じである。
- 血小板増多の原因としては，反応性血小板増多症という組織損傷（熱傷，心筋梗塞，重症外傷，侵襲的な手術後）や感染症などの急性・慢性炎症に伴う増加が一番多いが，脾摘後による破壊の低下もみられる。
- 一次性増加は出会う頻度は少ないが，生理的増加や二次性増加は比較的よく目にする。
- 特に，喫煙や肥満に伴う赤血球や血小板増多，化学療法後の血球回復の過程などは問診や経過から判断することができる。

血小板減少の鑑別では真っ先に偽性血小板減少症と出血傾向を確認する

- 検査値で血小板減少をみたときに，真っ先に確認すべきは「偽性血小板減少症」である。
- 血液塗抹標本を確認し，血小板の凝集を確認するか，EDTA管以外の採血管（クエン酸

Na管やヘパリン管）での血液検査で血小板数が正常範囲内にあることを確認することで鑑別可能である。
- 上記を除外したうえで，本物の血小板減少について鑑別するが，血小板減少を来す病態は主に以下の2つである。

1. 血小板産生の低下
- 骨髄に問題がある場合がほとんどである。
- 疾患としては，再生不良性貧血，骨髄異形成症候群，骨髄がん腫症，白血病，抗がん薬や薬剤性血球減少による骨髄抑制があげられる。
- ビタミンB_{12}欠乏や葉酸欠乏などの材料不足による無効造血でも血小板の産生は低下する。

2. 血小板破壊の亢進
- 免疫学的機序と非免疫学的機序があり，鑑別が必要である。
  ①免疫学的機序：特発性血小板減少性紫斑病，自己免疫性疾患に伴うものなど
  ②非免疫学的機序：DIC，血栓性血小板減少性紫斑病，溶血性尿毒症症候群，血球貪食症候群など
- 血小板減少の鑑別は，血小板数単体で評価するのではなく，他の血球や生化学所見，臨床所見と併せて判断することが重要である。
- 特に，血小板数「だけ」が低下している場合，まず出血傾向の有無の確認（点状出血や紫斑などの出血の所見）をし，本物かどうか，急いで対応が必要かを予測しつつ，偽性血小板減少症の除外と，薬剤性を疑う被疑薬の確認，さらには特発性血小板減少性紫斑病の鑑別が必要になる。
- 解釈や鑑別に困った場合は，血液内科へのコンサルテーションをためらわない。

おわりに

- 本項は，主に非血液内科医が日常診療で理解しておくべきことや，コメディカルが患者さんのケアをするときや薬剤を確認するときの一助になることを目的としている。
- 原因が予測，確定できる場合には原疾患の治療をすればよいが，血算の解釈や鑑別に困った時点で，適宜血液内科にコンサルテーションする。

文 献
1) 日本血液学会・編：血液専門医テキスト 改訂第4版. 南江堂, 2023
・Greer JP, et al : Wintrobe's Clinical Hematology 14th edition. WOLTERS KLUWER, 2018

5 凝固異常は難しくない

原則

✓ 凝固検査では4つを確認

凝固する能力をみるパラメーター
- APTT，PT，フィブリノゲン（Fib）

体の中で血栓があることを示すパラメーター
- FDP（またはD-dimer）

APTT PT Fib

✓ APTT，PT，Fibをまず確認

- APTT，PT，Fibの異常は血液を固める材料（凝固因子）の不足を意味する

✓ APTT，PTの異常のパターンから鑑別

	APTT 延長	APTT 正常
PT-INR 延長	ビタミンK欠乏 肝硬変/肝不全 播種性血管内凝固症候群（DIC） ワルファリン内服中 共通系に対する抗体産生（まれ）	ビタミンK欠乏 肝硬変/肝不全 DIC 第VII因子に対する抗体産生（まれ）
PT-INR 正常	ヘパリン使用中 フォン・ヴィレブランド病 高リン脂質抗体症候群 後天性血友病（まれ）	第XIII因子欠乏症 出血傾向がある場合 ● 血管壁の疾患を検討 ● 血小板の疾患を検討

Fibの低下の有無はあまり鑑別には関わらない

FDP D-dimer

✓ FDP/D-dimerを確認

- FDP/D-dimerは血餅の壊されたかけら
- FDP/D-dimerの上昇は，以下の2つを示す
  ①体の中で血餅が作られ，線溶系により壊されていることを示す
  ②凝固因子が「消費」されていることを間接的に示す

✓ 使い時　その1

- 大動脈解離の除外：ADD-RS 0〜1点かつD-dimer＜0.5 μg/mLは感度98.8%で除外
- 肺塞栓症の除外：Wells Criteria 2点未満かつD-dimer＜0.5 μg/mLで造影CT不要

✓ 使い時　その2

PT，APTT，Fibの異常（つまり凝固因子の欠乏）の原因を推定

消費亢進の場合
- 原因の2大巨頭
  ①出血
  ②DIC
- 原則的に，出血もDICも，血餅が体の中で必ずできるので，それを分解した「FDP，D-dimerの上昇を伴う」

産生低下の場合
- 原因は3種類
  ①肝合成能低下
  ②材料不足（ビタミンK）
  ③抗凝固因子抗体
- 原則的に，いずれのパターンも血餅を作らないので「FDP，D-dimerは上昇しない」

凝固検査結果を診るときのポイント！

- 凝固の検査の「意味」と，血がどうやって固まって溶けるかを知る
- まずはAPTT，PT，Fibをみる
- FDP，D-dimerをみるときのポイントは2つ
- 凝固と線溶のどちらに傾いているかを評価する

凝固の検査の「意味」と，血がどうやって固まって溶けるかを知る

1. 凝固の検査でみるのは4つだけ

- 凝固の検査でみるのは，以下の4つでありそれぞれがどんな意味をもっているのかを整理する。
  ①APTT，②PT-INR（またはPT活性），③フィブリノゲン（Fib），④FDP（またはD-dimer）

2. 血はどうやって固まるのか？

- よくみる図1だが，覚えてほしいことは以下のとおり。

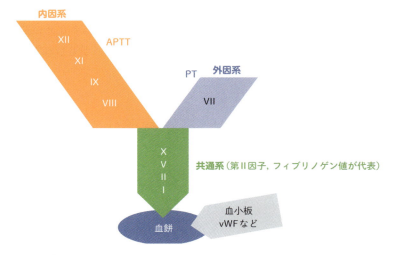

図1　凝固因子と凝固系

- ■＋■が固まるまでの時間がAPTT（活性化部分トロンボプラスチン時間：APTime）
- ■＋■が固まるまでの時間がPT（プロトロンビン時間：P-Time）
- ■の材料の代表の評価がFib（第Ⅱ因子）
- APTT または PT から凝固が開始され，共通系 が 血小板など とくっついて，凝固が完成する。
- APTT や PT が「延長している」ということは，その部分の凝固因子の量が減っていることを意味している。
- PTが延長している場合，第Ⅶ因子に加えて，共通系（第Ⅰ因子，第Ⅱ因子，第Ⅴ因子，第Ⅹ因子）のいずれか，もしくは複数の活性が低下していることを意味。PTは主に外因系の凝固経路を評価する。
- APTTが延長している場合，第Ⅷ因子，第Ⅸ因子，第Ⅺ因子，第Ⅻ因子に加えて，共通系（第Ⅰ因子，第Ⅱ因子，第Ⅴ因子，第Ⅹ因子）のいずれか，または複数が低下していることを意味。APTTは内因系の凝固経路を評価する。共通系 はそれ単独での凝固の時間を測定できないので，代わりに材料の代表である第Ⅱ因子（フィブリノゲン）の量を測定。こちらは，まさに「材料」を直接測っているのでよりわかりやすい。

3. 固まった血はどうやって溶けるのか？

- FDPはフィブリン／フィブリノゲン分解産物（fibrin/fibrinogen degradation product）の略であり，D-dimerはこのなかのフィブリン分解産物の一部である。厳密には他の物質もあるが，簡略化するとFDPはFgDP（フィブリノゲン分解産物）とD-dimerに分かれる。血餅の一部となっているフィブリンとフィブリノゲンにプラスミンが作用することによってそれらがちぎれて，細切れにされてFDP（FgDPとD-dimer）になる（図2）。
- 体内に血餅ができると「必ず線溶系の作用が働きFDP/D-dimerが作られる」。つまり，検査でFDP（もしくはD-dimer）が上昇しているということは，体内に血餅があって，それが溶かされていることを意味する。
- FDP（もしくはD-dimer）が高度に上昇していれば，凝固反応の亢進の結果として血栓傾向が強い，または線溶反応が亢進して出血傾向になっているかもしれないことをまず把握することが重要である。

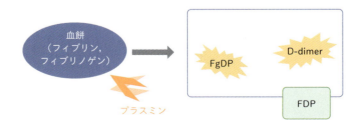

図2　プラスミンの作用とFDP，D-dimer

表1 出血傾向があったときのAPTT, PT-INRの値での鑑別

	APTT延長	APTT正常
PT-INR延長	ビタミンK欠乏(①) 肝硬変/肝不全(①) 播種性血管内凝固症候群(②) ワルファリン内服中(①) 共通系に対する抗体産生(まれ)(③)	ビタミンK欠乏(①) 肝硬変/肝不全(①) 播種性血管内凝固症候群(②) 第VII因子に対する抗体産生(まれ)(③)
PT-INR正常	ヘパリン使用中 フォン・ヴィレブランド病(①) 高リン脂質抗体症候群(③) 後天性血友病(まれ)(③)	第XIII因子欠乏症(①) 出血傾向がある場合 ・血管壁の疾患を検討 ・血小板の疾患を検討

まずはAPTT, PT, Fibをみる

- APTT, PTが延長している, またはフィブリノゲンが低下しているということは, 「凝固因子が減ってしまって十分に凝固ができなくなっている可能性がある」ということであり, 「出血傾向の可能性がある」ということになる.
- APTT 40秒以上, PT-INR 1.5以上 (PT活性60％以下), フィブリノゲン150mg/dL以下あたりが目安となり, このときに急激に状態の変化があった場合にはどこかで出血が起きて凝固因子が使われた可能性をまず考える.

凝固因子が減っている原因を考える

- 凝固因子が減る原因は, 以下の3つである.
  ①凝固因子を産生できない, ②凝固因子が消費され過ぎている, ③凝固因子を破壊する抗体ができている
- 頻度は①, ②が圧倒的に多く, ごくまれに③が紛れ込むといったイメージである. これらを鑑別していくのにまず大事なのはパターンでの分類である (表1).
- フィブリノゲンが減少している場合は, 原則的には①か②で起こる. フィブリノゲンの減少だけからは原因の鑑別にはあまり踏み込めないことが多いのと, フィブリノゲンが単独で低くてAPTT/PTが正常ということは基本的にはないため, 表1から考えていくプロセスで大丈夫である.
- 本項では, 凝固因子が減る病態があることを認識すれば十分である.

FDP, D-dimerをみるときのポイントは2つ

- FDPとD-dimerの上昇は「体内に血餅ができていて, それを溶かす動きがある」ことを示す.
- FDPとD-dimerをみるときのポイントは, 以下の2つである.
  ①大動脈解離や肺塞栓症/深部静脈血栓症の除外をしたい.
  ②凝固因子欠乏の原因として産生低下 (まれに抗体での低下) が疑われるのか消費亢進が

1. 大動脈解離や肺塞栓症/深部静脈血栓症の除外に使うとき

- 特定の状況で，D-dimerを測定して，その結果で解釈するパターンである。

(1) 大動脈解離

- 大動脈解離であればADD-RS（Aortic Dissection Detection Risk Score：表2）0〜1点の低リスクの場合，D-dimer＜0.5μg/mLであれば感度98.8%で除外できる[1]。

(2) 肺塞栓症

- 肺塞栓症の場合にはWells Criteria（表3）＜2点であれば低リスクなため，さらにPulmonary Embolism Rule out Criteria（PERC：表4）で8項目すべて陰性であればD-dimerの検査自体が不要である。ただし，入院患者さんでは肺塞栓症の相対的リスクが高いことが多いことからPERCは適応しにくく，D-dimerの検査を含めて総合的な判断が必要となる。
- Wells Criteria 2〜6点の中等度リスクの場合も同様に，D-dimerの値が低ければそれ以上の検査は不要とされる[2]が，6.5点以上の高リスクでは検査が陰性でも否定が難しいため，原則として疑わしければ造影CTを施行し，それでもはっきりしない場合（または造影CTが撮像できない場合）には，換気血流シンチグラフィーを考慮する。

表2 ADD-RS

項目	詳細
症状	突然発症，疼痛が激痛，痛みの性質（引き裂かれた痛み，痛みの移動）
患者背景	大動脈疾患の家族歴，大動脈弁疾患の既往，胸部大動脈瘤の既往，最近の大動脈手術，マルファン症候群
身体診察所見	血圧の左右差≧20mmHg，一方で脈が触れない，神経学的巣症状，大動脈弁逆流による新たな心雑音，低血圧/ショック

各1点で2点以上で高リスクと判断
〔Nazerian P, et al : Circulation, 137 : 250-258, 2018 より〕

表3 Wells Criteria

項目	点数
臨床的に深部静脈血栓症の症状がある	3
肺塞栓症の可能性が他の疾患より高い	3
脈拍＞100回/分	1.5
3日以上不動，または4週間以内に手術を受けた	1.5
過去に深部静脈血栓症または肺塞栓症の既往歴	1.5
喀血	1
悪性腫瘍の合併	1

2点未満で低リスク
〔van Belle A, et al : JAMA, 295 : 172-179, 2006 より〕

表4 PERC

1. 50歳以上
2. 脈拍100回/分以上
3. SpO_2 95%未満
4. 喀血がある
5. エストロゲンの使用
6. 深部静脈血栓症や肺塞栓症の既往歴
7. 左右非対称の下肢浮腫歴
8. 4週間以内に手術や外傷歴

すべてに該当しなければ肺塞栓症を否定
〔Kline JA, et al : J Thromb Haemost, 2 : 1247-1255, 2004 より〕

表5　凝固異常の主な原因と検査結果

産生低下の場合	消費亢進の場合
・原因は3種類 ①肝合成能低下，②材料不足（ビタミンK），③抗凝固因子抗体 ・原則的に，いずれのパターンも血餅を作らないので「FDP，D-dimerは上昇しない」	・原因の2大巨頭 ①出血，②播種性血管内凝固症候群（DIC） ・原則的に，出血もDICも，血餅が体の中で必ずできるので，それを分解した「FDP，D-dimerの上昇を伴う」

2. 凝固因子欠乏の原因として産生低下が疑われるのか消費亢進が疑われるのか判断したいとき

- APTT，PTやフィブリノゲンに異常があって，その原因を推測するのに使うパターンである。
- 凝固因子が欠乏するのは産生低下（抗体含む）と消費亢進のいずれかまたは両方である（表5）。

(1) 産生低下
- 産生低下が起こる場合は，凝固因子の主な産生場所である肝臓の機能障害か材料の不足（主にビタミンK）である。
- 抗凝固因子抗体などで凝固因子が減少することもある。
- これらは血餅を作る前の問題なので原則線溶系の異常を伴わない。
- 肝機能障害の原因がウイルス性肝炎などの高度の炎症によるものだった場合は，全身性の血管内皮障害が起こりFDP，D-dimerが上昇することもあるが，純粋な産生低下の場合はFDP，D-dimerは上昇しないというイメージで良い。

(2) 消費亢進
- 消費亢進が起こるのは，以下の2つが主なパターンである。
  ①大量に出血している。
  ②全身の炎症などから血管内皮障害が起こり微小血栓が血管内で形成され消費される。
- 後者の代表が播種性血管内凝固症候群（DIC）である。
- いずれも微小血栓/血餅ができるのでFDP，D-dimerは上昇する。
- 消費亢進の場合の多くは，血小板の低下も伴っていることが参考になる。

凝固と線溶のどちらに傾いているかを評価する

- 敗血症は線溶抑制型といわれ，凝固が優位となりD-dimerはあまり上昇せず微小循環が小さい血栓ができて障害されるので，虚血に伴う臓器障害がメインとされている（図3）。
- 固形がんでは凝固と線溶が同じくらいで線溶均衡型とされる。
- 凝固系が出血（線溶），凝固どちらに傾いているかはTAT（トロンビン・アンチトロンビン

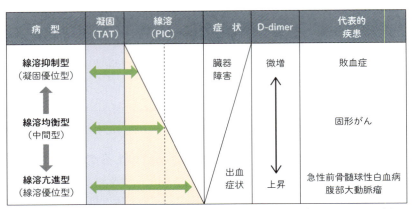

図3 DICの病型分類
〔日本血栓止血学会学術標準化委員会DIC部会：日本血栓止血学会誌，20：77-133, 2009 より作成〕

複合体）とPIC（プラスミン・$α_2$プラスミンインヒビター複合体）で評価することがある。
- TATは血液凝固が過度に進行しているかを示し，血栓形成のリスクを評価する．一方，PICは線溶系の活性を示し，血栓が分解されているかどうかを評価する．これらの検査は，播種性血管内凝固症候群（DIC）や血栓症などの診断や治療効果のモニタリングに用いられることがあるが，ICUなどでなければその機会は一般診療では多くない．
- 腹部大動脈瘤によるものや急性前骨髄球性白血病などは，出血症状がメインとなりD-dimerが上昇する線溶亢進型である．

おわりに

- 凝固検査の結果を理解し，その知識を臨床に活かすことが重要である．
- APTT，PT，フィブリノゲンの測定に始まり，必要に応じてFDPやD-dimerの検査を行うことで，凝固状態を評価することができる．
- これらの情報をもとに，適切な医療介入を行うように心がける．

文献
1) Nazerian P, et al；ADvISED Investigators：Diagnostic Accuracy of the Aortic Dissection Detection Risk Score Plus D-Dimer for Acute Aortic Syndromes: The ADvISED Prospective Multicenter Study. Circulation, 137：250-258, 2018［PMID：29030346］
2) Thompson BT, et al：Epidemiology and pathogenesis of acute pulmonary embolism in adults. UpToDate (last updated Dec 04, 2023)

6 血液ガスはお作法どおりに読めるようになろう

読む前に

✓ 条件を確認

- 血液ガスの正常値
- 動脈血または静脈血
- 呼吸数
- 酸素投与量・投与経路

	動脈血の正常値	静脈血の正常値
pH	7.40	7.37
PCO_2 (Torr)	40	48
HCO_3^- (mEq/L)	24	26
BE (mEq/L)	0	2.0

〔文献1〕より〕

- アシデミア：pH ≦ 7.35
- アルカレミア：pH ≧ 7.45
- アシドーシス：体内にpHを下げる病態がある
- アルカローシス：体内にpHを上げる病態がある

読む

✓ お作法どおりに読む

- アシデミアまたはアルカレミア
- 呼吸性または代謝性
- アニオンギャップ（AG）の計算（補正HCO_3^-の計算）
- 代償性変化の計算

	アシドーシス	アルカローシス
呼吸性	$PaCO_2$ ↑	$PaCO_2$ ↓
代謝性	HCO_3^- ↓	HCO_3^- ↑

一次性の病態	一次性の変化	代償性の変化
代謝性アシドーシス	HCO_3^- ↓	$PaCO_2$ ↓
代謝性アルカローシス	HCO_3^- ↑	$PaCO_2$ ↑
呼吸性アシドーシス	$PaCO_2$ ↑	HCO_3^- ↑
呼吸性アルカローシス	$PaCO_2$ ↓	HCO_3^- ↓

	代償性変化の予測範囲	代償範囲の限界値
代謝性アシドーシス	$\varDelta PaCO_2 = \varDelta HCO_3^- \times 1〜1.3$	$\varDelta PaCO_2 = 15mmHg$
代謝性アルカローシス	$\varDelta PaCO_2 = \varDelta HCO_3^- \times 0.6$	$\varDelta PaCO_2 = 60mmHg$
呼吸性アシドーシス（急性）	$\varDelta HCO_3^- = \varDelta PaCO_2 \times 0.1$	$\varDelta HCO_3^- = 30mEq/L$
呼吸性アシドーシス（慢性）	$\varDelta HCO_3^- = \varDelta PaCO_2 \times 0.35$	$\varDelta HCO_3^- = 42mEq/L$
呼吸性アルカローシス（急性）	$\varDelta HCO_3^- = \varDelta PaCO_2 \times 0.2$	$\varDelta HCO_3^- = 18mEq/L$
呼吸性アルカローシス（慢性）	$\varDelta HCO_3^- = \varDelta PaCO_2 \times 0.5$	$\varDelta HCO_3^- = 12mEq/L$

〔文献2〕より〕

解釈

✓ 結果を解釈

- 呼吸性アシドーシス ・呼吸性アルカローシス
- 代謝性アシドーシス
  ① AG開大性 ② AG非開大性
- 代謝性アルカローシス

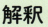

KUSMALP

K : ketoacidosis	ケトアシドーシス
U : uremia	尿毒症
S : salicylate	サリチル酸中毒
M : methanol	メタノール中毒
A : acetylsalicylate	アセチルサリチル酸
L : lactic acidosis	乳酸
P : paraldehyde	パラアルデヒド

HARD-UP

H	hyperalimentation（過栄養）
A	acetazolamide（アセタゾラミド），Addison's disease（アジソン病）
R	renal tubular acidosis（尿細管性アシドーシス）
D	diarrhea（下痢）
U	ureteroenteric fistula（尿管腸瘻）
P	pancreatic fistula（膵液瘻），parenteral saline（NaCl大量輸液）

主な呼吸性アシドーシスの原因
- 重症COPD，喘息
- 神経筋疾患，高度筋力低下
- 高度の胸水貯留，無気肺，胸郭変形
- ARDSでの肺胞の線維化

主な呼吸性アルカローシスの原因
- 不安などでの過換気
- 敗血症，薬剤などでの呼吸の促進
- 低酸素血症による呼吸回数増加

主な代謝性アシドーシスの原因
- AG開大性（KUSMALP）
- AG非開大性（HARD-UP）

主な代謝性アルカローシスの原因
〔尿中Clで判定（本文参照）〕
- 嘔吐，血管内脱水
- ミネラルコルチコイド関連疾患

血液ガスをみるときのポイント！

- 血液ガスを読む前に条件を確認しておく
- 血液ガスはお作法どおり読む
- ここまできてから結果を解釈する

血液ガスを読む前に条件を確認しておく

1. まず，条件を確認する

- 血液ガスを検査するときは，以下の条件を必ず確認し記載しておく。
  ①動脈血または静脈血：正常値が違い，評価，結果の解釈に重要である。
  ②呼吸数：特にCO_2の貯留に関係し，呼吸数が多いのに$PaCO_2$が上昇している場合は対応に急を要す。
  ③酸素の投与量と投与経路：酸素化の解釈の際，酸素投与量が参考になる。

2. 血液ガスの正常値を確認する

- 一般的な動脈血液ガスの正常値は以下のとおり。
  ①pH 7.4 ± 0.05，②$PaCO_2$ 40 ± 5Torr，③HCO_3^- 24 ± 2mEq/L，④アニオンギャップ（anion gap；AG）12 ± 2mEq/L
- pHが正常だから異常がないというわけではなく，後述するアシドーシスとアルカローシスが合併してpHが正常にみえているだけのことがあることに注意が必要。必ず，すべての数字を確認する。
- 静脈血液ガスは動脈血液ガスに比べて，pHはアシデミア，PCO_2はアシドーシス，HCO_3^-はアルカローシスの傾向になる（表1）[1]。酸塩基平衡を大まかにみるだけなら静脈血でも可能だが，詳細に評価したい場合や静脈血での評価が大きな異常であった場合は，積極的に動脈血で再評価を行う。PCO_2は静脈血でおおよそ判断がつくが，差があるときもあるのでCO_2ナルコーシスを判定するのであれば，動脈血液ガスで確認する。
- 教科書によっては推奨されていないが，酸素投与経路と酸素投与量で吸入酸素濃度（FiO_2）がおおよそ予測でき（表2），PaO_2/FiO_2（P/F比）の計算によって呼吸不全の状況がわかる。
- 末梢循環が悪い状態ではSpO_2が低く計測されていることがあり，血液ガスを確認すると，P/F比から酸素化の問題を確認できる。なお，P/F比の正常値は400以上である。

表1　動脈血液ガスと静脈血液ガスの正常値の違い

	動脈血の正常値	静脈血の正常値
pH	7.40	7.37
PCO_2 (Torr)	40	48
HCO_3^- (mEq/L)	24	26
BE (mEq/L)	0	2.0
PO_2 (Torr)	不確定であてにならない	

〔飯野靖彦：日本腎臓学会誌, 43：621-630, 2001より〕

表2　酸素投与方法とおおよそのFiO₂の値（呼吸状況などで値は正確ではない）

酸素投与量 (L/分)	FiO₂ 鼻カヌレ	FiO₂ マスク	FiO₂ リザーバー付きマスク
1	0.24		
2	0.28		
3	0.32		
4	0.36		
5	0.4	0.4	
6		0.5	0.6
7		0.6	0.7
8		0.7	0.8
9			0.9
10			1

〔宮本顕二, 他：日本医師会雑誌, 133：673-677, 2005より作成〕

血液ガスはお作法どおり読む

- 血液ガスは，以下の順番で読んでいく。
    - ①アシデミアかアルカレミアかを確認
    - ②呼吸性か代謝性かを確認
    - ③AGを計算（AG開大があれば補正HCO_3^-の計算）
    - ④代償はできているかを計算

1. アシデミアかアルカレミアかを確認する

- 最初に言葉の定義をしっかり理解することが重要である。
    - ①アシデミア：pH ≦ 7.35
    - ②アルカレミア：pH ≧ 7.45
    - ③アシドーシス：体内にpHを下げる病態がある
    - ④アルカローシス：体内にpHを上げる病態がある
- アシデミアとアルカレミアは絶対値であり，pHの値で判断する。
- アシドーシスとアルカローシスは絶対値でなくベクトルであり，pHの値では判断しない。あくまでpHを上げたり下げたりする病態があることを表しているだけである。
- 図1のようにpHが低くアシデミアがあるときにアシドーシスがある，pHが高くアルカレミアがあるときにアルカローシスがあるというのはわかりやすい。
- 実際には，図2のようにpHが低くアシデミアがあっても代償だけでなく病的なアルカローシスが合併したり，その逆でpHが高くアルカレミアがあっても同様に病的なアシドーシスが合併したりすることがある。

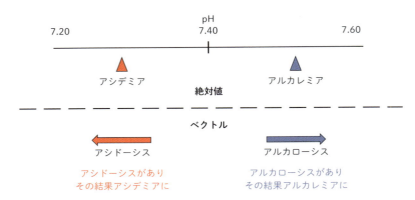

図1　アシデミア，アルカレミアとアシドーシス，アルカローシスが一致

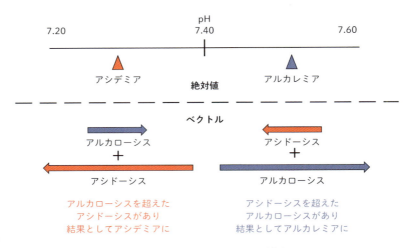

図2　アシデミア，アルカレミアとアシドーシス，アルカローシスが合併

2. 呼吸性か代謝性かを確認する

- 1.で評価したアシデミアまたはアルカレミアが呼吸性と代謝性のどちらの因子がメインで起こっているのかを次に考える。これを「一次性変化」という（表3）。
- 呼吸性の因子としては$PaCO_2$，代謝性の因子としてはHCO_3^-がある。
- $PaCO_2$が高値でアシデミアであれば呼吸性アシドーシスが一次性変化，$PaCO_2$が低値でアルカレミアであれば呼吸性アルカローシスが一次性変化である可能性が高いと判断する。
- 一方，HCO_3^-が高値でアルカレミアであれば代謝性アルカローシスが一次性変化，HCO_3^-低値でアシデミアであれば代謝性アシドーシスが一次性変化と判断する。
- 通常，代償による変化は正常を超えないので，主たる病態はアシデミア，アルカレミアに

表3　検査値の一次性変化

	アシドーシス	アルカローシス
呼吸性	$PaCO_2$ ↑	$PaCO_2$ ↓
代謝性	HCO_3^- ↓	HCO_3^- ↑

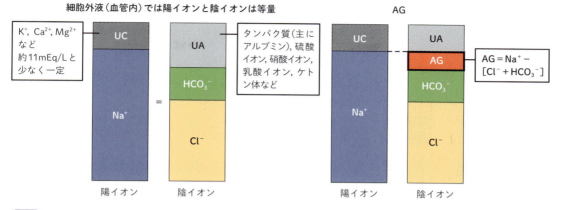

図3 細胞外液中の陽イオンと陰イオン
〔黒川 清：SHORT SEMINARS；水・電解質と酸塩基平衡 Step by Stepで考える 改訂第2版．南江堂，2004より作成〕

一致したアシドーシス，アルカローシスになるが，呼吸性，代謝性アシドーシス/アルカローシスは後述のように合併するためお作法どおりの確認が重要である。

3. AGを計算する

- 細胞外液中では陽イオンと陰イオンは等量存在し，主たる成分はNa^+，Cl^-，HCO_3^-だが実際には測定されない陽イオン（unmeasured cations；UC）と測定されない陰イオン（unmeasured anions；UA）がある（図3）。
- 測定されないUCとUAの差をAGとよび，UAの主たる成分は体内有機酸で，普段は一定に保たれている。
- AGの計算方法は図3より以下のようになり，正常値は12±2mEq/Lである。
  ① $Cl^- + HCO_3^- + UA = Na^+ + UC$
  ② $UA - UC = Na^+ - [Cl^- + HCO_3^-]$
  ③ $AG = Na^+ - [Cl^- + HCO_3^-]$

(1) AGを測定する意味

- 前述のように，UAの主たる成分は体内有機酸で，不揮発酸（肺から呼吸で体外に排出されない酸）である。
- AGが開くということは，緩衝するHCO_3^-が減った分，UAである何らかの不揮発酸が増えたということになる。一方で，アシドーシスがあるにもかかわらず，AGが開いていない場合にはHCO_3^-が減った分はCl^-で補われており，高Cl性アシドーシスが存在することになる（図4）。
- Cl^-が増加する原因は，「原因疾患によってH^+が排出できない状態」または，腎臓で「HCO_3^-が再吸収できず，$NaHCO_3$が排泄される状態」が存在すること（腎臓の機能が）である。これは，「体内のH^+と共にCl^-が干渉物質として増加する」または「$NaHCO_3$が失われてHClが残り，体液が$NaCl + H_2O + CO_2$で構成されるため」に起こる（表4）。

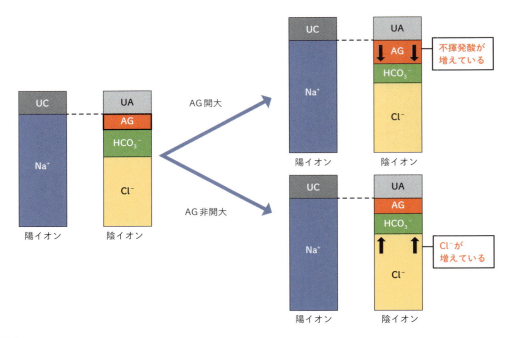

図4 AG開大性とAG非開大性アシドーシスとAG, Cl⁻の状態
〔黒川 清：SHORT SEMINARS；水・電解質と酸塩基平衡 Step by Step で考える 改訂第2版．南江堂，2004 より作成〕

表4 高Cl性アシドーシスの病態と疾患

高Cl性アシドーシスの病態	具体的な疾患
消化管でのアルカリ喪失	下痢などでの腸液喪失，回腸導管
腎臓でのアルカリ喪失	近位尿細管性アシドーシス（多発性骨髄腫，アセタゾラミド，シスプラチン，アミノグリコシド系薬，重金属曝露，遺伝性，ファンコーニ症候群など）
腎臓での酸排泄障害	遠位尿細管性アシドーシス（シェーグレン症候群，アムホテリシンB，リチウム，遺伝性，エーラス・ダンロス症候群，ウィルソン病）
	4型尿細管性アシドーシス（低レニン低アルドステロン血症／糖尿病）
	薬剤性（RAS阻害薬，NSAIDs，トリメトプリム）
酸過剰摂取	アミノ酸製剤など

〔坂口悠介：日本内科学会雑誌，111：949-956, 2022 より〕

(2) AGの正常値の注意点——Alb との関係性

- 注意すべきは，UAのなかに実は「測定できるアルブミン」が含まれており，Albが低下するとAGの基準値自体が下がる点である。
- Alb（正常値4g/dL）が1g/dL下がるごとにAGが2.5mEq/L低下するため，高度の低アルブミン血症では，以下のようになる。

$$AGの正常値 = 12 - 2.5 \times (4 - Alb) \pm 2$$

4. 補正HCO₃⁻の計算（AG開大性の場合）

- 補正HCO_3^-とは，AGが正常と仮定したときの推測のHCO_3^-である（図5）。
- 異常な不揮発酸があり，AG開大している場合に，この異常な不揮発酸分の ΔAG 分に対

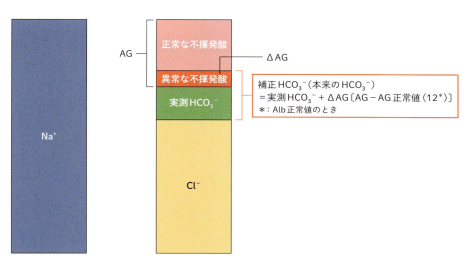

図5 補正HCO_3^-
〔黒川 清：SHORT SEMINARS；水・電解質と酸塩基平衡 Step by Stepで考える 改訂第2版．南江堂，2004より作成〕

してHCO_3^-が適切に変動しているかどうかを確認する。
- AGが正常から逸脱している場合は，他の理由でHCO_3^-が増加，減少していることを示唆する。
- 補正HCO_3^-の解釈は以下のようになり，疾患が複合しているかがわかる。
  ①補正HCO_3^-＜22mEq/L：AG非開大性代謝性アシドーシスが合併
  ②補正HCO_3^-＞26mEq/L：代謝性アルカローシスが合併

5. 代償はできているか計算する

- 通常はアルカレミア，アシデミアがあると反対のアシドーシス，アルカローシスが起こり代償され，代謝性には呼吸性，呼吸性には代謝性の変化が代償性に働き，pHの変化を緩衝する（表5）。
- 次に，その代償が適切に行われているかどうかを考える。代償の具体的な予測式は表6のとおり[2]。
- 代償性変化の予測の範囲（呼吸の変化は±5，代謝の変化は±2）だと正常な代償性変化の範囲内という解釈になるが，代謝性の代償が起きるのは半日〜数日，呼吸性の代償が起きるのは数分以内であり，急性期には代謝性の代償は間に合わない。

表5 代償反応

一次性の病態	一次性の変化	代償性の変化
代謝性アシドーシス	HCO_3^- ↓	**$PaCO_2$ ↓**
代謝性アルカローシス	HCO_3^- ↑	**$PaCO_2$ ↑**
呼吸性アシドーシス	$PaCO_2$ ↑	**HCO_3^- ↑**
呼吸性アルカローシス	$PaCO_2$ ↓	**HCO_3^- ↓**

表6 代償性変化の予測と限界

	代償性変化の予測範囲	代償範囲の限界値
代謝性アシドーシス	$\Delta PaCO_2 = \Delta HCO_3^- \times 1\sim1.3$	$\Delta PaCO_2 = 15mmHg$
代謝性アルカローシス	$\Delta PaCO_2 = \Delta HCO_3^- \times 0.6$	$\Delta PaCO_2 = 60mmHg$
呼吸性アシドーシス（急性）	$\Delta HCO_3^- = \Delta PaCO_2 \times 0.1$	$\Delta HCO_3^- = 30mEq/L$
呼吸性アシドーシス（慢性）	$\Delta HCO_3^- = \Delta PaCO_2 \times 0.35$	$\Delta HCO_3^- = 42mEq/L$
呼吸性アルカローシス（急性）	$\Delta HCO_3^- = \Delta PaCO_2 \times 0.2$	$\Delta HCO_3^- = 18mEq/L$
呼吸性アルカローシス（慢性）	$\Delta HCO_3^- = \Delta PaCO_2 \times 0.5$	$\Delta HCO_3^- = 12mEq/L$

〔今井圓裕,他・編：腎臓内科レジデントマニュアル改訂第9版.診断と治療社,2024より作成〕

- この限界以上に補正されている，これ以下しか補正されていない場合には反対向きベクトルの病態が存在する可能性がある。
- 例えば，代謝性アシドーシスがあり，呼吸性のアルカローシスでの代償が不十分であった場合には，意識障害や薬剤などで呼吸回数が減っているという呼吸性アシドーシスが存在するかもしれない。これらは次項で解説する。

これだけ覚えておくと便利！　予測PaCO₂と比較して適切な代償か判断する

①ウインターの公式

$$PaCO_2 = 1.5 \times HCO_3^- + 8 \pm 2$$

②マジックナンバー15

$$PaCO_2 = HCO_3^- + 15$$

HCO_3^-が10〜40mEq/Lのときのみ，代謝性アシドーシスでも使用可能

③pHとの偶然の一致

$$PaCO_2 = pHの下2桁$$

例：pH 7.25のとき，$PaCO_2 ≒ 25$ より$PaCO_2$が高ければ呼吸性アシドーシス，低ければ呼吸性アルカローシス合併の可能性があり，計算が不要で簡易的

ここまできてから結果を解釈する

- ここまできてから血液ガスの解釈をする。途中で解釈をしてしまい，アシドーシスとアルカローシスが合併していることに気づかないままで思考停止しないことが重要である。

1. 呼吸性アシドーシス

- PCO_2の値に関わらず，「Ⅱ型呼吸不全の傾向がある」と考える。
- Ⅱ型呼吸不全の主な原因は，以下のとおり。

　①肺胞低換気：換気ができないとCO_2が排出できない。
　　1）気道の問題：慢性閉塞性肺性疾患（COPD），気管支喘息などで気道閉塞がある。
　　2）神経筋疾患・筋力の問題：神経筋疾患で呼吸筋の筋力が低下。重症疾患などで筋肉

疲労がある*。
3）物理的な問題*：重度胸部外傷，無気肺，胸郭変形などで十分に肺が拡張できない。
4）呼吸中枢の問題：全身麻酔，鎮静薬の過剰投与などで呼吸中枢が抑制される。
②高度拡散障害（①と比べて頻度は低い）*：代表例は，急性呼吸窮迫症候群（ARDS）の重症例である。

*：重症疾患で複合し，CO_2貯留がみられる。

- 頻呼吸なのに呼吸性アシドーシスのときは，呼吸性代償ができていないため重症病態である。

2. 呼吸性アルカローシス

- 基本的には単純な頻呼吸によるものが多いが，敗血症や心不全，肺塞栓などの重篤な背景疾患により呼吸促拍が起こっている可能性もあるので注意する（表7）。

3. AG開大性代謝性アシドーシス

- 鑑別は，「KUSMALP」（表8）が有名であり，覚えるかすぐに見られるようにしておく。
- ただし，AG ≧ 25mEq/Lを超える代謝性アシドーシスは，以下の3つが原因であることがほとんどである。
  ①ケトアシドーシス（酒，糖，飢餓）
  ②乳酸アシドーシス（原因はさまざま）
  ③毒物（メタノール，エチレングリコール，エタノール，トルエン，パラアルデヒド，サリチル酸など）
- このとき，毒物が体内にあるかを証明できるのがosmolal gapで，実測の浸透圧と主たる血清浸透圧を司る物質から計算した浸透圧の差をみることで，血清中に実測不可能な溶質があるかどうかを確認する。

$$\text{osmolal gap} = 実測血清浸透圧 - 推定血清浸透圧$$

- osmolal gap > 10mOsm/Lのときには何らかの溶質が血中にあり，浸透圧を上昇させている可能性がある。
- AG開大性代謝性アシドーシスをみたら，急性薬物中毒の可能性を考え，薬物が血中にあるかどうかを判断する補助としてosmolal gapを計算する。

表7 呼吸性アルカローシスを来す疾患

中枢神経系疾患	脳炎，脳卒中，髄膜炎，脳腫瘍
精神的原因	不安，ヒステリー，過呼吸症候群，疼痛
低酸素血症	肺線維症，肺塞栓症，高地肺水腫，ARDS，心不全，左右シャントのある心不全
薬剤	サリチル酸中毒，アミノフィリン，カフェイン，アドレナリン，プロゲステロン
その他	妊娠，発熱，甲状腺機能亢進症，肝硬変，レスピレータの過換気

〔工藤翔二，他：血液ガステキスト第2版．文光堂，2003より〕

表8 KUSMALP

K：ketoacidosis	ケトアシドーシス
U：uremia	尿毒症
S：salicylate	サリチル酸中毒
M：methanol	メタノール中毒
A：acetylsalicylate	アセチルサリチル酸
L：lactic acidosis	乳酸
P：paraldehyde	パラアルデヒド

- ここで，主たる実測可能な溶質はナトリウム，血糖，尿素窒素のため，推定血清浸透圧は以下のようになる。

$$推定血清浸透圧 = 2 \times [Na] + [BS]/18 + [BUN]/2.8$$

- ただし，アルコール類などは代謝されれば，非浸透圧物質になるため，osmolal gapがなくても否定はできない。

4. AG非開大性代謝性アシドーシス

- 鑑別は，「HARD-UP」(表9)が有名であり，こちらも覚えるかすぐに見られるようにしておく。
- AG非開大性代謝性アシドーシスでは，尿中AGや尿浸透圧ギャップ(urine osmolar gap；UOG)の計算が鑑別を進めるうえで有用である。
  ①尿中AG：尿中の塩類バランスを測定することでNH_4^+の排泄，尿酸化障害の状況を確認し，アシドーシスの原因が腎臓に関連しているかどうかを判断するのに役に立つ。
  ②UOG：尿の濃縮や希釈能力を評価するために使用され，腎機能の異常を示唆することで，腎外因子の影響を間接的に探るのに役立つ。
- NH_4^+の排泄を評価するにはUOGのほうが有用という報告もある[3]。

(1) 尿中AG

- 尿中AGは以下の式で計算される(図6)。

$$尿中AG = 尿中Na + 尿中K - 尿中Cl \quad (正常値20〜40mEq/L)$$

- 尿中の主な陽イオンは，Na^+，K^+，NH_4^+で，主な陰イオンはCl^-である。この計算式からNH_4^+が推定できる。
- ただし，ケトン体やトルエン中毒のときの馬尿酸などNH_4^+以外の検出できないアニオンが尿中に排出されている場合には，厳密には使用できない。

①尿中AGが正の値

- 尿中NH_4^+排泄(酸排泄)に障害があることによって，アシドーシスが起きていることを

表9 HARD-UP

H	hyperalimentation (過栄養)
A	acetazolamide (アセタゾラミド), Addison's disease (アジソン病)
R	renal tubular acidosis (尿細管性アシドーシス)
D	diarrhea (下痢)
U	ureteroenteric fistula (尿管腸瘻)
P	pancreatic fistula (膵液瘻), parenteral saline (NaCl大量輸液)

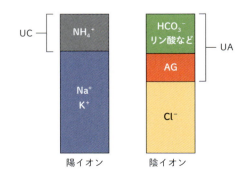

図6 尿中AG

示唆する。
- 具体的には腎不全，遠位尿細管性アシドーシスなどがあげられる。

②尿中AGが負の値
- 尿中にNH_4^+が十分に排泄されていることになり，腎臓の機能としては正常である。
- 腎外性の原因による代謝性アシドーシスの指標になる。具体的には下痢などでの腸液の喪失，高Cl性アシドーシス（NaCl輸液過剰），各種アシドーシスの改善期〔例：糖尿病性ケトアシドーシス（DKA）〕などがある。

(2) UOG（尿浸透圧ギャップ）
- UOGは，以下の式で計算される（正常値10〜100mOsm/kg）

$$UOG＝尿実測尿浸透圧－計算尿浸透圧$$

計算尿浸透圧（mOsm/kg）＝2×（尿Na^+＋尿K^+）＋尿BUN（mg/dL）/2.8＋尿Glu（mg/dL）/18

① UOG < 150mOsm/kg
- アシドーシスへの腎臓の応答が不適切であり，これは遠位尿細管障害の特徴である。

② UOG > 150mOsm/kg かつ eGFR > 25mL/分の場合
- 腎臓の応答は適切であり，腎外での重炭酸塩の損失があることになる。解釈は，尿中AGが負の値を取る場合と同じである。

5. 代謝性アルカローシス
- 代謝性アルカローシスの病態はH^+の喪失かHCO_3^-の増加であり，後者には医原性の増加とHCO_3^-の排泄障害がある（表10）。
- HCO_3^-排泄障害の最も多い原因は細胞外液の減少であり，Na^+とCl^-を喪失することにより残ったHCO_3^-濃度が上がりアルカローシスになる（contraction alkalosis）。
- 代謝性アルカローシスの最も多い鑑別は血管内脱水であり，これを検出するためには尿中Clを確認する。尿中Clが低下しているということは，体内にClが減少しているから再吸収されているということで，細胞外液の低下を示唆する。
- 通常はNaの再吸収率（FENa）で血管内脱水を確認するが，利尿薬によるNa排泄過多があると判定が難しいことと，直接Cl自体が酸塩基平衡にかかわることから尿中Clが判定に使われる。
  ①尿中Clが低い場合：Cl反応性という判断となり，細胞外液の投与でアルカローシスは改善することが予測される。

表10　代謝性アルカローシスの病態

原因	メカニズム	病態
H^+の喪失	消化管からの喪失	胃液喪失（嘔吐など）
	腎臓からの喪失	利尿薬投与，原発性アルドステロン症など
	細胞内シフト	低カリウム血症
HCO_3^-の増加	外因性	重炭酸ナトリウム投与・輸血
	内因性	脱水による相対的なHCO_3^-の上昇，呼吸性アシドーシスの急速な改善

表11 尿中Clと原因疾患

尿中Cl	原因
< 20mEq/L（Cl反応性）	嘔吐，血管内脱水
> 20mEq/L（Cl不応性）	ミネラルコルチコイド過剰 ・原発性アルドステロン症 ・偽性アルドステロン症（甘草） ・クッシング症候群 ・腎動脈狭窄 バーター症候群 ギッテルマン症候群

〔杉本俊郎：日本内科学会雑誌，111：941-948，2022より作成〕

②尿中Clが高い場合：細胞外液の投与では改善しない他の要因が考えられ，その主たるものはミネラルコルチコイドが過剰になる病態である（表11）。

おわりに

- 血液ガス分析は，酸塩基平衡状態を理解するうえで不可欠なツールであるが，この情報を最大限に活用するためには，検査条件の確認，正常値の理解，そして結果の正確な解釈が必要である。
- 常に全体像を把握し，一見正常にみえるpH値に惑わされず，隠れた異常を見逃さないようにする。

文献

1) 飯野靖彦：Primers of Nephrology-2；酸塩基平衡．日本腎臓学会誌，43：621-630，2001
2) 今井圓裕，他・編：腎臓内科レジデントマニュアル改訂第9版．診断と治療社，2024
3) Ha LY, et al：Direct urine ammonium measurement: time to discard urine anion and osmolar gaps. Ann Clin Biochem, 49 (Pt 6): 606-608, 2012 [PMID：23038701]

・黒川　清：SHORT SEMINARS；水・電解質と酸塩基平衡 Step by Stepで考える 改訂第2版．南江堂，2004

7 Point-Of-Care UltraSonography
～救急外来でエコーを武器にする

エコーの基本

✓ プローブの種類と特徴を理解

タイプ	コンベックス	セクタ	リニア
周波数	2～5MHz	1～5MHz	5～15MHz
画像深度	30cm	35cm	9cm
特徴	広い範囲を1つの画像に表示できる	広い視野で、動きや血流速度測定にも適する	解像度が高いが描出範囲が限られる
主な適応部位	腹部臓器（肝臓、胆嚢、腎臓、脾臓、膀胱、腹部大動脈など）	心臓、下大静脈上行～下行大動脈、肺、経頭蓋ドプラ	体表血管、胸膜、皮膚・軟部組織、筋骨格、眼、精巣、鼠径ヘルニア

✓ POCUSの主な適応
- 心臓・血行動態評価
- 大動脈
- 深部静脈血栓症（DVT）
- 胸部・気道
- 消化管
- 肝胆道系
- 筋骨格系
- 皮膚・軟部組織
- 尿路
- 妊娠
- 精巣
- 眼
- 外傷
- 超音波ガイド下神経ブロック
- など

〔文献2）より〕

✓ エコーの設定を確認
- プリセット
- 深度
- ゲイン
- フォーカス

RUSH exam

✓ ショックにはRUSH exam

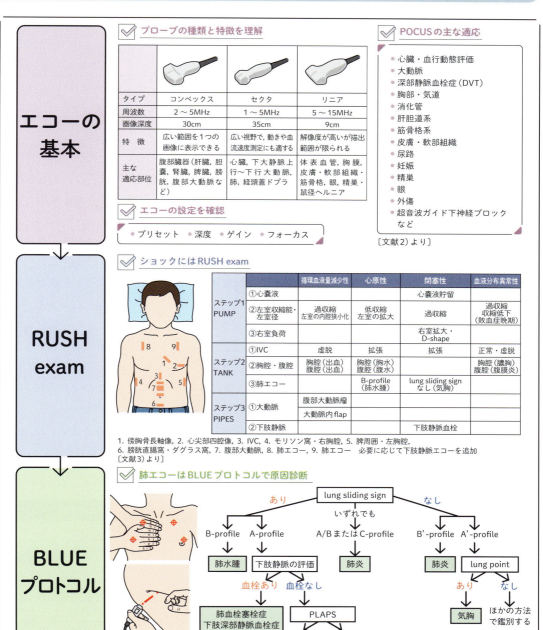

		循環血液量減少性	心原性	閉塞性	血液分布異常性
ステップ1 PUMP	①心嚢液			心嚢液貯留	
	②左室収縮能・左室径	過収縮 左室の内腔狭小化	低収縮 左室の拡大	過収縮	過収縮 収縮低下（敗血症晩期）
	③右室負荷			右室拡大・D-shape	
ステップ2 TANK	①IVC	虚脱	拡張	拡張	正常・虚脱
	②胸腔・腹腔	胸腔（出血） 腹腔（出血）	胸腔（胸水） 腹腔（腹水）		胸腔（膿胸） 腹腔（腹膜炎）
	③肺エコー		B-profile（肺水腫）	lung sliding sign なし（気胸）	
ステップ3 PIPES	①大動脈	腹部大動脈瘤			
		大動脈内flap			
	②下肢静脈			下肢静脈血栓	

1. 傍胸骨長軸像、2. 心尖部四腔像、3. IVC、4. モリソン窩・右胸腔、5. 脾周囲・左胸腔、6. 膀胱直腸窩・ダグラス窩、7. 腹部大動脈、8. 肺エコー、9. 肺エコー 必要に応じて下肢静脈エコーを追加
〔文献3）より〕

BLUEプロトコル

✓ 肺エコーはBLUEプロトコルで原因診断

```
                    lung sliding sign
              あり    いずれでも    なし
        ┌──────┴──────┐         ┌──────┴──────┐
    B-profile  A-profile  A/B または C-profile  B'-profile  A'-profile
        ↓         ↓              ↓                ↓           ↓
      肺水腫  下肢静脈の評価    肺炎              肺炎       lung point
              血栓あり 血栓なし                         あり    なし
                ↓       ↓                              ↓       ↓
           肺血栓塞栓症  PLAPS                         気胸   ほかの方法
           下肢深部静脈血栓症  あり なし                        で鑑別する
                          ↓   ↓
                         肺炎  COPDまたは
                              気管支喘息
```

前胸部のupper BLUEポイント：鎖骨中線上で指1～2本下
lower BLUEポイント：鎖骨から図のように手を2つならべた右手の真ん中あたり
PLAPSポイント：後腋窩線上でlower BLUEポイントの高さの場所
〔文献4）より〕

〔文献5）より〕

救急外来でのエコーのポイント！

- POCUSの特徴を理解する
- まずは機器を使いこなす
- 主な部位の基本画像を出せるようになる
- 症候にあわせたプロトコルを活用する

POCUSの特徴を理解する

- Point-Of-Care UltraSonography/Point-Of-Care UltraSound（POCUS）とは，超音波検査を専門としない臨床医が，診断をはじめとする臨床判断や侵襲的手技のガイドのためにベッドサイドで行う検査である[1]。
- 近年の超音波機器の普及や小型化に伴い，POCUSは目覚ましく発展しており，さまざまな場面で利用されている。
- POCUSは，系統的超音波検査（技師に依頼して検査室で行う超音波検査）と異なる点が以下のようにいくつかある（表1）。
  ①患者さんを診療している臨床医自身が実施する
  ②必ずしも網羅的な評価は行わずにポイントを絞って実施する
  ③診断仮説や介入の検証として繰り返し実施できる
- 領域横断的なアプローチや，系統的超音波検査では評価することのなかった領域（肺エコーや気道エコーなど）に利用可能なのもPOCUSの特徴である。
- 一方，検者のスキルに依存する，時に所見の共有が難しいなどの欠点もあることから，POCUSの利点を最大限に活かしつつ欠点を理解して活用することが重要である。

表1　POCUSと系統的超音波検査の違い

	POCUS	系統的超音波検査
実施者	ベッドサイドの臨床医	専門家（技師や専門医）
タイミング	必要に応じてその場で	オーダーに基づき決まった枠で
検査時間	限られた時間のなかで実施	一定の時間をかけて実施
検査項目	問題点に絞った検査，手技のガイド	包括的な検査と詳細な計測
頻　度	繰り返し実施可能	限られた検査枠のなかで依頼
患者要因	体位などが制限されることがある	多くは安定しており指示に従える
トレーニング	一定の経験を積めば習得可能	専門的な修練を要する

〔山田　徹，他・監訳：Point-of-Care超音波 原書第2版．丸善出版，2020／野村岳志・編：ICUエコー．INTENSIVIST 2017年1号，メディカル・サイエンス・インターナショナル，2017より作成〕

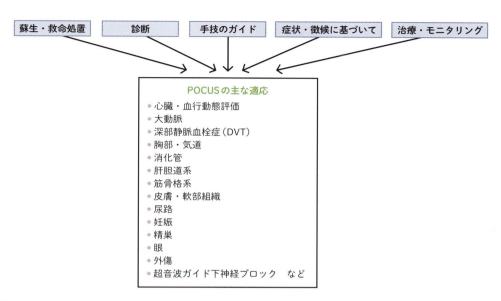

図1 POCUSの目的と適応
〔Ultrasound Guidelines：Ann Emerg Med, 82：e115-e155, 2023 より〕

- POCUSは目的に応じていくつかの分類ができ，それぞれの目的に対していくつかの主要な臓器の評価を組み合わせて評価を行うことが多い．代表的なPOCUSの目的と適応を図1に示す[2]．
- さまざまな場面で使えるPOCUSだが，すべてを習得するのはすぐには難しいので，本項で紹介していくような頻度の高い，比較的使用しやすいものから習熟していくのが良い．

POCUSと診療報酬

- POCUSであっても必要な所見を記録することで，系統的超音波検査と同じく診療報酬を算定することができる．
- 例えば，胸腹部は530点，心臓超音波検査は880点の診療報酬点数がつけられている（本書執筆時点）．

MEMO 「ちょいあてエコー」として広まっているPOCUSは「心収縮は良好」，「（右上腹部痛の患者さんに）胆嚢腫大なし」などみたい部分だけを観察しがちだが，筆者は「自分のエコーは5,300円の価値を生み出せているかな…」と思いながら，自身のスキル向上も兼ねて，時間や患者さんの状態に余裕がある場合は，網羅的に所見を集めるようにしている．

まずは機器を使いこなす

- 超音波検査を効果的に実施し解釈するために，まずは機器の扱いや特徴を知らなければならないため，以下に最低限の基礎知識を解説する（より詳しく学習したい場合は，成書を参照）．

表2 プローブの種類と特徴

タイプ	コンベックス	セクタ	リニア
周波数	2〜5MHz	1〜5MHz	5〜15MHz
画像深度	30cm	35cm	9cm
特徴	広い範囲を1つの画像に表示できる	広い視野で，動きや血流速度測定にも適する	解像度が高いが描出範囲が限られる
主な適応部位	腹部臓器（肝臓，胆嚢，腎臓，脾臓，膀胱，腹部大動脈など）	心臓，下大静脈，上行〜下行大動脈，肺，経頭蓋ドプラ	体表血管，胸膜，皮膚・軟部組織・筋骨格，眼，精巣・鼠径ヘルニア

1. プローブの種類

- 超音波検査で使用するプローブにはいくつか種類があり，それぞれ超音波の周波数やビームの方向が異なり，それらが描出される画像の特徴に影響する。
- 救急外来でのPOCUSでは主にコンベックス，セクタ，リニアの3種類のプローブを使用する（表2）。
- 場合によっては迅速な評価のため，画像の質を犠牲にしてでもプローブの切り替えを行わずに検査を行うこともある。

2. 超音波機器の扱い方

(1) プローブの操作

- プローブの操作は，主に図2の4つで説明され，どの動きをしているか理解することで，画像の描出が上達する。
- 一般的にはオリエンテーションマーカーが画面左にあり，頭側あるいは患者さんの右側（CTと同じ）に対応するが，心エコーでは画面右にオリエンテーションマーカーがあることが多い。
- 手技のときは上記の原則に限らず，術者からみた患者さんの向きと画像の向きを一致させることで，直感的な操作がしやすくなる。

(2) 超音波機器の設定

- 画像を描出するときに，必要な情報を得るための最適な設定にする。
- 多くの超音波機器では，みたい臓器に合わせてプリセットが設定されていることが多い。
- 深度（デプス），ゲイン，フォーカスなどが適切に設定されているか確認する。

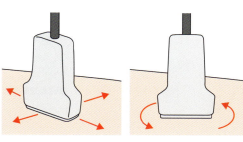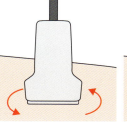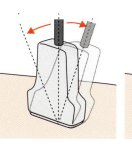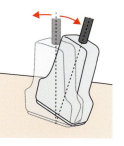

| プローブを皮膚の上で移動させる slide | 軸を中心にねじる動きをする rotate | 描出断面と垂直の方向にプローブを傾ける tilt | 描出断面に水平方向にプローブを傾ける rocking |

図2　プローブの操作

- 超音波検査は低侵襲といわれているが，設定と部位によっては組織損傷を引き起こす場合がある．眼球エコーや産婦人科領域のエコーではmechanical index（MI）とthermal index（TI）が適切に設定されているかを確認し，できるだけ短い時間で検査を終えるようにする．

3. 救急外来で注意すべき超音波機器の扱い

- 超音波機器，特にプローブは非常に繊細で，扱いによっては故障の原因になったり，劣化を早めたりする．
- 落とさないよう非使用時はホルダーに戻す，使用後はエコージェルを拭き取る，非使用時は電源を切るかスタンバイ設定にする（目にみえなくても電源が入っていると超音波ビームが出続けている），コードを踏まないようにするなど，扱いには注意する．
- 救急外来では体液での汚染や，プローブを介した病原微生物の伝播が問題になることがある．
- 使用後は除染をするのが原則だが，消毒液が超音波機器やプローブを損傷することもあるため，施設の方針やメーカーの推奨を確認する．
- 場合によってはプローブやエコー機器全体をカバーに入れて，汚染しないように準備しておくのも良い．

主な部位の基本画像を出せるようになる

- 基本画像の描出の仕方と，そこから得られる正常像・異常像を理解することで迅速，効率的な所見の判断ができる．やみくもにプローブを当てても正しい画像は得られない．

1. 心エコーの基本画像

- 救急外来で実施する心エコーの多くはBモードで評価する．傍胸骨長軸像，傍胸骨短軸像，心窩部四腔像，心窩部下大静脈像，心尖部四腔像の5断面の描出をまずは習得する（図3，表3）．

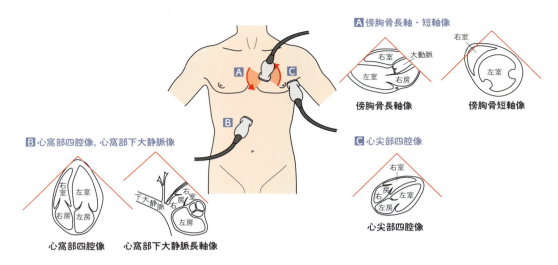

図3 救急外来の心エコーで描出する5断面

表3 心エコーでの評価項目と描出像

評価項目	観察できる描出像
左室駆出率（EF）	傍胸骨長軸像，傍胸骨短軸像
局所壁運動異常（asynergy）	傍胸骨長軸像，傍胸骨短軸像，心尖部四腔像
右室拡大像，D-shape	傍胸骨短軸像，心尖部四腔像
弁の形態・機能異常	傍胸骨長軸像，傍胸骨短軸像，心尖部四腔像
心嚢液貯留	傍胸骨長軸像，傍胸骨短軸像，心尖部四腔像，心窩部四腔像
下大静脈径と呼吸性変動	心窩部下大静脈像

- 詳細な数値計測に時間をかけすぎず，形態や心臓の動きを迅速に評価する。
- プローブはセクタを使用するが，プロトコル（後述）のなかで迅速性を重視する場合にはコンベックスを使う場合もある。
- 各抽出像で注目して観察する項目をあげていくが，収縮能，局所壁運動異常，心嚢液貯留，弁逆流など複数の断面で評価すると正確性が高くなる。

(1) まずは，傍胸骨長軸像，短軸像を描出

- 2つの断面で左室駆出率（ejection fraction；EF）をみて左室収縮能と局所壁運動異常をざっと評価する。
- 左室収縮能は大まかに正常，亢進（hyperdynamic），低下，高度低下の4つに分類できれば十分。視覚的な「パッと見」のEF（visual EF，eyeball EF）が包括的な心エコーや循環器内科医の評価と同等であったという報告は多数あり，慣れてくれば短時間で左室収縮能の評価が可能である。
- 大動脈弁の石灰化や開放制限，大動脈基部の観察もできるとよい。
- 心嚢液の貯留，右室負荷所見も確認する。

（2）次に，心尖部四腔像を描出

- visual EFをここでもざっと確認する。
- この断面では，特に三尖弁逆流の有無をチェックする。三尖弁では逆流だけでなく長軸方向の動き〔三尖弁輪収縮期移動距離（tricuspid annular plane systolic excursion；TAPSE）〕を観察し，これが小さければ右室収縮能低下を疑う。

（3）最後に心窩部下大静脈像を描出

- 循環血液量減少や輸液反応性の参考にするため，下大静脈（inferior vena cava；IVC）を評価する。
- 一般に，呼吸性変動が大きければ循環血液量減少を疑うが，呼吸努力が強いときは変動が出やすく，NPPV装着や挿管でPEEPがかかっているときは変動が出にくいことに注意が必要である。

2. 肺エコーの基本画像

- 肺エコーは主に，肺実質と胸膜，そして胸水を評価。プローブはセクタかコンベックスを選択し，胸膜を詳しく観察したいときはリニアを使用するとよい。
- 正常肺は多くの空気と非常に薄い肺胞や肺の間質（小葉間隔壁）から成るため，超音波を反射せず，観察することができない。正常の肺エコー像とされるものは，さまざまなアーチファクトをみているにすぎない。

（1）まずはbat signを描出し，lung sliding signを確認する

- 基本の画像では肋骨と直交するようにプローブを当て，2本の肋骨の間に軟部組織と胸膜が描出されるbat signを描出する。
- 正常肺では臓側胸膜と壁側胸膜が隙間なく接しているため，呼吸に合わせて胸膜が滑るlung sliding signがみられる。胸膜直下には軸方向の短い高輝度のアーチファクト（comet tail sign）がみられることがある。

（2）lung sliding signがみられなくなる異常を知る

- lung sliding signが消失するのは臓側胸膜と壁側胸膜が「接していない場合」または「癒着してしまって動かない場合」の2パターンがある。

①接していない場合

- 代表的なものは気胸や胸水貯留である。
- 気胸の場合はlung sliding signがある部分とない部分の境界（lung point）がみられるので鑑別が可能である。
- 皮下気腫があるときは胸膜まで超音波が届かないことがあり「lung sliding signがない！」と早とちりしてしまうことがあるが，あくまで壁側胸膜が描出できているかを確認したうえで判断すべきであるので，bat sign（図4）が基本どおり描出できているか確認する。

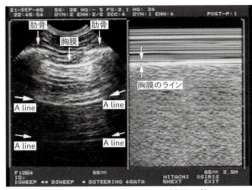
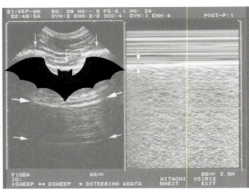

Mモード　　　　　　　　　bat sign
呼吸に合わせて胸膜から深層の肺が動いて砂のような画像にみえるため，seashore（海岸）signとよばれる

図4　肺エコーの正常像
〔Lichtenstein DA, et al : Chest, 134 : 117-125, 2008 より〕

②癒着してしまって動かない場合
- 代表的なものが肺の胸壁への癒着である。例えば，慢性閉塞性肺疾患（COPD）やがん性胸膜炎などで肺が胸壁に癒着している場合である。これらの場合，当然 lung sliding sign が消失するが，これは癒着のために臓側胸膜が動かないことによるものなので，そこに肺はあるので注意が必要である。

(3) A line を知る
- 含気のある正常肺であればA lineとよばれる水平方向の高エコーのラインがみられる（図4）。
- A lineは胸膜より深部の像がみられないことによる胸膜の多重反射アーチファクトなので，等間隔になるのがポイント。この像が前胸部，側胸部いずれでもみられる状態を「A-profile」という。

(4) B line を知る
- 肺水腫や肺炎，間質性肺疾患など，水分や線維化によって肺の間質が肥厚すると肺実質は超音波を通しやすくなり，軸方向の高輝度のライン（B line）がみられる。
- B lineはcomet tail signとしばしば混同されるが，A lineを打ち消して深くまで伸びることが特徴でlung rocketともよばれる（図5）。リニアで深度が浅いとcomet tail signと間違うことがあるので，わかりにくければプローブを変えて描出してみるとよい。
- 1肋間当たり3本以上のB lineは病的意義があるとされる。両側に2カ所以上このような所見がみられることをlung interstitial syndromeとよび，心原性肺水腫や急性呼吸窮迫症候群（ARDS），びまん性間質性肺疾患が鑑別となる。
- B lineは多くなると癒合し，さらに肺の含気が少なくなると実質臓器のような像（tissue like appearance）がみられる。

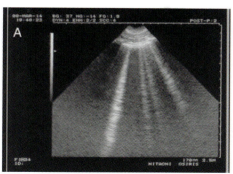
縦に4本の白い線がみえている

図5 B line
〔Lichtenstein DA : Chest, 147 : 1659-1670, 2015より〕

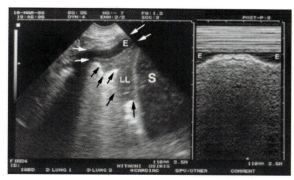
Mモード
Eが胸水，Sが脾臓，LLは肺浸潤影，▷は臓側・壁側胸膜，
→は含気がある肺胞との境目を示す（shred line）

図6 PLAPS
〔Lichtenstein DA, et al : Chest, 134 : 117-125, 2008より〕

(5) PLAPSとspine sign
- 横隔膜上の外側で無気肺によるtissue like appearanceと胸水がみられる像を後外側肺胞胸膜症候群（PLAPS）という（図6）。
- 少量の胸水の評価には，背側横隔膜上の胸水を通して胸椎が描出されるspine signへの着目が有用である。

症候にあわせたプロトコルを活用する

- 迅速性が求められる救急外来では，緊急度の高い病態を短時間で同定する必要がある。移動させることが困難な重症患者さんではPOCUSが威力を発揮するが，どんな画像を描出するかその場で考えていては診療の妨げや見落としの原因となってしまうため，病態に応じて短時間で効率的に評価できるようなプロトコルがいくつも提案されている。
- ここでは内科救急でも重要な，Breathing（呼吸）とCirculation（循環）の異常に関するプロトコルを紹介する。

1. ショックのPOCUS──RUSH exam

> **症例①　自宅で胸痛と呼吸困難を自覚し救急要請した50歳女性**
> 来院時，橈骨動脈微弱，頻脈，末梢冷感湿潤がありショックと判断した。頸静脈は怒張しており下腿浮腫もみられた。心電図には明らかなST変化を指摘できない。心原性ショックを疑ったがうっ血所見もあり，急速輸液を続けるべきか強心薬を使用すべきか判断がつかない。血液検査は，結果がでるまで15分以上かかると検査室からいわれている。

表4　RUSH examの評価項目とショックの分類

		循環血液量減少性	心原性	閉塞性	血液分布異常性
ステップ1 PUMP	①心嚢液			心嚢液貯留	
	②左室収縮能・左室径	過収縮 左室の内腔狭小化	低収縮 左室の拡大	過収縮	過収縮 収縮低下 (敗血症晩期)
	③右室負荷			右室拡大・D-shape	
ステップ2 TANK	①IVC	虚脱	拡張	拡張	正常・虚脱
	②胸腔・腹腔	胸腔（出血） 腹腔（出血）	胸腔（胸水） 腹腔（腹水）		胸腔（膿胸） 腹腔（腹膜炎）
	③肺エコー		B-profile (肺水腫)	lung sliding signなし (気胸)	
ステップ3 PIPES	①大動脈	腹部大動脈瘤			
		大動脈内flap			
	②下肢静脈			下肢静脈血栓	

- Cの異常，つまりショックへのPOCUSとしては，RUSH examが有名（表4）。ショックの4つの分類を念頭に，観察部位を「PUMP」，「TANK」，「PIPES」に分けて評価する。

(1) PUMP

- 左室収縮能・左室径，心嚢液貯留，右室拡大など心臓のポンプ機能を評価する。心嚢液貯留や右室拡大で閉塞性ショックの可能性を検討し，左室収縮能が低下していれば心原性ショック，左室収縮能が亢進していれば循環血液量減少性や分布異常ショックの可能性を検討する。

(2) TANK

- 下大静脈，胸腔，腹腔など血液・液体・空気がたまる場所を評価する。肺エコーも同時に行う。胸腔・腹腔に液体や空気の貯留がみられれば循環血液量減少性ショックや閉塞性ショックの可能性を検討する。IVCが虚脱していれば循環血液量減少性や血液分布異常性ショックを，IVCが拡張していれば心原性や閉塞性ショックの可能性を検討する。

(3) PIPES

- 大動脈，下肢静脈など大きな血管を評価。大動脈をみることにより解離や瘤の破裂による循環血液量減少性ショックの可能性を検討し，下肢静脈では血栓の有無を確認することによって閉塞性ショック（肺塞栓症）の可能性を検討する。
- PUMP，TANK，PIPESが覚えにくければ「Hi-MAP (-ED)」という覚え方もある（表5, 図7）[3]。
- PUMPでの心嚢液評価，TANKでの胸腹水や気胸の評価は，外傷でのE-FAST (extended focused assessment with sonography in trauma) と同じ。E-FASTは外傷で起こりうるショックの原因にしぼって評価しているため，RUSHはE-FASTを含んでいるともいえる。

表5 HI-MAP（-ED）

Heart	心臓
IVC	下大静脈（循環血漿量）
Morrison's pouch	モリソン窩（胸腔腹腔の液体貯留）
Aorta	大動脈
Pulmonary	肺
Ectopic pregnancy	異所性妊娠
DVT	深部静脈血栓症

1. 傍胸骨長軸像
2. 心尖部四腔像
3. IVC
4. モリソン窩・右胸腔
5. 脾周囲・左胸腔
6. 膀胱直腸窩・ダグラス窩
7. 腹部大動脈
8. 肺エコー
9. 肺エコー

必要に応じて下肢静脈エコーを追加

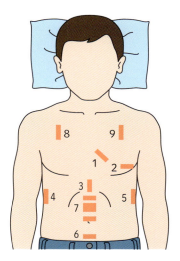

図7 HI-MAPに準じたRUSH examの流れ
〔EMCrit Project : The RUSH Exam : Rapid Ultrasound for Shock and Hypotension（https://emcrit.org/rush-exam/）より〕

症例①の経過

心エコーを行ったところ，心臓は過収縮の所見であった．局所壁運動低下はみられなかったが，左室は圧排されD-shapeの所見であった．心嚢液はなく，IVCは拡張していた．著明な三尖弁逆流とTAPSE減少がみられ，右心不全の所見と判断した．両側の下肢静脈エコーで大腿静脈に血栓があり，急性肺血栓塞栓症による閉塞性ショックと判断した．急速輸液投与を継続し，血管収縮薬としてノルアドレナリン投与を開始した．循環器内科に連絡し，血栓溶解療法の方針となった．

2. 呼吸不全のPOCUS──BLUEプロトコル

症例② 喫煙歴があり心筋梗塞の既往で近医クリニックにかかりつけの78歳男性

朝から体調がすぐれなかったが，夜になって自宅内の歩行でも息切れするようになり救急要請した．来院時は頻呼吸，聴診で著明なwheezeを聴取した．COPD増悪を疑いβ刺激薬を投与したいが，心疾患既往もあるので心原性肺水腫も鑑別したい．放射線技師にポータブルX線を依頼したところ，「手術室に行っているところなので10分ほど待ってください」といわれた…．

- 呼吸不全のPOCUSで最もよく知られているのは，BLUEプロトコルである（図8，図9）[4), 5)]。呼吸不全の原因として重要な気胸，肺炎，肺水腫〔急性呼吸窮迫症候群（ARDS）や心不全〕，肺塞栓症，閉塞性肺疾患〔気管支喘息や慢性閉塞性肺疾患（COPD）〕の増悪を鑑別していく。

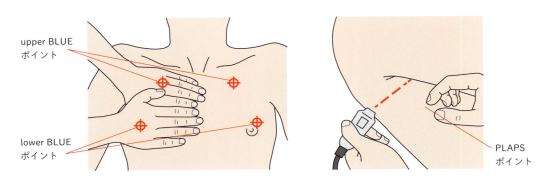

前胸部のupper BLUEポイント：鎖骨中線上で指1〜2本下
lower BLUEポイント：鎖骨から図のように手を2つならべた右手の真ん中あたり
PLAPSポイント：後腋窩線上でlower BLUEポイントの高さの場所

図8　BLUEプロトコルの観察部位
〔Perera P, et al：Emerg Med Clin North Am, 28：29-56, 2010より〕

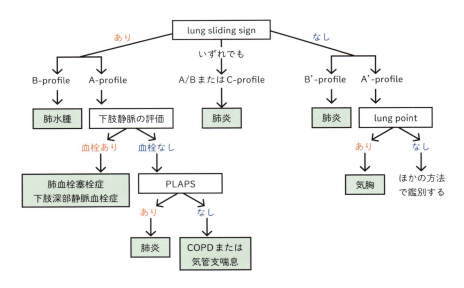

図9　BLUEプロトコル
〔Lichtenstein DA：Chest, 147：1659-1670, 2015より〕

(1) lung sliding signがない場合

- lung sliding signがない場合は前述のとおり，エコーで描出している部位に肺がない（≒気胸）か肺が癒着していることを意味する．
- lung sliding signがない部位でA lineやB lineがみえれば，同部位には肺があることを意味するので，肺が癒着していて肺炎などを考える所見となる．
- lung sliding signがない部位でA lineやB lineがみえなければ，気胸を念頭にlung pointを探す．

(2) lung sliding signがある場合

- 両側上下の前胸部の所見からA lineだけがみえる「A-profile」，B lineがびまん性にみられる「B-profile」，片側（局所）のみB lineのある「A/B-profile」，consolidationがみられる「C-profile」に分類する．
- B-profileはlung intestinal syndromeであり肺水腫（心原性やARDS），間質性肺疾患を考える所見である．
- A/B-profileやC-profile，前述したPLAPSの存在は肺炎を疑う所見となる．
- A-profileの場合には閉塞性肺疾患の増悪を疑うが，心エコーや下肢静脈エコーを組み合わせて肺塞栓症の除外をすることが重要である．

> **症例②の経過**
>
> 肺エコーを評価したところ，両側でlung sliding signが観察でき，前胸部，側胸部ともA lineがみられたためA-profileと判断した．心エコー，血管エコーで肺塞栓症やDVTの所見はなく，胸水もみられなかったため身体所見，既往歴と併せてCOPD増悪の可能性が高いと判断した．β刺激薬の吸入とステロイド投与を行い呼吸状態は改善した．

3. 心停止のPOCUS——CASA exam

- 心肺蘇生の分野でも，超音波検査の研究は盛んに行われている．
- 原因検索，予後評価，リズムチェックの精度向上などその用途は多岐にわたるが，まだ十分なエビデンスがなく，超音波検査のみでの予後判断は推奨されていない．
- 心停止の原因検索も，基本はRUSH examと同じくショックの原因を検索することになるが，胸骨圧迫をしながら，あるいは限られた中断時間のなかで超音波検査を行うのは容易ではなく，あらかじめどのタイミングで何をみるかをプロトコル化しておく必要がある．
- 心停止の原因検索のプロトコルの1つとしてCASA（Cardiac Arrest Sonographic Assessment）examが知られている（図10）．
- リズムチェックで胸骨圧迫を中断する10秒間ごとに①心嚢液貯留（心タンポナーデ），②右室拡大（肺血栓塞栓症），③cardiac activity（心臓の動きがあるかどうか）を順にみていく．
- cardiac activityは，心収縮の様子を心エコーでみることで，心室細動の波形診断や自己心拍再開（return of spontaneous circulation；ROSC）の可能性予測の補助としての役割を担う．
- 胸骨圧迫を中断せずに行えるE-FASTは2分間の心肺蘇生（cardiopulmonary resuscitation；CPR）中に行うことで，最小限の胸骨圧迫中断で原因検索を行う．

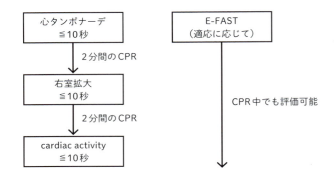

図10 CASA exam
〔Gardner KF, et al : Am J Emerg Med, 36 : 729-731, 2018 より〕

- 心停止の原因検索のプロトコルには，ほかにもCAUSE（Cardiac Arrest Ultra-Sound Exam），FEER（Focused Echocardiographic Evaluation in Resuscitation）などが提案されているが，いずれも心停止の可逆的な原因である緊張性気胸，心タンポナーデ，肺血栓塞栓症，循環血漿量減少などの同定に焦点が当てられている。

おわりに

- 本項で取り上げられなかった分野でも，POCUSは力を発揮する。
- 被曝を抑えて画像検査をしたいとき，手技の安全性を高めたいとき，X線やCTではわからない細かい変化や軟部組織の所見をみたいときなど，いろいろな場面でPOCUSを活用してほしい。

文 献

1) Díaz-Gómez JL, et al : Point-of-Care Ultrasonography. N Engl J Med, 385 : 1593-1602, 2021 [PMID : 34670045]
2) Ultrasound Guidelines : Emergency, Point-of-Care, and Clinical Ultrasound Guidelines in Medicine. Ann Emerg Med, 82 : e115-e155, 2023 [PMID : 37596025]
3) EMCrit Project : The RUSH Exam : Rapid Ultrasound for Shock and Hypotension (https://emcrit.org/rush-exam/)（アクセス：2024年10月）
4) Perera P, et al : The RUSH exam: Rapid Ultrasound in SHock in the evaluation of the critically Ill. Emerg Med Clin North Am, 28 : 29-56, 2010 [PMID : 19945597]
5) Lichtenstein DA : BLUE-protocol and FALLS-protocol: two applications of lung ultrasound in the critically ill. Chest, 147 : 1659-1670, 2015 [PMID : 26033127]

・山田　徹，他・監訳：Point-of-Care超音波 原書第2版．丸善出版，2020
・日本救急医学会Point-of-Care超音波推進委員会：日本救急医学会 救急point–of–care超音波診療指針．日本救急医学会雑誌, 33：338-383, 2022

8 心電図の読み方チェックリスト

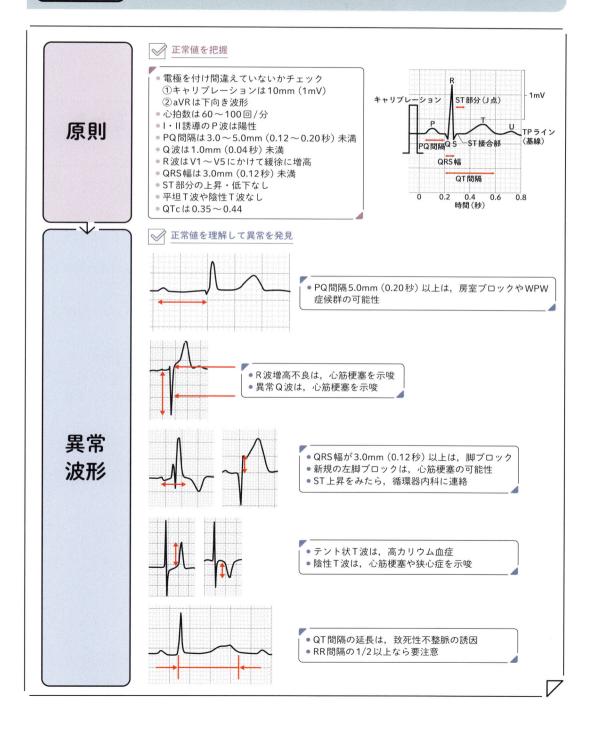

心電図を診るときのポイント！

- 心電図を読み始める前に正しく記録されているかをチェックする
- 心臓からの重要な情報をQRS波以降から読み取る
- 心電図を読んだことをカルテに示す

心電図を読み始める前に正しく記録されているかをチェックする

- 心電図波形は，1番はじめの波からP波，QRS波，ST部分，T波と名付けられている（図1）。

1. その心電図は正しく記録された心電図？ キャリブレーションとaVR誘導をチェックする

- 1mm四方の正方形1つを「目盛り」といい，それが集まり5mm×5mm四方の大きな正方形を「マス」という。
- 心電図の横軸は，通常は25mm/秒（つまり1mm＝0.04秒），縦軸は10mm=1mVとされている。
- この状態を確認するのは「紙送り速度」と「キャリブレーション」である（図2）。
  ①紙送り速度：心電図用紙の端に書かれている。
  ②キャリブレーション：別名，校正波といい，心電図上の左端の長方形のことを指す。

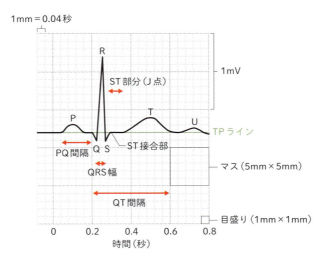

図1　各波の名称

- 新人の看護師や初期研修医がとった心電図は，慣れていないために四肢の電極を左右間違えて検査することもよくあるので，「aVR誘導」を確認する。
- aVR誘導は他の誘導と異なり心起電力のベクトルと反対向きにあるため，基本的には下向きの波形になる（図3）。

2. 基本を侮るなかれ。初めに心拍数，調律，P波，PQ間隔に注目する
(1) 心拍数と調律の確認
①正常の心拍数と心電図からの確認方法
- 正常の心拍数は60～100回/分である。
- 心拍数は，60/［RR間隔（mm）×0.04（秒）］で求められるが，1マスで5mm＝0.2秒の

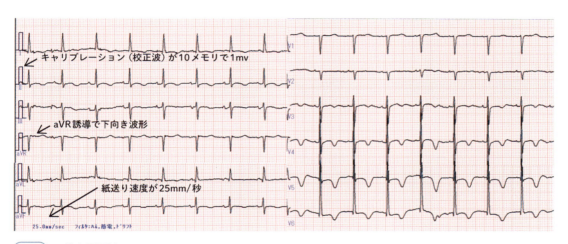

図2　正常心電図例
〔梶原洋文：描けばわかる心電図ドリル モダトレ2．じほう，2024より〕

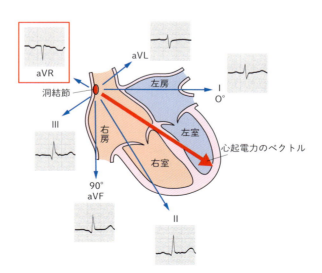

図3　心起電力のベクトル

ため、1マスおきに次のQRS波が来ると60秒/0.2秒＝300回/分ということを利用すると簡易に計算できる。

- QRS波の次回出現までのマス数を数え、300回/分をそのマス数で割ると心拍数がわかる。

$$300 \div (マスの数) = 心拍数（回/分）$$

- 1マスなら300回/分、2マスなら150回/分、3マスなら100回/分、4マスなら75回/分、5マスなら60回/分…と数えれば大まかな心拍数をとらえることができる（図4）。
- よって、通常は3〜5マスがQRS波の間にあれば正常と判断することができる。

② 正常な調律

- 正常な調律では、電気信号が心臓の最上部に位置する洞結節から始まっていることを、I誘導とII誘導のP波をみて判断する。
- I誘導とII誘導のP波がともに陽性であれば、洞結節から最初に電気信号を発していることがわかる（図5）。そして、その後にQRS波、T波とつながれば洞調律（normal sinus rhythm；NSR）といえる。

③ 異常な心拍数と調律

- 心拍数60回/分未満は徐脈、100回/分以上を頻脈という。

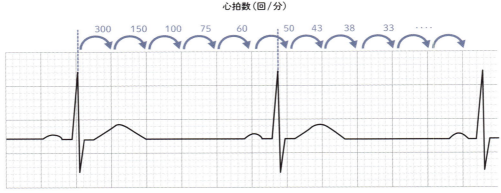

図4 QRS波の間に何マスあるかを確認
〔梶原洋文：描けばわかる心電図ドリル モダトレ2. じほう, 2024より〕

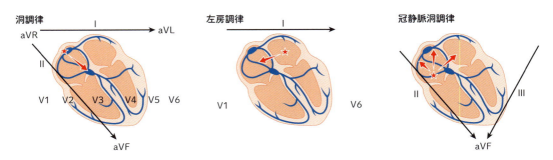

図5 調律の確認
〔佐藤弘明：レジデントのためのこれだけ心電図. 日本医事新報社, 2018より〕

- I誘導のP波が陰性であれば左房調律，II誘導のP波が陰性であれば冠静脈洞調律となる（図5）が病的意義は乏しく，実際は心拍数の変化と症状が重要である。

(2) P波とPQ間隔の確認
- 続いて，P波とPQ間隔に注目する。

①正常なP波とPQ間隔
- 正常なP波は，振幅2.5mm（0.25mV）未満・幅3.0mm（0.12秒）以下であり，V1誘導は2相性となる。
- PQ間隔とは，P波の開始点からQ波の開始点までの間隔であり（図1），正常は3.0〜5.0mm（0.12〜0.20秒）未満である。

②異常なP波とPQ間隔
- 正常な形のP波がみられない場合は，右房や左房に負荷がかかっている可能性がある。
- PQ間隔の短縮や延長はウォルフ・パーキンソン・ホワイト（WPW）症候群や房室ブロックといった不整脈の可能性があるので注意する。

心臓からの重要な情報をQRS波以降から読み取る

- 臨床的に重要なのは，心臓のポンプ機能を表す心室の情報が盛り込まれているQRS波以降のチェックである。
- 常に以下のチェック項目を確認することで見逃しを防ぐ。

1. 心臓の情報が盛りだくさん —— QRS波は確認する箇所がたくさんある
(1) Q波の確認
①正常なQ波
- 陽性のR波の前にある小さい陰性波をQ波とよび，R波の後ろにある陰性波をS波とよぶ（図1）。正常心電図のII誘導では，Q波は小さいのが一般的である（図2）。

②異常なQ波
- Q波が幅1.0mm（0.04秒）以上・深さがR波の1/4以上ある場合は異常Q波とよばれる（図6）。
- 異常Q波は心筋梗塞の可能性を示唆するため詳しい検査が必要になってくるが，III誘導，aVL誘導，aVR誘導，V1誘導で1つのみの異常Q波は，病的意義に乏しいと判断される。

(2) R波の確認
①正常なR波
- R波は心室の「力強さ」を表すといっても過言ではない。
- 基本的には胸部誘導のR波はV1誘導の小さいR波から始まり，徐々に振幅が大きくなっていく。
- V5誘導はちょうど心尖部にあたり，心臓の電気信号が向かってくる方向であり，また心

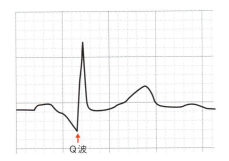

図6　異常Q波の例

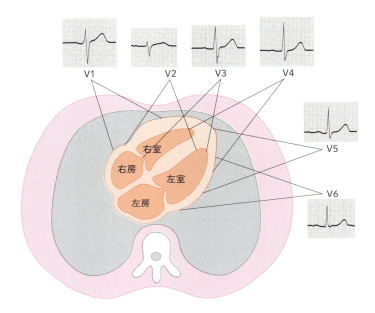

図7　胸部誘導のR波

筋が多い場所であるため最大振幅となる（図7）。

②異常なR波
- V1誘導からのR波が増高しない場合があり，R波増高不良（poor R wave progression；PRWP）とよび前壁中隔の心筋梗塞の可能性を示唆する。
- PRWPは健常者にもみられる所見のため，他の所見（冠リスク因子，症状）と合わせて総合的に判断が必要である。
- R波の振幅は，以下のように極端に小さくても大きくても異常である。
    ①振幅が小さい場合：低電位といい，四肢誘導でQRS波の振幅が5mm（0.5mV）未満，胸部誘導でQRS波の振幅が10mm（1mV）未満と定義されており，原因として甲状腺機能低下症などが有名である。
    ②振幅が大きい場合：高電位といい，V1誘導のS波の振幅（mm）＋V5誘導のR波の振幅（mm）が35mm（3.5mV）以上と定義されており，左室肥大などでよくみられる。

(3) QRS波の確認

- 最後にQRS幅を確認する。

①正常なQRS幅

- 正常値は，幅3.0mm（0.12秒）未満。速やかに心室に伝導している証拠になる。

②異常なQRS幅

- QRS波が幅3.0mm（0.12秒）以上の場合は，心室内の伝導障害を表しており，具体的には右脚ブロックや左脚ブロックなどがある。
- 右脚ブロックは健常人でもよくみられる所見だが，左脚ブロックは心筋梗塞や狭心症など器質的疾患が背景にあることが多いので胸痛などの症状や既往歴を確認する。

2. 心臓からの危ないサイン —— ST部分，T波は集中してみる

- 心電図の要であるST部分が上昇や下降している所見は，心筋梗塞や狭心症など重大な疾患が隠れていることを示唆しており，絶対に見逃せない。

(1) ST部分の確認

①正常なST部分

- ST部分とは別名J点ともいい，QRS波からT波への移行点を指す（図1）。
- それが基線（TPライン：T波の終わりとP波の始まりを結んだ線）（図1）からどのくらい上昇または下降しているかで判断しており，ただ「上がっている（下がっている）ようにみえる」ではないことに注意する。
- 正常なST部分は基線と同じ線上にある。

②異常なST部分

- 一般的にST部分が1.0mm（0.1mV）以上上昇している場合をST上昇，0.5mm（0.05mV）以上下降している場合をST低下とよぶ。胸部誘導でのST上昇は2.0mm（0.2mV）以上である。
- ST部分が基線より上昇している心電図波形の例を図8に示す。
- 派手なST低下はその誘導に目が行きがちだが，ST上昇は心筋壊死を示唆し，虚血を示唆するST低下よりも重要である。
- ST低下をみつけたらST上昇のミラーイメージをみている可能性もあるため，ST低下をみたらST上昇を探すくせをつける。
- ミラーイメージとは鏡面像ともいわれる。ST上昇がみられる誘導の反対側の誘導で鏡のようにST低下がみられることをいう。例えば，Ⅱ，Ⅲ，aVF誘導のST上昇のミラーイメージはⅠ，aVL誘導でST低下として現れる。

(2) T波の確認

①正常なT波

- T波は，さまざまな疾患で変化する。正常のT波はaVR誘導で陰性であり，Ⅰ，Ⅱ，V2～V6誘導では陽性，振幅は12mm（1.2mV）未満である。

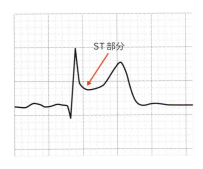
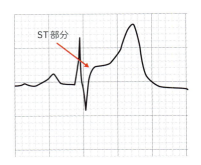
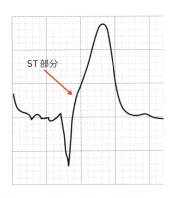
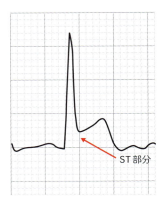

図8　ST上昇とST部分の位置の参考図
〔布施　淳：救急心電図 ただいま診断中！ 中外医学社, 2018より〕

②異常なT波
- 陽性のT波の異常の代表例は，高カリウム血症によるテント状T波である（図9）。
- 陰性のT波は，Ⅲ誘導，aVL誘導，aVF誘導，V1誘導では病的意義は乏しく，それ以外のT波の異常が有意となる。
- 陰性のT波の異常の代表例はV2～V6誘導で，心筋梗塞や狭心症などを示唆している。
- 心肥大などでも陰性T波はみられ異常は示すが，特異的ではない所見である。詳しくは成書を参照する。

3. 意外と忘れがちなQT間隔——QT延長に気をつける
QT間隔の確認
①正常なQT間隔
- QT間隔は，QRS波の始まりからT波の終わりまでを指す（図1）。
- QT間隔は，心拍数の影響を受けるため徐脈では長く，頻脈では短くなるため，RR間隔により補正した補正QT間隔（QT corrected；QTc）を用いる。

$$QTc = \frac{QT間隔}{\sqrt{RR}}$$

正常値：0.35～0.44

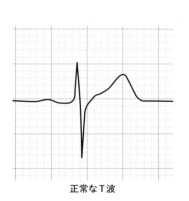
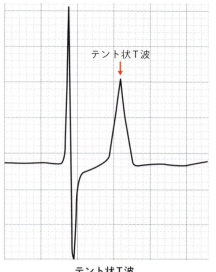

図9 高カリウム血症によるテント状T波（V4）

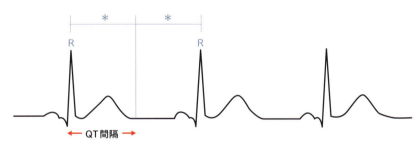

RR間隔を2等分し，T波の終わりがその線を超えていればQT延長となる。

図10 QT延長の簡易的な確認方法
〔梶原洋文：描けばわかる心電図ドリル モダトレ2．じほう，2024より〕

②異常なQT間隔

- QTc間隔が0.44以上であればQT延長とよぶ。
- 簡易的なQT間隔の延長の判断は，QT間隔がRR間隔の半分を超えているかどうかで可能である（図10）。
- 半分を超えていると思ったらQT間隔の延長を考え，正式に計算する。
- QT間隔の延長はトルサード・ド・ポアンツ（torsades de pointes；TdP）などの致死性不整脈の誘因となるため，注意が必要である。

心電図を読んだことをカルテに示す

- 心電図の読み方を一通り学んできたところで，最後にカルテへの書き方の例を紹介する。

> **症例　尿路感染症で入院中の80歳台女性**
>
> S) 今朝から胸が痛い感じが続いています。冷や汗はないです。
> O)
> ※バイタルサイン, 身体所見（略）
> 心電図所見：
> 心拍数60回/分, 洞調律, PQ間隔0.10秒, 異常Q波なし, QRS幅は0.12秒であり, 低電位や高電位なし。ST変化はみられず, 陰性T波もみられない。QTc間隔は0.38。
> 血液検査結果未着
> A)
> ＃胸痛
> もともと冠リスク因子はあまりない高齢女性。冷汗や放散痛などの特異的な所見はなく, 心電図では明らかな異常はみられない。血液検査をまず確認し, 必要があれば症状を経過観察, 胸部X線などで総合的に判断する方針とする。

- 最低限, 上記のような記載をすることで全体的に心電図を読んだことを示せるようになる。
- カルテ記載の際は, 少なくとも慣れるまではこのような書き方を行い, 見落としを防ぎつつ, 心電図読影能力を鍛える。

文献

- 渡辺重行, 他・編：心電図の読み方パーフェクトマニュアル 理論と波形パターンで徹底トレーニング！ 羊土社, 2006
- 佐藤弘明：レジデントのためのこれだけ心電図. 日本医事新報社, 2018
- 松下心電塾（https://kenpo.jpn.panasonic.com/kinen/kinen/ecg/index.html）
- 布施　淳：救急心電図 ただいま診断中！ 中外医学社. 2018

9 胸部単純X線の読み方チェックリスト

原則

✓ **胸部X線で必要なことは4つ**
① 適正な画像か評価　② 正常解剖を押さえる
③ どこに（局在評価）　④ どんな（質的評価）異常陰影があるか

画像評価

- 撮影方法
  ① 立位正面（PA）　② ポータブル　③ その他
- ねじれの有無：鎖骨内側端と胸椎棘突起が等間隔
- その他
  ① 吸気は十分か　② （比較読影時）透過性は同等か

正常解剖 + 局在評価

✓ **正常解剖を理解して局在評価**

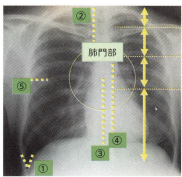

鎖骨より上部：肺尖

鎖骨と第二肋骨の間：上肺野

第二肋骨と第四肋骨の間：中肺野

第四肋骨より下部：下肺野
（他の部位より広い）

① CP angle（costophrenic angle）：肋骨横隔膜角
② 右気管傍線
③ 奇静脈食道線
④ 下行大動脈
⑤ 小葉間裂

質的評価

✓ **透過性の低下以上の質的評価に挑戦**

正常と比べて	特徴①	特徴②	よび名
白い（透過性低下）	境界が不明瞭＝浸潤影	肺血管が追える＝色が薄い	すりガラス陰影（X線では診断困難なこともある）
		肺血管が追えない＝色が濃い	均等影
	形が円い	5mm以下	粒状影
		5mm〜3cm	結節影
		3cm以上	腫瘤影
		内部に空気があり液貯留がある	空洞影
	形が網目状	網目状	網状影
		網目状＋粒状影	粒状網状影
	形が直線状	太さが1mm以下	線状影
		太さが1mm以上	索状影

〔文献3〕より〕　　　　　　　　　　　〔黒くみえる（透過性亢進）ときの評価は本文参照〕

胸部X線を診るときのポイント！

- 画像を依頼し，読む際の心構えを身につける
- 胸部単純X線読影を始める前のお作法に則る
- 胸部X線の正面像で何が解剖学的に存在するかを知る
- 胸部X線でよく用いる用語を覚える
- 立位胸部X線とポータブル胸部X線での見え方の違いを押さえる
- 胸部X線の読影手順を知る
- カルテの書き方の一例

画像を依頼し，読む際の心構えを身につける

- 依頼した画像の撮影には診療放射線技師の手間がかかっており，患者さんにも放射線被曝・費用負担・移動による身体的負担が伴っていることを念頭に置く。
- 画像を撮影した場合には，依頼した医師が必ず目を通し，読影医・上級医任せにしないことも重要である。誰かがみていると考えていると明らかな肺がんを見落とすことなどがあり，訴訟の原因にもなりうる。
- 画像は，局在評価（どこに異常な影があるか）と質的評価（どんな影があるか）の2つを行うことで，病態（鑑別疾患）を考える一助となる。
- 多くの場合，確定診断には組織学的評価や細菌学的評価などの検査が必要である。
- CTは詳細な評価が可能だが，X線はその簡便さから時間経過での評価に重要である。

胸部単純X線読影を始める前のお作法に則る

- 胸部単純X線（以下，胸部X線）読影を始める前のお作法には，以下がある（詳細は成書を参照）。
    ①自分がみようとしている患者さんの画像かどうかと撮影日を確認
    ②撮影方法が立位正面像なのか，ポータブル撮影なのかなどの条件を確認
    ③読影に適した写真かどうかを評価
- 読影に適した写真かどうか判断するのには，以下のポイントが重要である。
    ①正面からねじれなく撮影されているか
    ②左右の鎖骨内側端と胸椎棘突起の間隔が等しいか（図1）
    ③適切な呼吸相で撮影されたか（深吸気に撮影され，右横隔膜ライン上に第10肋骨まで

9 胸部単純X線の読み方チェックリスト　141

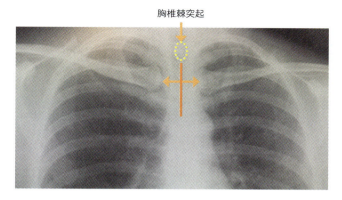

図1　鎖骨内側端と胸椎棘突起の間隔が等しいか確認

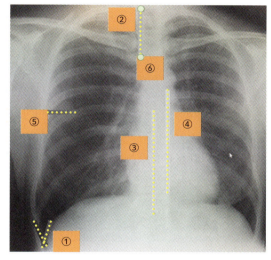

① CP angle
② 右気管傍線
③ 奇静脈食道線
④ 下行大動脈
⑤ 小葉間裂
⑥ 気管〜気管分岐部

図2　胸部X線でみえる正常構造

　　確認できるか）
④撮影範囲の評価〔肺尖や肋骨横隔膜角（costophrenic angle; CP angle）が欠けていないか〕
⑤画質（透過性）は適切か（気管・主気管支が透見できる，椎体棘突起が明瞭にみえる，肺野血管が末梢まで追える，心陰影や横隔膜に重なった肺血管の観察ができる）

胸部X線の正面像で何が解剖学的に存在するかを知る

- 異常陰影を評価するには，正常な胸部X線と肺の区域に関して知る必要性がある。
- まずは，正常構造について確認（図2）。②と③は，医学生のときに習わないが，いずれも「〜線」という名前がついており，線が追えない場合に，各部位と接して何らかの陰影や無気肺が存在すること（シルエットサイン陽性）がわかる。
- 肺の区域（図3）は，視覚的な感覚と合致するので覚えやすい。

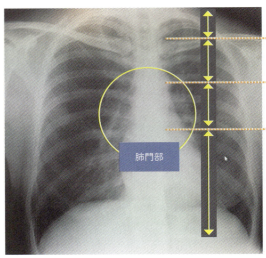

図3 肺の区域

- 研修医が，胸部X線でみえる「〜肺野」と「〜葉」の上中下を誤解することがよくある。例えば，肺S6は下葉の一部だが，胸部X線では中肺野に位置することが多く，必ずしも一致しない点には注意が必要である。
- 肺門部には，具体的な解剖学的基準が存在しない。

胸部X線でよく用いる用語を覚える

- 用語を使えるようになることで，質的評価が上達する。
- 「何か影がある≒白い」けれど上手く説明できないときは，「局在評価」＋「透過性低下」から始めるとよい（例：中肺野の外側に透過性の低下がみられる）。
- 「透過性低下」だけではその陰影がどのようなものかはわからないので，徐々に適切な用語（表1）を使えるようになることを推奨する。
- 陰影の濃さや形・その大きさなどをもとに胸部X線に写る影に名前をつけることができる。
- 適切なアウトプットとフィードバックによって読影技術は向上するため，カンファレンスで自分なりに用語を使って発表するのが良い。人前で指摘されるのが気になる場合は，指導医との回診の際に試してみるのも1つの方法である。
- X線における「透過性低下」はCTでは「濃度上昇」に相当するので，プレゼンテーションの際には注意する。

表1 胸部X線での用語とその解説

正常と比べて	特徴①	特徴②	よび名
白い＝透過性低下	境界が不明瞭＝浸潤影	肺血管が追える＝色が薄い	すりガラス陰影 （X線では診断困難なこともある）
		肺血管が追えない＝色が濃い	均等影
	形が円い	5mm以下	粒状影
		5mm〜3cm	結節影
		3cm以上	腫瘤影
		内部に空気があり液貯留がある	空洞影
	形が網目状	網目状	網状影
		網目状＋粒状影	粒状網状影
	形が直線状	太さが1mm以下	線状影
		太さが1mm以上	索状影
黒い＝透過性亢進	胸腔内に空気があり胸膜が追える		気胸
	薄い壁（2mm以下）があり円形	胸膜に接する	ブラ
		胸膜に接しない	嚢胞
	横隔膜が平坦化 横隔膜と交差する肋骨が腹部で第七肋骨以下・背側部で第十一肋骨以下		過膨張

〔飯塚病院呼吸器内科・編：飯塚イズムで学ぶ 流れがわかる！呼吸器診療の歩きかた．南山堂，2019より作成〕

立位胸部X線とポータブル胸部X線での見え方の違いを押さえる

- 救急外来やICUでは，患者さんの状態が悪いことが多いためポータブル胸部X線が頻用される。
- 通常の立位胸部X線では，X線検出器を体の前面に配置し，立位で撮影するが，ポータブル胸部X線の場合にはX線検出器を体の背部に配置し，仰臥位から坐位で撮影することが一般的である。
- そのため，ポータブル胸部X線では立位胸部X線と比べて以下の違いがある（図4）。
  ①心陰影や縦隔がポータブル胸部X線では拡大してみえる。
  ②ポータブル胸部X線では，横隔膜が腹部臓器に押されて挙上してみえる。
  ③肩甲骨を外に出せないので，肺に被ってしまう。
- 特に，仰臥位で気胸の評価が難しくなるが，CP angleが深くなるという所見である「deep sulcus（溝）sign」[1] は有名である（図5）[2]。
- ICUでポータブル胸部X線撮影をする際には，挿管チューブなどの医療デバイスが適切な場所に位置しているかの評価も重要である。

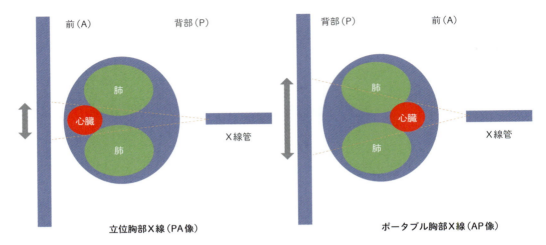

背部（posterior）から前（anterior）に撮影するPA像とその逆に撮影するAP像

図4 立位胸部X線とポータブル胸部X線の違い

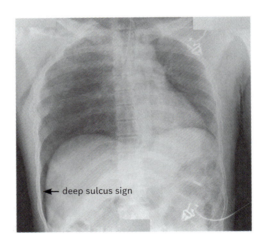

図5 deep sulcus sign
〔Sabbar S, et al : N Engl J Med, 366 : 552, 2021 より〕

胸部X線の読影手順を知る

- 表2を参考に，まず異常所見がない場合の「定型文」を覚えて（最初に①〜⑧の項目を覚え，慣れてきたら○の項目を覚える），読影する順序を身体に覚え込ませる[3]。
- 繰り返しになるが，異常所見の評価の前に，患者さん・撮影日時，撮影条件，読影に適した写真かどうかの評価も行う。

読影するときのコツ

- 胸部X線を読影するときのコツは，以下の6つである。

表2 各手順で異常がない場合の定型文および異常所見/病態

異常がない場合の定型文	異常がある場合に想起される病態
① 骨軟部陰影に異常はありません	骨折などの骨病変，脊椎側弯などの胸郭病変 皮下気腫や軟部腫瘤，皮下の異物，乳房の左右差
○胸膜・横隔膜陰影はスムーズに追えます	胸壁腫瘍や胸膜プラークなど 横隔膜のシルエットサイン陽性の病変，腹腔内遊離ガス
② 両側CP angleはシャープです	胸水貯留，胸膜癒着，肺葉切除後 肺過膨張に伴う横隔膜平坦化
③ 気管の偏位や気管内異常陰影はありません	気管・縦隔が圧排されている（胸水） 牽引されている（無気肺） 気管内に詰まっている（痰や異物，腫瘍）
○気管分岐角に異常はありません	気管分岐下のリンパ節腫大
○右気管傍線の肥厚はありません	縦隔リンパ節腫大，縦隔腫瘍など
○奇静脈食道線の途絶はありません	奇静脈食道線に接する陰影や無気肺
④ 心拡大はありません	心不全，心臓弁膜症，心房細動 心嚢液貯留，心タンポナーデなど
⑤ 左右心陰影はスムーズに追えます	心陰影のシルエットサイン陽性になる病変 （心陰影に接する陰影や無気肺）
⑥ 下行大動脈はスムーズに追えます	下行大動脈のシルエットサイン陽性になる病変 （下行大動脈に接する陰影や無気肺）
⑦ 左右肺門部の拡大はありません	肺門リンパ節腫大，肺動脈の拡張，縦隔腫瘍など
⑧ 肺野に明らかな異常陰影を認めません	肺野が白くなる病態，黒くなる病態（表1参照）

〔飯塚病院呼吸器内科・編：飯塚イズムで学ぶ 流れが分かる！呼吸器診療の歩きかた．南山堂，2019より〕

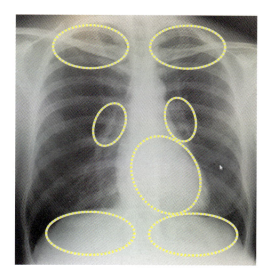

図6 胸部X線で見落としやすい部位

①過去の画像がある場合には，必ず比較読影をする。
②比較読影の際には透過性や呼吸相などの撮影条件を確認する。
③陰影を見逃しやすい位置を図6に示す（デジタル写真の場合には白黒を反転させることでみやすくなる）。
④下肺に境界明瞭な結節がみられる場合には，乳頭の可能性があるので左右で見比べる。

⑤胸部CTで異常がみつかった場合には，胸部X線に戻って再度異常がないか確認する習慣を身につける（基本的にX線より先にCTを撮影するのは厳禁である。胸部CTで所見があった場合には胸部X線を振り返ることで，読影技術が上がる）。
⑥患者さんの生命予後に大きく影響する肺がんを絶対に見落とさないように心がける（無症状であることも多いので，外科系の術前などで何気なく撮影した胸部X線でも見落とさないように注意する）。

カルテの書き方の一例

> **症例** 来院前日の夕方ランニング中に右前胸部痛を自覚した30歳台男性
> 労作時の呼吸困難感を伴い改善しないため受診した。血圧100/50mmHg，脈拍70回/分 整，呼吸数18回/分，SpO₂ 95%（room air）。肺音は右で減弱している。
> 胸部X線で骨軟部陰影に異常はなし。両側CP angleシャープ。気管や縦隔の偏位はなし。II度の右気胸あり。

- 読み方を一通り押さえたところで，実際の症例でどのようにカルテ記載を行うかみてみる。
- 術前などのルーチン検査以外で胸部X線をオーダーする際は，何らかの疾患を考慮しているため，撮影した目的に応じてカルテの記載方法が異なる。
- 例えば，この症例では気胸があるので，肋骨骨折，血胸の有無，緊張性気胸による縦隔の偏位がないかを重要な所見として記載する。
- カルテに詳細な記載をしないとしても，手順に沿って胸部X線を読影する訓練を積むことが重要である。

文 献

1) Smally AJ, et al：Images in emergency medicine. Deep sulcus sign. Ann Emerg Med, 49：717, 725, 2007［PMID：17452270］
2) Sabbar S, et al：Images in clinical medicine. Deep sulcus sign. N Engl J Med, 366：552, 2021［PMID：22316448］
3) 飯塚病院呼吸器内科・編：飯塚イズムで学ぶ 流れがわかる！呼吸器診療の歩きかた．南山堂，2019

第 **3** 章

カルテの型から学ぶ
患者さんの診かた

カルテの型から学ぶ患者さんの診かた
～ダメなカルテをより良いカルテにするコツ

入院サマリー記載時のお作法

<主訴>
- 基本的には，最も重要な症状1つに絞る。
- 患者さんの訴える症状を可能であれば医学用語に変換する。

<現病歴>
- 患者さんの主訴に関するonsetと時間経過を時系列に沿って記載する。
- 症状に関して必要に応じたOPQRSTの内容を追加する。
- 主訴に関連した重要な随伴症状（pertinent negative/positive）を記載する。
- 診断困難な症例では「review of systems（ROS）」を追加する。

<既往歴><服薬歴>
- 既往歴は可能な限り，診断時期と治療歴を記載する。
- 手術歴があれば，時期と術式を記載する。
- 服薬歴は，商品名か一般名に統一し（正式には一般名），用法・用量を記載する。
- 既往歴と服薬歴は可能な限り合致させる（例：降圧薬を内服しているのに既往に高血圧などがないことは避ける）。合致しない場合はかかりつけ医に確認する。

<家族歴><社会歴>
- 遺伝性疾患がもしあれば記載する。
- アルコール多飲が疑われる場合には，最終飲酒時間を記載する。
- 喫煙歴があれば現在も喫煙しているか，止められているか，本数×年数を記載する。
- 高齢者では，ADL/IADLや介護保険の利用状況を記載する。

<アレルギー歴>
- 具体的な薬剤名と，投薬後に何が起こったかがわかるように詳細を記載，○○アレルギーだけは不可。

<現症>
- 全身状態→バイタルサイン→身体診察の順に記載する。
- バイタルサインは，意識・血圧・脈拍・呼吸数・SpO_2・体温を記載する。
- 意識についてはJCS，GCSを記載する。
- 身体診察は頭頸部→胸部→腹部→背部→会陰部→四肢→皮膚（→必要であれば神経）の順に記載する。

<検査所見>
- 検査所見は検体検査*→生理検査（心電図や心臓超音波検査など）→画像検査の順に記載する。
  - ＊：検体検査には，血液検査（血算・生化学・凝固系・内分泌や外注検査），血液ガス，尿検査などが含まれる。
- 血液ガスでは検査した際の酸素流量や呼吸数，胸部X線ではポータブル撮影なのかなど検査した際の条件があったほうが好ましいものもある。

< A/P：Assessment & Plan > ＜A＞と＜P＞は分けてもいいが分けない場合で解説
- 臨床的に重要なものから書いていくが，診断がついていなければ症状や所見，検査異常のみを＃の後に書く。
- 診断根拠（最も可能性が高い疾患とその理由）をまず書き，その後に矛盾点があれば記載し，鑑別をあげる。
- 治療に関して，具体的な薬剤や投与量，目標値（血糖値やSpO$_2$）を記載する。
- 最後に全体を見直し，身体所見，血液検査結果の異常，画像所見の異常のなかで説明できていないものがないかを確認し，あれば別のプロブレムリストとして扱う。

入院患者さんの日々のカルテ記録のお作法

< opening statement >
- どんな患者さんが何の検査，治療をしているか数行でまとめる。
- 当直医に引継ぎが必要な事項〔蘇生不要指示（do not attempt resuscitation；DNAR），がん未告知など〕があれば記載する。

< S：Subjective >
- 疾患と関係した症状を取捨選択して記載する。

< O：Objective >
- バイタルサインや身体所見の他に，モニタリングしている指標（食事量・体重・尿量・血糖値など）を記載する。体温はTMAX（24時間の最高体温）を記載する。
- 検体検査では，必要なデータのみ抽出して記載し，時間経過が重要なものは変化の推移も記録する〔例：Na 125mEq/L（2024/1/3）→128mEq/L（2024/1/4）〕。
- ObjectiveにAssessmentの内容を入れないようにする。

< A/P：Assessment & Plan >
- 臨床上で重要なプロブレムを一番上にし，そのほか重要（アクティブ）なプロブレムから記載する。

だめなカルテからより良いカルテにしていくコツ

- 良いカルテには「わかりやすい」，「整理されている」，「病態の説明が詳しい」，「診断根拠が記載されている」など，多くの要素があるが，これがベストというものはない。例えば細かく書きすぎれば内容が難しくなり，作成するのに時間もかかってしまうので，診療の忙しさも考慮した「タイムパフォーマンスが良い」カルテ記載が重要。カルテはよりよい医療をするための「手段」であることを理解して，まずだめなカルテから脱却していく。
- 自分のカルテ記載をより良いものにしていくポイントとして，以下の3点を意識する。

> ①適切な内容を，適切なタイミングで記載，②お作法に則り，論理的に記載，③適切に医学用語を使いこなす

- いいカルテによって他の医療従事者へ適切に情報提供ができるので，チームとして診療の質が上がっていく可能性がある。
- カルテの記載は，医師としての基本能力である「問題抽出能力」，「整理能力」，「伝達能力」，「解決能力」を鍛える機会となるため，時には時間をかけて自己研鑽として書くことも重要である。仕事と分けて考えることでより効率よい学習ができる。
- 実際に，カルテを記載しながら自分の知識や頭の中を整理している上級医も多くいる。整理されたカルテやサマリーを記載できる医師は頭の中も整理できているように感じられる。
- 「型があるからこそ型破り，型がなければ型なし」は，故・第18代中村勘三郎さんの言葉。まずは，適切な型を身に付けることから始める。

1. 適切な内容を適切なタイミングで記載する

- 医師法第24条には，医師が診察をした際には診療記録に関連事項を遅滞なく記載する義務が規定されている。
- カルテには，最低でも1日1回日々の診療内容や処置，病状説明を行ったことも記載する。
- 処置や説明を行った際は，空き時間をみつけて速やかに記載。日々の診療内容を記載する決まった時間はないが，カルテには他職種との情報共有の役割もあるので，可能なら午前中のうちに記載するのが好ましい。
- カルテ記載は医療行為の正当性と適切性の証拠となり，医療事故が発生した場合も，診療の適切性を証明する重要な文書となる。
- 後に内容が不十分だったり，誤りがあったりする場合には「追記」と明記して追加や修正を行う。

2. お作法に則り，論理的に記載する

- カルテを記載する際には，診断に至った根拠や治療方法を選択した根拠を論理的に記載する。
- 以下に，男性で尿路感染症を疑った患者さんでの悪い例と良い例を示す。

> **悪い例**
> #尿路感染症
> 膿尿がみられており，尿路感染症と診断して抗菌薬投与開始．

> **良い例**
> #前立腺炎
> もともと前立腺肥大の既往があり，尿路感染症を繰り返している．頻尿と排尿時痛があり，前回はなかった膿尿が今回みられ，尿のグラム染色で腸内細菌様のグラム陰性桿菌の貪食像がみられたため，CVA叩打痛，腎双手診での疼痛はなかった．鑑別としては前立腺炎を考え，直腸診では圧痛がみられ前立腺炎と診断した．以前の培養で耐性菌は検出されておらず，抗菌薬の使用はこの3カ月なく，qSOFAも0点であり，セフトリアキソン2g×1で治療を開始する．

- 悪い例では，なぜ診断が尿路感染症なのかを証明する根拠に乏しい．膿尿の存在だけでは尿路感染症と診断できないので，医学的にも正しくない．
- 正しい例は，診断根拠，矛盾点や鑑別なども記載されており，抗菌薬の選択根拠も記載されている．

3. 適切に医学用語を使いこなす

- 患者さんの訴えをそのまま記載することも大切だが，医学的記録では鑑別を適切にするために医学用語を使用して記載．例えば，患者さんが「おなかが痛くなったりよくなったりした」と言った場合には，カルテには「間欠的腹痛があった」とすべき．
- semantic qualifier（より症状，所見を明確にするために，追加情報を提供する用語やフレーズ，筆者は「枕詞をつける」と表現している）を使うとより適切な鑑別診断を想起できる．例えば「右膝痛」ではさまざまな疾患を考えるが，「急性の右膝単関節炎」であれば偽痛風，化膿性関節炎，外傷による血腫が主な鑑別になる．

主訴を記載するときにやりがちな間違いと改善例

- 入院サマリーを記載するときの主訴は鑑別をするにあたって妥当なものを記載する．
- 主訴に「診断名」を記載したり，「前医から紹介」と記載したりするのは正しくない．
- 主訴は，患者さんの「最も重要視される訴え」である．患者さんの訴えをそのまま記載するのも悪くはないが，医学用語に置き換えたほうがスマートである．
- 以下，気管支喘息の症例をベースに，どのようにカルテをブラッシュアップできるかみていく．

> **悪い例**
> パターン①　主訴：喘息増悪　←診断名になっている
> パターン②　主訴：呼吸困難，咽頭痛，咳嗽，微熱　←主訴が多数あり，どれが最も重要かわからない

> **良い例**
> 主訴：X−1日からの呼吸困難

- 入院患者さんの「S」を記載するときにも疾患に関係ない雑談ではなく，治療している疾患が改善・増悪していそうかがわかるような記載をすると良い。

現病歴を記載するときにやりがちな間違いと改善例

1. 主訴の経過（OPQRST）を明確にする

- 症状の特徴を捉えるOPQRSTは，主には痛みのアセスメントのためのものだが有用。すべての症状で記載は不要だが，特にonsetとtime courseはしっかりと記載する（「第1章-2 病歴の取り方」参照）。

> **MEMO** 筆者は現病歴に患者さんの特徴を捉えるために○○の既往のあるX歳Y性のように記載している（これは記載者の好みがある）。

> **悪い例**
> 主　訴：X−1日からの呼吸困難
> 現病歴：喘息の既往があるがここ数年は増悪のない56歳女性。○月X−1日から咳嗽・呼吸困難があり，○月X日近医を受診した。

> **良い例**
> 主　訴：X−1日からの呼吸困難
> 現病歴：喘息の既往があるがここ数年は増悪のない56歳女性。普段，息切れなどは自覚していなかったが，○月X−1日に朝から咽頭痛と軽度の咳嗽を自覚した。その後咳嗽が徐々に悪化，安静時はあまり自覚していなかったものの，夜間に仰臥位で呼吸困難が増強し，眠れなかった。普段歩けていた坂道を歩くときも呼吸困難が強くなったため，X日に当院を受診した。

2. 来院までの診断，治療の情報を十分なものにする

- 他院で何らかの治療歴がある患者さんが，救急外来や初診外来を受診することは多く，そうした場合には，診断した根拠や具体的な治療内容がわかればそれらを記載することで診断エラーを防ぐことにもつながる。
- 「診断した根拠や治療内容がわからない」かつ「重要である」場合には，診療情報提供の依頼も検討する。

悪い例

現病歴：喘息に対して近医に通院中の56歳女性。来院日に咳嗽・呼吸困難の悪化で近医を受診し，喘息増悪の診断で治療を行ったが改善しないので当院へ救急搬送された。

良い例

現病歴：30歳前後に季節の変わり目で持続する咳嗽・喘鳴を契機に近医で喘息と診断を受けている56歳女性。慢性期治療薬として，モンテルカスト10mg/日とブデソニド/ホルモテロール吸入を処方されているが，吸入薬は数日に1度忘れることがある。
来院日に咳嗽・呼吸困難の悪化で近医を受診し，胸部聴診で明らかな喘鳴を聴取し喘息増悪と診断した。プロカテロール吸入を行ったが，改善しないのでアドレナリン0.3mg皮下投与，ヒドロコルチゾン100mg経静脈投与を行ったうえで当院へ救急搬送された。

3. アレルギー歴は具体的に記載する

- アレルギー歴の記載では，具体性と正確性が非常に重要である。薬剤だけでなく，食物などのアレルギーも記載する。
- 薬剤選択に大きな影響を与えるため，慎重な記載が求められる。
- アレルギーかどうかの判断はしなくてよいので，可能性がありそうな薬剤とその投与後の症状を詳細に記載する（○○分後などの時間が最重要）。

悪い例

アレルギー歴：ペニシリン系薬

良い例

アレルギー歴：○○内服後30分で全身の膨隆疹と呼吸困難が出現。食物アレルギーなし。

- アレルギーの判断には，再投与が絶対禁忌である1型アレルギー（アナフィラキシー）や重症薬疹などの重要な反応を特に識別することが必要である。
- 明らかなアレルギー症状でない場合は，安易に「アレルギー」とカルテに記載しないようにする。ペニシリンアレルギーを申告している患者さん（アナフィラキシーなど重篤なア

レルギー反応を呈した場合は除く）のなかで，実際にペニシリン系抗菌薬を使用してアレルギー反応を示すケースは5％未満という報告[1]もある。

身体診察のお作法

- 最初は「general appearance（全身状態）」から始まり，バイタルサイン（意識，体温，血圧，脈拍，呼吸数，SpO_2），その後top to bottomで頭頸部→胸部→腹部→背部→会陰部→四肢→皮膚（→必要あれば神経）といった順で記載していく。
- ローテーション中の診療科によって順番は前後することがあるが，おおよそのお作法としてはこれを押さえておけば良い。

検査所見のお作法

- 検査所見は検査室で結果がわかるもの（血液検査・採尿など）→生理検査（心電図，心臓超音波検査など）→画像検査（胸部単純X線，CTなど）の順に記載する。
- 内科専門医申請時に提出するような，正式なサマリーでは単位の記載までが必要である。

Assessment & Planの構成と悪い例・改善案

- 筆者がAssessment & Planを記載するときに推奨する流れは以下のとおりである。

  ①可能性の高い疾患とその根拠
  ②診断するうえでの矛盾点や他の鑑別疾患の考慮
  ③重症度評価や疾患の中での分類〔例：肺炎でCURB-65スコア，心不全でクリニカルシナリオ（clinical scenario；CS）1～5など〕
  ④現時点での治療方針

- 特に救急外来では，②について「○○（危険な疾患）が鑑別に上がったが，□□の理由で可能性が低いと判断した」という記録の習慣をつけることが重要である。

悪い例
#喘息増悪
ステロイドと短時間作用型$β_2$刺激薬で治療する。

> **良い例**
>
> #喘息高度増悪（大発作）（＊：前述①〜④に対応）
> 既往歴で喘息があり，胸部の聴診上，吸気・呼気両方でwheezeを聴取していたこと，咽頭痛などがあったことから，感冒をきっかけとした増悪を第一に考えた（①）＊。COPDを示唆する喫煙歴や粉塵曝露歴はなく，心不全を示唆する体液貯留や既往もみられなかった（②）＊。喀痰の増加はなく，血液所見や胸部画像所見からも細菌性肺炎の合併は否定的と判断した（②）＊。
> 臨床所見やSpO_2の低下から高度増悪と判断し（③）＊，酸素投与，プロカテロール0.3mL吸入と同時にメチルプレドニゾロンを40mg投与，外来で吸入は20分おきに3回繰り返した状態で入院となった。
> 状況をみながら現時点では，メチルプレドニゾロン40mg 1日3回およびプロカテロール0.3mL吸入1日4回で経過観察とする（④）＊。

入院サマリーのお手本

＜主訴＞X−1日からの呼吸困難

＜現病歴＞喘息の既往があるがここ数年は増悪のない56歳女性。普段，息切れなどは自覚していなかったが，〇月X−1日に朝から咽頭痛と軽度の咳嗽を自覚した。その後咳嗽が徐々に悪化，安静時はあまり自覚していなかったものの，夜間に仰臥位で呼吸困難が増強し，眠れなかった。普段歩けていた坂道を歩くときも呼吸困難が強くなったため，X日に近医を受診し，喘息と診断されプロカテロールを吸入したが改善せず，酸素投与が必要でもあったためメチルプレドニゾロンを40mg投与された状態で転院搬送となった。

＜既往歴＞気管支喘息，アレルギー性鼻炎（50歳前後で診断）

＜服薬歴＞モンテルカスト10mg　1回1錠　1日1回　就寝前，ブデソニド/ホルモテロール吸入1日2回　1回2吸入

＜社会歴＞喫煙歴はなく，飲酒歴はない。職業は販売員で，粉塵の吸入歴はない。特定の薬剤や食物に対するアレルギー歴はない。夫と子供の4人暮らし。

＜家族歴＞子供2人が喘息。

＜入院時現症＞全身状態は不良で呼吸努力が強く仰臥位を取ることが難しい。
血圧151/99mmHg，脈拍112回/分，呼吸数30回/分，SpO_2 92％（鼻カヌラ2L/分），体温36.7℃
意識は清明でありGCS E4V5M6。口腔内は湿潤，咽頭に発赤はなく，扁桃の腫大はなし。頚部に有意なリンパ節腫大はなし。
心音：整で，心雑音は聴取しない。肺音：両側吸気・呼気ともにwheezeを聴取する。
腹部：軽度膨隆しており，腹部に圧痛はみられない。
四肢：両側に下腿浮腫はなし。
皮膚：皮疹なし。

動脈血液ガス（鼻カヌラ 2L/分，呼吸数 30 回/分）：pH 7.43，$PaCO_2$ 36.5mmHg，PaO_2 87mmHg，HCO_3^- 23.8mmol/L
血液所見：WBC 15,500/μL（Neutro 90.2%，Eos 1.9%，Lymph 4.8%），Hb 12.4g/dL，Ht 38.4%，Plt 33.4万/μL，CRP 0.06mg/dL，TP 8.2g/dL，Alb 4.4g/dL，T-Bil 0.2mg/dL，AST 55U/L，ALT 27U/L，LDH 240U/L，γ-GTP 27U/L，Cr 0.75mg/dL，BUN 14mg/dL，HbA1c 6.1%，Na 142mEq/L，K 4.5mEq/L，Ca 9.4mg/dL，BNP 10.6pg/mL
心電図：脈拍 112 回/分，洞調律，PQ 延長，異常 Q 波なし，QRS 波の幅は狭く，低電位や高電位なし。ST 変化はみられず，陰性 T 波もみられない。QTc 間隔延長なし。
胸部 X 線：両側横隔膜は平坦化。肺野に浸潤影はみられない。縦隔気腫なし，気胸なし。心胸郭比は 48% で，両側心横隔膜角は鋭。

< A/P >
喘息高度増悪（大発作）
既往歴で喘息があり，胸部の聴診上，吸気・呼気両方で wheeze を聴取していたこと，咽頭痛などがあったことから，感冒をきっかけとした増悪を第一に考えた。COPD を示唆する喫煙歴や粉塵曝露歴はなく，心不全を示唆する体液貯留や既往もみられなかった。喀痰の増加はなく，血液所見や胸部画像所見からも細菌性肺炎の合併は否定的と判断した。
臨床所見や SpO_2 の低下から高度増悪と判断し，酸素投与，プロカテロール 0.3mL 吸入と同時にメチルプレドニゾロンを 40mg 投与，外来で吸入は 20 分おきに 3 回繰り返した状態で入院となった。状況をみながら現時点ではメチルプレドニゾロン 40mg 1 日 3 回およびプロカテロール 0.3mL 吸入 1 日 4 回で経過観察とする。

おわりに

- カルテを正しく書くことは臨床能力向上に明らかに関係していると，長年の研修医の指導を通して感じている。一方で，義務的なカルテ作成には時間を使わないように工夫する必要がある。

文献
1) Shenoy ES, et al：Evaluation and Management of Penicillin Allergy: A Review. JAMA, 321：188-199, 2019［PMID：30644987］

・牧野英記：伝わるカルテ Before & After で書き方のコツがわかる．じほう，2023
・佐藤健太：「型」が身につくカルテの書き方．医学書院，2015

2 感染症患者さんのカルテの型

感染症患者さんのカルテのテンプレート（入院編）

#診断名　#アクティブなプロブレム　#関係のある併存疾患　← 診断名だけでなく抗菌薬投与の情報を最初に記載

＜S＞ ← 現在治療している感染症の臓器特異的所見をメインに記載

臓器特異的所見または全身状態を表す所見*に関する患者さんの訴え
- ＊：発熱，意識，食欲，活動性など，臓器特異的ではないが状態が改善しているかどうかを示す指標

＜O＞

臓器特異的所見（肺炎であれば喀痰や呼吸音など）と全身状態を表す所見（活動性や食事量など）の変化を記載
血糖値，血液検査（腎機能には特に注意），画像検査　← 腎機能で抗菌薬量が増減するので要注意
培養の提出状況／グラム染色結果／菌名　← 日々培養結果が出ているかチェック

＜A/P＞

#診断名　抗菌薬名＋投与何日目　または　いつから投与しているか
- 背景：　← 感染症に関わる背景を記載
  ①免疫不全
    　液性免疫不全，細胞性免疫不全，好中球機能異常，バリア異常
  ②解剖学的異常　← 感染臓器や原因微生物を考えるうえで大事な項目があれば記載
    　関係のある既往歴／併存疾患，治療が必要な閉塞起点，体内人工物
  ③耐性菌リスク
    　住居環境，抗菌薬使用歴，過去の培養や保菌状況など
- 臓器：感染症がある臓器名　← 感染症の名前だけでなく必ず原因微生物まで考える
- 微生物：予想される原因微生物名・グループ（できれば具体的に），グラム染色を行っていればその結果，培養された実際の菌
- 抗菌薬：いつから，何を，どのくらいの量で開始したか，いつまで投与する予定か
  　（Ccr：クレアチニンクリアランスも必ず確認し，必要に応じて記載）
- 効果判定：　← 経過が良いかどうかは，臓器特異的所見と全身状態を表す所見の状況から検討
    　現在の経過が良いかどうかをSとOに書いてある内容で判断する臓器特異的所見，全身状態を表す所見

どのように使ってほしいか

- 感染症は幼児から超高齢者まで誰にでも起こりうるありふれた疾患だが，近年耐性菌に関する問題が話題になっている．2050年までに対策を講じなければ，耐性菌での感染症による死者数が悪性腫瘍による死者数を上回る可能性があり，その数は世界で年間1,000万人に上ると2014年に報告された[1]．
- 適切に感染症を診断し，やみくもに広域抗菌薬を投与するのではなく「背景」，「臓器」，「微生物」を確実に把握し，適切な「抗菌薬」と「効果判定」について記載し整理することが抗菌薬適正使用に重要である．

> **症例　X-2カ月にも，尿路感染症で内服抗菌薬治療歴のある77歳女性**
>
> 前回の培養では基質特異性拡張型 β-ラクタマーゼ (extended spectrum β-lactamases；ESBL) 産生大腸菌が検出されていた．発熱と右腰部痛で体動困難となり救急要請され，病歴や尿検査で膿尿・細菌尿がみられ，腎盂腎炎が疑われた．腹部CTで右尿管結石と腎盂の拡張がみられたため，閉塞性腎盂腎炎と考えられ (図1)，泌尿器科で尿管ステント留置を行った (図2)．
>
>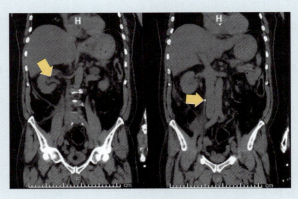
>
> 図1　腹部CT：右腎の拡張と尿管結石がみられる
>
>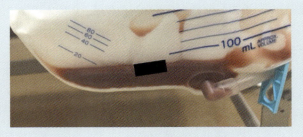
>
> 図2　尿管ステント留置後，肉眼的にも膿尿がみられる

感染症診療のカルテの例

- 提示した症例でX日より治療を開始した，X＋3日目のカルテをみてみる。

#閉塞性腎盂腎炎 セフメタゾール Day3　　#右尿管結石（X日 尿管ステント留置）　　#2型糖尿病

＜S＞「腰は最初痛かったけど，もう痛くありません。ご飯も食べています」

＜O＞ *SとOには，感染症に関する臓器特異的所見と全身状態を表す所見をもれなく記載*

- 全身状態：意識清明，全身状態良好，食事摂取8割
- バイタルサイン：TMAX 37.5℃，血圧110/61mmHg，脈拍72回/分，SpO₂ 98%（room air），呼吸数12回/分 *感染症では前日6時から当日6時までの24時間の最高気温を「TMAX」と記載することが多い*
- 身体所見：右CVA（肋骨脊柱角）叩打痛なし

【血液所見】X＋3日
- 血算：WBC 7,500/μL…（以下省略）
- 生化学：肝胆道系酵素，電解質異常なし
  BUN 20.3mg/dL，Cr 0.71mg/dL（Ccr 57.6mL/分　前回32.7mL/分），
  CRP 3.2mg/dL
- 血糖コントロール：定期インスリン＋スライディングスケール（皮下注）
  超即効型インスリン 6-4-4U，持効型インスリン 0-0-6U で
  X＋2日の血糖値は125-164-153-175mg/dL

【培養検査（X日採取）】
- 尿培養：ESBL産生大腸菌陽性
- 血液培養：2セット中2セット尿培養と同様のESBL産生大腸菌陽性

＜A/P＞

#閉塞性腎盂腎炎
- 背景：77歳女性，ADL杖歩行レベル，独居
  ①免疫不全，2型糖尿病
  ②解剖学的異常　右尿管結石，ステント留置後
  ③耐性菌リスク　90日以内の抗菌薬使用歴あり，前回ESBL産生大腸菌検出
- 臓器：尿路感染症（右閉塞性腎盂腎炎） *その臓器と判断した根拠を記載（初学者に推奨）*
  〔右CVA叩打痛あり，CTで右の水腎症・尿管結石，（肉眼的な）膿尿と尿培養結果〕
- 微生物：尿よりグラム陰性桿菌（プロテウス属，クレブシエラ属，大腸菌を想定） *予想の段階ではこの書き方*
  ⇒ESBL産生大腸菌 *培養結果など最終の菌がわかればそれだけ記載*

- 抗菌薬：X日から　　　セフメタゾール1回1g　8時間ごと（Ccr 32.7mL/分）
　　　　　X＋3日から　セフメタゾール1回1g　6時間ごと（Ccr 57.6mL/分）　計14日間予定

　　　　　　　　　　　　　　　　　　　　　　　　　　　　　　　　　　　　腎機能に合わせた投与量を記載

発熱を伴い，右腰背部痛，膿尿・細菌尿，CTで尿管結石による右水腎症がみられることから，右閉塞性腎盂腎炎と診断した．尿のグラム染色でグラム陰性桿菌がみられ，抗菌薬治療歴とESBL産生大腸菌の検出歴があったためセフメタゾールを開始した．尿路結石がみられ，当日に泌尿器科で尿管ステントを留置し，肉眼的にもわかる膿尿がドレナージされた．X＋3日に，尿培養からESBL産生大腸菌と判明したため，感受性のあるセフメタゾールを継続とした．腎機能は改善しておりセフメタゾール1回1g 6時間ごとに本日から増量した．経過良好で予定どおり14日間の治療で終了する．

２型糖尿病
目標血糖値は食前血糖値180mg/dL以下だが，現在のインスリンでコントロール良好．

感染症の診かたのポイント

1. 背　景

- 患者背景は，大きく３つの要素として免疫不全，解剖学的な問題・異常，耐性菌リスクの有無を考える必要がある．

(1) 免疫不全の有無

- 免疫不全は４つのカテゴリーに分けて，罹患しやすくなる微生物を知っておく（表1）．
- 特に，細胞性免疫不全の有無をきちんと把握しておかないと，想定する原因微生物が大きく異なってしまうので注意が必要である．

表1　免疫不全のカテゴリーと罹患しやすくなる病原体

	免疫不全の主な原因	罹患しやすくなる微生物
液性免疫不全： B細胞や形質細胞の機能不全	多発性骨髄腫，B細胞リンパ腫，脾臓摘出後，造血幹細胞移植，リツキシマブなど	莢膜形成をするクレブシエラ属，髄膜炎菌，肺炎球菌，インフルエンザ桿菌などの細菌感染症が繰り返したり，劇症化もしやすくなったりする
細胞性免疫不全： T細胞の機能不全	T細胞性リンパ腫，HIV・AIDS，糖尿病，腎不全，肝硬変，放射線／化学療法，ステロイドなどの免疫抑制薬，糖尿病，肝硬変など	ウイルス（水痘帯状疱疹・サイトメガロウイルスなど），抗酸菌，真菌（ニューモシスチス属，アスペルギルス属など），原虫（トキソプラズマ原虫など），細胞内寄生菌など通常の細菌感染症以外も念頭に置く
好中球機能異常： 多くは顆粒球減少症	血液疾患，放射線／化学療法，薬剤性など	緑膿菌感染症などの日和見感染症，カンジダ属，アスペルギルス属*などに注意が必要である． *：真菌感染症は，好中球機能異常を来して1週間以降に問題となることが多い
バリア異常（皮膚や粘膜など）	アトピーなどの重度の皮膚疾患，褥瘡，外傷，固形がん，医療行為* *：代表的な医療行為：中心／末梢静脈カテーテル，尿道カテーテル，手術，ドレーン，化学療法による粘膜障害	黄色ブドウ球菌，コアグラーゼ陰性ブドウ球菌，腸内細菌，緑膿菌，カンジダ属などによる感染症を念頭におく

(2) 解剖学的な問題・異常の有無

- 感染臓器で閉塞などの感染症が改善しない理由が解除されているか，体内人工物があり感染巣になる可能性があるか，慢性呼吸器疾患などの原因菌が変わるような組織変化が起きていないかを確認する．
- 閉塞起点の治療が必要で感染制御に問題があるもの：胆石，胆管結石，尿管結石，神経因性膀胱，前立腺肥大など
- 原因菌が変わる可能性がある解剖学的変化がある基礎疾患：気管支拡張症，慢性閉塞性肺疾患（COPD），永久膀胱留置カテーテル，膀胱直腸瘻など
- 感染源となる解剖学的異常：ペースメーカー，人工血管などの体内人工物，胆管空腸吻合術後など

(3) 耐性菌リスクの有無

- 感染臓器によって耐性菌のリスク因子は微妙に異なってくるが，以下の3つは多くの疾患に共通している．
①入院歴や抗菌薬の使用歴，②耐性菌の検出歴や保菌歴，③免疫不全や免疫不全を来す治療歴
- 肺炎であれば活動性の低下なども耐性菌のリスク因子であるなど，疾患によって確認する項目は異なるので各論的に勉強する必要がある[2]．

2. 臓　器

- 感染症のフォーカスとなる臓器は大まかには15カ所であり，これらを確実に確認することが大切である（表2）．
- フォーカスを絞ることでその原因微生物の推測や治療効果の判定に使う指標を理解することができるため，意識してフォーカスとなっている臓器名を記載する．フォーカス不明であることも重要な情報であり，不明熱となる感染症の原因の代表である膿瘍・結核や，症状が合併症に依存する感染症の代表である感染性心内膜炎，そもそも症状がはっきりしないことも多い尿路感染症などを想定するきっかけとなる．

3. 微生物

- 背景と臓器が決まると原因微生物がみえてくるので，想定される原因微生物をカルテに記載する．
- 基本的には，臓器ごとにトップ3の原因微生物を覚えると良い．表3に，免疫正常者で，各臓器感染症の原因となりやすい菌を，グラム染色による分類で示す．
- 耐性菌リスクがある場合，これらの原因菌に加えて耐性グラム陰性桿菌（緑膿菌など）や耐性グラム陽性球菌〔メチシリン耐性黄色ブドウ球菌（methicillin resistant *Staphylococcus aureus*；MRSA）など〕を追加で考えていく必要がある．

表2 感染症のフォーカスになる臓器と症状

臓　器	症　状
中枢神経（髄膜炎，脳炎，脳膿瘍）	頭痛，項部硬直，けいれん，神経学的所見，精神症状など
副鼻腔炎	持続する感冒，軽快後に再増悪する感冒，副鼻腔上の圧痛など
中耳炎	耳痛，聴力低下，鼓膜の発赤，腫脹，滲出液，耳漏など
咽頭炎	咽頭痛，嚥下時痛，扁桃腺の肥大，頚部リンパ節腫脹など
肺炎・胸膜炎	咳，痰，呼吸困難，吸気時の胸痛増悪，ラ音聴取など
感染性心内膜炎	胸痛，動悸，呼吸困難，浮腫，心雑音，爪下線状出血斑など
腹腔内感染症	圧痛，腹膜刺激症状（筋性防御，反跳痛），マーフィー徴候など
腸管内感染症	嘔気・嘔吐，圧痛，水様性下痢，粘血便など
尿路感染症・腎盂腎炎	尿意切迫感，頻尿，排尿時痛，CVA叩打痛，恥骨上圧痛など
骨盤炎症性症候群	尿意切迫感，頻尿，排尿時痛，異常・悪臭帯下，下腹部痛など
前立腺炎	下腹部痛，前立腺圧痛（直腸診）など
肛門周囲膿瘍	排便時疼痛，圧痛，腫脹
関節炎	疼痛，熱感，腫脹，関節可動域制限
皮膚感染症	発赤，疼痛，腫脹 ※靴下も脱がせ，背部もしっかり観察する
末梢・中心ライン感染症	点滴留置部の発赤，熱感，腫脹，疼痛 ※点滴留置されている場合の発熱で，他に原因がみつからない場合は常に念頭に置く

4. 抗菌薬

(1) empiric therapy

- 背景，臓器，微生物が決まると自動的に「empiric therapy（経験的治療）」が決まってくる。
- empiric therapyとは，推定した菌をすべてカバーし，かつ最も狭域の抗菌薬を使う抗菌薬治療のことであり，決してすべての菌をカバーする広域抗菌薬を使うものではない。

(2) de-escalation therapy/definitive therapy

- 培養検査を提出しその後得られた菌からさらに狭域な抗菌薬に変更することを「de-escalation therapy」といい，原因菌がわかり確定診断に至って第一選択薬で最適な治療をすることを「definitive therapy（標的治療）」という。
- 漫然とempiric therapyを続けることは耐性菌が生まれる原因にもなるため，必ず抗菌薬投与前に各種培養を採取し，何に対して抗菌薬を使用しているかを明確にする。
- 一朝一夕には適切な抗菌薬の選択はできるようにはならないため，指導医が抗菌薬を選択したときにその理由を聞いたりして経験値を上げるように心がける。

(3) グラム染色のすゝめ

- 各臓器の感染症ガイドラインで強い推奨はされていないが，原因菌を推定し適切に抗菌薬カバーをするためにはグラム染色が有用である。
- 抗菌薬の初期選択の場面以外にも，例えば尿路感染症で入院後2日目に解熱が得られていなかったとしても，尿のグラム染色で菌が消失していれば自信をもって治療を継続できる

表3　各臓器で原因となりやすい菌

中枢神経（髄膜炎，脳炎，脳膿瘍）	GPC：肺炎球菌 GNC：髄膜炎菌 GNR：インフルエンザ菌
副鼻腔炎	GPC：肺炎球菌，黄色ブドウ球菌 GNC：モラクセラ・カタラーリス GNR：インフルエンザ菌
中耳炎	GPC：肺炎球菌 GNC：モラクセラ・カタラーリス GNR：インフルエンザ菌
咽頭炎	GPC：A群溶血性レンサ球菌
肺炎・胸膜炎	GPC：肺炎球菌 GNC：モラクセラ・カタラーリス GNR：インフルエンザ菌 その他：クラミジア属，レジオネラ属，肺炎マイコプラズマ
感染性心内膜炎	GPC：黄色ブドウ球菌，緑色レンサ球菌，腸球菌
腹腔内感染症	GPC：腸球菌 GNR：PEK，エンテロバクター属 嫌気性菌：バクテロイデス・フラジリス
腸管内感染症	GNR：腸炎ビブリオ，コレラ菌，毒素原性大腸菌，カンピロバクター・ジェジュニ，サルモネラ・エンテリティディス，エルシニア・エンテロコリチカ，シゲラ・ソンネイ，腸管出血性大腸菌（O-157）
尿路感染症・腎盂腎炎	GPC：スタフィロコッカス・サプロフィティカス，腸球菌 GNR：PEK
骨盤炎症性症候群	GPC：B群溶血性レンサ球菌 GPR：ガルドネレラ・ヴァギナリス GNC：淋菌 GNR：PEK 嫌気性菌：ペプトストレプトコッカス属，バクテロイデス・フラジリス その他：クラミジア・トラコマチス
前立腺炎	GPC：腸球菌 GNR：PEK
前立腺炎（性感染症）	GNC：淋菌 その他：クラミジア・トラコマチス
肛門周囲膿瘍	GPC：腸球菌 GNR：PEK，エンテロバクター属
関節炎（化膿性）	GPC：黄色ブドウ球菌，A群溶血性レンサ球菌，肺炎球菌
関節炎（淋菌性）	GNC：淋菌
皮膚感染症	GPC：黄色ブドウ球菌，レンサ球菌（A群溶血性レンサ球菌，B群溶血性レンサ球菌，C群溶血性レンサ球菌など）
皮膚感染症（血流障害がある場合）	GPC：黄色ブドウ球菌，レンサ球菌（A群溶血性レンサ球菌，B群溶血性レンサ球菌，C群溶血性レンサ球菌など），エンテロバクター属 GNR：PEK，腸球菌 嫌気性菌：バクテロイデス・フラジリス
末梢・中心ライン感染症	GPC：黄色ブドウ球菌，表皮ブドウ球菌，腸球菌 GNR：緑膿菌，PEK

GPC：グラム陽性球菌，GPR：グラム陽性桿菌，GNC：グラム陰性球菌，GNR：グラム陰性桿菌
PEK：大腸菌，プロテウス属，クレブシエラ属

など，抗菌薬が奏効しているか判断する材料の1つになる。

(4) 血液培養陽性時のTips

- 抗菌薬を適正化するため，可能な限り抗菌薬投与前に尿，喀痰，膿瘍，血液培養などの検体培養を提出する。

表4　1セットのみ陽性の場合，コンタミネーションの多い菌と真の原因菌が多い菌

コンタミネーションが多い菌	汚染率(%)
CNS（表皮ブドウ球菌）	82
コリネバクテリウム属	96
バシラス属	91.7
プロピオニバクテリウム属	100

真の原因菌が多い菌	確率(%)
カンジダ属などの真菌	100
抗酸菌	100
肺炎球菌	100
A群溶血性レンサ球菌	100
大腸菌・クレブシエラ属	> 96
黄色ブドウ球菌	87.2
腸球菌	69.9
緑膿菌	96.4

〔Weinstein MP, et al : Clin Infect Dis, 24 : 584-602, 1997／Hall KK, et al : Clin Microbiol Rev, 19 : 788-802, 2006 より作成〕

①血液培養が2セット陽性：基本的には真の原因菌として扱う[*1]。
②血液培養が1セットだけ陽性でも真の原因菌として判断：グラム陰性桿菌，肺炎球菌，黄色ブドウ球菌，A群溶血性レンサ球菌，カンジダ属（表4）[3),4)]。
③血液培養が1セット陽性のみなら原則コンタミネーションと判断：コアグラーゼ陰性ブドウ球菌（coagulase negative staphylococci；CNS），バシラス属，アクネ菌など[*2]。

[*1]：CNS，バシラス属，アクネ菌は2セットでもコンタミネーションの可能性が高い。
[*2]：CNSのなかでもスタフィロコッカス・ルグドゥネンシスは病原性CNSといわれており1セットでも原因菌として扱う。

5. 効果判定

- 感染症を診療する際は，「臓器特異的所見」と「全身状態を表す所見」で効果判定を行う。

(1) 臓器特異的所見

- 各臓器特有の症状であり，肺炎なら呼吸音や喀痰の質や量，尿路感染症では膀胱炎症状や背部痛などがこれにあたる。
- 前述のとおり，グラム染色も繰り返し容易に検体がとれる臓器の場合には有用な臓器特異的所見になる。
- ただし，すべての患者さんが同じ症状を訴えるわけではないため，患者さんによってその所見は異なる。
- 前述の感染症のフォーカスとなる臓器を絞るために使用した症状（表2）がここで役立つ。
- イメージとしては，診断時にどの臓器の感染症かを絞っていくのに必要な問診事項や身体所見などが臓器特異的所見になることが多い。

(2) 全身状態を表す所見

- 本人の見た目の元気さや自覚症状，食欲，運動機能の他，頻脈の改善，血圧の上昇，TMAX，炎症反応である。

- これら全身状態を表す所見は，臓器特異的所見とともに改善しているときは良い傾向ととらえて問題ないが，臓器特異的所見と解離する場合には注意して判断しないといけない。
- 特に血液検査は遅れて変化したり，非特異的な変化を起こす可能性があるため，その他の指標で改善していることが判断できない場合の補助診断に主に使うことが重要である。
- 例えば，肺炎で抗菌薬投与後2日目で発熱が遷延していたり，CRPが上昇していても呼吸音や喀痰の性状や量が改善していれば通常，肺炎への抗菌薬は奏効している。

(3) 適切な治療で改善しない場合のチェック項目

①自然経過ではないか
- 例えば尿路感染症では，抗菌薬を開始しても3日程度は発熱することがある。
- 肺炎の場合には，COPDが背景にあると臨床的な改善に時間を要することも知られている。
- 疾患の自然経過を理解することで，不要な広域抗菌薬への変更を避けることもできる。

②膿瘍や閉塞，除去すべき異物はないか
- 膿瘍や閉塞がある場合にはドレナージ，閉塞解除をしないと治療がうまくいかないことが多く，肝膿瘍，腹腔内膿瘍，閉塞性胆管炎，急性胆嚢炎，閉塞性腎盂腎炎などが代表である。
- 外科的な介入が必須とされるsurgical infectionという分類もあり，これには上記を含むこともあるが，外科医の介入が特に必要な代表的なものは壊死性軟部組織感染症（特に壊死性筋膜炎），人工物関連感染症（人工血管，人工股関節）がある。

③抗菌薬の用法・用量は正しいか
- 腎機能の改善に伴う増量，悪化に伴った減量は忘れがちである。
- 血液検査を実施した際には，その都度Ccrに合わせた抗菌薬量の変更をする。

④抗菌薬のスペクトラムはあっているか
- 感染症の基本をしっかり理解していれば，抗菌薬のスペクトラムがあっていないということはほとんどない。
- 適切な培養検体が採取できていれば，培養結果にあわせて抗菌薬が適切かを見直す。
- 抗菌薬が無効となる感染症の原因微生物の代表は，ウイルス，細胞内寄生菌，抗酸菌，真菌などである。
- 免疫不全が隠れていることもあるので，必要に応じてHIVやHTLV-1の検査，病歴の再確認などを行い，各々の患者さんの免疫不全の状態を加味して適宜必要な検査を追加していく。
- やみくもにカルバペネム系薬や抗MRSA薬を投与したり，ローテーションするということは避ける。

⑤診断は正しいか
- 肺炎として治療をしているものの酸素化が改善しなかった場合，例えば心不全，間質性肺炎，肺血栓塞栓症の合併など，そもそも感染症ではない可能性を考える必要がある。

⑥新たな他の発熱の原因がないか
- 院内発熱としての鑑別を適宜考える（「第5章-9 発熱してます！って呼ばれたら」参照）。

⑦免疫不全，特に血糖コントロールはできているか

- 血糖値はインスリンスライディングスケール対応のみで，コントロールされていない症例を多くみる。血糖コントロール不良は治療介入が可能な免疫不全を来すため，必要があれば一時的にインスリン強化療法＋インスリンスライディングスケール対応を行う。
- 免疫不全（特に細胞性免疫，液性免疫）の見逃しがないか再確認する。特に，HIVやHTLV-1，低～無ガンマグロブリン血症は病歴ではわからないこともあるため，検査での確認をするか検討する。

おわりに

- カルテに「どんな背景があり，何に対しての治療を，何を使用し，どのくらい行ったのか」などについて記載し整理することが，適切な感染症治療を行うことにつながる。
- 適切な感染症の治療は耐性菌を作るリスクを減らすことにつながり，未来の患者さんの助けにもなる。

感染症を学ぶためのお勧め書籍

大曲貴夫：感染症診療のロジック（南山堂）
大野博司：感染症入門レクチャーノーツ（医学書院）
岩田健太郎：抗菌薬の考え方，使い方（中外医学社）
青木　眞：レジデントのための感染症診療マニュアル（医学書院）

文 献

1) O'Neill J, et al : Antimicrobial resistance: tackling a crisis for the health and wealth of nations. Review on Antimicrobial Resistance, 2014
2) JAID/JSC感染症治療ガイド・ガイドライン作成委員会・編：JAID/JSC感染症治療ガイド2023．日本感染症学会・日本化学療法学会，2023
3) Weinstein MP, et al : The clinical significance of positive blood cultures in the 1990s: a prospective comprehensive evaluation of the microbiology, epidemiology, and outcome of bacteremia and fungemia in adults. Clin Infect Dis, 24 : 584-602, 1997［PMID : 9145732］
4) Hall KK, et al : Updated review of blood culture contamination. Clin Microbiol Rev, 19 : 788-802, 2006［PMID : 17041144］

Column コラム

当たり前のことを当たり前に

　医療者は，人々の命や健康に関わる非常に責任の重い職業です．しかし，時間があるときにはゆっくり考えたり相談をしたりすることで「当たり前のことを当たり前に行う」ということができるかもしれませんが，慣れない場所や時間のない環境など，制限された状況下でそれを行うことは簡単なことではありません．さらに，医学の知識や技術は常に進歩しているため，1年前には当たり前だったエビデンスが古くなってしまっていることもままあります．そのため，日々ガイドラインやUpToDateなどで勉強し続けることが大切です．

　もう1つ，イメージトレーニングも重要です．勉強とイメージトレーニングを重ねることは，咄嗟の判断にとても役立ちます．例えば救急外来や病棟でアナフィラキシーと診断したとき，投与するアドレナリンの量は，投与経路は，部位は？　これらを医師が間違えそうになったときに，周囲の看護師や薬剤師の皆さんが訂正することで患者さんの命が救われます．目の前の患者さんの命を救うのは，医師だけではありません．

　ただ，日々の勉強やイメージトレーニングが大切とわかっていても，モチベーションを保ち続けるのが困難なこともあります．モチベーションを保つ方法の1つは，目標を立てることです．目標は小さなもので構いません．「今日はこれを調べてみよう」だったり，「今週はこの章を勉強しよう」だったりです．逆に大きすぎる目標を立ててしまうと，それを乗り越えることが難しく，くじけてしまうかもしれません．忙しさや体調に応じて目標は調整しましょう．小さな階段を上り続けることで，いつか大きな壁を乗り越えることができるようになります．

　また，ロールモデルとなる人をみつけることも有効です．周りにいる先輩や上級医，セミナーで出会った参加者，本を書いているような専門家などです．すべてが理想と合致しなくても，この部分はこの人，あの部分はあの人としても良いです．ロールモデルは，目標とする姿を具体的にイメージする手助けをしてくれるため，自分の目指すべき方向を明確にしやすくなります．

　もちろん休息も必要です．患者さんを救うためには，自分自身ができるだけ健やかでいることが必要です．遠くの大きな目標を見据えて一歩一歩進みましょう．

　当たり前のことが当たり前にできるような医療者になる．本書がその一助となることを願っています．

3 高齢患者さんの評価の型

高齢患者さんの評価のテンプレート

Mobility（身体機能）

【身体機能評価】
- 基本的ADL：〇/6項目
  移乗・食事・入浴・トイレ動作・排泄・更衣
- 手段的ADL：〇/8項目
  電話の使用・買い物・調理・家事・洗濯・
  交通手段・服薬管理・金銭管理

> 身体機能は基本的ADLの6項目と手段的ADLの8項目で評価
> 手段的ADLに支援を要する場合，ご家族や訪問サービスなどの定期的な見守りが必要（高齢者住宅レベル）
> 基本的ADLに支援を要する場合，ご家族の同居またはサービスによる24時間ケアが必要（介護施設レベル）

【転倒リスク】
- 起立，歩行の不安定性：あり・なし
- 転倒への不安：あり・なし
- 過去1年間の転倒歴：あり・なし
- Timed Up & Go（TUG）test：〇〇秒
- 転倒ハザード：

> 転倒リスクは3つの質問を用いてスクリーニングし，「あり」が1つでもあれば陽性（転倒リスクあり）
> TUG（本項最後に解説）など外来で簡易にできるツールを用いて筋力・歩行・バランスの評価をしつつ，さらに詳しく修飾可能な転倒リスクの評価に進むことを考慮

> 転倒リスクとなりうる危険を確認（階段や段差，屋外・室内の照明，ペット，カーペットなどの敷物，電気コード類）

Mind（認知・精神）

【認知機能評価】
- Mini-Cog©：3つの言葉の記憶 〇/3点，時計描画 〇/2点

> 認知機能評価は短時間でできるMini-Cog©（本項最後に解説）がスクリーニングには便利
> 陽性の場合，より詳細なツール（MoCA，MMSE，SLUMSなど）を用いた評価を考慮

【抑うつ評価】— 抑うつ評価は簡便なPHQ-2で「あり」が1つでもあればPHQ-9を用いて詳細に評価
- PHQ-2：過去1カ月間に抑うつ気分 あり・なし，興味・喜びの消失 あり・なし

Medications（薬剤）

【服薬リスト】

> 市販薬やサプリメントも含めて確認し，処方の適応や市販薬の使用目的となる症状も確認・記載することが重要

Multicomplexity（複数の複雑性）

【その他の老年症候群と共通するリスク因子】
- 体重減少：あり・なし
- 失禁：あり・なし

> 体重減少と失禁は高齢者にコモンであるにもかかわらず，気付かれにくい，もしくは患者さんから言い出しにくいため見過ごされやすいので注意
> 体重は受診ごとに測定
> 視力，聴力，口腔衛生は多くの老年症候群に共通したリスク因子
> 最終眼科受診・聴力検査・歯科受診歴も確認

- 眼鏡の使用：あり・なし
- 補聴器の使用：あり・なし
- 義歯の使用：あり・なし

【生活環境・介護状況】 ─ 戸建か集合住宅か，独居か同居か（誰と？），介護支援サービスの利用状況，ソーシャルワーカーやケアマネジャーなど多職種チームとの関わりも記載

Matters Most（最優先事項）
【ACP（advance care planning）】

- リビングウィル・事前指示書の共有：あり・なし
- 延命治療・心肺蘇生（CPR）に関する希望：
- 人生において最も大切なこと：
- 健康や医療に関して最も大切なこと：

> 高齢者診療では，併存する医学的問題への取り組みが互いにトレードオフの関係に陥ったり，エビデンスの限界を踏まえガイドラインを超えた判断を求められたりすることもしばしばある 個々人にとって適切なケアを提供するためにその人の価値観を理解し，周囲の他の医療者やご家族と共有することは不可欠

どのように使ってほしいか

1. 高齢者医療の特徴

- 世界に先駆けて超高齢化社会を迎えた日本で日々診療する医師が65歳以上の患者さんを診ずに一日を終えることは，小児科や産科などの特定の診療科を除けばまずない。
- 日本を含め世界全体で高齢化の波は急速に進んでおり，医師が医療現場で高齢者を診る機会は今後もさらに増えていくことが予想される[1]。しかしながら，現在の医療システムはそれに十分に対応できているとはいいにくい状況である。
- 高齢者診療に苦手意識やストレスを覚える理由は，高齢者医療の特徴によるところが大きい。
- 高齢者医療の特徴の1つに患者さんの「医学的な個体差が大きいこと」があげられ，高齢の患者さん一人ひとりが抱える疾患の数，それらの疾患の進行度，受けている治療の組み合わせが若年患者さんとは大きく異なる[2]。
- 例えば，20〜30歳台の入院患者さんを市中病院の一般内科病棟で受けもった場合，既往歴に慢性疾患をもたず，多くは長期に服用する薬剤もなく，身体機能にも患者さん間でほぼ差はなく，入院を要した急性疾患が治癒すると一様に退院して普段の生活に戻っていく。
- 一方，70〜90歳台では，抱える慢性疾患の数やそれぞれの重症度（進行度），受けている治療の種類の組み合わせの個人間での差が若年患者さんに比べて大きく，さらに認知機能や身体的な虚弱（frailty）による個人差も加わり，同じ疾患で入院した患者さん間でも治療への反応や回復の過程でのバリエーションの幅が広い（図1）。
- また，高齢者は概して人生の最終章を生きる人たちともいえ，その診療では「人生の畳み方」を意識した関わりがしばしば求められることも特徴である。
- 患者さんの人生経験に基づいた価値観や嗜好を汲みつつ，年齢と既往歴などから総合的に予測される予後・余命を意識したうえで，患者さん・ご家族と相談し，時には従来の疾患

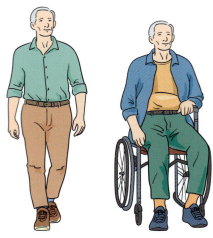

表1 Geriatric 5Ms

5Ms	評価する内容
Mind（認知・精神）	認知機能，抑うつ，せん妄
Mobility（身体機能）	ADLの自立度，転倒リスク
Medications（薬剤）	ポリファーマシー，処方カスケード，処方の最適化と de-prescribing，有害副作用や薬物間相互作用
Multicomplexity（複数の複雑性）	社会的経済的要因，サポート体制，複数の併存疾患，老年症候群，frailty，予後・余命
Matters Most（最優先事項）	アドバンス・ケアプランニング，個別化したケアのゴール

〔Molnar F, et al: Can Fam Physician, 65 : 39, 2019 より作成〕

図1 同じ年齢でも背景疾患などにより個別性が高く治療方針も変わる

の治癒や余命の延長に首座を置いた医療からQOLの向上・維持を優先したケアにシフトすることで患者さん・ご家族の余計な負担を取り除くことができることもある[3]。
- 高齢者医療の特徴を踏まえることで，他の年齢層に比べて，一人ひとりに「個別化したケア」が診療の質を上げるうえで鍵になることがみえてくる。

2. 高齢者総合機能評価（CGA）

- 高齢者総合機能評価（comprehensive geriatric assessment；CGA）のカルテの型を用いて，高齢者診療のフレームワークである「Geriatric 5Ms」によって，一人ひとりの複雑な臨床像を俯瞰視することで相互に絡み合った複数の問題点を整理し，優先順位をつけてアプローチすることができる。

> Geriatric 5Msとは，Mobility（身体機能），Mind（認知・精神），Medications（薬剤），Multicomplexity（複数の複雑性），Matters Most（最優先事項）という高齢者診療の5つの柱（core competencies）の頭文字を用いた高齢者診療のフレームワークである[4]。

- Mobility，Mind，Medications，Matters Mostの4つがあり，それらが複合的に絡み合い問題となるMulticomplexityが存在する。Multicomplexityは加齢性の変化であったり，予後・余命であったり，サポート体制のことであったりする（表1）。
- 複雑性の高い高齢者診療をわかりやすく伝えるというGeriatric 5Msのコンセプトは，医学生や研修医の教育にも応用ができ[5]，さらにはCGAのような総合的な評価に用いるだけでなく，虚弱高齢者に起こりやすい転倒やせん妄といった，単一の病因や機序によらず複数の障害が蓄積した場合の最終的な結果として生じる老年症候群[6]とよばれる各問題に多角的にアプローチする際にもとても役に立つ。

高齢者診療のカルテの例

> **症例　50年連れ添った妻を2年前に亡くして以来，一人暮らしの77歳男性**
>
> 車で20分ほどの距離に暮らす長男夫婦が定期的に家を訪れて様子をみてきたが，2週間前に自宅前で段差につまずき転倒し，救急外来で顎を縫う怪我を負った。認知機能もやや緩慢になってきている様子を心配したご家族に促され，今後も独居を続けていくことに関してCGAを目的に受診となった*。
>
> *：米国では老年科の一般的な受診理由だが，日本では介護保険の申請を目的として受診することが多い。

20XX年Y月Z日　老年内科　○○　○　患者氏名：××　×

77歳男性，CGA目的に近医より紹介。長男の妻と共に受診

主な既往歴：高血圧，脂質異常症，心筋梗塞（60歳時），膝変形性関節症

嗜好歴：心筋梗塞を契機に17年前に禁煙，飲酒も正月の集まりなど以外ほとんどしない

Mobility

【身体機能評価】

実線：完全自立，点線：一部介助・補助が必要，なし：全介助

- 基本的ADL：6/6項目
  （移乗）・（食事）・(入浴)・(トイレ動作)・（排泄）・(更衣)

  基本的ADLは一応すべて自立。ただし，入浴時や更衣時にバランスの不安定さを自覚しており，入浴は頻度を控えている。

- 手段的ADL：6/8項目

  必要な支援と，誰が，どのように支援しているのかなど，具体的な記載があると今後のプランを立てるうえで役立つ

  （電話の使用）・買い物・調理・（家事）・（洗濯）・（交通手段）・（服薬管理）・（金銭管理）

  視力への不安から車の運転はしておらず，移動はご家族の車かタクシー。近くのコンビニまで簡単な買い物に行くことはできるが，スーパーなどでのまとまった買い物はご家族に頼んでいる。もともと自分で調理はせず，妻が亡くなってからはコンビニなどの弁当かご家族に作り置きをもってきてもらっている。自宅は掃除が行き届いているとはいえないものの，皿洗いや布団まわりなど最低限身の回りの家事と洗濯は自分で行うことができている。薬剤は自分で管理し，今のところ飲み忘れなどはない。日々の細かな買い物や公共料金の支払いなどは自分で行うが，銀行とのやりとりや大きな買い物が必要な場合などにはご家族に同伴してもらうようにしている。

【転倒リスク】

転倒歴がある場合は，回数と状況に加え，外傷・頭部受傷・意識消失・受診の有無および自力で起き上がれたかを確認

- 起立，歩行の不安定性：(あり)・なし
- 転倒への不安：(あり)・なし
- 過去1年間の転倒歴：(あり)・なし

  2週間前に自宅前の段差につまずき転倒し，顎を縫う怪我を負った以外にも，夜間トイレに行く際に家の暗い廊下でつまずくなど，怪我にはつながらなかったが過去半年で少なくとも3回は転んでいる。救急受診は怪我をしたときの1回のみでかかりつけ医にも過去の転倒について伝えていなかった。頭部受傷・意識消失はなく，自力で立ち上がれている。

- TUG：17秒

- 転倒ハザード：玄関に上がるために小さな階段（3段）あり．屋内には2階に上がるために15段の階段があるが，膝の痛みと転倒の不安から2階の寝室にはほとんど上がらず，生活の基本的な機能はすべて1階の居間で済ませている．トイレへの廊下に十分な照明がなく，実際につまずくこともあって不安を覚えている．フローリングの床にカーペットなどの敷物はなし．電気コード類も壁側に寄せている．

Mind

【認知機能評価】

- Mini-Cog©：3つの言葉の記憶 2/3点，時計描画 2/2点

【抑うつ評価】

> 老人性うつは比較的コモンで，転倒や認知機能低下，食欲不振・体重減少といった他のプロブレムとも関連するにもかかわらず見逃されやすいのでルーチンに確認

- PHQ-2：過去1カ月間に抑うつ気分 あり・(なし)，興味・喜びの消失 あり・(なし)

Medications

【服薬リスト】

> 浮腫の原因の可能性を考える

アムロジピン（高血圧），オルメサルタン（高血圧），アトルバスタチン（心筋梗塞二次予防），アスピリン（心筋梗塞二次予防），フロセミド（下腿の浮腫み）

> この利尿薬は本当に必要か，脱水で起立性低血圧を引き起こし転倒のリスクを上げていないかというように適応を確認し，処方の妥当性を検討するきっかけにする

Multicomplexity

【その他の老年症候群と共通するリスク因子】

- 体重減少：あり・(なし)
- 失禁：あり・(なし)
- 眼鏡の使用：(あり)・なし　遠近両用眼鏡を使用．最終眼科受診は1年以上前．
- 補聴器の使用：あり・(なし)
- 義歯の使用：(あり)・なし　最終歯科受診は6カ月前で義歯を調整．

> 遠近両用眼鏡は転倒リスクを上昇させる
> 度数が合っていないと転倒のリスクになる

【生活環境・介護状況】

50年連れ添った妻を2年前に亡くして以来，築40年の2階建ての戸建で一人暮らし．車で20分ほどの距離に暮らす長男夫婦が定期的に家を訪れ，ADLをサポートしている．介護認定は受けておらず，サービスの利用もなし．

Matters Most

【ACP】

- リビングウィル・事前指示書の共有：あり・(なし)
- 延命治療・心肺蘇生（CPR）に関する希望：現場の医師の判断によって，本人にとって意味のある回復（ご家族を認識し，会話することが可能）が見込めるのであればCPRを含めたすべての治療を希望するが，見込みが低い場合には，ただ機械につながれて延命されることは受け入れにくいため，CPRは望まない．
- 人生で最も大切なこと：ご家族の幸せ
- 健康や医療に関して最も大切なこと：ご家族の負担にならず，できるだけ長く一人で暮らせるようにしたい．

> 「full code」，「DNR」というように医療的に「翻訳」して記載するよりも，将来的に家族と共有する際にも患者さん本人の意思を反映させやすいため，あえて患者さんの言葉のまま（逐語的に）記載することを推奨
> 透析，胃瘻といった具体的な状況についても意思があれば記載

> **本症例の経過**
>
> 前述の評価を踏まえ，本症例では患者さん・ご家族と相談のうえ，循環器内科と連携し，利尿薬の妥当性を検討してもらうようかかりつけ医に返書を作成した．また，患者さんには，近視用眼鏡と老眼鏡を分けて使用することを推奨する．さらに，地域包括支援センターと協力し，ケアマネジャーを導入することで，以下の対策を調整することにより，患者さんの「できるだけ長く自宅で暮らしたい」という願いに応えつつ，長期的にはご家族の負担とのバランスを考慮し，将来的な施設入所についても継続的な話し合いをもつこととした．
> ①訪問看護による定期的な見守りを強化する．
> ②通所リハビリでの筋力・歩行・バランスの向上，および補助器具（杖や歩行器）の使用を指導する．
> ③自治体の補助金を活用した玄関のスロープ設置，照明設備や浴室の改善による自宅改修を行う．

- このようなカルテを書くことで患者さんの身体的健康，認知機能，心理的状態，生活環境，価値観を総合的に評価し，個別化されたケア計画の策定を行っていく．

高齢者医療で知っておきたい豆知識

1. Timed Up & Go (TUG) test

- 着席の姿勢から起立して片道3mを普段の歩行ペースで往復して，再度着席するまでの時間を測定する（図2）．
- 12秒以上をカットオフとし陽性の場合，転倒リスクの上昇が示唆される[7]．

2. Mini-Cog©

- 3つの言葉の記憶（各1点）と時計描画（2点）の組み合わせで2点以下をカットオフとし陽性の場合，認知症の可能性が示唆される（図3）[8]．

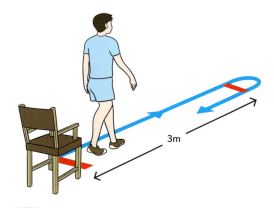

図2　TUG

図3　Mini-Cog©
〔https://mini-cog.com/wp-content/uploads/2022/09/JAPANESE-Standardized-Mini-Cog-1-19-16-JP_v1.pdfより〕

3. コミュニケーションとエイジズム

- 人種に基づく人種差別や性別に基づく性差別と同様に，エイジズムとは年齢を理由とした偏見・差別のことを指す．
- 米国でのBlack Lives Matter運動（アフリカ系アメリカ人に対する警察の暴力と体系的な人種差別に抗議し，公正な司法と平等な権利を求めた運動で，広範な社会正義と人権の改善を目指したもの）以降，医療の世界でもダイバーシティ（多様性），エクイティ（公平性），インクルージョン（包括性）の重要性が再認識されており，現代の医療者はより一層こうした問題に自覚的であることが求められる．
- 「医学的な個体差が大きい高齢者」への医療でも，年齢そのものや加齢というものを個人のアイデンティティの一部に過ぎない中立な概念としてとらえることで，医療者もすべての人がより生きやすい社会の一助となることに貢献できる．
- そのために日々の診療でのコミュニケーションから工夫できることがある．例えば，身体機能評価でADLを確認する際には「〜はできますか？」と聞くよりも，「〜は誰がしてくれていますか？」と聞くことで，患者さんが加齢に伴って衰えを自覚していた場合に，以前はできたことができなくなってしまったということを改めて言わないといけない心の負担を取り除くことができる可能性がある．
- 失禁など自分からは言い出しにくい問題も，事前に決して珍しいことではないことを伝えることで心理的なハードルを下げて医療者に共有してくれるようになるかもしれない．

おわりに

- Geriatric 5Msは，高齢者の複雑な問題を俯瞰的に整理し，効果的な介入とそのために誰と協働する必要があるかを明確にすることで，患者さん個々の価値観に基づいた個別化されたケアを提供するのに役立つ．
- 本項では個別のプロブレム（高血圧，心筋梗塞など）のアセスメントプランなどには触れていないが，5Msを用いた評価をベースにして「より適切な」プランを立てていく．
- このアプローチを高齢者診療の質向上に活用していただきたい．

文献

1) Landefeld CS, et al : Clinical care in the aging century--announcing "Care of the aging patient: from evidence to action". JAMA, 302 : 2703-2704, 2009 [PMID : 20040562]
2) Tinetti ME, et al : The end of the disease era. Am J Med, 116 : 179-185, 2004 [PMID : 14749162]
3) Reuben DB : Medical care for the final years of life: "When you're 83, it's not going to be 20 years". JAMA, 302 : 2686-2694, 2009 [PMID : 20040557]
4) Molnar F, et al : Optimizing geriatric care with the GERIATRIC 5Ms. Can Fam Physician, 65 : 39, 2019 [PMID : 30674512]
5) Tinetti M, et al : The Geriatrics 5M's: A New Way of Communicating What We Do. J Am Geriatr Soc, 65 : 2115, 2017 [PMID : 28586122]
6) Inouye SK, et al : Geriatric syndromes: clinical, research, and policy implications of a core geriatric concept. J Am Geriatr Soc, 55 : 780-791, 2007 [PMID : 17493201]
7) Shumway-Cook A, et al : Predicting the probability for falls in community-dwelling older adults using the Timed Up & Go Test. Phys Ther, 80 : 896-903, 2000 [PMID : 10960937]
8) Borson S, et al : The Mini-Cog as a screen for dementia: validation in a population-based sample. J Am Geriatr Soc, 51 : 1451-1454, 2003 [PMID : 14511167]

緩和ケア患者さんのカルテの型

緩和ケア患者さんのカルテのテンプレート

#診断名　#併存疾患名

- 基本的ADL　介護保険の申請状況　KP (key person)　家庭/生活環境
- 仕事（過去のものも含む）
- 趣味（普段楽しみにしていることなども含む）
- 酒，タバコなど嗜好品

【経過】診断の経緯～治療経緯をまとめ，その後の経過も順次記載を追加する

＜患者背景も含めて記載＞
＜いつでも引継ぎなどをできるように要約＞

【ACP (advance care planning)】　＜これまでの話し合いの記録（必要なら日付も）＞

- 病状の認識と情報共有の状況：本人はどこまで理解しているか，ご家族はどうか
- 療養や生活での気がかり：現在不安に思っていること，気がかり
- 療養や生活で大切にしたいこと：一番の生きがい，やりがい，こんな状況なら生きていたくないなど（治療の成功以外の内容で）
- 治療やケアの具体的プラン：今後の予測と対応，できれば在宅医療か入院か，どのような治療をしてほしいか（後述）など適宜記載する（話し合いにはタイミングが重要）
- 性格分析：筆者は神経症的傾向の有無とその根拠，レジリエンス（本項最後に解説）の高さなど，その人と接するうえで重要な情報を記載

＜S＞＜O＞＜A/P＞を記載する。＜A/P＞の最初に受診日のまとめを記載し，がんに関わることは必要に応じて予後予測，全人的苦痛（①身体，②精神，③社会的，④スピリチュアル）に分けて記載する。特に，疼痛では部位と原因，疼痛の分類を記載する。

＜診療内容の記載部分＞

どのように使ってほしいか

- 緩和ケア領域ではがんだけでなく，良性疾患の終末期も扱う必要がある。
- 現代は高齢者に医療を提供することが多くなっており，そのなかで「緩和ケア的な」情報収集やカルテ整理は非常に重要である。

- 緩和ケア的というのは，①苦痛をとること，②生きることを最後までお手伝いすることである。

1. 苦痛をとる

- 緩和ケアの分野では「全人的苦痛」が有名である。この概念は包括的に人の苦痛を把握し，過不足なく対応するためのもので，原則として身体的苦痛，精神的苦痛，社会的苦痛，スピリチュアルペインの順番に介入する。

(1) 身体的苦痛

- 身体的苦痛の最重要点は，その原因の診断とその病態生理に合った治療である。
- 身体的苦痛をしっかりとれないと他のことは考えられないので，まずこれをとることを最優先にする。
- ときどき痛みが強くてつらそうにしている患者さんに「今後どう過ごしたいですか？」と真面目に聴取しているレジデントがいるが，「痛みがあるのにそんなこと考えられないよ！」となってしまう。
- 一方で難治性の苦痛もあるため，病態生理を確認し，難治性と判断した場合には苦痛からの完全な開放ではなく，一定の目標を共有することが重要である（○○がなくならないと，となってしまうと先に進めなくなることがある）。

(2) 精神的苦痛

- 身体的苦痛からの精神的苦痛も多いため，身体的苦痛の治療が優先される。ただし，こちらの治療には時間がかかることが多いので必要に応じて同時に行う。
- 精神的苦痛では，特にうつ病と不安症，パニック発作（症）をしっかりと確認し，必要であれば精神科とともに対応する。

(3) 社会的苦痛

- 社会的苦痛はまず整理が必要。一緒に書き出しながら考えていくだけで，ある程度相談先などもわかり多くは解決する（ご家族の関係性の問題，介護の問題，お金の問題など）。

(4) スピリチュアルペイン

- スピリチュアルペインは難しいため本項では割愛するが，簡単に述べると「その人の考え方から来る苦痛」である。
- 薬剤での対応は不可能で，本人が考え方を変えない限り改善しない。
- 例として，「（体力が落ちて）こんなに人に迷惑をかけていて生きていても仕方ない」から「人に手伝ってもらって今生きている，病気はなくならないので仕方ない，感謝をしながら過ごしていこう」となればスピリチュアルペインは緩和されるが，人の考え方を変えるのは容易ではなく，高い専門性が必要である。

2. 生きることを最後までお手伝いする

- 「生きることを最後までお手伝いすること」は，その人に合ったケアのゴールを設定し，それに合わせた治療方針を決める必要があるため，単純に今後の治療方針だけではなく，いわゆるACPの情報が必要となる。
- ACPは，あくまでプロセスだが，本人の病状の認識，価値観や人生観，周囲の環境などの情報が終末期を有意義に過ごしていくために重要である。

3. ケア移行に備えて普段から情報整理しておく

- 緩和ケアの分野の特殊性としては在宅医療や施設，ホスピス病院などに急に移行するときに速やかに引継ぎをする可能性があり，普段からそのための情報を整理しておく必要性がある。
- 現状の経過の要約だけでなく，ケアのゴールやACPに関わる情報を収集し，常にまとめておくことが大事である。
- カルテの型として緩和ケアの分野での定型的なものはないため，筆者が緩和ケア外来で使用しているカルテを共有してチェックすべき重要なポイントを以下に解説する。

緩和ケアのカルテの例

症例　肺がんの化学療法中だったが治療を中断している60歳台男性

がんは右肺尖部にあり，骨破壊，右腕神経叢浸潤をしている。疼痛管理目的と治療継続が難しい可能性が高く，緩和ケア科に紹介された。予後はPalliative Prognosis Score（本項最後に解説）1.5点で月単位を予測している。

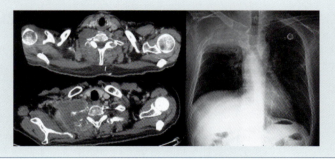

20XX年4月Z日　緩和ケア科〇〇　患者氏名××

#肺がん　#右腕神経叢浸潤　#多発肝転移

#高血圧　#糖尿病

- 基本的ADL：問題ないが，杖歩行，介護保険未申請
- KP：妻だが，重要な話をするときは長男が来ている。

> ご家族の関係性の状況や話す相手がKPだけでよいかなどの情報

- 家庭/生活環境：妻と2人暮らし（一度離婚して2人目の妻），子供2人，長男，長女（連れ子）。車で20分のところに長男夫婦（孫1人）がおり，週に1回くらい会っている。長女夫婦（孫2人）は他県にいるため年に1回会うか会わないかだが，妻の連れ子で関係性はよくない。
- 仕事：元建設業社長
- 趣味：釣りで，船を出して海釣りをするのが好きだった。自宅は自分の会社で作った家で自慢の風呂とサウナがある　 ← スピリチュアルペイン緩和に必要な価値観が垣間見れる情報
- 酒・タバコ：以前は大酒家だったが今はなし，タバコは20本/日（がんと診断された57歳まで）

【経過】

← 診断の経過は「発見が遅く後悔している」，「見落とされた」ことなど，背景があることがある

20XX年4月咳嗽が続いていたが，仕事が忙しく経過をみていた。8月に血痰が出現し，体重も5kg減ったため妻が心配して近医に連れて行ったところ胸部X線で右肺尖部に腫瘍を指摘されて〇〇病院呼吸器内科に紹介となった。肺腺がんステージIVの診断となり，シスプラチンベースの治療が行われたが，嘔気・嘔吐がひどく，腎機能障害が出現し，2コースで終了となった。免疫チェックポイント阻害薬へ変更し，3コース目で間質性肺炎を起こし，治療は中止となった。ステロイド投与が開始され，現在漸減している。もともとあった右胸部〜右腕の痛みが増悪傾向となり，オキシコドン徐放製剤40mg/日へ増量したが，疼痛コントロール不良だった。疼痛コントロール目的および，化学療法再開は困難であると考えられ，主治医の指示で20XX+1年3月Y日緩和ケア科に初診となった。オキシコドンを60mg/日に増量し，デュロキセチン20mg/日を開始した。

← 治療の効果や副作用なども本人の治療に対する気持ちに関わるため重要
← 受診した経緯は，どういった気持ち/覚悟で受診しているかの情報になる
← 初診後に介入したことを経過に追加記載

【ACP】

← 必要なら話した日付も記載　　　← 話した内容を具体的に記載

- 病状の認識と情報共有の状況：痛みをとにかくとって，その後化学療法の再開をして頑張ろうと思っている。本人，妻，長男に化学療法再開は難しい現実が伝えられているが本人は十分に受け入れができていない様子。

← 認識に関しての情報が大切

- 療養や生活での気がかり：長男に会社を引き継いでいる途中で，まだ全部任せることができていない。化学療法ができないとなると，もう後がないのではないかと不安に感じる。

← いわゆる「気がかり」について

- 療養や生活で大切にしたいこと：家が自慢であり，家で過ごす時間とときどき釣りをして過ごしたいと思っている。

← 治療成功以外の内容でwell-being〔持続可能な幸せ（後述）〕に関わることを記載

- 治療やケアの具体的プラン：疼痛管理をまず十分にし，化学療法の継続の可否を確認していく。本人は在宅医療を希望する可能性が高く，ご家族の介護力などの確認をしながら話を進めていく。

- **性格分析**：経営者であり，仕事柄慎重派で神経質。レジリエンスは低そうな印象。 ← ここはオプションで記載

<S>（オキシコドン増量，デュロキセチン開始後2週間での受診）
痛みはまだ続いています。腕が上がりません。ビリビリっていう痛みが走るのはほとんどなくなりました。深呼吸で痛みがあります。仕事はだいぶ引き継げて落ち着きました。痛みがなくなったら釣りに少しでもいいからいければと思います。さすがに船には乗れそうにないけど，磯釣りくらいしたいね。 ← 気がかりについての確認／well-beingについて確認

<O>バイタルサイン：体温36.5℃，血圧125/78mmHg，脈拍76回/分，SpO_2 98% (room air)，呼吸数12〜16回/分
前回よりも表情は穏やかで趣味の話もしている。
深吸気での左胸部の疼痛増悪あり。左腕は痛みがあり上がらない。 ← 胸膜痛＝体性痛ありの確認

<A/P>疼痛はやや改善しているが，さらなる調節が必要。化学療法の継続はADLなどからも困難な可能性が高いが，予後スコア上はまだ月単位の状態で切迫はない。本人は疼痛緩和をして化学療法再開を希望されており，その気持ちに寄り添うようにしつつ，次回化学療法終了の話がされれば主科の病状説明に合わせつつ対応する。 ← 最初に簡単に受診のまとめを記載

身体的苦痛
- **がん疼痛**：胸膜浸潤による体性痛，がんによる内臓痛，右腕神経叢浸潤による神経障害性疼痛の複合 ← 本症例は疼痛だけだが，必要があれば他の症状（嘔気など）も小項目で記載／身体的苦痛は「病態の診断」が重要

オキシコドン徐放製剤1日60mg，レスキュー1回10mg 1日2回くらいで維持できているが，胸膜浸潤による体性痛が残っており，オピオイド増量ではなく，ジクロフェナク徐放製剤37.5mg 1回1錠 1日2回を開始。神経障害性疼痛は落ち着いているのでデュロキセチンは同量継続。

精神的苦痛 ← 必須ではないが全人的苦痛を必要に応じて分けて記載
抗がん薬を中止しているが，まだ現実味がない状態。病的な不安症状はないが，今後終了になれば適宜対応が必要。現状抑うつ症状はない。

社会的苦痛
仕事の引継ぎは解決しそうである。妻の連れ子との関係性は情報があまりないため，必要に応じて収集する。

スピリチュアルペイン
病状の悪化を受け入れ切れておらず，もともとレジリエンスが低い印象があり，今後化学療法終了に伴い出現する可能性が高いと思われる。現時点では趣味の釣りの話などもしており，大きなものはない。

- このように，緩和ケアでは，身体的な症状の管理だけでなく，精神的，社会的，スピリチュアルな側面にも注意を払い，患者さんの総合的なケアに努めることが求められる。

表1 PPI

Palliative Performance Scale	10〜20 30〜50 60以上	4.0 2.5 0
経口摂取量*	著明に減少（数口以下） 中程度減少（減少しているが数口よりは多い） 正常	2.5 1.0 0
浮腫	あり なし	1.0 0
安静時呼吸困難	あり なし	3.5 0
せん妄	あり（原因が薬物単独のものは含めない） なし	4.0 0

＊：消化管閉塞時の高カロリー輸液は0点で計算
合計点が6より大きい場合，感度80％，特異度85％で患者が3週間以内に死亡することを予測できる
〔日本緩和医療学会緩和医療ガイドライン委員・編：終末期がん患者の輸液療法に関するガイドライン（2013年版），金原出版，2013より〕

緩和ケアで知っておきたい豆知識

1. 緩和ケアの予後スコア

- 「緩和ケアの分野では，予後を把握することがその後の治療方針やどうやって過ごすかの相談に非常に重要である。
- 主なものとして，PaPスコア（Palliative Prognosis Score），PPI（Palliative Prognostic Index），PiPSモデル（Prognosis in Palliative care Study predictor models）などがあり，詳細は成書を参照する。
- 一つ覚えておくとよいのはPPIで，これはPalliative Performance Scale（活動，ADLなどを数値化したもの），経口摂取量，浮腫，安静時呼吸困難，せん妄と検査なしで週単位の予後を予測するもので，特に在宅でそのまま看取るかどうかなどを話し合うきっかけになる（表1）。

2. レジリエンス

- 何かストレスがあった場合の反発力，新しいことに適応する能力で，スピリチュアルペインにも関連する。

3. well-being

- 持続可能な幸せと訳される。一時的な喜びではなく，心身が健康でストレスが少なく満足感や幸福感を感じている状態を示しており，最近重要視されている。

おわりに

- 緩和ケアの分野のカルテ記載には一定の形式が存在しない。
- 緩和ケアは医師単独で行われるものではなく，多職種の参加を必要とする。
- ケアに関係する患者情報の詳細や，ACPの重要な点とそのプロセスを記載することが，他の専門職との情報共有に有用となる。
- カルテはあくまでより良い診療を行うためのツールであり，緩和ケアの分野で必要とされる要素のなかでも最重要と思われる部分を記載した筆者のカルテの形式を参考にしていただければ幸いである。

緩和ケアを学ぶためのお勧め書籍

森田達也：緩和ケアレジデントマニュアル（医学書院）

武田文和，他：トワイクロス先生の緩和ケア；QOLを高める症状マネジメントとエンドオブライフ・ケア（医学書院）

5 がん・抗がん薬使用中患者さんのカルテの型

がん・抗がん薬使用中患者さんのテンプレート

#診断名　初期臨床病期/病理病期

- 診断年月日
- 組織（必要時は遺伝子パネル検査）　→ 組織型や免疫染色の結果から治療方針が変わるのでがん種ごとに記載
- 転移部位　→ どこに転移があるかで起こりうる合併症は異なるので転移部位も記載
- 治療経過（手術・放射線・抗がん薬）・効果判定　→ がん薬物療法の種類、放射線照射も部位や時期、術式を記載／原発巣、転移巣を含めて直近の治療効果判定をRECIST（本項最後で解説）で記載
- 今後の予定　→ 今後の治療の予定を記載
- 治療関連の副作用　→ CTCAE（本項最後で解説）に基づき記載
- 免疫チェックポイント阻害薬使用歴　→ 免疫チェックポイント阻害薬は、特に副作用が多彩かつ使用後も起きうるので過去の使用歴を含め記載
- 併存疾患
- チェック項目　→ B型肝炎の再活性化の可能性の有無は化学療法を行う場合必ず記載／心機能・腎機能など各種臓器機能は最新の情報を常に更新していく　①化学療法の種類・投与量の判断　②副作用のチェック
　　B型肝炎，心機能，肺機能，甲状腺機能，耐糖能，人工物
- 社会背景
　　key person (KP), 同居者, 通院時間, 仕事内容, 趣味

※SOAPの前に患者情報のサマリーを作成

どのように使ってほしいか

- がんや抗がん薬使用中の患者さんには，がん自体の状況を把握し，抗がん薬治療による影響を理解した診療が重要である。
- 抗がん薬治療を行う医師だけでなく，内科や外科でコンサルテーションを受ける場合なども含め，ほぼすべての科ががん診療に関わる可能性がある。
- 抗がん薬治療を終了し，緩和ケアに専念する状態の患者さんでも，過去に使用した抗がん薬の副作用が後から出てくることもあるため，複雑な治療内容をわかりやすくカルテに記載することが不可欠である。
- がんの分野では標準的なカルテの記載方法はないため，筆者が腫瘍内科外来で実践しているカルテの記載方法を共有し，チェックすべき重要なポイントを解説する。

抗がん薬診療のカルテの例

> **症例　胃がん術後腹膜播種再発に対して抗がん薬使用中の70歳台女性**
>
> 開腹幽門側胃切除後に，術後補助化学療法完遂したが，8カ月後に腹壁・腹膜播種再発が判明し腫瘍内科に紹介となった。
>
> **用語解説**
> CPS：ニボルマブ使用の際に重要，PD-L1というタンパク質の発現をスコア化したもの
> CapeOX：カペシタビン（Cape）＋オキサリプラチン（OX）
> SD：stable disease
> CIPN：chemotherapy induced peripheral neuropathy（化学療法誘発性末梢神経障害）

#胃がん術後再発 cT3N1M0 cStageII

20XX年〇月×日
- 診断年月日：20XX－2年5月
- 組織：adenocarcinoma（tub1/tub2），HER2（－），CPS＞5
- 転移部位：腹壁，腹膜播種　　【腹膜播種は腸閉塞や水腎症に注意】
- 治療経過・効果判定：20XX－2年6月　開腹幽門側胃切除，D2郭清，B-I再建術施行
  20XX－2年7月　S-1単剤療法 計8コース完遂（最終20XX－1年4月）

  【殺細胞性抗がん薬と免疫チェックポイント阻害薬の組み合わせ　がん薬物療法の種類によって起こりうる副作用は異なる】

  [1st CapeOX＋ニボルマブ]
  ①20XX－1/12/20 ②20XX/01/10 ③01/31 CT（02/16）：腹壁播種は縮小（SD）【治療効果判定を記載】 ④02/21 ⑤03/14 ⑥04/04（以後OX 2段階減量：CIPN，Cape 1段階減量：手足症候群）

  【引継ぎなどで困らないように減量した量と理由を記載】

- 今後の予定：増悪が疑われる症状があるため早めにCTで精査する
- 治療関連の副作用
  涙道障害（S-1），手足症候群 Grade2，末梢神経障害 Grade1
- 免疫チェックポイント阻害薬使用歴　あり
- 併存疾患
  2型糖尿病，高血圧

  【抗がん薬投与によりB型肝炎の再活性化のリスクあり，DNAをいつ評価したかわかるように記載】

- チェック項目
  HBV HBs抗原陰性，HBs抗体陽性，HBc抗体陰性，HBV-DNA 20XX年3月 陰性
  心機能：心エコー（20XX－1/12/15）EF 68％
  　　　　心電図（20XX－1/12/15）脈拍 68回/分，洞調律
  肺機能：KL-6（20XX－1/12/15）318U/mL
  　　　　スパイロメトリー（20XX－1/12/15）異常なし

甲状腺機能（20XX/04/04）：FT4 1.4ng/mL，TSH 0.97μIU/mL
耐糖能（20XX/04/04）：HbA1c 6.5%，DDP-4阻害薬内服
人工物：CVポート（20XX－1/12/19）

> 免疫チェックポイント阻害薬は，投与中も投与後も甲状腺機能異常や副腎不全，耐糖能異常などの特殊な副作用を起こすため血液検査で評価できる項目をいつ評価したか記載

- 社会背景
  KP：夫
  同居者：夫と息子
  通院時間：電車＋バスで30分
  仕事内容：中華料理屋経営（定休日：木曜）
  趣味：家庭菜園

> デバイスの有無はすぐわかるようにまとめて記載
> 発熱の際にもポート感染のリスクがあるのかすぐわかる

> 水仕事が多く，手足症候群が悪化していることが判明
> 完治を目指す抗がん薬ではないため，仕事や趣味が続けられることが大切

＜S＞（7コース目のCapeOX＋ニボルマブ目的の外来受診）
カペシタビンを減らしてもらってから手の赤みはだいぶ減りました。ただしびれは相変わらずですね。仕事は，手袋をするようにして何とかできています。吐き気はなく食事はしっかり食べられています。ちょっと臍の病気のところが痛いような気がします。

＜O＞ PS1
- バイタルサイン：体温36.0℃，血圧140/75mmHg，脈拍80回/分，SpO₂ 98%（room air）
- 体重：60.5kg
- 両手/両足指：紅斑は軽度あるが腫脹はやや改善
- 臍：腫瘤を触れる，表面皮膚には明らかな発赤なし，軽度圧痛あり，腹膜刺激徴候なし

血液検査も添付する

> 病変があるところの痛みには注意が必要
> 病勢進行の可能性もあり

> 抗がん薬の投与量が変わるため，確認が必要
> 急激な増加は腹水貯留などにも注意

＜A/P＞
#胃がん　#臍部痛

本日体調，血液検査に問題なく予定どおりCapeOX＋ニボルマブ7コース目を施行
臍の部分の痛みが出てきており，まずはアセトアミノフェン定時で内服開始とする。
病勢進行の可能性も考えられ，次のコースまでの2週間後にCTで評価を行い，次回は3週間後に化学療法予定で受診とする。

> がんに対する化学療法などが奏効しているのか，悪化の可能性があるのか記載しておくと救急受診時などに鑑別の一助になるときもある

- このようにカルテ記載を行うことによって，複雑な状態のがん治療中の患者さんの安全を確保し，効果的な治療計画を立てることができる。

がん診療で知っておきたい豆知識

1. 原発巣・転移巣がある部位別に注意すべき合併症

- 原発巣・転移巣がある部位別に注意すべき合併症を表1に示す。

表1 原発巣・転移巣がある部位別に注意すべき合併症

脳	麻痺, 脳症, がん性髄膜炎	膵臓	膵炎, 胆管炎
骨	骨折, 神経圧迫	副腎	副腎機能低下, 副腎出血
肺	肺炎, 無気肺, 気胸, 胸水	腎臓	腎盂腎炎, 水腎症, 腎破裂
リンパ節	がん性リンパ管症, リンパ浮腫	腹膜	水腎症, 狭窄, 腹水
心臓	がん性心膜炎	膀胱	出血, 狭窄
肝臓	胆管炎, 肝硬変, 肝不全, 肝破裂	前立腺	出血, 尿閉
消化管	出血, 穿孔, 狭窄, 通過障害	卵巣・子宮	出血, 捻転

2. CTCAE

- 抗がん薬治療を行ううえで，以前投与した抗がん薬の副作用の程度がどのくらいだったのか，治療を継続できるのかどうか毎回評価することが重要である．
- CTCAE（common terminology criteria for adverse events）は，副作用の程度を客観的に評価する方法である（重症度に応じて5つのGradeに分類）．
- 覚えるのはとても大変なため，CTCAEのアプリなども活用すると評価が楽になる．

3. 主な抗がん薬/プロトコル

- 抗がん薬は毎年のように新薬が開発されており（図1），その副作用などをすべてあげることは困難である．
- 使用する薬剤は，採用の根拠になった論文（元研究のプロトコル），適正使用ガイド，添付文書などを参考に実際に使用する前に学んでおくことが大事である．

4. RECIST

- RECIST（response evaluation criteria in solid tumors）は，固形がんに対する治療効果を評価するための基準である（表2）．

おわりに

- がんや抗がん薬使用中の患者さんでは，カルテ記載からすぐに情報収集を行い，現在の病状や抗がん薬の副作用などを把握し，安全に抗がん薬治療が行えるかどうか判断する必要がある．
- このようなカルテ記載があれば救急外来などを受診した際に，主治医ではない医師が対応する場合にも非常に助かる．
- 緩和ケアは，「第3章-4 緩和ケア患者さんのカルテの型」を参照する．

がん診療を学ぶためのお勧め書籍

- 国立がん研究センター内科レジデント・編：がん診療レジデントマニュアル（医学書院）
- 室　圭：消化器癌化学療法レジメンブック（泰山堂書店）

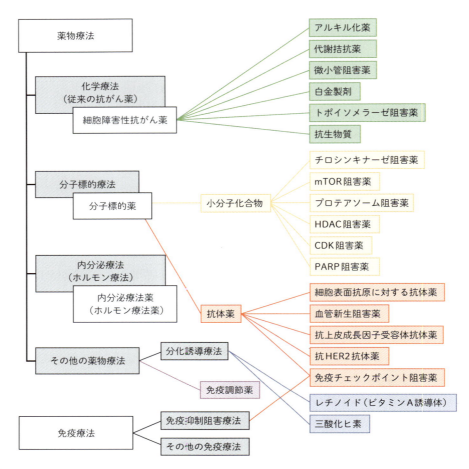

図1 がん薬物療法と主な薬剤の種類
〔国立研究開発法人国立がん研究センター：がん情報サービス；薬物療法もっと詳しく（https://ganjoho.jp/public/dia_tre/treatment/drug_therapy/dt02.html）より〕

表2 RECIST

評価	意味	説明
CR	complete response（完全奏効）	すべての標的病変が消失し，非標的病変が正常化し，新たな病変がない状態を指す。
PR	partial response（部分奏効）	標的病変の合計直径がベースラインから30％以上減少し，非標的病変が正常化または安定し，新たな病変がない状態を指す。
SD	stable disease（安定）	PRとPDの間の反応を示す。標的病変の大きさがベースラインから20％増加未満，またはベースラインから30％減少未満で，新たな病変がない状態を指す。
PD	progressive disease（進行）	標的病変の合計直径がベースラインから20％以上増加し，絶対増加量が5mm以上，または新たな病変が出現した状態を指す。

第 **4** 章

救急外来，病棟管理で
絶対マスターしたい
疾患対応

1 敗血症/敗血症性ショックの初期治療
～循環の立ち上げと感染症治療の2軸を回そう

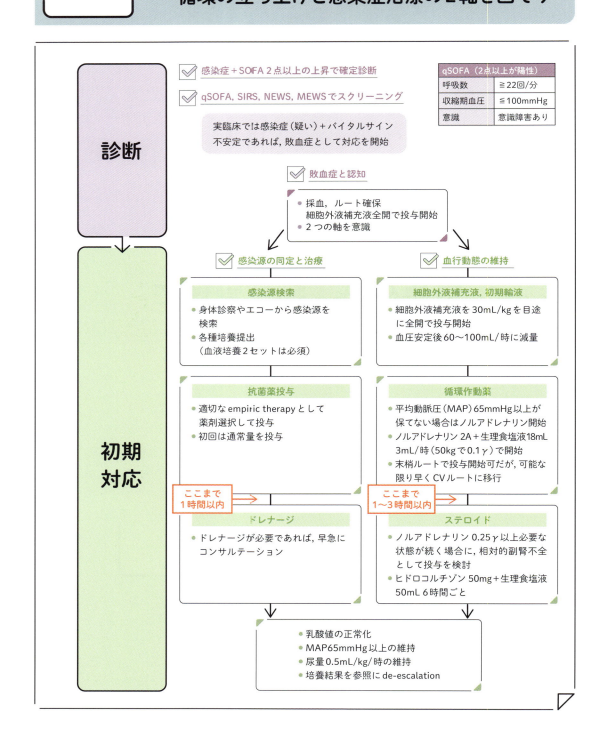

敗血症/敗血症性ショックを診るときのポイント！

- 敗血症は内科的緊急疾患の1つ
- 治療は①感染源の同定と治療，②血行動態の維持，③予防・補助的治療の3本柱で行う
- 感染源検索と抗菌薬投与からドレナージの必要性を判断する
- 細胞外液補充液→血管作動薬→ステロイドで血行動態を維持する
- 敗血症の初期治療の流れを頭に叩き込んで診療に臨む

> **症例　高血圧，尿管結石の既往と1カ月前に腎盂腎炎治療歴のある88歳女性**
> 前日からの排尿時痛と頻尿，右腰背部痛を自覚し，本日発熱と悪寒もみられ体動困難となり搬送となった。来院時，体温39.4℃，脈拍119回/分，血圧78/40mmHg，呼吸数24回/分，SpO_2 94%（room air），GCS 13（E3V4M6）。末梢冷感なし，CRT 4秒，両下腿に網状皮斑あり。

敗血症は内科的緊急疾患の1つ

- 敗血症とは，「感染症に対する生体反応が調整不能な状態となり，重篤な臓器障害が引き起こされる状態」であり，「①感染症もしくは感染症の疑いがあり，かつSOFA〔sequential (sepsis-related) organ failure assessment〕スコアの合計2点以上の上昇を伴うもの」と定義される[1]。
- 敗血症性ショックは，「敗血症の診断基準に加え，平均動脈圧65mmHg以上を保つために輸液療法に加えて血管収縮薬を必要とし，かつ血中乳酸値2mmol/L（18mg/dL）を超える場合」と定義される[1]。
- 治療介入の遅れが死亡率を上昇させるため，早急な介入が必要となる内科緊急疾患の1つである。

1. 診断基準は知っておくけど，現場では臨床的に判断する

- SOFAスコア（表1）にはT-Bil，Cr，Plt，PaO_2など血液検査が必要となるので，結果が出るのに通常1時間程度はかかるため，そこまで待ってからの診断となると敗血症の診断・治療介入が大幅に遅れてしまう。
- 日本版敗血症診療ガイドライン2020では，一般病棟や救急外来で「感染症もしくは感染症の疑い」があればqSOFAでのスクリーニングを推奨していたが，2024年の改訂では感度が低く見逃しのリスクがあるため単一のスコアでのスクリーニングは推奨されなくなった[1,2]。

表1　SOFAスコア

	0	1	2	3	4
PaO₂/FiO₂	≧400	<400	<300	<200（人工呼吸）	<100（人工呼吸）
Plt (×10³/μL)	≧150	<150	<100	<50	<20
T-Bil (mg/mL)	<1.2	1.2〜1.9	2.0〜5.9	6.0〜11.9	12.0
平均動脈圧（MAP）(mmHg)	≧70	<70	ドパミン≦5γ ドブタミン	ドパミン5.1〜15γ ノルアドレナリン≦0.1γ アドレナリン≦0.1γ	ドパミン>15γ ノルアドレナリン>0.1γ アドレナリン>0.1γ
GCS	15	13〜14	10〜12	6〜9	<6
Cr (mg/mL)	<1.2	1.2〜1.9	2.0〜3.4	3.5〜4.9	≧5.0
尿量 (mL/日)				<500	<200

〔Singer M, et al：JAMA, 315：801-810, 2016 より〕

表2　敗血症のスクリーニングに用いられている項目

qSOFA（2点以上が陽性）

呼吸数	≧22回/分
収縮期血圧	≦100mmHg
意識	意識障害あり

〔Singer M, et al：JAMA, 315：801-810, 2016 より〕

SIRS（2点以上が陽性）

呼吸	呼吸数>20回/分 またはPaCO₂<32mmHg
脈拍	>90回/分
体温	<36℃または>38℃
WBC	WBC>12,000/mm³ または<4,000/mm³ または幼若白血球>10%

〔Bone RC, et al：Chest, 101：1644-1655, 1992 より〕

NEWS（低リスク0〜4点，中リスク5〜6点，高リスク7点〜）

	3	2	1	0	1	2	3
呼吸数（回/分）	≦8		9〜11	12〜20		21〜24	≧25
SpO₂（%）	≦91	92〜93	94〜95	≧96			
酸素需要			あり		なし		
体温（℃）	≦35.0		35.1〜36.0	36.1〜38.0	38.1〜39.0	≧39.1	
収縮期血圧（mmHg）	≦90	91〜100	101〜110	111〜219			≧220
脈拍（回/分）	≦40		41〜50	51〜90	91〜110	111〜130	≧131
意識				覚醒			非覚醒

〔McGinley A, et al：BMJ, 345：e5310, 2012 より〕

MEWS（5点以上が陽性）

	3	2	1	0	1	2	3
呼吸数（回/分）		≦8		9〜14	15〜20	21〜29	≧30
脈拍（回/分）		≦40	41〜50	51〜100	101〜110	111〜129	≧130
収縮期血圧（mmHg）	≦70	71〜80	81〜100	111〜199		≧200	
意識		なし	疼痛で反応あり	声かけで反応あり	覚醒	混乱	
体温（℃）		≦35.0		35.0〜38.4		≧38.5	

〔Subbe CP, et al：QJM, 94：521-526, 2001 より〕

- ほかにSIRS (systemic inflammatory response syndrome) スコア，NEWS (national early warning score)，MEWS (modified early warning score) などが検討されている（表2）が，いずれも単独で十分な感度と特異度を有していないとの報告がある[3]。

2. 実臨床では「感染症＋バイタルサインや全身状態」が悪い場合，敗血症を疑い治療開始

- 実際の現場では，特に状態が悪い場合は敗血症の判断や治療介入開始にもちろん血液検査の結果は待たないし，前述のスコアだけで判断もしない。原則的には，感染症が疑われる患者さんで，バイタルサインや全身状態が悪い場合に敗血症と判断して，精査治療を開始する。後述するように，敗血症の疑いが高ければ抗菌薬は1時間以内に投与することが推奨されている。

- 前述のスコアに入っているすぐわかる項目が「不安定であればより緊急度が高くなる」というイメージで，各項目を何となく頭に入れておく．

> **本症例の経過**
> 発熱＋排尿障害，右腰背部痛であり，尿路感染症が疑われる．血圧低下や頻脈，頻呼吸，末梢循環不全徴候がみられ，敗血症と判断する．また，ショック状態の可能性が高いとも判断し，初期治療を急ぐ．

治療は①感染源の同定と治療，②血行動態の維持，③予防・補助的治療の3本柱で行う

- 初期治療は，どんな症例でも airway（A）：気道，breathing（B）：呼吸，circulation（C）：循環，dysfunction of CNS（D）：意識の評価と安定化を行う（「第5章-4 重症患者さんへのABCD評価と初期対応」参照）．
- 敗血症性ショックの場合は，Cの異常が目立つかもしれないが，AやBの異常があればまずは気道確保や酸素投与を行う．そのうえで，治療は①感染源の同定と治療，②血行動態の維持，③予防・補助的治療が3本柱（図1）．特に初期治療では，①と②を同時並行で行うことが重要である．
- 本項では，③はページ数の関係で割愛しており，詳細は「日本版敗血症診療ガイドライン2024」[1] を参照する．

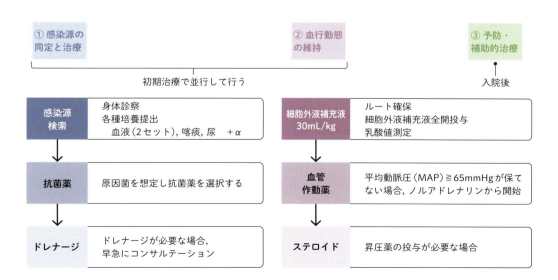

図1 敗血症治療の3本柱

感染源検索と抗菌薬投与からドレナージの必要性を判断する

- 感染源の検索を行い，1時間以内に抗菌薬を投与し，ドレナージの必要性を判断する。

1. 感染源はtop to bottom approach＋ベッドサイドでできる検査でおおよそのあたりをつける

- まずは，病歴から大体の感染源（フォーカス）のあたりを付けて重点的な病歴聴取と診察をする。そのうえで，見逃しがないようにtop to bottom approachで頭から足先まで全身を診察し，フォーカスを同定する。
- 血液検査ももちろん行うが，血液検査でフォーカスの同定ができるのは胆管炎くらいと心得る。血液検査はフォーカスの同定というより各臓器の障害の程度の把握とSOFAスコアをつけるために行う。尿路感染症を疑う場合は尿検査も提出する。
- ベッドサイドでできる検査としてはエコーが非常に有用で，肺や心臓，胸腔内，腹腔内，皮膚軟部組織/関節の評価までできる。胸部単純X線も肺炎の評価には非常に重要な検査である。
- 原則的に病歴，診察，エコー，X線などを駆使し，ベッドサイドでの診断を目指す。フォーカスが絞れない場合は，CTなども行うが，検査のため抗菌薬投与が遅れないようにする。

2.「血液培養2セット」は必ずすぐ採取！ 他の時間がかかる検体にはこだわらない

- 次に抗菌薬投与前に各種培養検体，特に血液培養2セットはどの症例でも必ず提出する。
- 早期に抗菌薬投与を開始するためにも，血液培養はできるだけ早く取る。末梢ルートや動脈血液ガスをとる際に血液培養も一緒に提出すると時間の短縮になる。
- 他に，尿，喀痰，便，髄液などの培養検体は疑っている感染症に応じて提出する。敗血症であれば髄液，深部膿瘍などの採取に時間がかかる病変の検体採取より抗菌薬投与開始が優先されることが多いので，それらのために抗菌薬投与が遅れないようにする。

身体診察（top to bottom approach）
- 髄膜炎，脳炎：頭痛，項部硬直，ジョルトサイン，意識障害
- 副鼻腔炎：頭痛，前頭洞・頬部叩打痛
- 頸部感染症：咽頭発赤，嚥下時痛，開口障害，頸部リンパ節腫脹
- 肺炎：coarse crackles，呼吸音減弱
- 感染性心内膜炎：心雑音，オスラー結節，ジェーンウェー斑
- 胆道感染症：眼球結膜黄染，右季肋部痛，マーフィー徴候
- 腹腔内感染症：腹部圧痛，反跳痛，筋性防御
- 尿路感染症：頻尿，排尿時痛，肋骨脊柱角（CVA）叩打痛
- 前立腺炎：下腹部痛，排尿時痛，直腸診で前立腺圧痛
- 皮膚軟部組織感染症：皮膚の発赤，腫脹，熱感，疼痛

- **関節炎**：関節部の発赤，疼痛，熱感，腫脹，可動域制限
- **カテーテル関連血流感染症**：ルート刺入部の発赤，腫脹，熱感，疼痛　など

画像検査
エコー，胸部単純X線，造影CT（限られた場面では単純CTも考慮されるが，造影CTが必要な場合が多い）

検査オーダー例
- 血算，生化学，凝固，動脈血液ガス
- 血液培養2セット

他に培養検査は，疑う感染症によって適宜オーダー
尿検査・尿培養は，高齢者などでは非特異的な症状しか呈さないこともあるので症状がなくても提出する場合が多い

3. 敗血症を疑っているときは抗菌薬を1時間以内に投与

- empiric therapy（想定された原因菌をすべてカバーし，かつ最も狭域の抗菌薬の投与）を行う。
- 重症だからといってやみくもに広域抗菌薬を投与するのではなく，背景・臓器・微生物を意識する（「第3章-2 感染症患者さんのカルテの型」参照）。
- 抗菌薬をどれくらい急いで投与するかは，「敗血症がどれだけ疑われるか」と「ショックの有無」の2点が重要になる（図2）。
- 敗血症が確信的または可能性が高い場合や敗血症性ショックが疑われる場合は，抗菌薬を1時間以内に投与する。敗血症の可能性があってもショックではない場合は，感染症の有無を速やかに評価し，可能性ありと判断すれば抗菌薬を3時間以内に投与する[3]。
- 初回抗菌薬は腎機能によらず通常量を投与するため，血液検査の結果を待たずに可能な限り早く投与する。例えばタゾバクタム/ピペラシリン（ゾシン®）であれば4.5gを腎機能検査の結果を待たず投与する。

	ショックが存在する	ショックが存在しない
敗血症が確信的または可能性が高い	抗菌薬を1時間以内に速やかに投与する	
敗血症の可能性がある	抗菌薬を1時間以内に速やかに投与する	・感染症の有無の評価を速やかに行う ・感染症の関与が考えられる場合は3時間以内に抗菌薬を投与する

図2 抗菌薬投与のタイミング
〔Evans L, et al：Crit Care Med, 49：e1063-e1143, 2021 より〕

4. ドレナージは可能な限り迅速に，遅くても6時間以内

- 感染源コントロールの適応となる病態では，カテーテルデバイス抜去（血流感染症，尿路感染症），汚染物質の除去・デブリードマン（穿孔性腹膜炎，壊死性筋膜炎，感染性膵壊死など），ドレナージ（膿胸，腹腔内膿瘍，急性胆管炎・胆嚢炎，閉塞性腎盂腎炎，化膿性脊椎炎など）を行う。特に穿孔性腹膜炎，壊死性筋膜炎，閉塞性胆管炎，閉塞性腎盂腎炎などは手術やドレナージを行わないと抗菌薬だけでは太刀打ちできないものもあることを意識する（胆管炎や腎盂腎炎は重症度による）。
- 末梢ルート入れ替え，尿管ステント挿入，胸腔ドレーン留置，経皮的胆道カテーテル留置，緊急手術などについて専門診療科へコンサルテーションを行い，6時間以内の介入を目指す。重症度が高ければ高いほど，早期の感染源コントロールを目指す。
- 病巣をドレナージした場合には，培養提出を忘れないように心がける。

> ## 細胞外液補充液→血管作動薬→ステロイドで血行動態を維持する

- 敗血症では体血管抵抗が低下するため，重症度が高い場合は血液分布異常性ショックとなる。そのため，血行動態の維持には血管内容量を保つこと，末梢血管抵抗を上昇させることが大事である。

1. 初期輸液30mL/kg投与しても平均動脈圧＜65mmHgであればノルアドレナリン開始

- 平均動脈圧（mean arterial pressure；MAP）＜65mmHg，乳酸値≧2mmol/L（18mg/dL），つまりショックであれば，初期輸液として末梢ルートから細胞外液補充液30mL/kgを全開で投与開始。このとき末梢ルートは20G以上の太さで2本確保する。
- 初期輸液投与後にMAP≧65mmHgが維持できれば，細胞外液補充液を60〜100mL/時へ減量する。
- 初期輸液を投与してもなお血圧が維持できなければ，ノルアドレナリンを早期開始する。ショックがひどい場合，初期輸液中からノルアドレナリンを開始する場合もある。
- 至適な輸液量は決まっていないが，過剰な輸液は肺水腫や腹部コンパートメント症候群を来し，死亡率を上昇させる。そのため，過剰輸液は回避する必要があり輸液反応性と必要性も併せて評価する。
- 乳酸値は低灌流を反映して上昇し死亡率と相関するため，初期蘇生の指標としても用いられる。乳酸値≧2mmol/L（18mg/dL）であれば，2時間後に再検査をし，乳酸値が十分に低下するのを確認するために6時間ごとに測定する。
- capillary refill time（CRT）や網状皮斑も乳酸値と相関するといわれており，経時的にフォローする。

1　敗血症/敗血症性ショックの初期治療　195

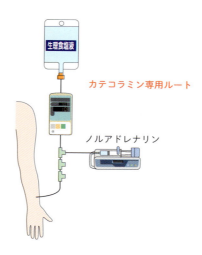

図3　カテコラミンの投与方法

2. ノルアドレナリンの使い方

- 初期輸液でも血圧が維持できない場合，ノルアドレナリンを0.05〜0.1γから開始する。組成は，施設ごとで決まっているものに従う。
- カテコラミンは単独ルートとし，専用の生理食塩液の側管からシリンジで投与する（図3）。
- ノルアドレナリンは，血圧をみながら約30分ごとに増量する（状況によりもっと短い間隔のときもある）。ノルアドレナリンの増量で追いつかない場合は，フェニレフリン（ネオシネジン®）やエフェドリンの静注で血圧を維持する。
- ノルアドレナリンを0.25γ投与しても血圧が維持できない場合，ノルアドレナリンの増量よりもバソプレシン（ピトレシン®）の併用が推奨される。バソプレシンは，0.01〜0.03単位/分から開始する。
- 中心静脈（CV）ルートが確保できないときは，末梢ルートからノルアドレナリンを開始することが選択肢として提案されている[3]。ただし，血管外漏出のリスクがあり長時間の末梢ルートからの投与は推奨されていないので，早期にCVルートの確保を行う。また，ご家族，ご本人に血管外漏出のリスクを説明する。

処方例

細胞外液補充液の投与方法

低血圧を伴う敗血症の場合：
- 細胞外液補充液500mLをなるべく太い末梢ルート（20G）を上肢に1〜2本確保して全開で投与開始　30mL/kgを目安に投与量を決定

静注の循環作動薬の投与方法
- フェニレフリン（ネオシネジン®）1mg 1A＋生理食塩液/合計20mL
　1〜2mLずつショット　10〜15分ごと繰り返し可
- エフェドリン40mg 1A＋生理食塩液/合計10mL
　1〜2mLずつショット　10〜15分ごと繰り返し可

> **ノルアドレナリンの投与方法（組成の例）**
> - ノルアドレナリン 2A ＋ 生理食塩液 18mL
>   換算式：$0.1\gamma = (0.06 \times$ 体重$)$ mL/時
>   体重50kgの場合，1.5〜3.0mL/時（0.05〜0.1γ）で開始
>   上記組成では，標準的な体型であれば3mL/時で開始すればおおよそ0.1γ前後になる
>
> **バソプレシン（20単位/mL製剤）の投与方法**
> - バソプレシン（ピトレシン®）2A（40単位/2mL）＋ 生理食塩液 38mL（＝1単位/mL）
>   0.6mL/時で開始

- ノルアドレナリンは，ショックが改善しておりMAP 65mmHg以上が保てるようになったら減量を開始する。経過が良好ならイメージ的には翌日くらいから，難渋していると2〜4日後くらいから減量可能である（もちろんもっと重症であれば減量できない場合もある）。
- 減量に定まった方法はないが，副作用の出現や高血圧になりすぎなければ焦る必要もないので約0.05γずつ約半日ごとに減量して中止する。血圧はもちろん，尿量や意識状態，皮膚の循環不全症状の有無を確認しながら行う。
- 減量中にもかかわらず収縮期血圧140mmHgを超えてくるような場合は，もっと早く減量してもよいかもしれない。

3. コンサルテーションのタイミング —— ノルアドレナリン抵抗性ショックの対処

- ノルアドレナリンでも血圧が保てない場合，集中治療科や救急科にコンサルテーション。
- 血圧が上がらない原因を考える。具体的には，①感染源コントロールができているか，②輸液の不足はないか，②心筋症がないか，④重症関連コルチコステロイド障害（critical illness-related corticosteroid insufficiency；CIRCI）（相対的副腎不全）がないか，などの検索を行う。
- CIRCIとは，カテコラミンを使用するような重症度の高い敗血症の場合，侵襲に対しコルチゾールが不足している相対的副腎不全となることであり，ステロイドカバーで早期にショックを離脱できる可能性がある。
- 具体的にはノルアドレナリン0.25γ以上を4時間以上使用した患者さんではステロイドカバーを検討。基本的には，ノルアドレナリン終了と同時に中止する。

> **処方例**
> **ステロイドの投与方法**
> - ヒドロコルチゾン 50mg ＋ 生理食塩液 50mL　30分で投与　6時間ごと
>   または
> - ヒドロコルチゾン 200mg ＋ 生理食塩液/合計 24mL　1mL/時で持続投与
>   上記ヒドロコルチゾン 50mgのボーラス投与のうえで開始

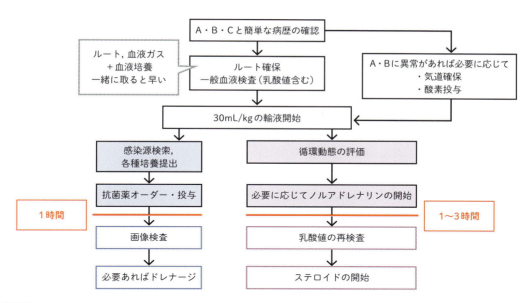

図4 初期治療の流れ

敗血症の初期治療の流れを頭に叩き込んで診療に臨む

- 敗血症は早期認知，早期介入が重要となる内科的緊急疾患のため，時間の流れを意識した初期治療が重要．特に1時間以内に抗菌薬投与を行い，循環動態が不安定であれば早期にノルアドレナリンを開始する．
- 図4のやることと時間間隔を頭に叩き込んで診療に臨む．

本症例の続き（時系列に沿って）

ショックと判断し，酸素投与（経鼻3L/分），ルート2本，細胞外液補充液を全開投与，血液検査および血液培養を指示した．身体所見では右CVA叩打痛，エコーでも右水腎症がみられた．他に，明らかな熱源となるような異常所見はなかった．細胞外液補充液を1,000mL投与したが，血圧104/45mmHg（MAP 62mmHg）であり，末梢ルートよりノルアドレナリン0.05γで投与開始した．その後，尿道カテーテルを留置し尿検査，尿培養を提出し，耐性菌のリスクがあると判断してタゾバクタム/ピペラシリン（ゾシン®）4.5gも投与した．検査結果などからSOFAスコア9点であった．その後は，ノルアドレナリンを漸増し循環動態が安定したため，閉塞起点の検索目的にCT検査を行った．右尿管結石がみられ，結石性腎盂腎炎の診断で泌尿器科へドレナージを依頼し，ICUへ入室となった．

文献

1) 日本版敗血症診療ガイドライン2024特別委員会：日本版敗血症診療ガイドライン2024．（https://www.jstage.jst.go.jp/article/jsicm/31/Supplement/31_2400001/_article/-char/ja/）
2) 日本集中治療医学会・日本救急医学会合同 日本版敗血症診療ガイドライン2020特別委員会・編：日本版敗血症診療ガイドライン2020．日本集中治療医学会雑誌，28 (Suppl.)：S1-S411，2021
3) Evans L, et al：Surviving Sepsis Campaign: International Guidelines for Management of Sepsis and Septic Shock 2021. Crit Care Med, 49：e1063-e1143, 2021［PMID：34605781］

2 肺炎
～なんとなくニューキノロンからの卒業

診断

肺炎を疑う所見
- 典型的には気道症状（咳嗽・喀痰など）＋全身症状（発熱など）
- ただし高齢者を中心として非典型例も多い

病歴聴取＋身体診察
- 急性経過の発熱
- 下気道症状（喀痰，膿性痰）
- 呼吸困難感
- 頻呼吸，酸素化低下
- 聴診での coarse crackles，呼吸音減弱

検体検査＋画像検査
- 血液検査
- 喀痰グラム染色・培養検査・抗酸菌塗抹・培養
- 血液培養検査　・胸部単純X線
- （流行状況に応じて）インフルエンザウイルス抗原検査，新型コロナウイルス PCR 検査

✓ 診断は問診での呼吸器症状，診察所見，検査所見，胸部単純X線での浸潤影などを総合して判断

鑑別

✓ 以下を念頭に鑑別（合併することもあり）
- うっ血性心不全　・COPD 増悪　・肺血栓塞栓症　・非感染性の肺疾患

治療

✓ 診断がついたら，重症度と耐性菌リスクの有無をチェック

✓ A-DROP で重症度がわかれば治療するセッティングを決定

A-DROP	治療の場所
0点	外来（状況により入院も考慮）
1〜2点	外来 または 一般病棟
3点	一般病棟
4〜5点，もしくはショック	ICU

〔文献1）より〕

✓ 耐性菌リスクの有無をチェックし，総合的に判断
- 免疫抑制状態　・過去90日以内の入院
- 過去90日以内の抗菌薬治療
- ICUまたは人工呼吸器管理
- 胃酸分泌抑制薬使用　・経管栄養
- 歩行不能　・心疾患
- 過去1年間以内の耐性菌の検出歴
- 介護施設への入所

抗菌薬治療

軽症〜中等症の場合
- クラブラン酸/アモキシシリン250mg＋アモキシシリン250mg　1日4回

中等症〜重症の場合
- スルバクタム/アンピシリン3g　6時間ごと または セフトリアキソン2g　24時間ごと

軽症〜重症で非定型菌が疑われる場合，以下を併用
- アジスロマイシン500mg　24時間ごと（または2g1回）または レボフロキサシン500mg　24時間ごと

超重症の場合（【A】＋【B】）
【A】アジスロマイシン500mg　24時間ごと または レボフロキサシン500mg　24時間ごと
【B】耐性菌リスクなし
- スルバクタム/アンピシリン3g　6時間ごと または セフトリアキソン2g　24時間ごと

耐性菌リスクあり
- メロペネム1g　8時間ごと または タゾバクタム/ピペラシリン4.5g　8時間ごと または
- セフェピム2g　8時間ごと（保険適用外量）

経過

- 臓器特異的パラメーターとして喀痰の量，膿性化の程度，咳嗽，呼吸数，SpO₂，coarse crackles，グラム染色
- 全身状態のパラメーターとして，発熱，食欲，元気さ，WBC，CRP
- 治療開始後72時間を超えて発熱が遷延する場合には再評価

肺炎を診るときのポイント！

- 肺炎は肺実質の，急性の，感染症の，炎症
- 肺炎を疑う典型的な所見を押さえておく
- 肺炎は問診，身体・検査所見，胸部単純X線から総合的に判断する
- 非定型肺炎，結核に注意する
- 診断をつけたら重症度判定——敗血症に至っていないか，肺炎としての重症度はどれほどか
- 重症度，リスク因子，グラム染色所見を総合的に判断して抗菌薬を選択する
- 経過観察のタイミングは診断から48〜72時間後

> **症例　ADLの自立している80歳男性**
> 来院1週間前から鼻汁と咽頭痛があり，それ以外は普段どおりだったため自宅で経過を観察していた。来院2，3日前から再び体調が悪くなり，咳嗽，呼吸困難感が出現したため救急要請し当院に搬送された。来院時は，血圧138/95mmHg，脈拍数66回/分，体温37.8℃，呼吸数24回/分，SpO₂ 85% (room air) だった。身体所見では右前胸部でcoarse cracklesを聴取した。

肺炎は肺実質の，急性の，感染症の，炎症

- 肺炎は，日本のガイドラインでは「肺実質の，急性の，感染性の，炎症」と定義されており，診療時には，以下の3つが大切である[1]。
    - ①炎症の場が肺実質（肺胞領域）であるか
    - ②経過は急性であるか
    - ③微生物によって引き起こされた炎症であるか
- これらを病歴，身体所見，検査所見（X線や微生物検査など）で確認していく。
- 肺炎は高齢者に多いことから「高齢者の友」といわれ，高齢者では致死的。事実，肺炎の年齢階級別死亡者数では全体の96%以上を高齢者が占めており，高齢化社会が進む日本では大きな問題になると予測される。
- 2022年の原因別死亡数では「肺炎」が74,000人で第5位，「誤嚥性肺炎」が56,000人で第6位となっており，合わせて約13万人は死者数全体の8%を占める[2]。

表1 肺炎の症状・身体所見

呼吸器症状	全身症状	身体所見
・咳嗽 ・喀痰 ・胸膜炎性胸痛 ・呼吸困難	・発熱 ・悪寒（悪寒戦慄） ・倦怠感 ・意識障害 ・経口摂取低下 ・慢性疾患急性増悪 　（例：慢性心不全 　急性増悪）	・発熱または低体温 ・頻呼吸 ・酸素化低下 ・ラ音

〔Rothberg MB：Ann Intern Med, 175：ITC49-ITC64, 2022 より〕

表2 肺炎の診断（4項目から総合的に判断する）

問　診
呼吸器症状：喀痰，咳嗽，胸膜炎性胸痛，呼吸困難 全身症状：発熱，倦怠感，食思不振，意識障害
身体所見
発熱または低体温，頻呼吸，酸素化低下，ラ音
検査所見
喀痰グラム染色，好中球優位のWBC上昇，炎症反応
胸部単純X線
気管支透亮像を伴う浸潤影

肺炎を疑う典型的な所見を押さえておく

- 典型的には以下のような病歴や検査所見，症状・身体所見（表1）を示す[3]。
  ①病　歴
  　炎症の場が肺である症状：咳嗽・喀痰などの気道症状と呼吸困難感
  　急性の経過の炎症：数日の経過で発熱などの炎症症状・全身症状
  ②検査所見
  　炎症の場が肺である症状：肺野でラ音を聴取，胸部単純X線で浸潤影
  　微生物の検出：細菌学的検査（喀痰培養，血液培養，インフルエンザウイルスなどの抗原検査など）
- 40歳台以下では典型的な症状となることが多いが，特に高齢者などの場合には全身状態の悪化や活動性の低下，食欲低下のみ，「ご家族からみていつもと何か違って変」などの非典型的な症状のみで来院することもある。肺炎は罹患率の高い疾患であることから，特に高齢者では救急外来に体調不良や発熱で受診した場合は，全例一度は肺炎を鑑別にあげて考えるくらいでも良いかもしれない。

肺炎は問診，身体・検査所見，胸部単純X線から総合的に判断する

- 肺炎は，表2の所見を踏まえて総合的に診断する。
- 典型的には急性経過の発熱・呼吸器症状で来院し，血液検査で炎症反応の上昇と胸部単純X線で浸潤影がみられる場合に診断できる。
- 特に高齢者では，非典型例も多く診断に難渋することもある。

1. 身体所見

- 頻呼吸は，肺炎で重要な所見になるため必ず測定する。

表3 さまざまなセッティングでの各種検査提出の推奨

	血液培養	喀痰培養	レジオネラ尿中抗原	肺炎球菌尿中抗原
ICU入室	○	○	○	○
外来治療失敗		○	○	○
空洞性病変	○	○		
無顆粒球症	○			○
アルコール依存症	○	○	○	○
慢性肝疾患	○			○
COPD/基礎肺疾患あり		○		
無脾症	○			○
胸水あり	○	○	○	○

〔Mandell LA, et al : Clin Infect Dis, 44 Suppl 2 (Suppl 2) : S27-72, 2007 より〕

- 典型的には吸気時のcoarse cracklesを聴取。また，大葉性肺炎になっている場合や胸水が貯留している場合などは呼吸音の減弱がみられることがある。
- 聴診は，下葉が肺炎の発症部位として多いため，前面だけではなく，背側からも聴取することが大切。特に，ベッド上で臥位になっている患者さんをみるときには，側臥位を取るなど工夫を心がける。誤嚥性肺炎も背側からの聴診で診断がつくことをよく経験する。

2. 検 査

- 血液検査は肺炎の診断そのものに有用であるというよりは，重症度判定やベースラインの測定の意味合いが強いことをまず理解する。
- 肺炎は，喀痰グラム染色・培養検査の提出が大切である。
- 流行時は，新型コロナウイルス・インフルエンザウイルス感染症のスクリーニングを行う。

MEMO 血液培養は，外来加療可能な市中肺炎では一般的に提出は推奨されていないが，筆者は入院させる症例では採取を心がけている。高齢者で病態が不鮮明な場合などでは，特に提出を心がけている。表3[4]は，さまざまなセッティングでの各種検査提出の推奨なので参考にしてもよいかもしれないが，実臨床ではもう少し柔軟に適応を判断していることが多い。

- レジオネラ属を疑う場合は，尿中抗原を提出。感度は高くないことに注意する。

3. グラム染色は訓練が必要だが役に立つ

- グラム染色は簡便かつ迅速に施行することができ，抗菌薬選択や治療効果判定に役に立つ。
- 喀痰の場合は，良質な検体が採取できないことも多いが，良質な検体が採取できれば情報としては非常に有益なものが得られることが多い。
- 良質な喀痰は「Miller & Jones分類でP1以上，Geckler-Gremillion分類で4ないし5」である（表4）。質の悪い喀痰だった場合には，下気道の感染状況を必ずしも反映しないため，結果に振り回されず無視することもある。
- 抗菌薬は，グラム染色所見だけでなく，耐性菌のリスク因子なども総合して決める必要がある。

表4 Miller & Jones 分類と Geckler-Gremillion 分類

Miller & Jones 分類	
M1	唾液，完全な粘性痰（不良）
M2	粘性痰の中に膿性痰が少量含まれる（不良）
P1	膿性痰で膿性部分が1/3以下
P2	膿性痰で膿性部分が1/3～2/3
P3	膿性痰で膿性部分が2/3以上（良好）

P1～3の検体が採取できるようにする

Geckler-Gremillion 分類		
分類	細胞数/1視野（100倍鏡検）	
	白血球数（好中球数）	扁平上皮細胞数
1	< 10	> 25
2	10～25	> 25
3	> 25	> 25
4	> 25	10～25
5	> 25	< 10
6	< 10	< 10

分類4，5は良質の検体
分類1～3の場合，喀痰から肺炎の評価はできない（検体を取り直す）
分類6の場合，経気道的吸引痰や気管支洗浄液であれば検体として適している

4. 胸部単純X線で診断しよう。CTは診断に必須ではない

- 肺炎の画像診断は胸部単純X線が第一選択。正面および側面を撮像する。
- 身体所見上で，もし左右のどちらが怪しいかあたりを付けられた場合，肺炎がある側を撮影台側（フィルムがある側）につけて撮る側面像のオーダーをする（右に肺炎がある場合はL-R）。
- 胸部単純X線では，①大葉性の浸潤影，②気管支肺炎像，③間質性肺浸潤影，④空洞影などがあるかをみる。肺実質だけでなく，胸水貯留の有無も一緒に判断。肺炎に胸水を伴っている場合には，肺炎随伴性胸水として穿刺の適応を判断する。

5. CTはいつ撮るの？

- 日本ではCTへのアクセスが非常によいが，CTでは背側の無気肺や微妙な浸潤影を拾ってしまい，過剰診断になる可能性があるというデメリットもある。
- 一方で，胸部単純X線で不明瞭であったものの，CTを撮像した場合には33％の症例で新規の浸潤影がみられたとの報告もある[5]。
- これらを踏まえ，CTの適応を考える。

> **CTの適応**
> - 胸部単純X線で判断が難しいとき（胸郭変形やローテーションの関係）
> - 胸部単純X線では陰影は明らかではないものの，臨床的に肺炎が強く疑われるとき
> - 肺化膿症や膿胸，肺塞栓症の除外が必要なとき，びまん性肺疾患を疑うとき

6. 鑑別診断

- 肺炎との鑑別が問題となる疾患として，循環器領域ではうっ血性心不全，肺血栓塞栓症，呼吸器領域では慢性閉塞性肺疾患（COPD）増悪，肺胞出血，無気肺，化学性肺臓炎，膠原病関連肺炎や間質性肺炎などがあげられる。
- 特に，両側や離れた部位に浸潤影がある場合には通常の細菌性肺炎ではない，うっ血性心

不全，肺胞出血，間質性肺疾患，非定型病原体感染症，日和見感染症なども念頭に精査を進めていく必要があることが多い。
- うっ血性心不全 vs 肺炎でバトルになる光景をみることがあるが，肺炎と心不全が合併する場合もあるので初期評価時点では判断が難しい症例も多い（「第4章-11 急性心不全」参照）。

検査例
- 血液検査：肝腎機能，血算，心不全を疑う場合にはBNPを追加
- 喀痰グラム染色・培養検査，抗酸菌塗沫・培養，血液培養検査
- 胸部単純X線
- （流行状況に応じて）インフルエンザウイルス抗原検査，新型コロナウイルスPCR検査

非定型肺炎，結核に注意する

- 感染性の肺炎で忘れてはいけないのが非定型肺炎と結核である。

1. 非定型肺炎はどんなときに考えて，どんなときに治療するの？

- 非定型肺炎とは，非定型病原体（肺炎マイコプラズマ，クラミジア属，レジオネラ・ニューモフィラ，コクシエラ属）などにより生じる肺炎のこと[6]。
- マイコプラズマ肺炎とレジオネラ肺炎の予測スコアを表5に示す。
- レジオネラ肺炎を示唆する所見は，表5の項目に加えて，消化器症状（嘔気・嘔吐，下痢），肝逸脱酵素上昇などがある。アウトブレイク発生時やリスク因子（温泉，プール，噴水や土壌）への曝露が明らかな場合は積極的に疑う。
- 非定型肺炎の治療という観点では，レジオネラ肺炎以外の非定型肺炎への治療遅延は予後に大きく影響しない。レジオネラ肺炎は，致死的な経過をとることがあるので注意が必要である。
- 治療判断のポイントは，以下の2つを意識する。
    ①ICU入室が必要なレベルの重症肺炎の場合には，empiricにβ-ラクタム系薬に加えて

表5 マイコプラズマ肺炎とレジオネラ肺炎の予測スコア

マイコプラズマ肺炎の特徴[*1]	レジオネラ肺炎予測スコア[*2]
・60歳未満	・男性
・基礎疾患をもたない，あるいは軽微	・咳嗽なし
・激しい咳嗽	・呼吸困難感あり
・乏しい胸部所見	・CRP ≧ 18mg/dL
・グラム染色陰性	・Na < 134mEq/L
・WBC < 10,000/μL	・LDH > 260U/L

*1：4項目以上に該当した場合には感度77.0%，特異度93.0%で非定型肺炎であるといわれている
*2：3項目以上陽性で考慮すべきとされているが，レジオネラ肺炎の除外は極めて難しく，臨床所見では鑑別しきれないこともしばしば経験する
〔日本呼吸器学会成人肺炎診療ガイドライン2024作成委員会・編：成人肺炎診療ガイドライン2024．メディカルレビュー社，2024 より〕

表6 結核のリスク

結核を疑う5つの状況
①2〜3週間以上の咳＋（発熱，寝汗，血痰，体重減少のうち1つ以上）
②結核リスクの高い患者で，原因不明の呼吸器症状などが2〜3週間以上持続する場合
③HIV感染者で，原因のはっきりしない咳と発熱がある場合
④結核リスクの高い患者が，市中肺炎と診断され 7日以内に改善しない場合
⑤結核リスクの高い患者で，偶然結核らしい胸部単純X線異常があった場合（症状は問わない）

結核の高リスク群
最近の結核患者への曝露，ツベルクリン反応またはインターフェロンγ遊離試験（IGRA，QFTとT-SPOT）陽性，HIV感染者，静注麻薬使用者，結核高度蔓延国（東南アジア・南アジア・アフリカなどの発展途上国）で出生またはそこからの5年以内の移住，医療を十分に受ける事が出来ない集団，リスクのある疾患がある（糖尿病，ステロイド，免疫抑制薬，慢性腎不全，血液悪性腫瘍，癌，標準体重より10％体重が少ない，珪肺，胃切除後，空腸回腸バイパス），リスクの高い場所の住民

〔American Thoracic Society, et al：Am J Respir Crit Care Med, 172：1169-227, 2005／亀田総合病院：結核を疑うときとその対応（version2）（https://medical.kameda.com/general/medical/assets/29.pdf）より作成〕

アジスロマイシン（ジスロマック®）を併用する。
②重症度が高くなければ，病歴・接触歴などからよほど強く疑わない場合には最初から非定型菌のカバーを行う必要は乏しいかもしれない[7]。

2. 結核は忘れたころにやってくる

- 日本は2021年までは結核の中蔓延国であったため，肺に異常陰影がみられた際には，常に結核を考慮すべきである。
- 結核は，非常に多彩な臨床像や画像所見を呈するので油断大敵。特に，1週間以上の経過の長い気道症状や発熱がある場合，アルコール使用障害などの背景がある場合，肺の上葉の病変の場合，空洞を伴う病変の場合などで疑う。
- 結核の管理で大切なことは感染対策。結核は，空気感染対策が必要である。
- 個別隔離には院内の規定があるところも多いので参考にしつつ，表6のようなリスク，経過がある場合には空気感染対策のうえで個室管理，可能であれば陰圧個室での管理を行う。
- 喀痰培養検査を提出する際に少しでも疑わしい場合は，抗酸菌塗抹・培養検査提出の閾値を下げる。

診断をつけたら重症度判定——敗血症に至っていないか，肺炎としての重症度はどれほどか

- 肺炎を診断したら，次は重症度を評価する。
- 敗血症や敗血症性ショックを呈している場合には，重症感染症としての対応が必要なので，まずは敗血症の有無を判定する（「第4章-1 敗血症/敗血症性ショックの初期治療」参照）。
- 肺炎の重症度評価は，A-DROPシステム（表7），PSI，CURB-65が有名。日本ではA-DROPシステムを用いることが推奨されているが[1]，国際的にはPSIやCURB-65が用いられる。

表7 A-DROPシステム

A (**A**ge)：男性70歳以上，女性75歳以上
D (**D**ehydration)：BUN 21mg/dL以上または脱水あり
R (**R**espiration)：SpO_2 90%以下（PaO_2 60torr以下）
O (**O**rientation)：意識変容あり
P (Blood **P**ressure)：血圧（収縮期）90mmHg以下

軽　症：左記5つの項目のいずれも満たさないもの
中等度：左記項目の1つまたは2つを有するもの
重　症：左記項目の3つを有するもの
超重症：左記項目の4つまたは5つを有するもの
　　　　ただし，ショックがあれば1項目のみでも超重症とする

〔日本呼吸器学会呼吸器感染症に関するガイドライン作成委員会・編：成人市中肺炎ガイドライン．日本呼吸器学会，2007より改変〕

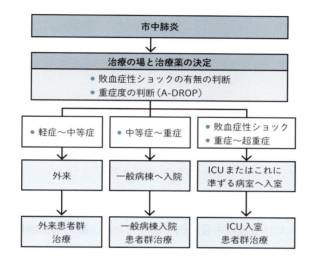

図1　肺炎の入院適応
〔日本呼吸器学会成人肺炎診療ガイドライン2024作成委員会・編：成人肺炎診療ガイドライン2024．メディカルレビュー社，2024より作成〕

- PSIは，スコアリングが煩雑で実臨床で用いる場面は少ないが，一度肺炎患者さんを担当したときにつけてみて，どういった項目があるとスコアが高くなるかを把握しておくことは勉強になる．

肺炎の入院適応

- 肺炎の入院適応について図1に示す．実際にはA-DROPスコアが低くても体動困難や食事困難などで入院せざるをえないケースもある．
- 入院後の指示は，肺炎単独で特殊な指示は不要である（「第5章-10 入院時指示の考え方・出し方・コール条件・必要時指示の出し方」参照）．
- 誤嚥のリスクが高い場合には，ヘッドアップ30度と口腔内ケアなどを指示するとよりよい．

重症度，リスク因子，グラム染色所見を総合的に判断して抗菌薬を選択する

- 肺炎の診断，重症度が判明したら，次は抗菌薬を決める．
- 感染症治療の原則に則りつつ，重症度やリスク因子，グラム染色所見を総合的に判断して抗菌薬を選択する[1]．通常は頻度の高い肺炎球菌，インフルエンザ桿菌，クレブシエラ属

をターゲットにする。
- 肺炎マイコプラズマ，レジオネラ属は通常のβ-ラクタム系薬ではカバーされないため，アジスロマイシン，ミノサイクリンなどが候補となる。

処方例

軽症〜中等症（A-DROP 0〜2点）：外来で治療可能な場合
- クラブラン酸/アモキシシリン（オーグメンチン®）250mg ＋ アモキシシリン（サワシリン®）250mg　1日4回

重症（A-DROP 3点）：軽症〜中等症でも体動困難などで一般病棟入院の場合
- スルバクタム/アンピシリン（スルバシリン®）3g　6時間ごと
  または セフトリアキソン 2g　24時間ごと

超重症（A-DROP 4〜5点，もしくはショック，ICU入室）の場合

耐性菌リスクなし：
- スルバクタム/アンピシリン 3g　6時間ごと または セフトリアキソン 2g　24時間ごと

耐性菌リスクあり：
- メロペネム 1g　8時間ごと または タゾバクタム/ピペラシリン（ゾシン®）4.5g　8時間ごと
  または セフェピム 2g　8時間ごと（保険適用外量）

非定型肺炎が疑われる場合や重症度が高い場合
- 上記に加えてアジスロマイシン（ジスロマック®）500mg　24時間ごと（3日分）
  または レボフロキサシン（クラビット®）500mg　24時間ごと

〔日本呼吸器学会成人肺炎診療ガイドライン2024作成委員会・編：成人肺炎診療ガイドライン2024. メディカルレビュー社, 2024より〕

- 肺炎で耐性グラム陰性桿菌（緑膿菌など）のカバーが必要な耐性菌リスクを表8に示す。
- 表8の項目のうちの1つでもあれば必ず耐性菌をカバーするわけではない。これらの項目と重症度などを合わせて，耐性グラム陰性桿菌のカバーが必要かを検討していく[7]。
- 一昔前は誤嚥性肺炎には嫌気性菌のカバーを行うのが通例だったが，近年は，全例で必要はないとされている。嫌気性菌のカバーを考慮するのは，口腔内衛生環境不良（口臭，義歯不適合ならびに齲歯）がみられたり，嘔吐後の誤嚥がある場合など限られた状況である[8]。

1. バンコマイシンはいつ使うの？

- バンコマイシンを肺炎に使用する場合にターゲットとなる原因菌は，メチシリン耐性黄色ブドウ球菌（methicillin-resistant *Staphylococcus aureus*；MRSA）とペニシリン耐性肺炎球菌（penicillin-resistant *Streptococcus pneumoniae*；PRSP）の2菌種である。
- 黄色ブドウ球菌は一般的に肺炎を生じやすい菌ではないとされており，原因菌として黄色ブドウ球菌を考えるのは，以下などかなり限られた状況のみである。
  ①人工呼吸器関連肺炎で黄色ブドウ球菌のみ検出
  ②インフルエンザウイルス感染症罹患後の肺炎
  ③肺にもともと構造的な異常が強くある場合（気管支拡張症など）の肺炎
  ④血流感染症の結果として敗血症性肺塞栓症からの肺炎

表8 肺炎で耐性グラム陰性桿菌（緑膿菌など）のカバーが必要な耐性菌リスク

- 免疫抑制状態
- 過去90日以内の入院
- 過去90日以内の抗菌薬治療
- ICUまたは人工呼吸器管理
- 胃酸分泌抑制薬使用
- 経管栄養
- 歩行不能
- 心疾患
- 過去1年間以内の耐性菌の検出歴
- 介護施設への入所　など

〔日本呼吸器学会成人肺炎診療ガイドライン2024作成委員会・編：成人肺炎診療ガイドライン2024．メディカルレビュー社，2024より〕

- 上記以外の状況では多くが定着菌であり，感染症を起こしていないとされている。
- 肺炎でのPRSP（MIC＞$8\mu g/mL$）は，日本では極めてまれ。2021年に血液から検出された肺炎球菌でPRSPであったものは肺炎球菌全体の0.2％程度と報告されている[9]ため，肺炎でPRSPをターゲットにバンコマイシンをempiricに投与することは日本では現時点ではほぼ必要ない。

2. ニューキノロン系薬はいつ使うの？

- 何らかの理由でβ-ラクタム系薬やマクロライド系薬が使えない，緑膿菌を含む耐性グラム陰性桿菌のカバーが必要な場合にはニューキノロン系薬の処方を検討する。

> **MEMO** 肺炎へのニューキノロン系薬はガイドラインなどでも推奨されているが，筆者らは以下の理由からほとんど使用しない。
> ①肺結核であった場合に診断を遅らせてしまうことがある。
> ②非定型肺炎のカバーが必要なときはアジスロマイシン，ミノサイクリンの選択肢がある。
> ③ニューキノロン系薬の耐性が世界的に問題になっており，可能な限り温存したい。
> ④高齢者などでは非ステロイド性抗炎症薬（NSAIDs）をほかの理由などで服用していたりして，併用に注意が必要なことが多い。

3. ステロイドはいつ使うの？

- 市中肺炎で重症例へのステロイド投与は，生存率を改善する可能性が指摘されている。まだ確実性の高いものではないが，国内外のガイドライン[1,10]などでも推奨されるようになってきている。
- ステロイドは，呼吸不全の程度が高い場合により有効と考えられており，FiO_2 50％以上の高流量鼻カニュラ（high flow nasal cannula；HFNC）やマスクを使用してP/F比＜300[11]を1つの目安とするほか，重症の定義としてPneumonia Severity Index ⅣまたはⅤ，CURB-65 3点以上などで投与を検討する。

> **処方例**
> - ヒドロコルチゾン200mg 静注 その後10mg/時の24時間持続投与を7日間
> または
> - ヒドロコルチゾン200mg/日 持続静注 4〜8日間投与 反応をみながら合計8〜14日間で漸減終了

4. 抗菌薬以外の治療

- 肺炎治療には，抗菌薬以外にも喀痰排出やドレナージが大切。理学療法による呼吸器リハビリテーションや体位ドレナージを積極的に行うようにコメディカルにも指示を出す。
- 誤嚥性肺炎予防には，嚥下機能に応じた食形態の調整や義歯の調整が大切。また，口腔内衛生環境の保持が必要なため歯科や言語聴覚士との連携を密にする[8]。

経過観察のタイミングは診断から48〜72時間後

- 肺炎の診断に至り治療を開始したら，経過観察を行い治療効果判定を行う。
- 治療効果判定の項目は，臓器特異的な所見と全身状態の所見に分けて考えるとわかりやすい（「第3章-2 感染症患者さんのカルテの型」参照）。
- 肺炎の臓器特異的な所見としては，喀痰の量や膿性化の程度，咳嗽，呼吸数，SpO_2，聴診でのcoarse crackles，ならびにグラム染色があり，全身状態の所見としては食欲や発熱，元気さ，CRPなどがある。
- 経過観察のタイミングは，入院であればもちろん日々行うが，診断から48〜72時間後，外来であればさらにその1週間後が推奨されている。
- 一般的な経過は，発熱や頻呼吸，低酸素血症は3日以内，咳嗽や呼吸困難感は14日以内に改善することが多いとされている。
- 治療期間は，市中肺炎5〜7日間，院内肺炎7日間，緑膿菌などの耐性菌による肺炎10〜14日間を推奨。ただし，あくまでも一般論のため個別に判断する必要がある[1]。

1. 胸部単純X線は経過観察する？

- 胸部単純X線は経過に遅れて浸潤影が増悪したり，影の改善までに30日かかることもあるため，一般的に，肺炎で胸部単純X線は短期的な治療効果判定には必ずしも有用ではないとされている。
- 悪性腫瘍の合併が疑われる場合は経過観察をする。

2. 専門科にコンサルテーションするタイミング

- 肺炎を専門科にコンサルテーションするタイミングは，以下のとおり。
  ①初診時を含めて両側にびまん性に肺浸潤影があり，通常の細菌性肺炎以外の鑑別〔間質

性肺炎，急性呼吸窮迫症候群（ARDS），肺胞出血など〕が必要
　②HIVを含めた免疫不全患者さん（特に細胞性免疫不全）の肺炎
　③治療開始後72時間経っても改善のない肺炎
　④ICU入室が必要な重症度の高い肺炎

- 市中肺炎で，細菌性肺炎を念頭に抗菌薬治療を行ったものの呼吸状態や発熱などのバイタルサインが改善しないような初期治療の不成功率は15%と報告されている[12]。
- 改善が得られない場合には，血液培養・喀痰培養（一般細菌，抗酸菌）・尿培養・流行状況に応じてインフルエンザウイルス抗原検査や新型コロナウイルスPCR検査を再度提出しつつ，肺化膿症や膿胸の合併の判断や肺塞栓症や間質性肺炎などの非感染性疾患の鑑別のために胸部造影CTで評価。ただし，咳嗽や倦怠感など症状の一部は改善に週単位を要することもある。

本症例の入院後経過

発熱，呼吸数上昇，SpO₂低下から感染症，肺炎が疑われた。二峰性発熱，咳嗽，呼吸困難の症状，ならびに身体所見で右前胸部にcoarse crackleを聴取し，胸部単純X線で浸潤影がみられることから市中肺炎の診断となった。qSOFAは1点（呼吸数）で敗血症は積極的には疑われず，A-DROPは3点（年齢，脱水，呼吸状態）で肺炎としては重症に分類される。耐性菌リスクとなる病歴は聴取されず，抗菌薬はセフトリアキソン2g 24時間ごとで加療の方針とした。
第3病日に培養結果ではインフルエンザ桿菌の発育がみられ，感受性結果からはセフトリアキソンが最も狭域の抗菌薬であったため，セフトリアキソンで加療継続として5日間の加療を完遂した。全身状態は良好であり，早期からのリハビリテーションで活動性の低下もなかったため，自宅退院の方針となった。

文献

1) 日本呼吸器学会成人肺炎診療ガイドライン2024作成委員会・編：成人肺炎診療ガイドライン2024. メディカルレビュー社，2024
2) 厚生労働省：令和4年（2022）人口動態統計月報年計（概数）の概況（https://www.mhlw.go.jp/toukei/saikin/hw/jinkou/geppo/nengai22/index.html）（アクセス：2024年4月）
3) Rothberg MB：Community-Acquired Pneumonia. Ann Intern Med, 175：ITC49-ITC64, 2022［PMID：35404672］
4) Mandell LA, et al：Infectious Diseases Society of America; American Thoracic Society. Infectious Diseases Society of America/American Thoracic Society consensus guidelines on the management of community-acquired pneumonia in adults. Clin Infect Dis, 44 Suppl 2 (Suppl 2)：S27-72, 2007［PMID：17278083］
5) Claessens YE, at al：Early Chest Computed Tomography Scan to Assist Diagnosis and Guide Treatment Decision for Suspected Community-acquired Pneumonia. Am J Respir Crit Care Med, 192：974-982, 2015［PMID：26168322］
6) 藤田次郎：細菌性肺炎と非定型肺炎. 日本内科学会誌, 106：1916-1922, 2017
7) 平岡栄治，他・編：感染症. Hospitalist Vol.1 No.2, 2013
8) Mandell LA, et al：Aspiration Pneumonia. N Engl J Med, 380：651-663, 2019［PMID：30763196］
9) 国立感染症研究所：基幹定点医療機関とJANISにおけるペニシリン耐性肺炎球菌感染症報告の推移. IASR, 44：16-17, 2023
10) Chaudhuri D, et al：2024 Focused Update: Guidelines on Use of Corticosteroids in Sepsis, Acute Respiratory Distress Syndrome, and Community-Acquired Pneumonia. Crit Care Med, 2024（Epub ahead of print）［PMID：38240492］
11) File TM Jr：Treatment of community acquired pneumonia in adults who require hospitalization. UpToDate（last updated Apr 13, 2023）
12) Menéndez R, et al：Risk factors of treatment failure in community acquired pneumonia: implications for disease outcome. Thorax, 59：960-965, 2004［PMID：15516472］

3 蜂窩織炎
〜壊死性皮膚軟部組織感染症を見逃すな

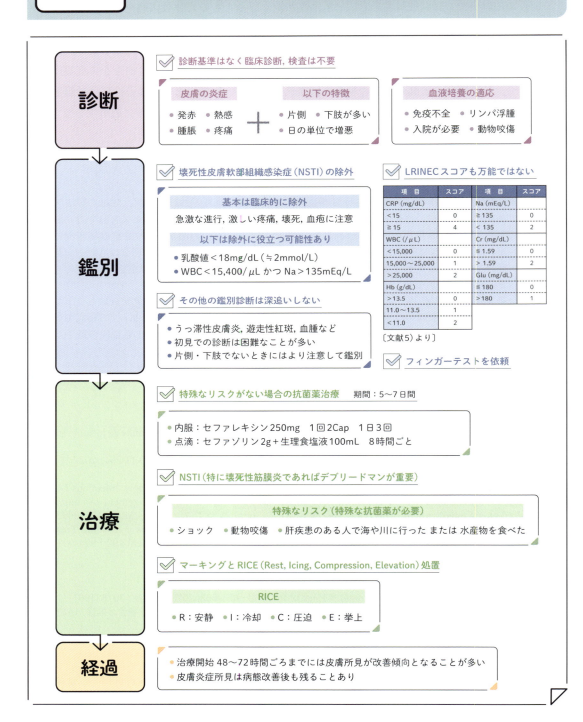

蜂窩織炎を診るときのポイント！

- 蜂窩織炎は臨床診断，診断基準はない
- 他疾患の除外が大事だが，ぶっちゃけムズイ
- 壊死性皮膚軟部組織感染症を見逃さない
- 蜂窩織炎を診断・治療するときに必要な検査を押さえておく
- 蜂窩織炎は兎にも角にもセファゾリンとRICEで治療する
- 特殊な菌のカバーが必要なときを覚える
- 蜂窩織炎は入院適応例以外は外来でも十分治療できる
- 治療開始後48〜72時間で改善がなければ他疾患や耐性菌を考える
- コンサルテーションのタイミングを知っておく

症例　高血圧症のある肥満な68歳男性

来院2日前から左足の先が痛いことに気がついていたが様子をみていた。来院当日になって左足が腫れて赤くなり，痛みで歩けなくなったため受診した。体温38.0℃，脈拍95回/分，血圧125/80mmHg，呼吸数24回/分，SpO_2 98%（room air）ほか，バイタルサインは安定，左足先は白癬でびらんあり，そこを中心に足関節まで背面が赤く腫れあがって，熱感があり，押すとかなりの疼痛がみられる。熱もあり，足の痛みも強く，入院を希望している。

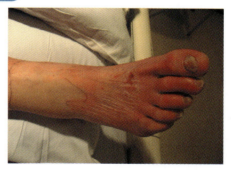

〔Bailey E, et al：Dermatol Ther, 24：229-239, 2011 より〕

蜂窩織炎は臨床診断，診断基準はない

- 蜂窩織炎の診断基準はない。
- 臨床診断のポイントは，大きく以下の3つである。
    ①皮膚の炎症所見の4徴「発赤，熱感，疼痛，腫脹」がみられる。
    ②バリア不全が背景にあることが多い（白癬，アトピー性皮膚炎，外傷，褥瘡など）。
    ③原則として，片側で，下肢（まれに手や顔あり）[1]，関節が中心ではないことが大事である。
- 1〜数日間の経過で発赤や疼痛が広がってくることが多い〔days（日の単位）の経過〕。
- 炎症所見は，すべてそろわないこともある。

- 片側と下肢でないときは蜂窩織炎の診断は慎重に，他疾患の可能性をより丁寧に検討する。
- 発赤の分布が関節を中心としている場合には，関節炎が波及して蜂窩織炎のようにみえることも要注意である。

他疾患の除外が大事だが，ぶっちゃけムズイ

- 非専門医が皮膚所見（図1）だけで鑑別するのは原則無理だと思っていい。入院中の患者さんで蜂窩織炎疑いで皮膚科にコンサルテーションしても，74％に別の診断がついたという報告もある[2]。
- 蜂窩織炎として治療を開始するときのポイントは，以下のとおり。
  ①原則的に片側，下肢（まれに上肢や顔あり）で皮膚の炎症所見を伴っている。
  ②壊死性皮膚軟部組織感染症（NSTI）は必ず「らしくないか」チェックする（後述）。
  ③エコーで深部静脈血栓症を除外する。
  ④関節を中心に炎症がある場合は，エコーを含めて関節炎の可能性をチェックする。
  ⑤病歴からアナフィラキシーと薬疹らしくないかをチェックする。
  ⑥その他の鑑別疾患らしさがないかを，病歴と検査所見で一応チェックする。
  ⑦やっぱり蜂窩織炎が一番疑わしいなら蜂窩織炎として暫定診断，治療を開始する。
- 顔面や上肢，体幹部の蜂窩織炎ももちろんあるが，それらの診断はより慎重に行う必要がある。
- 治療経過が合わなければ，生検を含めて他疾患（表1）の鑑別へ進む。

> **本症例の診断**
> ①2日間の経過で，片側の足先から，皮膚の炎症所見の4徴がみられる，
> ②足先にバリア不全がみられていることから，蜂窩織炎と臨床的に診断した。

深部静脈血栓症　石灰沈着症　うっ滞性皮膚炎　血腫　遊走性紅斑　蜂窩織炎

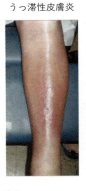
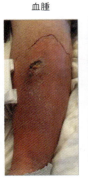
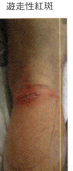
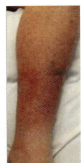

図1　蜂窩織炎と紛らわしい皮膚所見
〔Raff AB, et al : JAMA, 316 : 325-337, 2016 より〕

表1　蜂窩織炎の鑑別診断

	感染性
Common	遊走性紅斑，ヘルペス，帯状疱疹，皮下膿瘍
Uncommon	化膿性関節炎，壊死性筋膜炎，丹毒，伝染性紅斑，重症熱性血小板減少症候群（SFTS），日本紅斑熱，抗酸菌

	炎症性
Common	薬疹，接触性皮膚炎，血管性浮腫，アナフィラキシー，スウィート病，結晶性関節炎，結節性紅斑
Uncommon	固定薬疹，壊疽性膿皮症，サルコイドーシス，脂肪織炎，好酸球性蜂窩織炎，再発性多発軟骨炎，家族性地中海熱

	血管性
Common	うっ滞性皮膚炎，リンパ浮腫，深部静脈血栓症，血腫，表在性血栓性静脈炎
Uncommon	肢端紅痛症，カルシフィラキシス

	腫瘍性
Common	なし
Uncommon	パジェット病，乳房外パジェット病，炎症性乳がん，悪性リンパ腫，白血病，丹毒様がん

	その他
Common	刺虫症，異物反応，ルート刺入部の炎症
Uncommon	コンパートメント症候群，放射線性皮膚炎，圧迫

〔Raff AB, et al：JAMA, 316：325-337, 2016 より〕

壊死性皮膚軟部組織感染症を見逃さない

- 蜂窩織炎も壊死性皮膚軟部組織感染症（NSTI）も皮膚軟部組織の細菌感染だが，蜂窩織炎は比較的ゆるやかな経過をとる一方，NSTIは急速に悪化し命に関わることも多いため見極めが重要である。
- NSTIとは，表皮，真皮，脂肪組織，筋膜，筋といった皮膚軟部組織の壊死性感染症全般を指す（図2）。壊死性筋膜炎もNSTIに含まれる概念とされる。
- 異常に進行が速い，見た目に比べ異常に痛がるまたはまったく痛くない，状態が悪すぎるときには必ず疑う。

1. 壊死性筋膜炎を疑うポイント [3],[4]

- 古典的症状としては75％に浮腫，72％に紅斑，72％に強い疼痛，60％に発熱，38％に水疱や皮膚壊死を呈する。
- 直近の手術歴，臨床的見た目と解離する疼痛，低血圧，皮膚壊死，血疱がリスクとされている報告もある。
- バイタルサインや検査では，頻脈（脈拍＞120回/分），低血圧，CPK上昇，CRP＞15mg/dL，LRINEC（Laboratory Risk Indicator for Necrotizing Fasciitis）スコア＞6（表2）が参考になる所見となる [5]。
- 壊死性筋膜炎の診断は，「皮膚切開をして軟部組織の壊死を証明すること」以外にない。
- 特定の検査，所見，スコアなどで確定や除外は困難と心得る。
- 上記の臨床状況から疑った場合，否定しきれないと感じる場合には，外科医へのコンサルテーション，フィンガーテストを含めて壊死した軟部組織の確認をためらわない。基本的に検査結果を待ってはだめ。

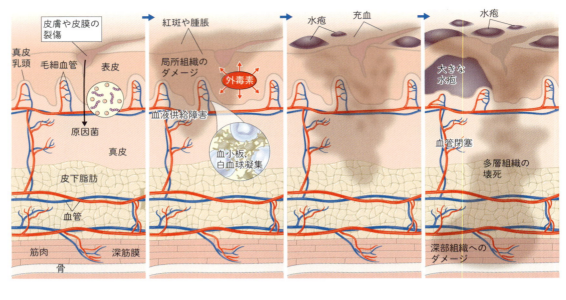

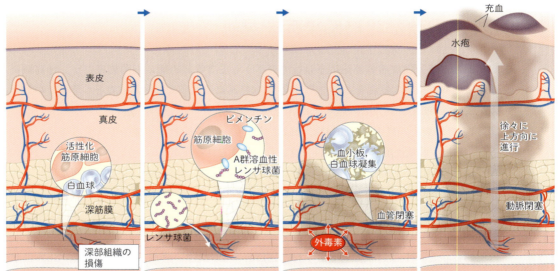

図2 NSTI

〔Stevens DL, et al : N Engl J Med, 377 : 2253-2265, 2017 より〕

- フィンガーテストとは，壊死性筋膜炎が疑われる部位と深筋膜まで小切開する．そのうえで深筋膜レベルに示指を入れ，①出血しない，②悪臭を伴う滲出液が出てくる，③組織が抵抗なく剝離できる，以上の所見があれば壊死性筋膜炎と診断する．
- 非典型的な壊死性筋膜炎の場合，初診時の評価だけで除外するのは困難．疑いが強い場合には15分後，30分後，1時間後と何回も皮膚所見や全身状態の確認を繰り返し，疑いがやはり強い場合は再度外科医へコンサルテーションする．
- 治療は，迅速な広域デブリードマン．抗菌薬も速やかに投与するが，圧倒的にデブリードマンが重要となる．

表2　LRINECスコア

項　目	スコア	項　目	スコア
CRP (mg/dL)		Na (mEq/L)	
< 15	0	≧ 135	0
≧ 15	4	< 135	2
WBC (/μL)		Cr (mg/dL)	
< 15,000	0	≦ 1.59	0
15,000〜25,000	1	> 1.59	2
> 25,000	2	Glu (mg/dL)	
Hb (g/dL)		≦ 180	0
> 13.5	0	> 180	1
11.0〜13.5	1		
< 11.0	2		

〔Wong CH, et al：Crit Care Med, 32：1535-1541, 2004 より〕

2. 壊死性筋膜炎診療のネクストステップ

- 熱がない，皮膚所見がまったくない，画像検査で所見がはっきりしない，毒素性ショック症候群として消化器症状が前面に出ていることがある，といったピットフォールに注意する。
- 以下のような補助となる検査所見も提案されているが，臨床経過・身体所見からの判断と合わせて診断・除外が必要とされている。
  ①WBC ＞ 15,400/μL かつ Na ＜ 135mEq/L であれば，NSTI の診断に対して感度90％，特異度76％，陽性尤度比（LR＋）3.75，陰性尤度比（LR－）0.13[6]
  ②乳酸値 ＞ 2mmol/L（18mg/dL）であれば，NSTI の診断に対して感度100％，特異度76％，LR＋4.17，LR－0[7]
  ③LRINEC スコア（表2）6点以上であれば，陽性的中率（PPV）57〜92％，陰性的中率（NPV）86〜96％[4]

蜂窩織炎を診断・治療するときに必要な検査を押さえておく

- 原則として検査は不要である。
- 蜂窩織炎の血液培養の陽性率は7.9％[2]とされルーチンでの採取は推奨されない[8]が，担がん状態，化学療法中，無顆粒球症が疑われるとき，細胞性免疫不全，リンパ浮腫，動物咬傷の場合には採取を検討する[8]。

> **MEMO**　筆者は入院が必要な蜂窩織炎の場合にも，血液培養を採取することが多い。

- 開放創の創部感染，潰瘍病変などのスワブでの擦過培養はコンタミネーションと判断がつかなく，原因菌を反映しにくいとされ推奨されていない[2,8]。
- 皮下膿瘍や，NSTI などで皮膚切開直後の内部の滲出液を培養することは，原因菌の同定

につながるので推奨される[2), 8)]。

> **特にリスクのない人の蜂窩織炎疑いの場合**
> - 検査不要
>
> **免疫不全，担がん，入院が必要そうな蜂窩織炎疑いの場合**
> - 血算（分画まで），生化学（肝腎機能ベースライン確認目的）
> - 血液培養，非開放創で膿瘍などの培養が取れそうなときは感染部位の培養
> - 胸部単純X線，心電図（入院時ベースラインとして）

> **本症例に必要な検査**
> SIRS 3点（「第4章-1 敗血症/敗血症性ショックの初期治療」参照）であり，歩行が困難なことから入院点滴加療適応と判断した。
> 入院症例として，血算，生化学，血液培養検査を提出し，入院時の胸部単純X線，心電図をとることとした。

蜂窩織炎は兎にも角にもセファゾリンとRICEで治療する

- 原因菌は，黄色ブドウ球菌とレンサ球菌で72%[2)]，まれにグラム陰性桿菌のこともある。
- 抗菌薬の原則は，セファレキシンもしくはセファゾリンである。
- 化膿性病変がある場合には，切開ドレナージと培養を提出する（図3）。
- 治療の開始前に必ず，炎症範囲をマーキングする。

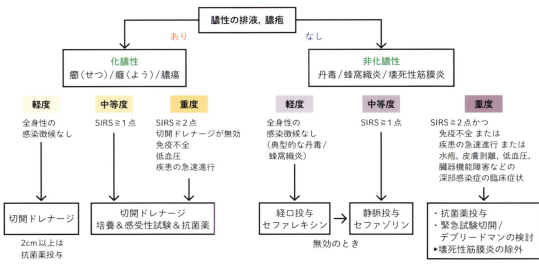

図3　化膿性・非化膿性時の治療戦略

〔Stevens DL, et al : Clin Infect Dis. 59 : e10-52, 2014 より〕

- 蜂窩織炎の治療成功の可否はRICE〔Rest（安静），Icing（冷却），Compression（圧迫），Elevation（挙上）〕にかかっているといっても過言ではない．RICEができておらず悪化するケースを散見する．

特殊な菌のカバーが必要なときを覚える

1. MRSAカバーが必要なとき[8]
- 患者さんの状態からショック状態，発熱性好中球減少症，人工物が関連してそうな場合（人工関節，カテーテルなど），感染性心内膜炎（IE）を疑うとき，NSTIが除外しきれないとき．
- 耐性菌のリスクなどから，メチシリン耐性黄色ブドウ球菌（methicillin-resistant *Staphylococcus aureus*；MRSA）をカバーしない抗菌薬に不応，過去90日以内の抗菌薬使用歴，MRSA検出歴，最近の手術歴・入院歴，血液透析中のとき．

> **MEMO** ただし，日本ではほとんどの場合MRSAカバーが不要と思われる．血液培養などから原因菌が検出できないことが多く，一度抗MRSA薬で治療を開始すると変更できなくなることも多いため，筆者らはNSTIが除外しきれない場合，ショックを含めてかなり状態が悪い場合，発熱性好中球減少症を伴う場合のみに投与している．もちろん，上記リスクがある場合に抗MRSA薬を使わないときには，より慎重な経過観察が必要なのはいうまでもない．

2. 何かに咬まれたとき
- 猫や犬に咬まれるとパスツレラ・ムルトシダ，カプノサイトファーガ属などが，人に咬まれるとエイケネラ属などが問題となるためスルバクタム/アンピシリン（ユナシン®S）もしくはクラブラン酸/アモキシシリン（オーグメンチン®）の投与が必須となる．
- 創部処置も別に必要なので，必ず病歴で確認する．
- 予防的な抗菌薬投与が必要となる数少ないシチュエーションでもある．

3. 川，池，海に行ったとき，水産物を食べたとき
- 淡水であれば緑膿菌，エロモナス・ハイドロフィラが，海水であれば緑膿菌，ビブリオ・バルニフィカスが原因となることがあり，NSTIを呈してくることがある．特に，肝硬変を含めた肝疾患がある場合には注意が必要となる．
- テトラサイクリン系薬，ニューキノロン系薬が必要なこともあり，感染症科にコンサルテーションする．

蜂窩織炎は入院適応例以外は外来でも十分治療できる [2), 8), 9)]

- 以下の場合は入院で治療，それ以外であれば外来でも十分治療できる。SIRSのスコアも参考にするが，絶対ではない。
  ①「広範囲，全身状態が悪い，急速に進行，免疫不全，病変近くに人工物がある，経口投与で治療したが48〜72時間無効」な病態
  ②「経口投与できない，RICEを守れない」患者さん

処方例

外来治療できる場合

- セファレキシン（ケフレックス®）250mg　1回2Cap　1日3回
  ペニシリンアレルギーの場合：
- クリンダマイシン（ダラシン®）150mg　1回2Cap　1日3回

入院が必要で特殊な菌のカバーが不要な場合

- セファゾリン2g＋生理食塩液100mL　8時間ごと　100mL/時で投与

動物咬傷による蜂窩織炎の場合

点滴の場合：
- スルバクタム/アンピシリン（ユナシン®S）3g＋生理食塩液100mL　6時間ごと　100mL/時

内服の場合：
- クラブラン酸/アモキシシリン（オーグメンチン®）250mg　1回1錠　1日3回
  ＋アモキシシリン（サワシリン®）250mg　1回1錠　1日3回

入院が必要でMRSAや耐性グラム陰性桿菌のカバーが必要な場合

- バンコマイシン15〜20m/kg＋生理食塩液100mL　12時間ごと　100mL/時
  ＋以下のいずれか
- タゾバクタム/ピペラシリン（ゾシン®）4.5g＋生理食塩液100mL　6時間ごと　100mL/時
- セフェピム2g＋生理食塩液100mL　12時間ごと　100mL/時
- メロペネム（メロペン®）1g＋生理食塩液100mL　8時間ごと　100mL/時

抗菌薬以外の指導
RICEを指示
外来通院患者さんにも，可能な限り歩き回らずRICEをするように指導
RICEができていないと治療がうまくいかないことがあることを強調

治療開始後48〜72時間で改善がなければ他疾患や耐性菌を考える

1. 蜂窩織炎がよくなっているかの経過観察のポイント

- 臓器特異的な所見として，診断時にみられた発赤，熱感，腫脹，疼痛の皮膚の炎症所見4徴の改善の有無をチェックする。
- 全身状態の所見として，診断時にみられた発熱，食思不振，倦怠感などの改善の有無をチェックする。
- 抗菌薬治療は上記所見の改善があれば，多少所見が残存していても5〜10日間で終了とする[2),8)]。
- 免疫不全やリンパ浮腫が背景にある場合には，10〜14日間の抗菌薬投与を考慮する[2),8)]。
- 治療開始後48〜72時間で改善がない場合には，他疾患や耐性菌による蜂窩織炎の可能性を考える[2),8)]。

> **入院時指示の出し方**
> - 通常の入院時指示は，「第5章-10 入院時指示の考え方・出し方・コール条件・必要時指示の出し方」を参照
> - それに加えて，「患肢を可能な限り挙上してクーリング，アイスノンがぬるくなったら交換，安静度の基本はベッド上安静，トイレ歩行は可」を追加
> - 血液検査は経過が問題なければ抗菌薬の副作用チェックのため週1回程度で行う
> - 深部静脈血栓症（DVT）の高リスクとなりやすいので，DVT予防も忘れずに行う

2. 外来で経過観察する場合

- 3日後くらいをめどに1回外来で経過観察する。
- 良くなっていれば抗菌薬治療期間を決めて，さらに1週間後に経過観察する。そこで良くなっていれば終診とする。
- いずれかのタイミングで悪化傾向があれば，入院での精査・治療に切り替えるのが定石である。

コンサルテーションのタイミングを知っておく

- NSTIが疑われるときは，外科にコンサルテーションする。病院や地域，罹患部位によりコンサルテーションする科は外科，耳鼻科，整形外科，形成外科，産婦人科などさまざまである。
- 自施設で診療経験がなければ，高次医療機関にすぐコンサルテーションする。
- 蜂窩織炎以外の皮膚疾患が疑われるときは，皮膚科にコンサルテーションを検討する。

本症例の経過

歩行困難であったため入院適応と判断した。問診から特殊な菌のカバーが必要な背景疾患や状況はなく，血液検査でも肝腎機能正常であり，セファゾリン2g＋生理食塩液100mL 8時間ごと100mL/時で投与開始した。炎症範囲のマーキング，RICEおよび安静度の指示をした。
入院2日目には局所の炎症所見（発赤，熱感，疼痛，腫脹）は横ばいからやや軽快のように思われ，3日目には明らかに疼痛を含め改善がみられた。経過が良好であったため皮膚炎症所見はやや残存したものの，5日間の抗菌薬投与として，入院6日目に退院となった。白癬がみられたため皮膚科で治療するよう指導した。

文献

1) Spelman D, et al：Cellulitis and skin abscess: Epidemiology, microbiology, clinical manifestations, and diagnosis. UpToDate (last updated Dec 15, 2023)
2) Raff AB, et al：Cellulitis: A Review. JAMA, 316：325-337, 2016［PMID：27434444］
3) Stevens DL, et al：Necrotizing soft tissue infections. UpToDate (last updated Oct 07, 2022)
4) Stevens DL, et al：Necrotizing Soft-Tissue Infections. N Engl J Med, 377：2253-2265, 2017［PMID：29211672］
5) Wong CH, et al：The LRINEC (Laboratory Risk Indicator for Necrotizing Fasciitis) score: a tool for distinguishing necrotizing fasciitis from other soft tissue infections. Crit Care Med, 32：1535-1541, 2004［PMID：15241098］
6) Wall DB, et al：A simple model to help distinguish necrotizing fasciitis from nonnecrotizing soft tissue infection. J Am Coll Surg, 191：227-231, 2000［PMID：10989895］
7) Murphy G, et al：Raised serum lactate: a marker of necrotizing fasciitis? J Plast Reconstr Aesthet Surg, 66：1712-1716, 2013［PMID：23911720］
8) Stevens DL, et al；Infectious Diseases Society of America：Practice Guidelines for the Diagnosis and Management of Skin and Soft Tissue Infections: 2014 Update by the Infectious Diseases Society of America. Clin Infect Dis, 59：e10-e52, 2014［PMID：24973422］
9) Spelman D, et al：Acute cellulitis and erysipelas in adults: Treatment. UpToDate (last updated Dec 15, 2023)

4 尿路感染症
～意外と難しい診断と治療できてますか？

診断

尿路感染症を疑う状況
- 頻尿・排尿時痛・残尿感など下部尿路症状がある場合
- 腰痛や側腹部痛など上部尿路症状がある場合
- （特に高齢者で）発熱のフォーカスがはっきりしない場合

検査

	血液検査	尿検査	尿グラム染色	尿培養	血液培養
膀胱炎	×	○	○～△	△	×
腎盂腎炎	○	○	○	○	○
前立腺炎	○	○	○	○	○

○：原則必要，△：状況に応じて，×：原則不要

鑑別

 若年者と高齢者で診断の難易度が大きく異なる

若年者
- 病歴聴取しやすいことに加え，膀胱刺激症状や側腹部の症状などがしっかり出ることが多い
- 腎盂腎炎の身体所見でCVA叩打痛は有名だが，感度も特異度も高くない
- 憩室炎や胆嚢炎など消化器疾患，骨盤内炎症性疾患，フィッツ・フュー・カーティス症候群など婦人科疾患も忘れない

高齢者
- 65歳以上では，男性の10％，女性の20％に無症候性細菌尿がみられ，膿尿・細菌尿が来院したときの病態と関連しない可能性もある
- 高齢者では，膿尿・細菌尿の存在 ≠ 尿路感染症
- 病歴・身体所見がうまく取れない場合は，「尿検査異常＋他疾患らしくない」で診断することを肝に銘じておく

治療

治療の原則
- 敗血症になっている場合：採血・ルート確保のうえ全開で細胞外液補充液の投与を開始。血液培養を2セット・尿培養を採取のうえ，1時間以内の抗菌薬投与が目標（詳細は「第4章-1 敗血症/敗血症性ショックの初期治療」参照）
- 画像上閉塞起点がある場合：ドレナージを検討する必要性あり。特に，ショックや多臓器不全を来している場合や高度の腎後性腎不全の合併がある場合には夜間でも泌尿器科にコンサルテーションが必要
- 膀胱炎は通院治療が可能。腎盂腎炎や前立腺炎で明確な入院適応はない（目安は本文参照）

レボフロキサシンも候補になるが外来では可能な限り温存

抗菌薬選択の目安（腎機能で調整要）
- 膀胱炎の場合
  ・ST合剤　1回2錠　1日2回　3日間
  ・セファレキシン250mg　1回2錠　1日3回〜1日4回　5〜7日
- 外来治療可能な単純性腎盂腎炎の場合
  ・ST合剤　1回2錠　1日2回　10〜14日間
- 入院を要する耐性菌リスクがない腎盂腎炎（単純性が多い）
  ・セフトリアキソン1g 2V＋生理食塩液100mL　1日1回
  ・セフォチアム1g 1V＋生理食塩液100mL　1日4回
- 入院を要する耐性菌リスクがある腎盂腎炎の場合（複雑性が多い）
  バイタルサインは比較的安定しているかつグラム染色で腸内細菌が疑われる場合：
  ・セフメタゾール1g 1V＋生理食塩液100mL　1日3回
  バイタルサインが不安定な場合：
  ・タゾバクタム/ピペラシリン4.5g 1V＋生理食塩液100mL　1日4回
  ・メロペネム1g 1V＋生理食塩液100mL　1日3回

経過
- 腎盂腎炎の場合，24〜72時間ほどで解熱
- 自覚症状やバイタルサインの安定化，血液検査などをもとに経過の良し悪しは判断し，尿検査の経過観察は必須ではない
- 72時間経っても解熱しない場合や抗菌薬治療にかかわらず循環動態の改善が得られない場合，血液培養や尿培養の再検査，膿瘍形成や尿管閉塞の有無に関して画像評価を行いつつ，抗菌薬のescalationや外科的介入の余地を再検討

尿路感染症を診るときのポイント！

- 尿路感染症は単純性と複雑性に分けられる
- 尿路感染症の診断基準は膀胱炎と腎盂腎炎で異なる
- 入院・外来治療の条件を知っておく
- 救急外来での初期対応と抗菌薬の選択を押さえる
- 典型的な経過を押さえて非典型的な経過のときにwork upできるようになる

症例① 膀胱炎の既往のある50歳女性

来院前日夜から頻尿と排尿時痛を自覚した。症状の改善が得られず残尿感も悪化傾向にあったため救急外来を受診した。体温35.8℃，脈拍98回/分，血圧148/75mmHg，呼吸数16回/分，SpO_2 98%（room air）。CVA叩打痛なし。

症例② 糖尿病で血糖降下薬を内服中の80歳女性

来院4日前から食欲不振と37℃台の発熱が持続した。悪寒戦慄を伴い体動困難となったため，ご家族が救急要請して当院に搬送された。体温38.8℃，脈拍120回/分，血圧90/55mmHg，呼吸数26回/分，SpO_2 98%（room air）。右CVA叩打痛あり。

尿路感染症は単純性と複雑性に分けられる

- 腎臓で作られた尿が尿道から体外に排出されるまでの通り道のどこかに細菌感染を起こしたものを，尿路感染症という。
- 尿路感染症は，肺炎と並び頻度の高い細菌感染症で，原因菌の大半は大腸菌である。
- 女性は肛門と尿路の解剖学的距離が近いため汚染されやすいこともあり，男性に比べて多い疾患である。
- 尿路感染症は炎症の首座の「解剖学的位置」が重要である。
- 指導医が入院患者さんに「尿路感染症」と診断をつけているときは，通常腎盂腎炎を想定していることが多い。
- 尿路感染症の臨床像は，一般的に下部尿路感染症の場合では頻尿や排尿時痛，残尿感などの膀胱刺激症状を来し，上部尿路感染症の場合では腰痛や側腹部痛を来す（図1）。
- 膀胱炎は発熱を来さないことを医師国家試験でも勉強するが，臨床的にも重要である。
- 尿路感染症は，尿路や全身性の基礎疾患がない「単純性」とそれらを有する「複雑性」に分類され，想定する微生物や耐性菌の頻度などが異なる。

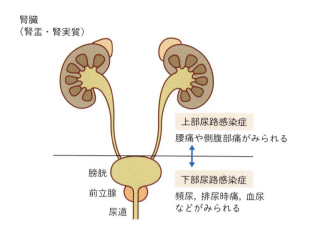

図1　上部尿路/下部尿路感染症

- 複雑性尿路感染症の要素は，以下の2つ．
  ①尿路の問題：尿路狭窄・閉塞，排尿障害・残尿，異物（結石，尿道カテーテル）など
  ②全身性の基礎疾患：男性，妊娠関連，糖尿病などの免疫抑制状態，腎不全，腎移植など
- つまり，基礎疾患のない若年女性のみ単純性で，それ以外は複雑性となる．

尿路感染症の診断基準は膀胱炎と腎盂腎炎で異なる

1. 尿路感染症の診断の基準とポイント

- 膀胱炎は，典型的な下部尿路症状＋尿中白血球増加で診断するが，骨盤内炎症性疾患（PID）やフィッツ・フュー・カーティス症候群，子宮留膿腫，虫垂炎などでも膀胱刺激症状を来すことを知っておく．尿培養は必須ではないが，治療が奏効しない場合や妊婦，再発性の症例では提出を検討する．
- 腎盂腎炎は，臨床経過，検査所見から総合的に診断．具体的には，以下の3つをすべて満たすことによって診断する．
  ①尿路症状があり（発熱・腰痛・側腹部痛・嘔気など）
  ②尿沈渣でWBC ≧ 10/HPF（high power field：400倍視野）かつ
  　尿培養で細菌量 ≧ 10^5 CFU/mL
  ③他の発熱性疾患の除外

2. 尿路感染症を疑ったときに必要な検査

- 尿路感染症を疑ったときにまず提出する検査は，「尿定性と可能であれば尿沈渣」である（表1）．
- 若年，高齢，単純性，複雑性であれ，まずは尿検査を提出する．

表1 尿路感染症を疑ったときに提出する検査

	血液検査（血算・生化学）	尿検査（尿定性・尿沈渣）	尿グラム染色	尿培養	血液培養
膀胱炎	×	○	○〜△	△	×
腎盂腎炎*	○	○	○	○	○
前立腺炎	○	○	○	○	○

○：原則必要，△：状況に応じて，×：原則不要

*：＋腹部エコー，重症や閉路閉塞が疑われる場合は腹部CT

(1) 尿定性

- 白血球反応（エラスターゼ）：尿沈渣の白血球数との相関関係があり有用である。尿沈渣でWBC≧10/HPFの検出は感度75〜96％，特異度94〜98％とされる。抗菌薬曝露歴のある場合や好中球減少がある場合には，偽陰性になる。
- 亜硝酸：硝酸塩還元酵素をもつ大腸菌などで陽性になるが，腸球菌や緑膿菌では陽性にならない。膀胱内での尿貯留時間が4時間以内の場合にも陰性になる。
- 白血球反応もしくは亜硝酸の結果は，尿路感染症の診断もしくは除外で，以下のような指標となる[1], [2]。
  ①両方陽性：陽性的中率89％
  ②両方陰性：陰性的中率91％
  ③どちらかが陽性：感度75％，特異度82％，陽性尤度比4.17，陰性尤度比0.30

(2) 尿沈渣

- 膿尿：尿路感染症ではWBC≧10/HPFが原則（診断基準の1つ）である。

(3) 尿培養

- 提出できる環境であれば提出。膀胱炎の場合には，再発・難治例や妊婦でなければ不要とされている。
- 細菌量≧10^5CFU/mLを有意とするが，≧10^2CFU/mLであれば症状などが矛盾しなければ有意ととることもある[2]。

(4) 血液培養

- 腎盂腎炎や前立腺炎を疑う場合は，尿培養や血液培養まで提出する。
- 単純性腎盂腎炎の血液培養の陽性率は10％あまりと報告されており[3]，有用性が高い。
- 高齢者（特に病歴や身体所見が取りにくい）の場合は，尿路感染症と思ってもフォーカスが異なることはよく経験するので，血液培養の採取がお勧めである。

3. 若年者の尿路感染症の診断はそんなに難しくない

- 若年女性の尿路感染症（いわゆる単純性尿路感染症）と若年男性の前立腺炎の場合の診断は，病歴がきちんととれて，膀胱刺激症状や側腹部の症状などがちゃんと出ることが多い

- 典型的な膀胱炎の場合，急性経過の頻尿，排尿時痛，残尿感などの膀胱刺激症状が主訴となり，診察では恥骨上部に圧痛を伴うことがある．多くは本人が膀胱炎であることをわかっている．
- 典型的な腎盂腎炎の場合には，側腹部痛・腰痛といった上部尿路症状，発熱や悪寒などの全身症状がみられて受診．嘔気・嘔吐などを伴うことも多い．膀胱刺激症状が先行することもあるが，伴わないことも多い．診察上では肋骨脊柱角（costovertebral angle；CVA）叩打痛は有名だが，感度も特異度も高くないとされており，憩室炎や胆囊炎などの消化器疾患でも来しうることに注意する．

若年男性の前立腺炎
- 若年男性の前立腺炎は，猛烈な膀胱刺激症状を伴うのが原則である．
- 頻尿や排尿時痛，残尿感が全面に出ることが多く，悪寒戦慄を伴う発熱や恥骨部の痛みが多くみられる．
- 診察では直腸診で前立腺の圧痛の有無を評価するが，過剰な前立腺マッサージは菌血症のリスクを上昇させることに注意する．

4. 無症候性細菌尿なのか尿路感染症なのか，それが問題だ
- 膿尿・細菌尿があること≠尿路感染症のため，高齢者（特に，病歴や身体所見が取りにくい場合）では，診断が本当に難しい場面によく直面する．
- 無症候性細菌尿は，細菌尿がみられるものの臨床的に尿路感染症を示唆する所見を伴わないもののことを指し，65歳以上では男性の10%，女性の20%にみられる[4]．
- 初診の場合には，提出した尿でみられた膿尿・細菌尿が以前からある所見で来院した際の病態に関連していない可能性も考慮する．
- 初診時点では他疾患の除外も困難なことが多いが，病歴・身体所見がうまく取れない患者さんの尿路感染症を診断するときは，「尿検査異常＋他疾患らしくない」で診断することを肝に銘じる．

5. 男性を尿路感染症と診断するときの注意点
- 女性の場合，尿道と肛門が解剖学的に近いため尿路感染症を発症しやすいが，男性は解剖学的に尿路感染症を発症しにくい．
- 男性を尿路感染症と診断する際には，以下の3点を行う．
  ①尿路閉塞の有無の評価：画像検査（図2）
  ②前立腺炎の評価：直腸診，PSA値
  ③尿道炎や精巣上体炎など性感染症の可能性の評価：問診

6. 尿路感染症での画像検査の適応
- 尿路感染症のマネジメントで必要とされる画像検査は腹部エコーと腹部CTだが，これら

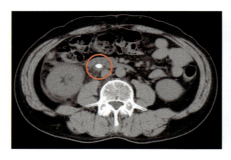 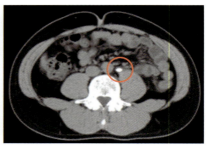

図2　尿管結石のCT所見
〔梶原洋文・編著：モダトレX線，CT，心電図，エコー，MRI・MRAで薬物治療に強くなる！じほう，2019より〕

の画像検査はルーチンでは不要である。
- 診断時に画像検査を検討するのは「敗血症性ショックなどの重症度が高い」，「腎障害を伴い腎後性腎障害の除外が必要」，「非常に強い腰背部痛があり水腎症が臨床的に疑われる」場合などで，まずは腹部エコーで水腎症の有無を評価したうえで必要があれば腹部CTを検討する。

入院・外来治療の条件を知っておく

- 膀胱炎の場合には，入院での治療は通常不要である。
- 腎盂腎炎には明確な入院基準はないが，以下の場合などでは入院での治療が好ましい。これら条件を満たさない場合には，通院での抗菌薬治療も可能である[5]。
  ①来院時点で低血圧など循環動態が不安定なとき
  ②経口摂取不良なとき
  ③痛みが強いとき
  ④尿路閉塞の可能性が疑われるとき

救急外来での初期対応と抗菌薬の選択を押さえる

- 腎盂腎炎は軽症であることも多いが，敗血症を来す最も頻度の多い細菌感染症でもあるため，来院時にバイタルサインが不安定な患者さんもいる（敗血症への対応は「第4章-1 敗血症/敗血症性ショックの初期治療」参照）。
- 想定される原因菌は，単純性尿路感染症の場合には約70％が大腸菌で，その他クレブシエラ属やプロテウス属が大半を占める（表2）。
- 複雑性尿路感染症の場合も大腸菌の頻度が最も多いが（30〜40％），基質特異性拡張型βラクタマーゼ（extended spectrum β-lactamases；ESBL）産生菌をはじめとした耐性菌の確率が上昇するほか，腸球菌や緑膿菌などの頻度も上昇する。耐性菌リスクもあわせて

表2 尿路感染症の原因菌

単純性	大腸菌（大多数），クレブシエラ属，プロテウス属
複雑性	大腸菌（頻度↓），緑膿菌，セラチア属，エンテロバクター属，シトロバクター属，腸球菌など，薬剤耐性菌の頻度↑

95%の尿路感染症は単一の原因菌

〔Ramakrishnan K, et al：Am Fam Physician, 71：933-942, 2005 より〕

判断する。
- 耐性菌リスク（3カ月以内）は，以下のとおり。
  ①耐性菌の検出歴あり
  ②入院していた
  ③ニューキノロン系薬，スルファメトキサゾール/トリメトプリム（ST合剤），第三世代セフェム系薬と同等以上のスペクトラムの抗菌薬投与歴
  ④耐性菌リスクの高い国への旅行
- 抗菌薬の選択は，海外のガイドライン[6]ではキノロン系薬の優先順位が高いが，日本では海外と比較してキノロン系薬は大腸菌などの原因菌に感受性が保たれている頻度が低いので，あまり勧められない（耐性菌のリスクは「第3章-2 感染症患者さんのカルテの型」参照）。

処方例

膀胱炎の場合
- スルファメトキサゾール/トリメトプリム（ST合剤）（バクタ®）　1回2錠　1日2回　腎機能で調整要　3日間
- セファレキシン（ケフレックス®）250mg　1回2錠　1日3回〜1日4回　5〜7日間
- レボフロキサシン（クラビット®）500mg　1回1錠　1日1回　腎機能で調整要　3日間

外来治療可能な単純性腎盂腎炎の場合
- ST合剤　1回2錠　1日2回　腎機能で調整要　10〜14日間
- レボフロキサシン500mg　1回1錠　1日1回　腎機能で調整要　5〜7日間

入院を要する耐性菌リスクがない腎盂腎炎の場合（単純性のことが多い）
- セフトリアキソン1g 2V＋生理食塩液100mL　1時間で投与　1日1回
- セフォチアム（パンスポリン®）1g 1V＋生理食塩液100mL　1時間で投与　腎機能で調整要　1日4回

入院を要する耐性菌リスクがある腎盂腎炎の場合（複雑性のことが多い）
バイタルサインは比較的安定しているかつグラム染色で腸内細菌が疑われる場合：
- セフメタゾール1g 1V＋生理食塩液100mL　1時間で投与　腎機能で調整要　1日3回

バイタルサインが不安定な場合：
- タゾバクタム/ピペラシリン（ゾシン®）4.5g 1V＋生理食塩液100mL　1時間で投与　腎機能で調整要　1日4回
- メロペネム（メロペン®）1g 1V＋生理食塩液100mL　1時間で投与　腎機能で調整要　1日3回

- 外来で経過観察する場合には，膀胱炎であっても腎盂腎炎であっても2〜3日以内に内科外来もしくは泌尿器科外来を受診できるように調整する。

1. 泌尿器科へのコンサルテーションはどんなときに必要か？

- 画像検査を行って閉塞起点がある場合などは解除しないと状態の改善が難しいことも多いので，ドレナージを検討する必要がある。
- 特に，ショックや多臓器不全を来している場合，高度の腎後性腎不全の合併がある場合には夜間でも泌尿器科にコンサルテーションする。

2. 病状説明のコツ！　臨床経過や所見から明らかな場合を除き入院時点での断定は避ける

- 腎盂腎炎の診断は難しく，解熱にも24〜72時間ほど要するのが一般的なため，入院後3日目くらいまでは解熱しなくても心配しなくて良いことを最初に説明しておく。

> **MEMO**　筆者は，腎盂腎炎（疑い）の患者さん・ご家族への入院時の説明で，以下の2つのポイントを強調している。
> ①あくまで暫定的な診断名であり，今後変更になる可能性がある。
> ②すぐに解熱しないことも多い。

典型的な経過を押さえて非典型的な経過のときにwork upできるようになる

- 腎盂腎炎の場合，24〜72時間ほどで解熱してくる。自覚症状やバイタルサインの安定化，血液検査などをもとに経過の良し悪しを判断する。
- 尿検査の経過観察は必須ではない。臨床経過が問題なければ，尿培養の感受性結果を踏まえて抗菌薬を最適化する（感受性のあるもののうち最も狭域な抗菌薬を選択）。
- 72時間経っても解熱しない場合や抗菌薬治療にかかわらず循環動態の改善が得られない場合は，血液培養や尿培養の再検査，膿瘍形成や尿管閉塞の有無に関して画像評価を行いつつ，抗菌薬のescalationや外科的介入の余地がないか再検討する。
- 腎盂腎炎の治療期間は，一般的に7〜10日。血液培養が陽性の場合や初期治療への反応が乏しい場合には14日までの期間延長を検討する。

> **症例①の経過**
> 尿検査で白血球エステラーゼ陽性であり，臨床経過からも単純性膀胱炎が疑われた。
> 既往歴もなく，尿培養や血液検査は行わず，ST合剤を3日分処方して帰宅とした。

症例②の経過

身体所見で右CVA叩打痛が陽性であり，尿沈渣で白血球100/HPFのため腎盂腎炎が疑われた。高齢で糖尿病の治療歴もあることから複雑性尿路感染症と判断した。

腹部エコーでは水腎症はみられず，タゾバクタム/ピペラシリンで治療を開始した。来院時には血圧低下がみられたが，速やかに循環動態の改善がみられた。入院時に提出した血液培養・尿培養で感受性の良好な大腸菌が発育したため，アンピシリンまでde-escalationを行った。10日間の抗菌薬治療を行って退院した。

文 献

1) Hooton TM : Clinical practice. Uncomplicated urinary tract infection. N Engl J Med, 366 : 1028-1037, 2012 ［PMID : 22417256］
2) Meyrier A : Sampling and evaluation of voided urine in the diagnosis of urinary tract infection in adults. UpToDate (updated Oct 16, 2023)
3) McMurray BR, et al : Usefulness of blood cultures in pyelonephritis. Am J Emerg Med, 15 : 137-140, 1997 ［PMID : 9115512］
4) 青木　眞：レジデントのための感染症診療マニュアル 第4版. 医学書院, 2020
5) Gupta K : Acute complicated urinary tract infection (including pyelonephritis) in adults and adolescents. UpToDate (last updated Dec 11, 2023)
6) European Association of Urology : EAU Guidelines on urological infections (https://d56bochluxqnz.cloudfront.net/documents/full-guideline/EAU-Guidelines-on-Urological-Infections-2024.pdf)（アクセス：2024年4月）

第4章　救急外来，病棟管理で絶対マスターしたい疾患対応

5　喘息増悪
～重篤な発作はいかにステロイドが効くまで粘るかが大事

診断

☑ 咳や呼吸困難が主訴でゼーゼーしているときに喘息増悪を疑う

- 「胸部で呼気優位に聴取する喘鳴＝wheeze」か「頚部で最強になる吸気優位の喘鳴＝stridor」かに分ける
- stridor の場合には耳鼻科的緊急疾患の可能性が高い
- wheeze の場合には「心不全」か「喘息・COPD」なのかに大きく分けることが重要
- 年齢や既往歴，病歴や身体所見が手掛かり（本文参照）

喘息増悪を疑う病歴
- 喘息の既往
- アトピーや鼻炎の既往
- 心疾患の既往がない
- 夜間～明け方に悪化して来院
- 浮腫がない（あれば心不全を疑う）

検査が必要なとき
- 喘息らしさ（右上）がない
- 中等度以上　・高齢者

喘息増悪を疑ったときの検査
- 血液検査（必要時BNP・心筋逸脱酵素），動脈血液ガス，心電図
- 流行期にインフルエンザウイルス抗原，新型コロナウイルスPCR，胸部単純X線　など

初期対応

- 喘息増悪と診断したら重症度評価，具体的な薬剤投与の指示が重要
- 酸素は SpO₂＜94％ で開始．中等度以上の増悪ならモニタリングと血液検査，ルート確保

- 初期評価・重症度評価
- 酸素投与（SpO₂＜94％の場合）
- SABA吸入＋全身性ステロイド（中等度以上）± アドレナリン皮下注（高度以上で吸入困難）
- 効果判定
  ①反応不良で不変～悪化なら入院，マグネシウム投与も検討
  ②反応良好でwheezeや酸素化の改善があれば帰宅可

重症度評価
- 歩けない
- 話せない
- SpO₂≦90％

1つでも当てはまれば高度（大発作）以上

薬剤の具体的な投与方法

- SABA吸入　喘息増悪全員　20分おきに3回まで反復可
  ・ネブライザー：サルブタモール（ベネトリン®）0.3～0.5mL＋生理食塩液5mL または プロカテロール（メプチン®）0.3～0.5mL＋生理食塩液5mL
  ・pMDI（新型コロナウイルス感染症流行時に推奨）：サルブタモール（サルタノール®インヘラー）または プロカテノール（メプチンエアー®）2吸入　反復可
- 全身性ステロイド　中等度以上
  ・メチルプレドニゾロン（ソル・メドロール®）40～125mg＋生理食塩液100mL　30分で投与
  または（アスピリン喘息疑いで）プレドニゾロン（プレドニン®）25～50mg　内服 /
  ベタメタゾン（リンデロン®）4～8mg＋生理食塩液100mL　30分で投与
- アドレナリン皮下注　SABA吸入困難な重症例で検討
  ・0.1％アドレナリン（ボスミン®）皮下注　0.1～0.3mg
  禁忌：虚血性心疾患，閉塞隅角緑内障，甲状腺機能亢進症
  脈拍＜130回/分にモニタリングし，20～30分間隔で反復可

経過

- 経過が良ければ2日ほどでwheezeや咳嗽，呼吸困難などは改善
- 改善してくればSABA吸入の頻度を漸減しつつ，コントローラーの導入・変更
- 初回導入の場合には，ICS/LABA配合剤が基本で，吸入指導も必須
- 喘息に関する一般的な知識の教育も退院までに行う

喘息増悪（発作）を診るときのポイント！

- 喘息の病態を理解する
- 呼吸困難と喘鳴がある場合，バイタルサインを安定化しつつ短時間で鑑別を進める
- 重症度評価——歩けるか，話せるか，$SpO_2 \leq 90\%$でおおよそ評価できる
- 救急外来で行うべき治療——SABA吸入と重症度が高ければ早めにステロイドを投与する
- 入院の適応は重症度から判断する
- 治療や鑑別に難渋するときは呼吸器内科にコンサルテーションする
- 治療のネクストステップ——喘息治療の奥の手を知っておく
- 入院時の指示の出し方を押さえておく
- 退院までに安定期の治療（コントローラー）調整と患者教育を行う

症例　小児喘息の既往のある24歳男性

20歳から20本/日の喫煙を行っている。来院5日前に鼻汁と咽頭痛，37℃台の発熱があった。2日前から夜間に増悪する咳嗽と呼吸困難があり，夜間に救急外来を受診した。バイタルサインは，体温37.2℃，血圧100/50mmHg，脈拍110回/分 整，呼吸数24回/分，SpO_2 88%（room air）。前胸部の聴診で呼気時にwheezeを聴取する。

喘息の病態を理解する

1. 喘息の定義

- 気管支喘息（以下，喘息）は，「気道の慢性炎症を本態とし，変動性を持った気道狭窄による喘鳴，呼吸困難，胸苦しさや咳などの臨床症状で特徴づけられる疾患」と定義[1]。ポイントは，以下の2つである。

(1) 慢性炎症で気道狭窄を来す

- 好酸球や好中球が気管支に慢性的に炎症を起こし気道狭窄を来してくることが，喘息の主病態である。
- 好酸球による炎症がイメージしやすいが，好中球性の炎症も関与している場合もありさまざまなので，「慢性炎症」というぼんやりとした表現になっている。
- 慢性的に炎症があるので，急性増悪のときだけの治療ではなく日々の吸入などによる炎症のコントロールが必要になる。

(2) 気道狭窄に変動性がある

- 炎症や狭窄の程度が感冒などをきっかけに変動するため，臨床的には喘息の急性増悪という形で，呼吸不全・呼吸困難などを来し，救急外来を受診することにつながる。
- 増悪を起こすので，増悪時の治療も必要になる。

2. 喘息の診断基準

- 喘息に明確な診断基準はないが，診断の目安として「発作性に呼吸困難・喘鳴・咳症状を繰り返すこと」と「可逆性気流制限のあること」，「気道過敏性が亢進していること（少しのきっかけで咳が出る）」，「他疾患の除外が特に重要であること」などから総合的に臨床的に診断する[1]。
- 喘息の「（急性）増悪」は，喘息が背景にある患者さんが「呼気流量の低下に起因する急性ないし亜急性の喘息症状の悪化」と定義されている[1]。
- 急性増悪の際の気管支のイメージを図1に示す。
- 以前は「喘息発作」といわれていたが，「喘息予防・管理ガイドライン2021」では，「喘息の（急性）増悪」という言葉に置き換わっている。

3. 喘息に特徴的な所見

- 救急外来を受診しているようなときには呼吸機能検査ができないため，「可逆性の気流制限」は判断できず，年齢，既往歴，喘鳴を伴う呼吸不全/呼吸困難などから総合的に判断する。
- 喘鳴，咳嗽，呼吸困難，胸苦しさなどが主訴のときに喘息増悪を疑う。夜間～明け方にかけて上記症状が増悪するという経過も重要。特に，若年者や喘息の既往があり薬剤を吸入している場合などはより可能性を高める。
- アトピー性皮膚炎やアレルギー性鼻炎がある場合にも，アトピー素因の可能性を示唆するので大切な情報である。

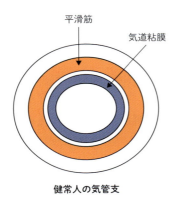
健常人の気管支

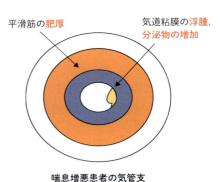
喘息増悪患者の気管支
気管支の内腔が狭窄して
wheezeを伴う呼吸困難を来す

図1 喘息増悪の病態のイメージ

呼吸困難と喘鳴がある場合，バイタルサインを安定化しつつ短時間で鑑別を進める

- 本症例のようにSpO$_2$＜94％と低下している場合には，速やかに酸素投与とモニタリング，ルート確保まで行いつつ鑑別を進める。
- 患者さんは苦しくて来院しており，鑑別・重症度評価に時間をかけすぎないようにする。

stridorではないか評価したうえでCOPD増悪と心不全を鑑別

- 患者さんが「ゼーゼー」しているときに最初に確認することは，「胸部で呼気優位に聴取する喘鳴＝wheeze」か「頚部で最強になる吸気優位の喘鳴＝stridor」かの評価である（図2）。
- stridorの場合には，アナフィラキシー，異物誤飲，喉頭蓋炎などの喉頭や声帯を高度に狭窄する胸郭外の狭窄・閉塞疾患が疑われる。気道への介入が必要になる可能性があり，治療内容も大きく異なる。
- wheezeと判断したら，救急外来では喘息増悪・慢性閉塞性肺疾患（COPD）増悪・急性心不全の3つをまずは考え，加えて皮疹や疑う経過があればアナフィラキシーも考慮する。これらの鑑別のポイントを表1に示す。
- wheezeを伴う呼吸不全の患者さんでは，以下のようにざっくり把握すると検査前確率を見積もりやすい。
    ① 年齢を確認：若年者であればCOPD増悪（40歳程度以上が目安[2]）や心不全（60歳程度以上を目安[3]）の可能性は低く見積もる。喘息としては若年者のほうが可能性は高いが，高齢者でもありえる。急性心不全は心筋炎/心筋症などの場合は若年者にも発症することがあるのは注意が必要である。
    ② 既往歴に着目：喘息，COPD，慢性心不全の既往歴や，増悪での入院治療歴がある場合は，それらの疾患らしさが高いと見積もる。
    ③ そのうえで，表1のような所見や病歴を集め，鑑別をしていく。ただし，COPDと喘息，COPDと心不全などは共存しうるので注意が必要である。

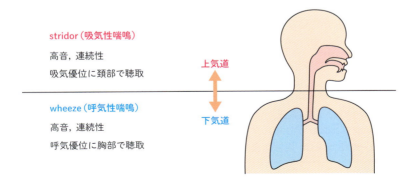

図2　喘息を起こす疾患の鑑別

表1 喘息増悪・COPD増悪・急性心不全の特徴

	喘息増悪	COPD増悪	急性心不全
普段の症状	・無症状のことが多い ・季節の変わり目などに咳が出やすい	・労作時の呼吸困難が普段からあることが多い ・湿性咳嗽が日常的にある	・無症状のこともある ・進行すると労作時の呼吸困難や浮腫
増悪期の病歴	・咳症状が強い ・夜間，早朝に増悪 ・感冒が契機になることが多い	・呼吸困難が主な症状 ・咳や喀痰の増加，色調変化を伴う	・呼吸困難が主な症状 ・夜間発作性呼吸困難や起坐呼吸があり，夜間に来院 ・体重増加 ・浮腫 ・血圧高値
確認すべき既往・生活歴	・喘息の既往 ・鼻炎やアトピーの既往 ・NSAIDs使用歴 ・喫煙歴	・COPDの既往 ・喫煙歴	・心不全，心筋梗塞の既往 ・糖尿病，高血圧，脂質異常症の既往 ・喫煙歴 ・心疾患の家族歴
wheeze以外の身体所見	・重篤な症例ではwheezeの消失＝サイレントチェスト（呼吸停止直前），意識障害	・るいそう ・口すぼめ呼吸 ・ビア樽状の胸郭 ・気管短縮 ・胸鎖乳突筋の発達	・頸部：頸静脈怒張 ・心雑音 ・III音/IV音の聴取 ・腹部：肝腫大 ・四肢：下腿浮腫

- 究極的には救急外来ではwheezeを来す呼吸不全の鑑別診断は，「心不全」と「喘息増悪またはCOPD増悪」に分けることが重要となる。
- 既往歴がはっきりせず，ある程度の年齢で重喫煙歴がある場合などは，救急外来の状況では喘息増悪またはCOPD増悪は区別しきれないことを実臨床ではよく経験する。いずれの疾患であっても治療は短時間作用型β_2刺激薬（SABA）の吸入，ステロイド全身投与が軸となるので，無理に両者の鑑別にこだわらず治療を開始することも大切なときがある。
- 両者の治療の違いは，抗菌薬投与をCOPD増悪の可能性もありとして必要と考えるかどうかくらいである。状態が落ち着いてきてから，もしくは情報がそろってきてから鑑別を深めていく。

救急外来にwheezeを伴う呼吸困難が主訴で来院したときの検査例

wheezeを伴う呼吸不全/呼吸困難の鑑別に迷う場合
- 胸部単純X線
- 12誘導心電図
- 血液検査：心不全，急性冠症候群（ACS）を疑うときにBNP，心筋逸脱酵素

喘息の増悪と臨床的に判断できる場合
- 若年で喘息の既往があり軽度（小発作）：検査はほとんどの場合で不要

中等度（中発作）以上
- 動脈血液ガス：II型呼吸不全の合併の判断のため
- 胸部単純X線：肺炎，縦隔気腫，気胸の合併の判断のため
- （流行期に）インフルエンザウイルス抗原検査，新型コロナウイルスPCR検査
- （発熱があり，重症な場合）血液培養や喀痰培養

表2 喘息増悪の重症度

重症度	呼吸困難	動作・意識状態	SpO₂	PaO₂	PaCO₂	PEF*
軽度（小発作）	横になれる	歩行可能	>96%	正常	<45Torr	>80%
中等度（中発作）	苦しくて横になれない	ゼーゼーしつつなんとか歩く	91〜95%	>60Torr	<45Torr	60〜80%
高度（大発作）	苦しくて動けない	歩行できない途切れ途切れ話す	≦90%	≦60Torr	≧45Torr	<60%
重篤	呼吸減弱チアノーゼ	会話できない錯乱・意識障害	≦90%	≦60Torr	≧45Torr	測定不能

＊：peak expiratory flow（ピークフロー）
〔日本アレルギー学会喘息ガイドライン専門部会・監：喘息予防・管理ガイドライン2021．協和企画，2021より〕

重症度評価——歩けるか，話せるか，SpO₂≦90%でおおよそ評価できる

- 鑑別と重症度評価は同時に行う。
- 喘息増悪の場合には，以下の3項目が重要である。
  ①歩けない，②話せない，③SpO₂≦90%
- 上記のいずれか1つでも満たせば高度（大発作）以上の評価になり，喘息以外でも早めの治療介入を要する病態である。
- 細かな基準は表2のとおりで，異なる増悪強度の症状が混在している場合には，より重症のほうで評価する。

救急外来で行うべき治療——SABA吸入と重症度が高ければ早めにステロイドを投与する

- 中等度（中発作）以上の喘息増悪を疑う場合の治療のポイントは，以下の4つである（図3）。
  ①診察し始めてから10分以内の治療介入，酸素投与，②SABAの吸入
  ③早急な全身性ステロイド投与（特に高度以上），④トリガーへの介入とアドバンスドな治療

1. 診察し始めてから10分以内の治療介入，酸素投与

- SpO₂＜94%であれば酸素投与を開始したうえで，以下2.〜3.の介入を早急に始める。
- 初期治療の効果判定は30〜60分程度で行い，その後も繰り返し行う。

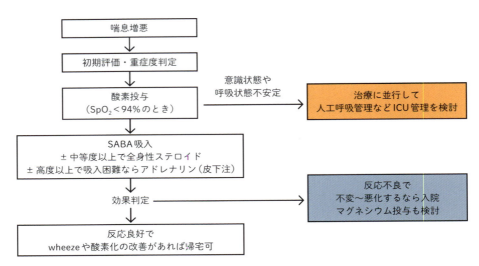

図3 喘息増悪の治療の流れ

2. SABAの吸入

- 喘息増悪の治療は，まずはSABAの吸入。吸入は，ネブライザーで吸入する方法とpMDI（加圧噴霧式定量吸入器）で吸入する方法がある。
- ネブライザーの利点は患者さんが吸気のタイミングを合わせる必要がないことであり，呼吸困難のために頻呼吸になっている場合には推奨。ただし，システマティックレビューでは，スペーサーを併用したpMDIと比較してネブライザーの使用で入院率などを下げるなどへの影響はないとされている[4]。
- 吸入しやすさなどから第一選択はネブライザー，第二選択として新型コロナウイルス感染症流行時にはpMDIでの吸入とするのがよいが，施設ごとのルールがあればそれに従う。

処方例

ネブライザーの場合
- 生理食塩液5mL＋サルブタモール（ベネトリン®）0.3〜0.5mL

または
- 生理食塩液5mL＋プロカテロール（メプチン®）0.3〜0.5mL

20分おきに3回まで反復投与可

pMDIの場合

患者さんが持参している場合は，あるものを吸入
- サルブタモール（サルタノール® インヘラー）2吸入

または
- プロカテロール（メプチンエアー®）2吸入

20分おきに3回まで反復投与可

---

3. 早急な全身性ステロイド投与（特に高度以上）

- 中等度（中発作）でもSABAへの反応が乏しい場合や，来院時点での評価が高度（大発作

- の場合には救急外来で全身性ステロイド投与が必要である。
- 全身性ステロイドは効果発現まで4〜6時間ほど要するので，高度（大発作）以上の場合には早めに準備する。
- 高度（大発作）以上の場合は，「いかにステロイドが効いてくるまで他の治療でしのげるか」が大事。SABAの吸入とほぼ同時に全身性ステロイドも投与するくらいの気持ちで準備していく。
- 内服と点滴で効果やその発現速度に差はないため，内服が可能かつ薬剤の準備が速やかにできる施設では内服の全身性ステロイドでも問題ない。
- アスピリン喘息でないことがわかっている場合には，メチルプレドニゾロン（ソル・メドロール®）が救急外来に常備されている頻度も多く使いやすい。
- 副鼻腔炎の既往や服薬状況の経過からアスピリン喘息が疑われる場合，内服のプレドニゾロン（プレドニン®）が最も安全だが，ベタメタゾン（リンデロン®）やデキサメタゾン（デカドロン®）が第二選択になる。
- ステロイドの投与量には結構幅があるが，一般病棟入院程度であればプレドニゾロン25〜50mg内服，メチルプレドニゾロン40mg，ベタメタゾン4mg程度の投与で十分なことが多く，ICUに入るような高度の呼吸不全がある場合にはメチルプレドニゾロン80〜125mg，ベタメタゾン8mgを検討する[5]。

処方例

点滴の場合
- メチルプレドニゾロン（ソル・メドロール®）40〜125mg + 生理食塩液100mL　30分で投与
- ベタメタゾン（リンデロン®）4〜8mg + 生理食塩液100mL　30分で投与

内服の場合
- プレドニゾロン（プレドニン®）25〜50mg　内服（体重と重症度で量は調整）

---

4. トリガーへの介入とアドバンスドな治療

- 喘息の増悪をみたら，トリガー（誘因）を必ず考える（表3）[6]。
- 多くの場合，初療のマネジメントは変わらないので，長時間の会話は患者さんの苦痛になるため，症状がある程度改善したタイミングで込み入った問診をするように心がける。
- アスピリン喘息は，投与するステロイドの種類などに影響するため早めに可能性があるか判断する。
- トリガーとして多い気道感染症だが，COPD増悪と異なりウイルス感染症が大多数を占

表3　喘息増悪のトリガー

- ウイルス感染，まれに細菌感染　・アレルゲンへの曝露（花粉，カビなど）
- 大掃除で埃が舞うことが原因になることもある　・大気汚染，喫煙　・薬剤（NSAIDs）
- 季節の変わり目　・アドヒアランス不良

〔GINA : Global Strategy for Asthma Management and Prevention(https://ginasthma.org/wp-content/uploads/2024/05/GINA-2024-Strategy-Report-24_05_22_WMS.pdf) より〕

めており，細菌感染症は大多数で関与していないといわれているため，喘息増悪にルーチンの抗菌薬の投与は推奨されない。

入院の適応は重症度から判断する

- 中等度（中発作）〜高度（大発作）では，救急外来で治療を開始して1〜2時間の経過で改善しなければ入院を勧める。
- 重篤発作では入院治療が必須で，状況次第でICU入室も検討する。
- 通院が困難な場合や，コンプライアンスに問題がありそうなとき，重症喘息増悪の既往があるときは入院の閾値を下げたほうが良いとされている。
- 頻度は少ないが，肺炎や無気肺，気胸などの合併がある場合にも入院適応とされている。
- 軽度（小発作）の場合など，上記を満たさなければ入院治療は原則不要。下記を処方して1〜2日以内に呼吸器内科外来もしくはかかりつけ医を受診できるように調整する。

> **処方例**
> - プレドニゾロン25〜50mg　1日1回　内服　5日間　体重と重症度で投与量調整　基本は0.5mg/kg
> - サルタノール®インヘラー発作時に2吸入
>
> または
> - メプチンエアー®発作時に2吸入　20分おきに3回まで反復投与可

治療や鑑別に難渋するときは呼吸器内科にコンサルテーションする

- 以下の場合は呼吸器内科での入院治療が好ましいが，各施設の状況によって検討する。
  ①高用量の吸入ステロイド/長時間作用型β_2刺激薬（LABA）や生物学的製剤などの専門的治療を受けている
  ②他疾患との鑑別に難渋する
  ③人工呼吸管理を要する
  ④高度（大発作）以上で，治療を開始して1〜2時間の経過で呼吸状態が悪化する
- 一般内科で入院した後に安定期の治療の変更などで悩む場合にも，コンサルテーションする。

治療のネクストステップ——喘息治療の奥の手を知っておく

- SABA吸入やステロイド全身投与でも改善しないような重篤な症例の場合の奥の手とし

て，以下の3つを知っておく．

1. アドレナリン皮下注射[5]

- SABAの吸入は基本的にいかなる喘息増悪の場合にも行うが，呼吸停止直前（サイレントチェスト）でネブライザー吸入が難しいときは，アドレナリンの皮下注を考慮する．
- 不整脈などのリスクや禁忌事項もあることや投与の方法・量がアナフィラキシーなどと異なることから，おそらく初期研修のうちから自身の判断で投与することはほぼない．
- 喘息増悪への治療の選択肢としてあることと，投与するならステロイドが効いてくるまでの早めの段階であることを知っておく．

処方例

- 0.1%アドレナリン（ボスミン®）皮下注　0.1mL（0.1mg）～0.3mL（0.3mg）
  禁忌：虚血性心疾患，閉塞性隅角緑内障，甲状腺機能亢進症
  脈拍が130回/分以下の範囲で止まるようにモニタリングし，効果があれば20～30分間隔で反復可能

---

2. マグネシウム点滴静注[5]

- SABA吸入，ステロイド全身投与でも反応しない場合に，気管支平滑筋の拡張を目的に硫酸マグネシウムの点滴を行ってみる．
- 高度の腎障害など高マグネシウム血症のリスクがなければ，副作用もほぼ心配しなくてよい．

処方例

- 硫酸マグネシウム2g + 生理食塩液100mL　20分で投与

---

3. 気管挿管・人工呼吸器管理

- 高度の低酸素血症・高二酸化炭素血症がある場合や呼吸停止直前の場合，CO_2ナルコーシスを来しているような場合には，気管挿管・人工呼吸器管理を検討する．
- 注意点として，鎮静を行うと自発呼吸が停止することで，低酸素血症・高二酸化炭素血症が増悪し呼吸停止のリスクも高まることを知っておく．気管挿管および人工呼吸器管理に余程の自信がある場合以外は，そのときに協力してもらえる医師のなかで最も技術のあるスタッフ（救急医，集中治療医，麻酔科医など）に気管挿管と人工呼吸器管理をしてもらうか，そういったスタッフの厳重な管理下で実施する．
- 呼吸不全の場合，一般的には人工呼吸器につなげばコントロールしやすくなるが，喘息の場合には気道内圧が高くなりすぎてうまく人工呼吸器でコントロールできないこともあるので注意する．
- 非侵襲的陽圧換気（non-invasive positive pressure ventilation；NPPV）は，喘息増悪には積極的な推奨はないが，使用する場合は呼吸器内科専門医などと相談のうえで判断する．

> **本症例の経過**
>
> SpO₂ 88%（room air）と低値であったため，速やかに車椅子で観察室のベッドに案内し，鼻カヌラ2L/分で酸素投与を開始し，末梢ルートの確保を行った。
> 両側前胸部で呼気優位のwheezeを聴取しstridorではなかった。胸部単純X線では心拡大はなく，肺の過膨張がみられた。喫煙歴はあるが，若年であり喘息増悪を原因として考えた。会話は途切れながらも可能であったが，歩行は困難でありSpO₂からも高度（大発作）と考えられた。増悪の原因としては，上気道炎の罹患と喫煙の関与が疑われた。
> 治療開始1時間後時点で，呼吸困難は改善し会話は可能になった。SpO₂ 90%（room air）と改善傾向ではあったが依然として酸素投与が必要な状態でもあり，入院となった。

入院時の指示の出し方を押さえておく

- 喘息増悪の場合，基本的には救急外来で行った全身性ステロイド投与の継続とSABA吸入の指示を継続する。

> **MEMO** 筆者は，入院時の説明の際には「効果の発現に時間がかかることもあるので，最初の1日は治療をしていても悪化することがあります」と説明している。

処方例

内服の場合
- プレドニゾロン25〜50mg　1日1回　朝食後（分割投与も可）　5〜7日間

点滴の場合
- メチルプレドニゾロン40〜125mg＋生理食塩液100mL　8時間ごと　5〜7日間
- ベタメタゾン4〜8mg＋生理食塩液100mL　30分で投与　5〜7日間

ネブライザーの場合（通常病院内で決まったセットがある）
- 生理食塩液5mL＋サルブタモール0.3〜0.5mL

または
- 生理食塩液5mL＋プロテカロール0.3〜0.5mL　1日4回

呼吸困難悪化時には，20分おきに3回まで反復投与可，改善がなければ担当医へ連絡

pMDIの場合
- メプチンエアー®（サルタノール®インヘラー）1回2吸入　1日4回

呼吸困難悪化時には，20分おきに3回まで反復投与可，改善がなければ担当医へ連絡

退院までに安定期の治療（コントローラー）調整と患者教育を行う

- 治療を開始すれば，2日ほどでwheezeや咳嗽，呼吸困難などは改善していく。
- 治療効果が出てくればSABA吸入の頻度を漸減しつつ，コントローラーの導入・変更を行う。
- 初回導入の場合には，基本的に吸入ステロイド（ICS）/LABA配合剤から選択。剤形もいろいろあり初学者がすべて記憶するのは困難だが，継続して吸入できる薬剤選択が重要なことだけ把握。病棟薬剤師に吸入指導をしてもらうことも重要である。
- 入院前から高用量ICS/LABA配合剤で十分な治療が行われているにも関わらず増悪している場合では，アドヒアランスや吸入手技の確認を行ったうえで生物学的製剤の使用などが検討されるので，退院前もしくは退院後に専門外来を受診できるように調整する。
- 退院までに喘息に関する教育を行う。

> **MEMO** 筆者は，以下を説明している。
> ①喘息は放置すると命に関わる疾患であり，実際今回は命に関わる状況のため入院している。
> ②適切に管理しても難しい経過をたどる方もいるが，薬剤を適切に使用することで日常生活を問題なく送れることのほうが多い。
> ③症状が改善しても指示どおり治療薬を継続する必要がある。
> ④喫煙は喘息増悪の誘因になるため禁煙が必須である。

- 退院時期は，wheezeを聴取しなくなり夜間の症状も改善して日常生活が送れるようになった頃になる。

本症例の入院後経過

入院第2病日からwheezeは改善傾向となり，第4病日には副雑音を聴取しなくなった。コントローラーは，病棟薬剤師による指導で吸入手技は問題なかったが，仕事の関係で1日1回の吸入しかできないとのことだった。そのため，1日1吸入のビランテロール・フルチカゾン（レルベア®100）吸入薬の処方を行った。また，禁煙指導も入院中に行ったが，外来で継続的な評価が必要と考えられた。
第6病日にはステロイドを終了し，同日退院した。2週間後の外来を予約し，経過観察を行う予定。

文献

1) 日本アレルギー学会喘息ガイドライン専門部会・監：喘息予防・管理ガイドライン2021. 協和企画, 2021
2) Han MK, et al : Chronic obstructive pulmonary disease: Diagnosis and staging. UpToDate (last updated Nov 28, 2023)
3) Colucci WS, et al : Heart failure: Clinical manifestations and diagnosis in adults. UpToDate, 2022 (last updated Apr 20, 2023)
4) Cates CJ, et al :Holding chambers (spacers) versus nebulisers for beta-agonist treatment of acute asthma. Cochrane Database Syst Rev, 9 : CD000052, 2013 [PMID : 24037768]
5) Cahill KN : Acute exacerbations of asthma in adults: Emergency department and inpatient management. UpToDate (last updated Apr 01, 2023)
6) GINA : Global Strategy for Asthma Management and Prevention(https://ginasthma.org/wp-content/uploads/2024/05/GINA-2024-Strategy-Report-24_05_22_WMS.pdf)（アクセス：2024年4月）

6 COPD増悪
～Anthonisen分類とABCアプローチ

診断

☑ COPDを基礎にもち，何らかの呼吸状態／呼吸器症状の悪化を訴えた場合にCOPD増悪と診断

COPDの増悪を疑う状況
- COPDと診断されていない場合は，喫煙歴のある中年〜高齢者が呼吸困難±wheezeで来院した場合に疑う
- COPDの診断歴がなくても下記の身体所見や画像所見で気腫性変化が著明であれば背景に存在する可能性が高い（画像所見の乏しい場合もある）

COPDの身体所見
- 体型が痩せ型
- 口すぼめ呼吸
- ビア樽状の胸郭
- 気管短縮
- 胸鎖乳突筋の発達
- （増悪期に）wheezeの聴取

COPD増悪を疑ったときの検査
- 動脈血液ガス ・胸部単純X線
- 12誘導心電図 ・血液検査（血算・生化学）
- 症例によりBNP（NT-proBNP）・D-dimer，胸部CT，培養検査，インフルエンザウイルス抗原検査・新型コロナウイルスPCR

鑑別

☑ COPD増悪を疑ったときの鑑別の進め方

- 画像評価で気胸や胸水貯留などを除外したうえで，治療方針の大きく異なる「心不全」と「喘息・COPD増悪」を区別することがスタート
- 高齢初発の喘息増悪の除外は難しいが，「喘息・COPD増悪」の治療内容はおおむね同じなので救急外来では気にしすぎない
- 頻度は多くないものの，肺血栓塞栓症は単純CTで除外できない重要な鑑別疾患

鑑別疾患
- 喘息増悪 ・心不全
- 肺炎 ・胸水貯留
- 気胸 ・不整脈
- 肺血栓塞栓症

治療

☑ COPD増悪はABCアプローチと呼吸管理で治療

- Antibiotics（抗菌薬）：喀痰の膿性化やCRP上昇，入院やNPPVでの管理を要する場合
  - セフトリアキソン2g＋生理食塩液100mL　60分で投与
  - 耐性菌リスクあり：セフェピム2g＋生理食塩液100mL　60分で投与
- Bronchodilators（気管支拡張薬）：全例
  - ネブライザー：サルブタモール（ベネトリン®）0.3〜0.5mL＋生理食塩液5mL
    またはプロカテロール（メプチン®）0.3〜0.5mL＋生理食塩液5mL　20分おきに3回まで反復可
  - pMDI（新型コロナウイルス感染症流行時に推奨）：サルブタモール（サルタノール®インヘラー）2吸入
    またはプロカテロール（メプチンエアー®）2吸入　20分おきに3回まで反復可
- Corticosteroids（全身性ステロイド）
  - プレドニゾロン30〜40mg　内服
    またはメチルプレドニゾロン40〜80mg＋生理食塩液100mL　30分で投与

COPD増悪の呼吸管理の基本
- SpO_2の目標は88〜92％
高濃度酸素投与によってCO_2ナルコーシスや換気血流比不均等悪化の可能性があるため

NPPVの適応
- pH≦7.35かつ$PaCO_2$≧45Torr
- 呼吸仕事量増加
- 酸素療法で改善しない低酸素血症

経過
- 治療効果は2〜3日で得られることが多く，改善がなければ肺血栓塞栓症など他の疾患の鑑別も考慮
- 呼吸状態が改善してくれば安定期の治療を見直すが，禁煙が何よりも重要
- 吸入薬だけでなく，ワクチン接種や身体活動性の維持・向上も大切
- 必要な患者さんには在宅酸素療法も導入

COPD増悪を診るときのポイント！

- COPDの病態を理解する
- COPD増悪の鑑別の進め方と重症度評価の方法を身につける
- 増悪の原因を考える
- 救急外来で行う治療——ABCアプローチを押さえておく
- 適切な呼吸サポートを行う
- 治療のネクストステップ——NPPV，HFNC，IPPVの適応を知っておく
- 重症例は入院，入院不要例は呼吸器内科またはかかりつけ医を受診する
- 治療や鑑別に難渋するときは呼吸器内科にコンサルテーションする
- 入院時指示——基本は全身性ステロイド，抗菌薬，SABAを継続する
- 退院までに患者教育と安定期の治療調整をする

> **症例　これまでに喘息や心疾患の既往のない80歳男性**
>
> 5日前から鼻汁と咽頭痛を自覚した。咳嗽と労作時呼吸困難感を自覚し，同居のご家族からみて苦しそうであったため救急要請して当院に搬送された。喫煙歴 20本/日（20〜80歳）。バイタルサインは，体温37.2℃，血圧100/50mmHg，脈拍110回/分 整，呼吸数24回/分，SpO_2 86%（room air）。前胸部の聴診でwheezeを聴取する。

COPDの病態を理解する

1. COPDの定義

- 慢性閉塞性肺疾患（COPD）は，「タバコ煙を主とする有害物質を長期に吸入曝露することなどにより生じる肺疾患であり，呼吸機能検査で気流閉塞を示す。気流閉塞は末梢気道と気腫性病変がさまざまな割合で複合的に関与し起こる。臨床的には徐々に進行する労作時の呼吸困難や慢性の咳・痰を示すが，これらの症状に乏しいこともある」と定義されている[1]。
- 診断のポイントは，以下の2つ。
  ①タバコなどの有害物質を吸入することによって発症する。
  ②安定期に気流閉塞（一秒率＜70％）を来す。
- 診断には，①，②に加えて，他の気流閉塞を来す疾患の除外も必要である。
- リモデリングを来していない（≒こじらせていない）喘息では，安定期の肺機能は多くの場合は低下せず労作時の呼吸困難感はないが，COPDは安定期でも肺機能の低下とそれに伴った労作時呼吸困難感が多くみられる。

2. COPD増悪とは？

- COPD増悪は，「息切れの増加，咳や痰の増加，胸部不快感・違和感の出現を認め，安定期の治療の変更が必要な状態をいう。ただし，他疾患（肺炎，心不全，気胸，肺血栓塞栓症など）が先行する場合を除く。症状の出現は急激のみならず緩徐の場合もある」と定義されている（図1）[1]。
- 典型的には，喫煙歴のある高齢者がwheezeを伴った呼吸困難で来院してSpO$_2$の低下はあるものの，胸部単純X線で肺の過膨張くらいしか所見のない状況で疑う。

3. COPDに特徴的な身体所見

- COPDで慢性的に気道が狭くなり空気を吐き出せなくなった結果，肺の過膨張，頭尾側方向への肺の過膨張による気管短縮，腹背側方向への過膨張による胸郭のビア樽状の変化を来す。息を吐き出すのが大変なため，呼吸補助筋のなかでも胸鎖乳突筋が発達する。
- 喫煙歴と図2の身体所見があれば，背景にCOPDが強く示唆される。しかし，なくても除外できないことに注意する。
- 身体所見が乏しい場合，肺機能検査の実施歴がないと安定期にCOPDが存在したかどうかの判断は難しいが，普段階段の昇降で息切れがなければ可能性は低い。

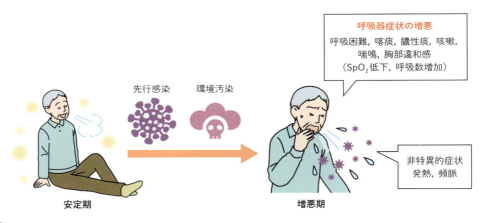

図1　COPD増悪

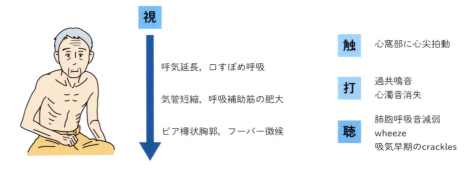

図2　COPDを疑う「身体所見」

COPD増悪の鑑別の進め方と重症度評価の方法を身につける

- 頻度の高い鑑別疾患には，心不全・肺炎・胸水貯留（膿胸など）・肺血栓塞栓症・不整脈などがある．
- wheezeを来す疾患の鑑別は，しばしば救急外来では難しく，治療方針の大きく異なる「心不全」と「喘息・COPD増悪」を区別することがスタートとなる．
- 喘息増悪とCOPD増悪はいずれも胸部の聴診でwheezeを来すが，両者が合併していることもあるので，救急外来での除外は困難なときがある．鑑別の詳細は「第4章-5 喘息増悪」も参照．若年者では，基本的にCOPDは鑑別疾患として考慮しないことが多いが，高齢発症の喘息は考慮すべき点に注意する．
- 年齢，既往歴，身体所見，非増悪時の呼吸困難をはじめとした呼吸器症状などから喘息らしいか，COPDらしいかをなるべく判断するが，合併もあるため救急外来では「喘息もしくはCOPD増悪」と暫定診断して短時間作用型β_2刺激薬（SABA）の吸入，全身性ステロイド投与などを開始することが必要な場合もある．

MEMO COPD増悪の定義は，「他疾患（肺炎など）が先行する場合にはCOPD増悪から除く」とされている．定義からは肺炎像があった場合にCOPD増悪とはいえないが，臨床的には安定期にCOPDが背景にある患者さんが肺炎を発症したことを契機にwheezeがみられるようになった場合で，II型呼吸不全を来した際には，肺炎を契機としたCOPD増悪と診断して抗菌薬治療に加えて全身性ステロイドや気管支拡張薬を使用することは，病態生理的に妥当と筆者は考えている．ただし，COPDが背景にある患者さんが肺炎を起こした際に，全例にCOPD増悪としての治療をすべきというわけではないこと，全身性ステロイド投与のエビデンスも通常のCOPD増悪よりも乏しい可能性があることは知っておく[2]．

1. COPD増悪を疑ったときに実施する検査

- 日本のガイドライン[1]では，COPD増悪を考えたときに鑑別と重症度評価のために行うべき検査を表1のように推奨している．

2. COPDの画像の特徴

- 画像検査のみでCOPDと診断することはできないが，特徴的な所見（図3）を知ることでCOPD増悪を疑うきっかけになる．

表1 COPD増悪を考えたときの検査

原則としてすべての患者さんに推奨	必要に応じて行う
・パルスオキシメトリーと動脈血液ガス ・胸部単純X線 ・12誘導心電図 ・血液検査（血算・CRP，電解質，肝腎機能）	・胸部CT ・血液培養，喀痰グラム染色と培養，新型コロナウイルスやインフルエンザウイルスなどの迅速検査 ・心エコー，BNP（NT-proBNP），D-dimer

〔日本呼吸器学会COPDガイドライン第6版作成委員会・編：COPD（慢性閉塞性肺疾患）診断と治療のためのガイドライン2022［第6版］．メディカルレビュー社，2022より作成〕

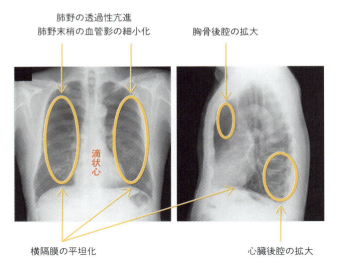

図3 COPDに特徴的な胸部単純X線所見

(1) 胸部単純X線所見

- 胸部単純X線によって，気腫性変化に伴った肺の過膨張やそれに伴った血管の変化などを評価できる。
- 一方で，早期のCOPDを評価するのは難しいことや気道病変主体のCOPDの検出が難しいことなどの限界も押さえておく。

(2) 胸部CT所見

- COPDの胸部CT所見には複数のパターンがあるが，まずは日本で頻度の多い細葉（小葉）中心型肺気腫の所見を視覚的に覚えるのが良い。
- 図4ではA→B→C→Dと低吸収域の範囲が広がっており，こういったCTをみたときにCOPDを疑う。

(3) COPD増悪の重症度評価

- 明確な重症度評価基準は存在しないが，Anthonisen分類（表2）はCOPD増悪の主症状として呼吸困難感，喀痰の増加，喀痰の膿性化が重要なことが理解できる点からも良い分類である[3]。

増悪の原因を考える

- COPD増悪の原因（表3）として70％が気道感染症と報告されているが，原因のはっきりしない症例も30％ほど存在する。
- 細菌感染の原因菌は，インフルエンザ桿菌，肺炎球菌，モラクセラ・カタラーリスが多い。
- 緑膿菌など耐性グラム陰性桿菌は，抗菌薬曝露歴があるなどの一般的な耐性菌リスクをも

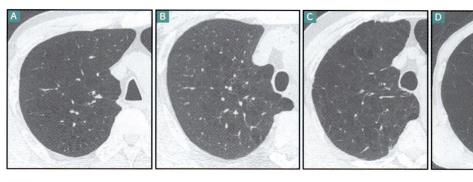

図4 COPDに特徴的なCT所見
〔日本呼吸器学会COPDガイドライン第6版作成委員会・編：COPD（慢性閉塞性肺疾患）診断と治療のためのガイドライン2022［第6版］．メディカルレビュー社，2022より〕

表2 COPD増悪のAnthonisen分類

タイプ	重症度	定　義
1型増悪	重症	呼吸困難感，喀痰量，喀痰膿性度の増加をすべて満たす
2型増悪	中等症	呼吸困難感，喀痰量，喀痰膿性度の増加のうち2つを満たす
3型増悪	軽症	呼吸困難感，喀痰量，喀痰膿性度の増加のうち1つを満たし，かつ以下の1つ以上を満たす ・咳嗽 ・wheeze ・発熱（他に原因がないもの） ・過去5日以内の上気道感染 ・ベースラインの20％を超える呼吸数増加 ・ベースラインの20％を超える脈拍増加

〔Anthonisen NR, et al：Ann Intern Med, 106：196-204, 1987より〕

表3 COPD増悪の因子

- 細菌感染：インフルエンザ桿菌，肺炎球菌，モラクセラ・カタラーリスの頻度が高い
　　　　　　患者背景次第では緑膿菌など耐性グラム陰性桿菌の関与の可能性も考慮する
- ウイルス感染
- 大気汚染（PM 2.5やオゾン，窒素酸化物など）
- 喫煙

つ場合に加えて，低肺機能（％FEV_1＜30％），気管支拡張症，過去に喀痰培養で陽性になった経過のある患者さんなどで陽性になりやすい[4],[5]。
- ウイルス感染では，ライノウイルスやインフルエンザウイルス，コロナウイルスなどの一般的に上気道症状を来すものが増悪の原因として知られる。

救急外来で行う治療──ABCアプローチを押さえておく

- COPD増悪への初期治療としては，ABCアプローチでの薬物療法（Antibiotics：抗菌薬，Bronchodilators：気管支拡張薬，Corticosteroids：全身性ステロイド）と酸素療法が推奨されている。

1. 抗菌薬

- COPD増悪の原因は感染の頻度が高く，細菌感染症治療の重要性も指摘されているが，全例での抗菌薬投与の適応はないとされ，増悪時の使用は以下を参考に判断する。
  ①喀痰の膿性化がある場合
  ②CRP上昇を伴う場合（カットオフ値として4mg/dL以上を1つの目安にしてもいいかもしれない）[6]
  ③非侵襲的陽圧換気（non-invasive positive pressure ventilation；NPPV）や人工呼吸管理を行う場合
- 原因菌は，インフルエンザ桿菌，肺炎球菌，モラクセラ・カタラーリスの頻度が高いため入院患者さんでは第三世代セファロスポリン系薬が第一選択である。
- 緑膿菌など耐性グラム陰性桿菌のリスクが高い患者さんでは，第四世代セファロスポリン系薬など抗緑膿菌活性のある薬剤の選択を検討する。

処方例

- セフトリアキソン2g＋生理食塩液100mL　60分で投与

耐性グラム陰性桿菌をカバーする場合

- セフェピム（マキシピーム®）2g＋生理食塩液100mL　60分で投与

---

2. 気管支拡張薬

- 喘息増悪の治療と同様，SABA吸入を行う。ネブライザーでの吸入とpMDIでの吸入がある（「第4章-5 喘息増悪」参照）。

処方例

ネブライザーの場合

- サルブタモール（ベネトリン®）0.3〜0.5mL＋生理食塩液5mL

または

- プロカテロール（メプチン®）0.3〜0.5mL＋生理食塩液5mL　20分おきに3回まで反復投与可

pMDIの場合

- サルブタモール（サルタノール®インヘラー）2吸入

または

- プロカテロール（メプチンエアー®）2吸入　20分おきに3回まで反復投与可

---

3. 全身性ステロイド

- COPD増悪に全身性ステロイドを投与することで，呼吸機能や低酸素血症の改善が早くなることが報告されており，入院を要するCOPD増悪や，外来治療が可能でも日常生活へ影響のある増悪を来している場合には投与が推奨される。

- プレドニゾロン換算30〜40mg/日で，治療期間は5日ほどが推奨されている．喘息増悪と同様に，静注と内服でのステロイド投与には差はない．

> **処方例**
>
> **内服の場合**
> - プレドニゾロン（プレドニン®）30〜40mg
>
> **点滴の場合**
> - メチルプレドニゾロン（ソル・メドロール®）40〜80mg＋生理食塩液100mL　30分で投与

適切な呼吸サポートを行う

- COPD増悪患者さんでは，高濃度酸素投与によって換気血流比不均等などの悪化やCO_2ナルコーシスのリスクがあるため，SpO_2 88〜92％を目標に鼻カヌラなどでの酸素療法が推奨されている．
- 実際には，酸素投与を開始する時点ではCOPD増悪なのか他疾患なのかはわからないが，COPD増悪歴が過去にあれば最初からSpO_2 88〜92％を目標にする．病態が不明でSpO_2≦93％であれば酸素投与を開始したうえで，動脈血液ガスで評価する．
- II型呼吸不全（$PaCO_2$＞45Torr）であれば，SpO_2の目標を88〜92％に下げる（呼吸不全の評価は「第5章-5 サチュレーションが下がってます！って呼ばれたら」参照）．

治療のネクストステップ——NPPV，HFNC，IPPVの適応を知っておく

1. NPPVの適応とHFNC

- COPD増悪に薬物療法・酸素療法を行ってもII型呼吸不全の改善が得られない場合には，補助換気療法の適応になる．
- 補助換気療法は，マスクを用いるNPPV（図5）と気道確保を行ったうえで行う侵襲的陽圧換気（invasive positive pressure ventilation；IPPV＝人工呼吸管理）がある．
- NPPVは，COPD増悪時の換気療法で第一選択．頻呼吸や呼吸困難感の改善だけではなく，気管挿管率や死亡率の低下などの効果も報告されており，IPPVと比較して人工呼吸器関連肺炎（VAP）などの合併症が少ないことも利点である．
- NPPVの適応基準は，以下のとおりである．
  ①患者さんが新型コロナウイルス感染症に罹患している場合には，エアロゾル感染のリスクがあるため，使用する際には各施設の運用状況を確認する．
  ②気道確保を行っていないため，気道分泌量が多い場合や嘔吐・誤嚥のリスクが高い場合，

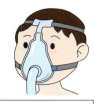

図5 NPPVの適応

NPPVの適応 — **25-35-45の法則で覚える（1項目でも満たせば適応）**

換気
1. 呼吸性アシドーシス（pH≦7.35，$PaCO_2$≧45Torr）
2. 呼吸仕事量増加〔頻呼吸＝呼吸数＞25回/分（目安），呼吸補助筋の使用，奇異呼吸〕

酸素化
3. 酸素療法でも目標に到達しない（SpO_2 88〜92%またはPaO_2 60〜70mmHg）

〔日本呼吸器学会COPDガイドライン第6版作成委員会・編：COPD（慢性閉塞性肺疾患）診断と治療のためのガイドライン2022［第6版］，メディカルレビュー社，2022より作成〕

CO_2貯留による意識障害が高度の場合にはIPPVが適応になる。

③NPPVの忍容性が乏しい場合には，高流量鼻カヌラ（high-flow nasal cannula；HFNC）を検討するが，鼻カヌラと比較して気管挿管率を低下させなかったとする報告もあり[7]，現時点で推奨度の高い呼吸管理ではない。

2. IPPVの適応と注意点

- NPPVを使用しても呼吸状態が悪化する場合やNPPVの忍容性が乏しい場合，気道確保を要する場合にはIPPVを検討する。
- IPPVを行う際には，COPD患者さんでは呼吸予備能の低下のために急性期の治療を行っても人工呼吸からの離脱が困難となる可能性を考える。気管切開によってQOLが大きく低下するため，もともとの活動性や肺機能次第で人工呼吸からの離脱が困難になることが予想される場合には，患者さん・ご家族と相談のうえIPPVを差し控えることもある。本来，進行したCOPD患者さんにはadvance care planning（ACP）を外来で進めておくべきだが，十分に話ができていないことが多いのと実際に急変した際には気持ちが揺れ動くため，救急外来で患者さん・ご家族と相談せざるをえないことも多い。

重症例は入院，入院不要例は呼吸器内科またはかかりつけ医を受診する

- 入院基準は，国内外のガイドラインでおおむね同様である（表4）[8]。
- 入院治療が不要な場合には，以下を処方のうえ1〜2日以内には呼吸器内科外来もしくはかかりつけ医を受診できるよう調整する。

表4 入院基準

- 急な安静時の呼吸困難，頻呼吸，低酸素血症の悪化，錯乱，傾眠などの著明な症状
- 急性呼吸不全
- チアノーゼや浮腫などの新規症状の出現
- 初期治療に反応が乏しい
- 心不全や不整脈，肺炎などの重症な併存症がある場合
- 不十分な在宅サポート
- 高齢者

〔Global Initiative for Chronic Obstructive Lung Disease (GOLD)：Global Strategy for the Diagnosis, Management and Prevention of Chronic Obstructive Pulmonary Disease, 2024 (https://goldcopd.org/wp-content/uploads/2024/02/GOLD-2024_v1.2-11Jan24_WMV.pdf) より〕

処方例

- プレドニゾロン（プレドニン®）30〜40mg　1日1回　朝食後　5日間

または

- メプチンエアー®（サルタノール®インヘラー）1回2吸入　1日4回　発作時には20分おきに3回まで反復投与可

前述の抗菌薬投与基準を満たす場合

- クラブラン酸/アモキシシリン（オーグメンチン®）250mg＋アモキシシリン（サワシリン®）250mg　1日4回　5日分

または

- レボフロキサシン（クラビット®）500mg　1日1回　5日間

治療や鑑別に難渋するときは呼吸器内科にコンサルテーションする

- 呼吸器内科へのコンサルテーションのタイミングは以下のとおり。
  ① 在宅酸素療法が導入されており，呼吸器内科外来で吸入などが処方されている場合
  ② 他疾患との鑑別に難渋する場合
  ③ HFNC，NPPV，IPPVでの管理を要する場合
  ④ 適切に治療を行っても呼吸状態が悪化する場合
- 上記は，ICUへの入室適応とも多くは重なり，こういった症例では呼吸器内科にコンサルテーションのうえ治療方針などを決定することが望ましい。
- 一般内科で入院し，在宅酸素療法を導入するかなど安定期の治療の変更などで悩む場合にもコンサルテーションを行う。

> **本症例の経過**
>
> SpO_2 86%（room air）と低値であったため，鼻カヌラ2L/分で酸素投与を開始した．動脈血液ガスでは$PaCO_2$ 48TorrとII型呼吸不全であり，SpO_2の目標は88〜92%に設定した．
> 胸部単純X線では心拡大はなく，肺の過膨張がみられた．高齢で喫煙歴があることと過去に喘息の既往もなかったことから，COPD増悪と考えられた．増悪の原因として上気道炎が疑われたが，喀痰の膿性化と呼吸困難があり，CRP 6mg/dLと上昇していたため抗菌薬治療の適応と考えられた．
> SABA吸入，プレドニゾロン30mg内服，セフトリアキソン2g投与後1時間後の動脈血液ガスでは$PaCO_2$は低下傾向であり，NPPVでの呼吸サポートは不要と考えられた．一般病棟での入院とした．

入院時指示──基本は全身性ステロイド，抗菌薬，SABAを継続する

- 基本的には救急外来で行った全身性ステロイドと抗菌薬，SABA吸入の指示を継続する．
- 退院時期は，呼吸状態がある程度横ばいで推移するようになり，ADLが問題なくなった頃である．

> **処方例**
>
> **全身性ステロイド：内服の場合**
> - プレドニゾロン30〜40mg　1日1回　朝食後（分割投与も可）　5日間
>
> **全身性ステロイド：点滴の場合**
> - メチルプレドニゾロン40〜80mg＋生理食塩液100mL　8時間ごと　5日間
>
> **抗菌薬で治療する場合**
> - セフトリアキソン2g＋生理食塩液100mL　60分で投与　5〜7日
>
> **耐性グラム陰性桿菌をカバーする場合**
> - セフェピム2g＋生理食塩液100mL　60分で投与　12時間ごと　5〜7日
>
> **ネブライザーの場合**
> - サルブタモール0.3〜0.5mL＋生理食塩液5mL
>
> または
> - プロテカロール0.3〜0.5mL＋生理食塩液5mL　1日4回（病院内のセットがあれば使用）
>   発作時には20分おきに3回まで反復投与可，改善がなければ担当医へ連絡
>
> **pMDIの場合**
> - メプチンエアー®またはサルタノール®インヘラー　1日4回　1回2吸入
>
> 発作時には，20分おきに3回まで反復投与可，改善がなければ担当医へ連絡
> その他：血糖値測定（1日4回）を検討

退院までに患者教育と安定期の治療調整をする

- 治療を開始すれば，2～3日ほどでwheezeや咳嗽，呼吸困難などは改善していく。
- 治療効果が出てくればSABA吸入の頻度を漸減しつつ，COPDの安定期の治療も検討する。
- 安定期の治療のポイントは，以下のとおり。
  ①禁煙はCOPDの管理のなかで最も重要であり，死亡率低下にも寄与する。
  ②インフルエンザワクチンは，COPD増悪の予防に有効であり，COPD関連の死亡率を低下させると報告されているため接種を提案。肺炎球菌ワクチンの接種も推奨されている。
  ③身体活動性の維持，向上は良好な生命予後と関連しており，歩行や運動を継続できるように促す。
  ④吸入薬は，増悪で入院を要する症例では，長時間作用型抗コリン薬（LAMA）・長時間作用型$β_2$刺激薬（LABA）の配合剤の吸入が第一選択。息切れの改善や増悪頻度の減少などの効果がある（詳細は日本のガイドライン[1]参照）。
  ⑤喘息の合併が疑われる場合には，吸入ステロイドを含有した配合剤の使用が推奨される。
  ⑥安静時にSpO_2 88％以下（PaO_2 55Torr以下）の症例では，在宅酸素療法の利用が死亡率低下に寄与すると報告されており推奨されている。
  ⑦安定期に$PaCO_2$が45Torr以上の症例では，在宅でのHFNCやNPPVの使用も検討されるため，呼吸器内科に一度コンサルテーションする。
  ⑧安静時の$PaO_2 ≦ 50$Torrなど呼吸不全が高度であれば，身体障害者手帳の取得が可能なことを忘れない（障害等級1級になると医療費がかなり安くなる）。

本症例の入院後経過

入院第2病日からwheezeは改善し，第4病日には酸素投与も不要になった。コントローラーの吸入手技はどの薬剤でも問題なく，LAMA・LABA配合剤の処方を行い，病棟薬剤師からも説明を行った。また，禁煙指導も入院中に行った。第5病日にはステロイドを終了し，リハビリテーションを行って活動性の向上を行い，第8病日に退院した。

文献

1) 日本呼吸器学会COPDガイドライン第6版作成委員会・編：COPD（慢性閉塞性肺疾患）診断と治療のためのガイドライン2022［第6版］．メディカルレビュー社，2022
2) Shirohita A, et al：Effectiveness of Steroid Therapy on Pneumonic Chronic Obstructive Pulmonary Disease Exacerbation: A Multicenter, Retrospective Cohort Study. Int J Chron Obstruct Pulmon Dis, 15：2539-2547, 2020［PMID：33116470］
3) Anthonisen NR, et al：Antibiotic therapy in exacerbations of chronic obstructive pulmonary disease. Ann Intern Med, 106：196-204, 1987［PMID：3492164］
4) Gallego M, et al：Pseudomonas aeruginosa isolates in severe chronic obstructive pulmonary disease: characterization and risk factors. BMC Pulm Med, 14：103, 2014［PMID：24964956］
5) Garcia-Vidal C, et al：Pseudomonas aeruginosa in patients hospitalised for COPD exacerbation: a prospective study. Eur Respir J, 34：1072-1078, 2009［PMID：19386694］
6) Butler CC, et al：C-Reactive Protein Testing to Guide Antibiotic Prescribing for COPD Exacerbations. N Engl J Med, 381：111-120, 2019［PMID：31291514］

7) Cr Xia J, et al : High-flow nasal cannula versus conventional oxygen therapy in acute COPD exacerbation with mild hypercapnia: a multicenter randomized controlled trial. Crit Care, 26 : 109, 2022 [PMID : 35428349]
8) Global Initiative for Chronic Obstructive Lung Disease (GOLD) : Global Strategy for the Diagnosis, Management and Prevention of Chronic Obstructive Pulmonary Disease, 2024 (https://goldcopd.org/wp-content/uploads/2024/02/GOLD-2024_v1.2-11Jan24_WMV.pdf)（アクセス：2024年11月）

7 急性冠症候群
〜STE-ACS，NSTE-ACSをマネージしよう

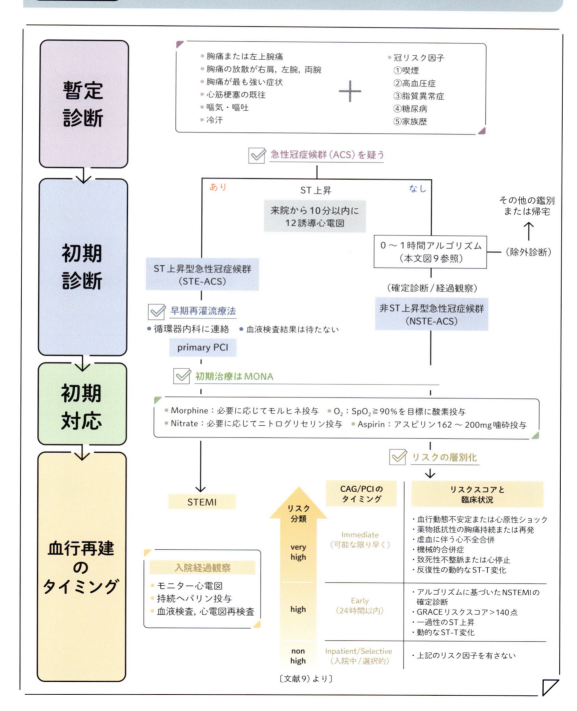

〔文献9〕より〕

急性冠症候群を診るときのポイント！

- 急性冠症候群の病態を理解する
- 急性心筋梗塞の定義を押さえる
- STE-ACS は心筋トロポニンの結果を待たずに介入を開始する
- STE-ACS は「早期再灌流」までをいかに短くするかを最優先する
- NSTE-ACS は確定診断 / 除外診断アルゴリズムとリスク層別化による治療選択が鍵となる
- NSTEMI 入院後のマネジメント——high risk 以上は循環器内科にコンサルテーションする

症例① 医療機関への定期通院歴のない54歳男性

10日前より労作時の胸部絞扼感を自覚しており，2日前からは安静時にも5〜10分程度症状が出現するようになった。本日，仕事中にも胸部絞扼感が出現し，20分経過しても改善なく，冷汗，ふらつきもみられたため同僚が救急車を要請した。

症例② 高血圧症，2型糖尿病，current smoker の72歳女性

本日，夕食後に心窩部に差し込むような痛みを自覚し，嘔吐した。嘔吐後も心窩部違和感が持続しており，タクシーに乗って救急外来を受診した。受診時には胸部症状は消失していた。

急性冠症候群の病態を理解する

- 急性冠症候群（ACS）には，以下の3つが含まれる。
  ①ST上昇型急性冠症候群（STE-ACS）
  ②非ST上昇型急性冠症候群（NSTE-ACS）
  ③不安定狭心症（UA）
- これらは12誘導心電図の虚血性変化や心筋トロポニン濃度の経時的変化によって分類される。主な病態は冠動脈粥腫の破裂，びらんによる血栓形成（図1）[1]であるが，マネジメントは心電図のST上昇の有無で大きく異なる。
- ST上昇のない NSTE-ACS と UA は合わせて非ST上昇型急性冠症候群（NSTE-ACS）としてマネジメントしていく。
- ACS は心筋バイオマーカーが判明する前の初期診断の際に使われ，心筋梗塞（MI）はバイオマーカーも上昇して心筋障害が確定した状態を意味する。

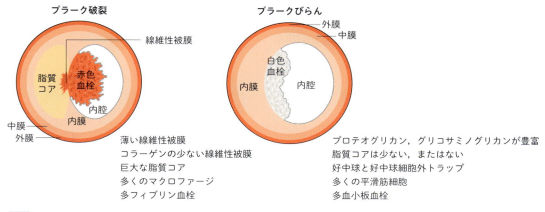

図1 ACSの病態イメージ
〔Libby P, et al : Circ Res, 124 : 150-160, 2019 より〕

急性心筋梗塞の定義を押さえる

- 急性MIは，かつては心筋逸脱酵素（CK，CKMB）を用いた世界保健機関（WHO）のMONICAクライテリアによって診断されていた。
- 2000年に欧米の心臓学会がより鋭敏な心筋バイオマーカーである心筋トロポニンを用いたMIの概念（universal definition）を新たに提唱。2018年の4th universal definitionでは，急性MIとは「心筋虚血が示唆される臨床状況において心筋バイオマーカーによって検出された急性心筋傷害」と定義された[2]。

1. 心筋バイオマーカーによって検出された急性心筋傷害とは？

- 急性心筋傷害とは健常人の99%タイル値以上の心筋トロポニンの上昇あるいは下降と定義される[2]が，心筋トロポニンは心筋虚血以外のさまざまな要因（表1）[3]でも上昇する点に注意が必要である。
- 実臨床では，慢性腎臓病（CKD）のような慢性的に心筋トロポニンが上昇している症例にも頻繁に遭遇するが，CKDなどで上昇している場合の多くは心筋トロポニンは繰り返し測定してもほぼ横ばいとなる。繰り返し測定することにより変化がなければ，急性の心筋傷害はないと判断する。
- 逆に，急性MIを含む急性の心筋傷害では心筋トロポニンは経時的に上昇あるいは下降する（図2）。NSTE-ACSを疑うとき，繰り返し測定することにより心筋トロポニンが変化する場合はMIとして確定診断することになる。
- これらから，後述のNSTE-ACSでは心筋トロポニンの経時的変化を利用した鑑別診断アルゴリズムが作成されている。
- 急性MIを疑っているときに，「急性の心筋傷害」があることを証明するために，一番大事なのは「高感度心筋トロポニン」の測定。これにより心筋傷害があるかを判断する。

表1 心筋虚血以外で心筋トロポニンが上昇する原因

心疾患
心不全
たこつぼ心筋症
心挫傷，手術，アブレーション，電気的除細動
感染性心内膜炎
不整脈
浸潤性疾患（アミロイドーシス，サルコイドーシス）
心病変を伴う横紋筋融解症
心筋炎
心毒性（アントラサイクリン系薬，トラスツズマブなど）
全身性疾患
肺塞栓症
敗血症
慢性腎臓病
脳卒中

〔Dynamed：Cardiac Troponin Testing（https://www.dynamed.com/evaluation/cardiac-troponin-testing#GUID-B55543FB-848C-4BE4-BD47-E15D5C9B918D）より〕

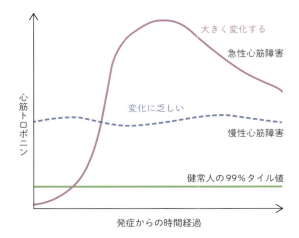

図2 急性心筋障害と慢性心筋障害での心筋トロポニンの推移のイメージ
〔Thygesen K, et al；ESC Scientific Document Group：Eur Heart J, 40：237-269, 2019より〕

2. 虚血が示唆される臨床状況とは？

- 4th universal definitionでは，「心筋虚血を示唆する臨床状況」として以下の5つの項目を少なくとも1つ満たすこととしている[2]。
  ①心筋虚血の症状
  ②虚血を示す新規の心電図変化
  ③心電図で異常Q波の出現
  ④虚血による生存心筋喪失や局所壁運動異常を示唆する新規の画像所見
  ⑤冠動脈造影もしくは病理解剖での冠動脈内の血栓の存在
- ①は問診，②〜③は心電図の取得と読影，④は救急外来では心エコー，⑤は循環器内科医による冠動脈造影。救急外来でこれらの5つがあるかどうかを確認する。

(1) 問診のポイント

- 救急外来でACSを疑う際のきっかけとなるのは，「突然〜比較的急性に発症した前胸部の絞扼感」。心筋虚血に典型的な症状としてイメージしておく。
- 表2[4]に，典型的なACSの症状をOPQRSTに沿って記載した。図3[5]に症状の尤度比を示す。これらを頭の中でイメージできるようになっておく。
- 米国のコホート研究では，MIと診断された患者さんのうち約1/3は来院時に胸痛を訴えず，診断・治療に遅れが生じたという報告がある[6]。特に，高齢者，女性，糖尿病や心不全，脳梗塞の既往があるときにこの傾向がみられ，これらの背景因子がある場合には，胸痛がなくてもACSの可能性があるので注意して診療する。
- 冠リスク因子とされる喫煙，高血圧症，脂質異常症，糖尿病，家族歴はその数を有するほ

表2 ACSの典型的な症状

Onset	比較的急性発症で段階的に悪化
Provocation	労作・頻脈・貧血など心筋酸素需要増加で増悪
Palliation	硝酸薬の効果はあっても一時的が多い
Quality	押さえつけられる，締め付けられる
Radiation	鼻下～臍の上までは放散がありえる
Site	胸骨後面を中心とした前胸部痛
Timing	20分以上持続する
Associated	嘔気・嘔吐・冷汗を伴う

〔Reeder GS, et al : Initial evaluation and management of suspected acute coronary syndrome (myocardial infarction, unstable angina) in the emergency department. UpToDate (last updated Feb 19, 2024) より〕

図3 ACSを疑ったときの各症状の尤度比

	尤度比		尤度比
胸痛または左上腕痛	2.7	胸膜性	0.2
胸痛の放散が		鋭い・刺すような	0.3
右肩	2.9	体位によって変化する	0.3
左腕	2.3	触診によって再現される	0.2～0.4
両腕	7.1		
胸痛が最も強い症状	2.0		
MIの既往	1.5～3.0		
嘔気・嘔吐	1.9		
冷汗	2.0		

〔Panju AA, et al : JAMA, 280 : 1256-1263, 1998 より〕

ど冠動脈疾患の罹患率が上昇するため，こちらも忘れずに確認する。

(2) 心電図の読影

- 心電図のST上昇は緊急での再灌流療法の適応を決定づける重要な所見のため，胸痛患者さんが救急外来に到着したら10分以内に12誘導心電図を記録する。
- 初回の心電図では45％は診断困難といわれ，疑いが強い場合には5～10分おきに繰り返し記録し，比較する。過去の記録があれば入手して比較する。

① ST上昇している誘導での冠動脈閉塞部位の予測

- ST上昇はACSを疑う状況では虚血責任冠動脈の完全閉塞による貫壁性虚血を示唆する[7]。その誘導を確認することで冠動脈の閉塞部位を推測できる（図4）。
- ただし，ST上昇があってもACSとは必ずしも限らない。ST上昇を起こす疾患としては心筋炎，心膜炎，たこつぼ心筋症などがあるため，ST上昇をみたらこれらの疾患の可能性も考える。
- 貫壁性虚血の変化であれば対側誘導のST低下（ミラーイメージ変化）がみられるので，ミラーイメージ変化を探すことも大切なポイントになる。

② 新規のST低下をみたら

- ST上昇と異なり，ST低下では虚血部位は推測できないが，ST低下が高度であるほど虚血の程度が強く，多くの誘導でみられるほど虚血の範囲が広いことも反映する。
- 「ST低下が前面にみえるような心電図」に出会うことがあるが，ST低下をみつけたときのポイントを表3に示す。

(3) 心エコーで確認すべきこと

- 心エコーで確認すべきことは，以下の4つに分けられる。
  ①冠動脈支配域に一致する局所壁運動低下＝「心筋虚血を示唆する臨床状況」
  　傍胸骨左縁長軸像・短軸像，心尖部三腔像・四腔像のそれぞれのビューで確認（図5）
  ②見た目の心機能（eyeball EF）

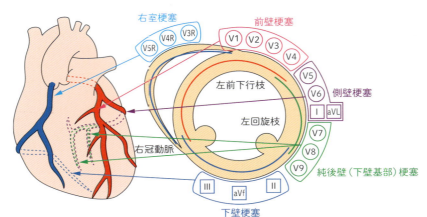

冠動脈の閉塞部位	ST上昇	ST低下
前壁梗塞	V1〜4	II, III, aVf
側壁梗塞	I, aVL, V5〜6	V1, III
下壁梗塞	II, III, aVf	V1〜4
下壁梗塞 + 右室梗塞 下壁梗塞の30〜50%に合併 約50%は10時間以内に消失	V4R〜6R II, III, aVf	
純後壁（下壁基部）梗塞	V7〜9	V1〜4

図4　誘導からの冠動脈の閉塞部位の推測

表3　ST低下をみつけたときのポイント

①純粋に非貫壁性虚血の場合	虚血部位に関わらず，V4〜6中心のST低下
②ST上昇の対側性変化の場合	対側にST上昇がないかよくみる
③V1〜3のST低下の場合	V1〜3には通常の12誘導心電図には対側誘導が存在しないので，V1〜3でST低下の場合はV7〜9の背部誘導を確認し，純後壁STE-ACSではないかも確認する

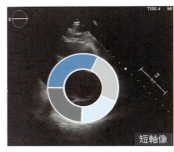
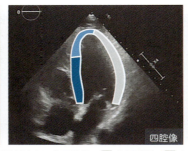
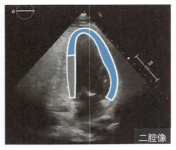

図5　各冠動脈領域でみられる局所壁運動低下の部位
〔Lang RM, et al：J Am Soc Echocardiiogr, 18：1440-1463, 2005 より〕

　　③右室梗塞の有無
　　④機械的合併症の有無
- その後のマネジメントに影響するポイントをチェックできれば理想であるが，きれいな描出にこだわりすぎて診療を遅延させないようにする．
- 普段やりなれていないと難しいが，救急外来の多くの場面で心エコー所見がうまく取れな

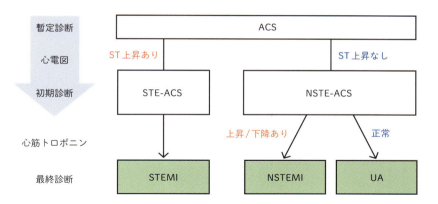

図6 ACSの診断の流れ
〔日本循環器学会, 他：急性冠症候群ガイドライン（2018年改訂版）(https://www.j-circ.or.jp/cms/wp-content/uploads/2018/11/JCS2018_kimura.pdf)(2024年4月閲覧)より作成〕

- くてもACSの診断，除外は可能なことが多い。
- 症状と心電図，後述する心筋トロポニンによる判断が大切。ただし，前述の①〜④を確認できるのが理想的なので，普段から心エコーのトレーニングをしておくと良い。

STE-ACSは心筋トロポニンの結果を待たずに介入を開始する

- ACS疑いの暫定診断後は，前述のように来院から10分以内に12誘導心電図を記録。迅速にST上昇の有無を確認し，ST上昇型（STE-ACS），非ST上昇型（NSTE-ACS）に分類する（図6）。
- この時点では，心筋トロポニンの結果待ちの状態のためあくまで初期診断になるが，STE-ACSであれば心筋トロポニンの結果を待たず介入し始めるので，最初の心電図判断が非常に重要となる。
- NSTE-ACS疑いとなって初めて心筋トロポニンの結果を待ってよいことになる。

STE-ACSは「早期再灌流」までをいかに短くするかを最優先する

- 虚血発症から10〜15分以内には心筋細胞の変性が始まり，数時間かけて不可逆性の細胞壊死に陥る。
- 心電図のST上昇は貫壁性虚血を示唆しており，再灌流療法の遅れが死亡率の上昇につながるため，STE-ACSの初療では発症から再灌流療法までをいかに短くするかを最優先する（図7）。

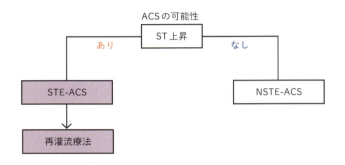

図7 ACSの治療方針

〔日本循環器学会，他：急性冠症候群ガイドライン（2018年改訂版）（https://www.j-circ.or.jp/cms/wp-content/uploads/2018/11/JCS2018_kimura.pdf）（2024年4月閲覧）より作成〕

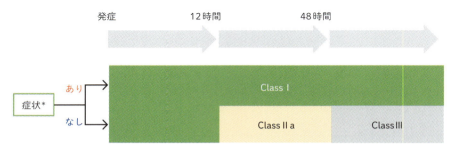

＊：虚血症状持続，血行動態不安定，致死的不整脈合併

①心電図診断から120分以内にprimary PCIが実施できる場合，発症から12時間以内はClass I
②発症から12時間が経過していても虚血症状の持続，血行動態不安定，致死性不整脈の合併があればClass I
③発症から12〜48時間であればClass IIa
④48時間以上経過し，症状がなければClass III（適応なし）

図8 STE-ACSにおけるprimary PCIの適応

〔Byrne RA, et al：Eur Heart J, 44：3720-3826, 2023 より〕

1. 再灌流療法——primary PCIの適応

- 再灌流療法には，primary PCI（経皮的冠動脈インターベンション），血栓溶解療法がある。
- 適応は専門科の判断に委ねるが，2023年の欧州心臓病学会（ESC）ガイドライン[9]は図8のようになっている。
- 心電図診断から120分以内のprimary PCIが困難な場合は，発症から12時間以内なら診断後10分以内に血栓溶解療法を行い，その後，迅速にprimary PCI可能な施設へ搬送となる。
- 日本ではprimary PCI施行可能な施設が多く，再灌流療法はprimary PCIが90％以上を占めるため血栓溶解療法の適応は専門科へのコンサルテーションがベターである。

2. 初期治療

- STE-ACSの診断がついたら血液検査の結果を待たずに循環器内科にコンサルテーションするが，循環器内科医の到着を待つ間に初期治療を同時に行う。判断に迷う場合はコンサルテーションのうえで開始する。

- 初期治療は「MONA（Morphine：モルヒネ，O$_2$：酸素，Nitrate：硝酸薬）」という語呂で覚えることが多いが，以下に注意点を述べる．

(1) Morphine（モルヒネ）
- 重度の胸痛を訴える場合は，モルヒネの静脈内投与を考慮する．
- モルヒネによる静脈拡張作用で前負荷が軽減し，陰性変力・変時作用で心筋の酸素消費量が軽減するメリットがあるが，副作用の嘔気・嘔吐によって抗血小板薬内服のタイミングが遅れたり，モルヒネそのものがP2Y$_{12}$受容体拮抗薬の作用発現を遅らせるという報告もあるためルーチンで投与する必要はない．
- モルヒネには血圧低下や徐脈作用があるため下壁梗塞などで，すでに血圧低下や徐脈がある場合も積極的な使用は避ける．

> **処方例**
> - モルヒネ塩酸塩（10mg/1mL）1A ＋ 生理食塩液で合計10mLに希釈して，そのうちの2～4mL　静注　5～15分ごと繰り返し（合計10mg程度まで）

(2) O$_2$（酸素）
- 2013年までは，日本のガイドラインでもすべてのSTE-ACSに来院後6時間の酸素投与が推奨されていた．
- 現在は低酸素のないACSへの酸素投与群と室内気群で心血管死，非致死的MI・脳卒中における有意差はない，あるいは過剰な酸素投与によって心筋傷害が大きくなったという報告もあるため，SpO$_2$≧90％が保たれればルーチンの酸素投与は推奨されない．

(3) Nitrate（硝酸薬）
- 静脈系・動脈系および側副血行路を含めた冠動脈の拡張作用によって左室前負荷・後負荷の軽減や冠攣縮予防が期待できるため，症状を軽減させる効果がある．
- 虚血症状がある場合は，ニトログリセリン舌下投与やスプレーの口腔内噴霧を行う．
- 低血圧，頻脈/徐脈，右室梗塞，重症大動脈弁狭窄症，24～48時間内のホスホジエステラーゼ（PDE）5阻害薬使用歴のある患者さんへの投与は禁忌になる．
- 硝酸薬投与で疼痛が軽減されるか，されないかをACSの診断手段にすることは推奨されない（硝酸薬が効いてもACSではないこともあり，硝酸薬が効かなくてもACSのことがある）．

> **処方例**
> **胸痛が持続している場合（禁忌がないことを確認して）**
> - ニトログリセリン舌下錠0.3mg　1錠
>
> または
> - ニトログリセリンスプレー0.3mg　舌下に1～2噴霧

> **上記を施行しても胸痛が持続する場合**
> - 3～5分ごとに上記を繰り返し（3回程度まで）
>
> または
> - ニトログリセリン持続静注　0.5～1mg/時で開始して血圧，症状をみながら調整

(4) アスピリン/2剤抗血小板療法

- アスピリン（バファリン®，バイアスピリン®）（162～200mg）を可能な限り早期に投与することで，予後改善が期待できる。
- PCI後のステント血栓症を含めた心血管イベントリスクを低下させるため，アスピリンにP2Y$_{12}$受容体拮抗薬を追加する。
- クロピドグレル（プラビックス®）はかつて多く使用されていたP2Y$_{12}$受容体拮抗薬〔チカグレロル（ブリリンタ®）〕よりも作用発現が早く（4～6時間），有害事象が少ないため広く使用されてきたが，アジア人に多いクロピドグレルの代謝経路に遺伝子多型をもつpoor metabolizer（20％）では，血小板凝集の抑制効果が発揮できない。
- 2014年からは作用発現が30分～1時間とさらに早く，なおかつ遺伝子多型の影響を受けにくいプラスグレル（エフィエント®）の使用が可能となった。プラスグレルは心血管イベントリスクをクロピドグレルと同等に低下させ，特にPCI後3日間の心血管イベントを有意に抑制する。出血リスクが高いため，日本では欧米よりも低用量の適応だが，出血既往のある症例では注意が必要である。
- STE-ACSの診断がついたら，まずはアスピリン（バイアスピリン®）100mg 2錠を噛み砕きながら服用してもらう。基本的には循環器内科にコンサルテーションして内服させて良いか確認する。
- すぐコンサルテーションできない環境であれば，アスピリンの負荷投与は自分の判断で，P2Y$_{12}$受容体拮抗薬は専門医の診療後に判断するのが妥当である。

> **処方例**
> - アスピリン（バファリン®，バイアスピリン®）（負荷投与/維持量：162～200mg/81～100mg）
>
> 以下は必ず専門医にコンサルテーションしたうえで投与を決める
> - ＋プラスグレル（負荷投与/維持量：20mg/3.75mg）
>
> または
> - ＋クロピドグレル（負荷投与/維持量：300mg/75mg）

NSTE-ACSは確定診断／除外診断アルゴリズムとリスク層別化による治療選択が鍵となる

- NSTE-ACSで注意すべき点は，「ST上昇がない＝重症ではない，緊急性がない」ではなく，長期予後はSTE-ACSと同等，もしくは悪いという報告もあることである．NSTE-ACSは，非閉塞性の機序（冠攣縮や酸素需要-供給ミスマッチなど）が25％を占め，また閉塞性であれば40〜80％は重症3枝病変を含む多枝冠動脈病変といわれている．
- 発症機序も多彩で患者背景や重症度が幅広いため，NSTE-ACSの診断後は症例ごとにリスク層別化を行いながらリスクに応じたマネジメントをする必要がある．

1. 確定診断／除外診断のための0〜1時間アルゴリズム[9]

- ACS診療でSTE-ACSと判断できれば，あとは循環器内科を呼ぶだけである．
- ACSの難しいところは，最初の心電図でST上昇がないとき，つまりNSTE-ACSに確定診断／除外診断の判断を下し，治療判断をしていくことである．
- 欧州心臓病学会（ESC）のガイドラインでは，胸痛患者さんを高感度心筋トロポニン（hs-cTn）の絶対値とその経時的な変化値で確定診断／除外診断か経過観察かを判断する0〜1時間アルゴリズムが推奨されている（図9）[9]．
- 注意点として，hs-cTnのカットオフ値はそれぞれの施設に導入されている試薬のメーカーで異なるため，あらかじめどのメーカーが使用されているか確認しておく必要がある．

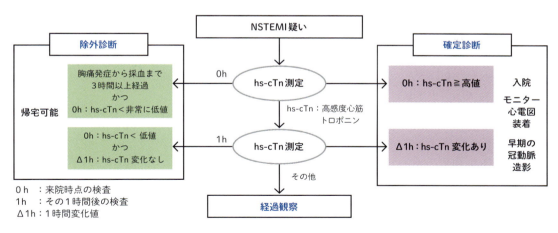

図9　0〜1時間アルゴリズム

〔Byrne RA, et al；ESC Scientific Document Group：Eur Heart J, 44：3720-3826, 2023 より〕

(1) 0～1時間アルゴリズムの使い方
①対　象
- NSTEMI/UA が疑われる患者さん（STEMI の患者さんは除外）

②使い方
1) ACS 疑いを認知したら，まず心電図を取り STE-ACS を除外
2) STE-ACS が除外されたら，血液検査を行い，その際に hs-cTn を測定（0h hs-cTn）
- 「0h hs-cTn が非常に低値」かつ「胸痛発症からその時点で 3 時間以上経っている」場合は NSTE-ACS/UA は除外
- 「0h hs-cTn が高値」の場合は NSTEMI 確定
- いずれでもない場合は 3) に進む

3) 最初の来院時の hs-cTn 測定から 1 時間後に再度 hs-cTn を測定（1h hs-cTn）
- 0h と 1h に採取した hs-cTn が「有意な変動がない（図 9 の Δ1h 変化なし以内の上下変動）」かつ「0h hs-cTn が低値以下」の場合は NSTEMI/UA は除外
- 0h と 1h に採取した hs-cTn に「有意な変動がある（図 9 の Δ1h 変化あり以上の上下変動）」場合は NSTEMI 確定
- いずれでもない場合は 4) に進む

4) 経過観察に入り，さらに 3 時間後（つまり来院 4 時間後）に 3 回目の血液検査や心エコーを実施し，hs-cTn や後述するリスク層別化に基づいて適切な方針を決定

③ポイント
- Δ1h は「増加」だけではなく「低下」している場合も陽性ととる

(2) まとめ
①除外診断：以下の 2 パターンであれば陰性的中率 99% 以上で NSTEMI で除外可能
- 「胸痛発症 3 時間以上経過」かつ「0h hs-cTn 非常に低値」
- 「0h hs-cTn 低値」かつ「0h と 1h のフォローで hs-cTn の変動がない（図 9 の Δ1h 変化なし以内の上下変動）」

②確定診断：以下の 2 パターンであれば陽性的中率 70～75% で MI
- 「0h hs-cTn 高値」
- 「0h と 1h のフォローで hs-cTn の変動がある（図 9 の Δ1h 変化あり以上の上下変動）」

③経過観察
- 確定診断にも除外診断にも該当しない場合は，経過観察の対象。しかし，経過観察に該当する場合は確定診断の場合と同等の死亡率であることがわかっている。
- 3 時間後に 3 回目の血液検査や心エコーを実施し，hs-cTn や後述するリスク層別化に基づいて適切な方針を決める。

2. リスクスコア，臨床状況からの治療戦略決定
- 0～1 時間アルゴリズムで確定診断／経過観察に割り振られた場合は，臨床状況やリスクスコアからリスク層別化。リスク分類に応じてどのタイミングで CAG（冠動脈造影）/PCI

リスク分類	CAG/PCIのタイミング	リスクスコアと臨床状況
very high	Immediate（可能な限り早く）	・血行動態不安定または心原性ショック ・薬物抵抗性の胸痛持続または再発 ・虚血に伴う心不全合併 ・機械的合併症 ・致死性不整脈または心停止 ・反復性の動的なST-T変化
high	Early（24時間以内）	・アルゴリズムに基づいたNSTEMIの確定診断 ・GRACEリスクスコア>140点 ・一過性のST上昇 ・動的なST-T変化
non high	Inpatient/Selective（入院中/選択的）	・上記のリスク因子を有さない

very high risk：即時の侵襲的介入（つまりCAGと必要であればPCI）
high risk　　：基本は入院させたうえで24時間以内に侵襲的介入
non high risk：疑いが低い場合は帰宅も選択肢となっているが，ACSの可能性を考えている場合には入院で経過をみながら治療していくほうが安全である。non high risk群の適応判断は非常に難しいため，夜間などに緊急で循環器内科に連絡する必要はないが，入院中に循環器内科にコンサルテーションする

図10 リスク分類ごとの治療戦略
〔Byrne RA, et al；ESC Scientific Document Group：Eur Heart J, 44：3720-3826, 2023 より〕

を行うかの治療戦略を決定する。
- 本項執筆時点（2024年9月）では，日本循環器学会のガイドラインとESCのガイドラインでのリスク層別化と治療戦略が若干異なるが，本項はESCガイドラインでの推奨を紹介する（図10）。

3. GRACE/TIMIリスクスコア
- GRACEリスクスコアは8つのリスク因子から6カ月後の死亡/MIの発症率を予測するスコアである（表4）。
- TIMIリスクスコアは14日以内の総死亡・MI・緊急冠動脈血行再建を要する重度虚血の発症率を予測するスコアである（表5）[10]。
- どちらも確立された予後予測スコアでありどちらを活用しても良いが，暗算は難しいのでアプリなどを活用して評価する。

NSTEMI入院後のマネジメント——high risk以上は循環器内科にコンサルテーションする

1. 0～1時間アルゴリズムで確定診断群
(1) very high risk
- very high riskの場合は，STEMIに準じた治療の準備と即座に循環器内科へのコンサルテーションを行う。

表4 GRACEリスクスコア

		スコア			スコア
年齢（歳）	< 40	0	初期Cr (mg/dL)	0〜0.39	2
	40〜49	18		0.4〜0.79	5
	50〜59	36		0.8〜1.19	8
	60〜69	55		1.2〜1.59	11
	70〜79	73		1.6〜1.99	14
	≧ 80	91		2〜3.99	23
脈拍（回/分）	< 70	0		≧ 4	31
	70〜89	7	Killip 分類	クラス I	0
	90〜109	13		クラス II	21
	110〜149	23		クラス III	43
	150〜199	36		クラス IV	64
	≧ 200	46	心停止による入院		43
収縮期血圧（mmHg）	< 80	63	心筋バイオマーカーの上昇		15
	80〜99	58	ST 部分の偏位		30
	100〜119	47			
	120〜139	37			
	140〜159	26			
	160〜199	11			
	≧ 200	0			

点数分布	0〜87	88〜128	129〜149	150〜173	174〜182	183〜190	191〜199	200〜207	208〜218	219〜284	≧ 285
死亡率	0〜2%	3〜10%	10〜20%	20〜30%	40%	50%	60%	70%	80%	90%	99%

〔Granger CB, et al : Arch Intern Med, 163: 2345–2353, 2003／Eagle KA, et al : JAMA, 291: 2727–2733, 2004 より〕

表5 TIMIリスクスコア

	なし	あり
年齢 ≧ 65 歳	0	+ 1
3つ以上の冠リスク因子（家族歴，高血圧，高コレステロール血症，糖尿病，現喫煙）	0	+ 1
既知の冠動脈疾患（狭窄度 ≧ 50%）	0	+ 1
7日以内のアスピリンの使用	0	+ 1
24時間以内に2回以上の狭心症状の存在	0	+ 1
心電図における 0.5mm 以上の ST 偏位の存在	0	+ 1
心筋バイオマーカーの上昇	0	+ 1

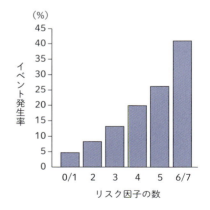

〔Antman EM, et al : JAMA, 284 : 835–842, 2000 より〕

(2) high risk
- high riskの場合は，循環器内科にコンサルテーションできる環境であれば入院時点で一度コンサルテーションしておくのが良い．
- 循環器内科にコンサルテーションできない環境であれば，アスピリン（バイアスピリン®）100mg 2錠を噛み砕いて内服，APTT 50〜75秒を目標にヘパリンの持続静注＋プロトンポンプ阻害薬（PPI）投与を開始し，24時間以内にコンサルテーションする．転院できる環境であれば循環器内科が対応できる病院へ転院を相談することが望ましい．
- モニター心電図を付けて入院として，3時間ごとに12誘導心電図をとりST上昇がみられたり，very high riskの徴候がみられればSTEMI/NSTEMI（very high risk）の対応へ移行する．

(3) non high risk
- non high riskの場合は，原則即座のコンサルテーションは不要だが，入院のうえでアスピリン100mg 2錠を噛み砕いて内服，APTT 50〜75秒を目標にヘパリンの持続静注＋PPI投与を開始する．
- high riskの場合と同様にモニター心電図をつけて入院とし，3時間ごとの12誘導心電図でST上昇がみられたり，very high riskの徴候がみられればSTEMI/NSTEMI（very high risk）の対応へ移行する．

2. 0〜1時間アルゴリズムで経過観察群
- 経過観察群の場合に抗血小板薬やヘパリンなどを導入するかは，疑い度合いやリスク度合いなどによるため，迷う場合には循環器内科にコンサルテーションする．
- non high riskの場合は，前述のように即座にコンサルテーションする必要はないとされているが，コンサルテーションできる環境であれば入院時に声をかけておく．

> **症例①の経過**
> 典型的な胸痛と12誘導心電図でミラーイメージ変化を伴うII, III, aVFのST上昇がみられ，循環器内科医に連絡した．救急外来で2剤抗血小板薬（アスピリン200mg，プラスグレル20mg）を負荷投与．緊急CAGで右冠動脈#1に完全閉塞がみられたためPCIへ移行し，薬剤溶出性ステントを留置して手技終了した．

> **症例②の経過**
> GRACEリスクスコア160点，hs-cTn上昇もみられ，high riskのNSTEMIと診断した．モニター心電図を装着し入院．アスピリン200mgを噛砕内服させ，ヘパリン持続静注を開始した．症状再燃や経時的な心電図変化はなかったが，翌日循環器内科へコンサルテーションした．CAG施行すると左前下行枝#7 99%がみられたためPCIへ移行した．

文献

1) Libby P, et al : Reassessing the Mechanisms of Acute Coronary Syndromes. Circ Res, 124 : 150-160, 2019 [PMID : 30605419]
2) Thygesen K, et al ; ESC Scientific Document Group : Fourth universal definition of myocardial infarction (2018). Eur Heart J, 40 : 237-269 , 2019 [PMID : 30165617]
3) Dynamed : Cardiac Troponin Testing (https://www.dynamed.com/evaluation/cardiac-troponin-testing#GUID-B55543FB-848C-4BE4-BD47-E15D5C9B918D)（アクセス：2024年4月）
4) Reeder GS, et al : Initial evaluation and management of suspected acute coronary syndrome (myocardial infarction, unstable angina) in the emergency department. UpToDate (last updated Feb 19, 2024)
5) Panju AA, et al : The rational clinical examination. Is this patient having a myocardial infarction? JAMA, 280 : 1256-1263, 1998 [PMID : 9786377]
6) Canto JG, et al : Prevalence, clinical characteristics, and mortality among patients with myocardial infarction presenting without chest pain. JAMA, 283 : 3223-3229, 2000 [PMID : 10866870]
7) 村石真起夫：Killer chest pain—急性冠症候群, 急性大動脈解離, 肺塞栓症；専門家に渡すまでにできること. Hospitalist, 7 : 799-822, 2019
8) 日本循環器学会, 他：急性冠症候群ガイドライン（2018年改訂版）(https://www.j-circ.or.jp/cms/wp-content/uploads/2018/11/JCS2018_kimura.pdf)（アクセス：2024年4月）
9) Byrne RA, et al ; ESC Scientific Document Group : 2023 ESC Guidelines for the management of acute coronary syndromes. Eur Heart J, 44 : 3720-3826, 2023 [PMID : 37622654]
10) Antman EM, et al : The TIMI risk score for unstable angina/non-ST elevation MI: A method for prognostication and therapeutic decision making. JAMA, 284 : 835-842, 2000 [PMID : 10938172]

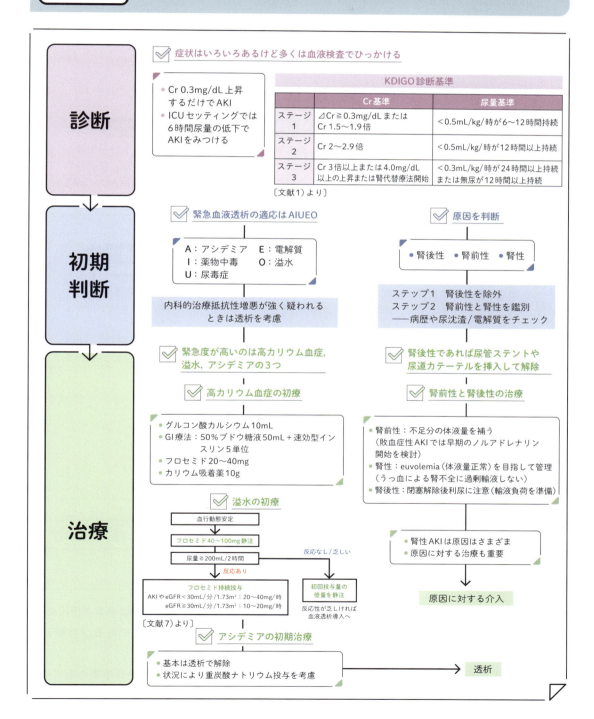

急性腎障害を診るときのポイント！

- AKIの診断はKDIGO基準を使用する
- AKIと診断したら緊急血液透析の適応判断とAKIの原因を評価する
- AKIの管理では体液管理と薬剤調整が重要となる
- 入院適応の基準はなし，腎機能障害進行時，尿管ステント・腎瘻造設必要時はコンサルテーションする

症例① 前立腺肥大症の指摘があり，投薬を受けている85歳男性

5日前から咽頭痛と鼻汁があり，市販の総合感冒薬の内服を開始した．2日前から排尿困難となり，来院の前日からまったく自尿がみられなくなったため救急外来を受診した．来院時のバイタルサインは体温36.0℃，脈拍104回/分，血圧120/80mmHg，呼吸数22回/分，SpO$_2$ 98%（room air）であった．血液検査では，BUN 55mg/dL，Cr 3.2mg/dLと上昇がみられた．

症例② 変形性膝関節症で近医整形外科リハビリ通院中の80歳女性

朝から体調不良があり，施設の担当医師が診察したところ収縮期血圧80mmHg台であったため救急要請して当院に搬送された．既往歴には，高血圧・慢性心不全・慢性腎臓病があり，カルベジロール10mg/日，エプレレノン50mg/日，ロサルタン100mg/日，ロキソプロフェン60mg頓用を服用中．
来院時のバイタルサインは，意識清明，体温35.3℃，血圧80/45mmHg，脈拍40回/分，SpO$_2$ 97%（room air），呼吸数16回/分．血液検査では，BUN 70mg/dL，Cr 4.0mg/dL，K 6.9mEq/Lと上昇がみられた．

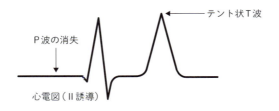

AKIの診断はKDIGO基準を使用する

- 医学生のときに習う急性腎不全（acute renal failure；ARF）は実臨床ではあまり使用せず，腎機能の悪化をより早期に異常として認識するためにできた概念である急性腎障害（acute renal injury；AKI）を使用する．
- AKIの基準は変遷してきたが，Crか尿量で判断でき，臨床上簡便で生命予後をよく反映している2012年のKDIGO基準が最も用いられる（表1）[1]．

表1　KDIGO基準

	血清Cr（Cr）基準	尿量基準
ステージ1	⊿Cr ≧ 0.3mg/dL または Cr 1.5〜1.9倍	< 0.5mL/kg/時が6〜12時間持続
ステージ2	Cr 2〜2.9倍	< 0.5mL/kg/時が12時間以上持続
ステージ3	Cr 3倍以上または4.0mg/dL以上の上昇 または腎代替療法開始	< 0.3mL/kg/時が24時間以上持続 または無尿が12時間以上持続

〔Kidney Int Suppl (2011), 2 : 8-12, 2012より〕

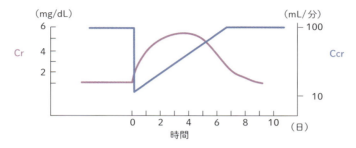

図1　Ccr（真の腎機能）と血液検査上のCrの相関関係の例
〔Moran SM, et al : Kidney Int, 27 : 928-937, 1985より〕

1. KDIGO基準の重要点

(1) Crが前値より48時間以内に0.3mg/dL上昇すればAKIステージ1

- 0.7→1.0mg/dL，2.3→2.6mg/dLともにAKIとなるが，1つ目のパターンは検査結果で「赤字」で異常値として報告されないかもしれず，2つ目のパターンはわずかの差にしかみえないので注意が必要である。

(2) 6時間尿量が0.5mL/kg/時未満であればAKIステージ1

- 6時間尿量でAKIを定義しているが，通常の血液検査は入院後などに行うのは翌日（24時間後）であるため，状況によっては6時間でAKIに気がつき介入する必要がある場面がある。
- 重症の場合，特にICUに入るような場合では，AKIを翌日の血液検査で判断するのでは遅く，数時間単位の尿量の推移をみながら，早期発見し，介入する必要がある。

(3) Crは遅れて上昇

- クレアチニン自体は腎臓から尿中に排泄される物質をみており，図1のようにクレアチニンクリアランス（Ccr）や尿量が落ちるイベントが起こったのちに，クレアチニンの排泄が低下してCrが上昇する[2]。そのため，透析が必要になるくらいの重大な病変が腎臓に起こった後でも，緩徐に上昇する。
- よって，前述のとおりまずは尿量が減ることが多く（非乏尿性の腎障害といって尿量が減らないタイプもある），Crだけで判断せず尿量の経過をみて先を見据えて行動する。

2. どんなときにAKIを疑うの？

- AKIは，典型的な場合は，尿量が減ってきた，足や顔のむくみがでてきた，倦怠感が強く

なってきたなど病歴上で疑えることもある。ただし，非特異的な症状や無症状の場合も多く，救急外来では何らかの理由（他疾患の検索など）で血液検査時にCrを測定してみたらKDIGO基準を満たす異常があり気がつくことが多い。
- 集中治療セッティングであれば，経時的な尿量変化で気がつく必要がある。

3. 初診でAKIかCKDか見分ける方法

- 自施設で経過観察中の場合は血液検査結果で比較できるが，他院かかりつけの患者さんが来院して，例えばCr 2.0mg/dLと高値であった場合は以下のように対応する。
  ①前の情報がないか確認（自院やかかりつけ医，健康診断の情報など）する。
  ②内服薬から推測〔高リン血症治療薬やHIF-PH阻害薬など慢性腎臓病（CKD）の場合に使われる薬剤〕。
  ③画像で腎皮質の菲薄化がないかを確認。エコーが有用なことが多い。何らかの理由でCTが撮影されていればCT所見も参考にする〔腎皮質の菲薄化の有無を確認する目的のためだけにCTを撮らない（腎生検前を除く）〕。
- 当然，CKDがあるほうがAKIになりやすいため，上記からベースがCKDと確認できても，AKIの合併（AKI on CKD）を考えながら対応。判断できない場合は，AKIとして対応を始めるほうが無難である。

AKIと診断したら緊急血液透析の適応判断とAKIの原因を評価する

1. 緊急血液透析の適応をAIUEOで判断

- AKIは腎機能障害が高度になった場合には致死的な状況を引き起こす可能性があるため，緊急の介入が必要になることがある。腎障害が高度になると，以下のような問題が生じる。
  ①尿量の減少によって体液過剰（溢水）になり，呼吸不全を来す。
  ②腎排泄が低下，尿量が低下し，K高値・Mg高値などの電解質異常，代謝性アシドーシス，尿毒症を来す結果，電解質異常は致死的な不整脈，尿毒症は意識障害，代謝性アシドーシスは心筋の収縮力低下/不整脈やカテコラミンへの反応性低下を来す。
- これらによって致死的になる可能性があるため，緊急血液透析が行われる。その適応は，「AIUEO（あいうえお）」が覚えやすい（表2)[3]。
- AKIの緊急判断の適応にCrやeGFRは含まれていない。例えば，Cr 12mg/dLでも上記基準に当てはまらなければ緊急血液透析は不要であり，逆にCrが正常でも透析で除去すべき薬物・毒物が血中にあれば緊急血液透析を検討する。
- 透析治療は侵襲度が高いため，それぞれの適応病態に対して「内科的治療抵抗性」つまり内科的に治療介入しても改善が乏しいときや，明らかに進行性でAKIの解除が難しく，改善が見込まれないときに行う。
- 緊急血液透析はすぐにできるわけではなく，透析用のカテーテル留置の他，腎臓内科への

表2 緊急血液透析の適応

分類	内容	補足
Acidemia：アシデミア	pH<7.1〜7.2	AKIによる代謝性アシドーシス
Intoxication：薬物中毒	バンコマイシン，アシクロビル，リチウム，テオフィリン，メタノール，エチレングリコール，サリチル酸など	問診，薬歴の確認 AKIでなくても血液透析適応であれば連絡
Uremia：尿毒症	BUN≧100mg/dL（目安），尿毒症性臓器障害（出血傾向，心膜炎，胸膜炎，意識障害）	数字はあくまで目安 臓器障害があれば血液透析検討
Electrolyte：電解質異常	K>5.5mEq/L±心電図変化，Mg≧8mEq/L±無尿，腱反射消失，高カルシウム血症	Kは内科的介入から，Mg，Caは血液透析が望ましい（酸化マグネシウムの内服注意）
Overload：溢水	内科的治療抵抗性の急性肺水腫	内科的介入から（フロセミド投与，NPPV）

〔Palevsky PM：Kidney replacement therapy (dialysis) in acute kidney injury in adults: Indications, timing, and dialysis dose. UpToDate (last updated Nov 18, 2022) より〕

コンサルテーション，臨床工学技師，透析看護師など多くの医療従事者の協力が必要になるため，ある程度時間的な余裕ももちながら適応の判断をしていく（もちろん超緊急でやらなければいけないこともある）．内科的治療で粘りすぎて，ぎりぎりのところで急いで腎臓内科に連絡するということはないよう心がける．

(1) AIUEO

A：アシデミア/代謝性アシドーシス
- pH 7.1〜7.2未満は原則的には緊急血液透析の適応になる．
- 炭酸水素ナトリウム（メイロン®）の投与には議論の余地があるが，原則的には緊急血液透析を考える．
- ただし，糖尿病性ケトアシドーシスやアルコール性ケトアシドーシスによるアシデミアは点滴での治療で比較的速やかに改善するため，よほどの状態（高度の腎障害を合併しているなど）でなければ透析の適応にならず，保存的な治療を選択することが多い．

I：薬物中毒
- リチウムなど透析で効率よく除去できる物質で緊急血液透析の適応になる．
- 詳細は成書に譲るが，それぞれの薬剤で適応は決まっており，その薬剤を服用していればすぐ透析というわけではなく，状況によって判断する．

U：尿毒症
- 尿毒症による意識障害や心筋症を疑う場合が緊急血液透析の適応になる．
- 目安はBUN≧100mg/dLだが，尿毒症症状や臓器障害を伴わなければ適応はない．

E：電解質
- 主に高カリウム血症である．MgやCaも注意する．
- 内科的治療に抵抗性の場合は，緊急血液透析の適応になる（後述）．

O：溢水
- 利尿薬を高用量で使用しても尿が得られず高度の呼吸不全を伴っている場合は，緊急血液透析の適応になる（後述）．

(2) 高カリウム血症緊急を乗り越える

- AIUEOのなかでも，高カリウム血症は不整脈を誘発しうる内科緊急疾患の1つ。透析を開始できるようになるまで内科的治療でつなげる。
- AKIの合併の有無にかかわらず高カリウム血症をみたときに緊急度を判断するためのポイントは，以下の4つ（AKI同様，多くは病歴や身体所見から高カリウム血症を疑うことは難しいことから，血液検査の値を確認してからスタートすることがほとんど）。
①偽性高カリウム血症の除外，②Kの上昇の程度，③心電図検査，④呼吸不全を含めた筋力低下の有無の把握

①偽性高カリウム血症の除外

- 高カリウム血症がみられた場合には，偽性高カリウム血症（長時間の駆血や採血手技によるもの）によるものが疑わしければ再検査する。再検査する際には結果が迅速に得られ，アシドーシスの評価も可能な動脈血液ガスで評価する。
- 偽性高カリウム血症が疑われる場合でも，再検査の結果を待つ間に心電図評価を行う。心電図変化などがあれば，原則本物として対応を始めることが大切である。

②高カリウム血症緊急の判断

- 高カリウム血症緊急かは，以下の3つで決まる（図2）[4]。
①Kの上昇の程度，②心電図異常の有無，③筋力低下など症状の有無
- 心電図異常は，テント状T波はK 5.5〜6.5mEq/L，P波の消失はK 6.5〜7.5mEq/L，wide QRSとT波増高はK 7.0〜8.0mEq/L，心室性不整脈や心静止はK 8.0〜10.0mEq/Lでみられるとされているが，Kとはあまり関連性がないともされているので注意する（図3）[5]。

③高カリウム血症緊急と判断した瞬間から治療開始

- 高カリウム血症緊急は診断した瞬間から治療開始。分単位で，下手すれば秒単位で致死性

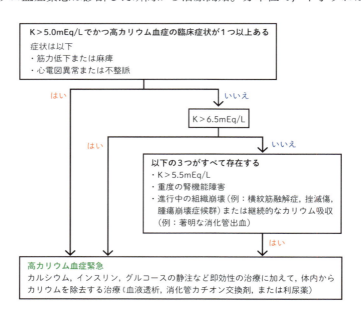

図2　K＞5.0mEq/Lのマネジメント

〔Mount DB：Treatment and prevention of hyperkalemia in adults. UpToDate（last updated Feb 05, 2024）より〕

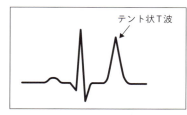 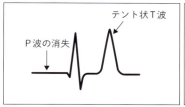 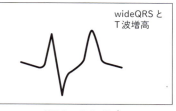

図3　Kと心電図異常の関係
〔Slovis C, et al：BMJ, 324：1320-1323, 2002 より〕

表3　高カリウム血症緊急への対応

薬剤	用量	効果発現	持続時間	機序
グルコン酸カルシウム	10mL	即座	30分	細胞膜の安定化
GI療法	50%ブドウ糖液50mL＋速効型インスリン5単位	15～30分	2～6時間	細胞内にカリウムを移動
フロセミド	20～40mg	15分～1時間	4時間	尿にカリウム排泄
カリウム吸着薬（ロケルマ®など）	10g	1～2時間	4～6時間	腸管からカリウム排泄

〔Hollander-Rodriguez JC, et al：Am Fam Physician, 73：283-290, 2006 より〕

不整脈が出現する可能性もある。
- 治療は，使用する薬剤の効果発現までの時間と効果消失までの時間を考えつつ，以下の1）～4）の順番で薬剤を投与していく（表3）[6]。

1）グルコン酸カルシウム（カルチコール®）
- まず，心電図モニターをつけて，グルコン酸カルシウム（カルチコール®）1A 10mLを2～5分かけて静注する。
- 細胞膜を安定化させる作用があり即効果を発現する。高カリウム血症の心臓への影響をなるべく少なくする薬剤である。
- 即座に効きはじめ，15～30分は持続。投与後，心電図変化が改善されない場合には，3～5分後に心電図を再検査して，改善がなければ再度グルコン酸カルシウムの投与を検討する。
- 心電図がいったん正常化しても時間経過で高カリウム血症の心電図となってしまう場合も再度グルコン酸カルシウムを投与。合計3A 30mL程度を目安にする。
- グルコン酸カルシウムはKを低下させるわけではないので，その間に次の手につなげる。

2）グルコース・インスリン（GI）療法
- 速効型インスリン製剤（ヒューマリン®）5単位＋50%ブドウ糖液50mL（ブドウ糖5gにインスリン1単位）を5～10分間かけて静注する。効果発現までの時間は15～30分で，2～6時間程度持続する。低血糖を予防するため，GIを静注後にもともと高血糖でなければ10%ブドウ糖液500mLを50mL/時程度で投与。投与後に低血糖になることがあるため，血糖値測定を30分後，1時間後，2時間後くらいまで行う。
- 細胞内にカリウムが移動することでKが低下する。
- GI療法は体内のカリウム総量が減るわけではなく細胞内にシフトするだけなので，カリウムを腎臓もしくは便から体外に排出する必要があるため，GI療法で時間を稼いでいる

間に以下3），4）を行う。

3) 腎臓からの排出

- フロセミド（ラシックス®）20〜40mgを静注する。15分〜1時間で効果を発現し，4時間作用が継続する。
- 腎機能が悪い場合には，さらに多量のフロセミド投与を試みる必要があることもある（例：フロセミド100mg静注など）。

4) 便からの排出

- カリウム吸着薬のジルコニウムシクロケイ酸ナトリウム水和物（ロケルマ®）を10g経口投与するか，意識障害があればポリスチレンスルホン酸Na（ケイキサレート® 散）30gを注腸投与する。効果は1〜2時間で発現し，4〜6時間程度持続する。

K高値がみられた場合の指示

- 偽性高カリウム血症評価のために動脈血液ガスで再検査
- 12誘導心電図

で評価したうえで，図2の緊急を満たす場合

- グルコン酸カルシウム（カルチコール®）1A 10mL　2〜5分かけて静注　3〜5分で心電図変化が改善なければ再投与も検討
- 速効型インスリン製剤（ヒューマリン®）5単位 +50%ブドウ糖液50mL　5〜10分で静注
- フロセミド（ラシックス®）20〜40mg　静注（基本的には体液量が正常〜過剰なときに）
- ジルコニウムシクロケイ酸ナトリウム水和物（ロケルマ®）10g　経口投与

これら薬剤の投与後，Kと血糖値は30分〜2時間後くらいまでチェック

- グルコン酸カルシウム，GI療法でも心電図異常や症状の改善がみられないときには，β刺激薬の吸入を考慮することもある。
- 上記治療を行っても改善しない場合には，血液透析が適応になる。
- 異常が高度の場合（特に高度の腎機能障害が合併している場合が多い）には，これらだけでしのげることは少ないので，上記治療を行いながら少しでも早く血液透析を行うことも多々ある。血液透析を行うのに時間が必要になることも多いので，早めに腎臓内科にコンサルテーションする。

④腎機能障害以外で知っておきたい高カリウム血症の原因

- AKIは，緊急で対応を要する高カリウム血症の原因として最も頻度が高いが，腎機能障害以外でも高カリウム血症を来す原因は複数ある（「第2章-2 よくある電解質異常②〜カリウム異常はどう判断する？」参照）。
- 大きく，カリウム過剰摂取，細胞内外へのシフト（細胞崩壊症候群含む），排出障害に分けられるが，カリウム過剰摂取単独では臨床的に問題になるほどの高カリウム血症にはならず，背景に排出障害を伴うことが多い。

（3）溢水を乗り越える

- AIUEOのなかでも高カリウム血症緊急にならんで，血液透析開始までに（もしくは血液透析を回避するために）自身でマネジメントしなくてはいけないのが溢水である。

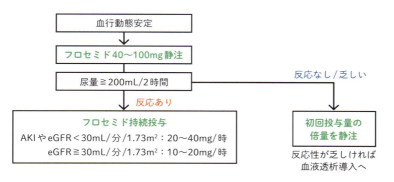

図4 溢水の治療戦略
〔Brater DC, et al : Causes and treatment of refractory edema in adults. UpToDate (last updated Aug 30, 2023) より〕

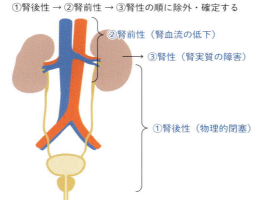

図5 腎後・腎前・腎性腎障害

- AKIによって乏尿となり十分な尿量が排泄できなくなることにより，体内に余分な水分がたまることで呼吸不全を来す。
- 治療の基本戦略は体液貯留型の急性心不全と同じで，血管拡張薬による体液の体の中心部位への移動（volume central shift）の解除，利尿薬，非侵襲的陽圧換気（non-invasive positive pressure ventilation；NPPV）である（詳細は「第4章-11 急性心不全」参照）。
- 心不全の治療と大きく異なり，溢水の場合はAKIによって起こっているため利尿薬が効きにくいことが多い。
- 一般的な心不全であればフロセミド20mg静注程度で良好な尿量が得られるが，糸球体濾過量が落ちているAKIではより大量のフロセミドが必要となる。
- フロセミド40mg静注で効果がなければ100mg静注，さらに倍量を静注しても反応がなければ血液透析に，反応があれば持続静注に切り替えていく（図4）[7]。
- 呼吸不全が高度の場合も早期の血液透析が必要となるので，早めに腎臓内科にコンサルテーションする。

2. AKIの原因を腎後性，腎前性，腎性に分けて，腎後性の評価を先に行う

- AKIの原因は大きく以下の3つに分けて覚え，必ずこの順番に除外・確定していく（図5）。

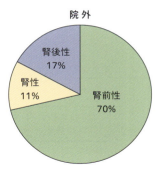
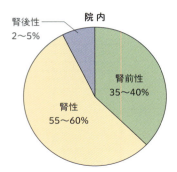

図6 AKIの原因と発症場所
〔Singri N, et al : JAMA, 289 : 747-751, 2003 より〕

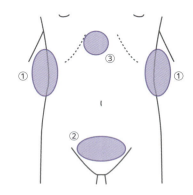

①両腎
②膀胱（男性であれば前立腺も）
③下大静脈で体液評価

図7 腹部エコーの当て方

①腎後性，②腎前性，③腎性
- AKIは診療する場面によっても頻度が異なり，院外では腎前性，院内では腎性を念頭に鑑別を考える（図6）[8]。

(1) 忘れたころにやられる腎後性AKIをまず片付ける

- 腎後性AKIは頻度もそれほど多くないため鑑別が後回しになりがちで，後から足元をすくわれることがある。そのため，AKIをみたらまず腹部エコー（図7）で確認する。
- 腹臥位のほうがエコーでの評価はしやすいが，救急外来では難しいことも多いので仰臥位の状態で可能な限り背部からエコーを当ててみる。
- 男性の場合は，膀胱と前立腺肥大の評価も忘れない。
- 確認するのは膀胱が張っていないかと水腎症の有無であり，主に以下の4つのパターンに分かれる。

①膀胱がぱんぱんに張っていて両側水腎症がある
- 腎後性AKIの可能性が極めて高く，閉塞部位は膀胱よりも遠位である。
- 男性であれば前立腺肥大症が多く（図8），女性であれば神経因性膀胱など機能的な閉塞が多い。
- このパターンの多くは，尿道カテーテルを留置できれば閉塞が解除されて腎機能障害も改

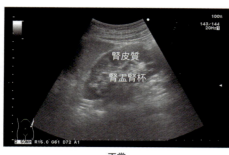
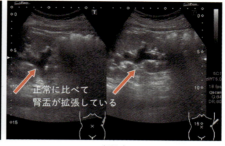

図8 水腎症のエコー画像
〔梶原洋文・編著：モダトレ X 線, CT, 心電図, エコー, MRI・MRA で薬物治療に強くなる！じほう, 2019 より〕

善される。
- 原因に抗コリン薬などの薬剤が関与することもあるので，内服薬や風邪薬の服用などを確認する。

②膀胱は虚脱していて，片側水腎症がある
- 片側の尿路に病変があることを示唆する。
- 原因は結石や腫瘍で，尿管ステントもしくは腎瘻を泌尿器科に留置してもらう必要がある。ただし，片側の閉塞の場合，それにより腎後性AKIが起っているかは判断が難しい。通常の腎機能であれば片側腎が機能していれば腎機能障害は起こらないが，もともとCKDがあれば片側腎が機能不全になるだけでAKIを来すこともある。
- 総合的な判断が必要だが，尿路閉塞・水腎症があれば病側の腎臓は障害を受け続けることになるため，尿管ステントや腎瘻などによる閉塞解除を検討すると良いことが多い。

③膀胱は虚脱していて，両側水腎症がある
- あまり多くないが，後腹膜を主体とする病変がある場合に起こる。
- 原因は後腹膜線維症や悪性リンパ腫などがあり，尿管ステントもしくは腎瘻留置の適応を考える。

④膀胱も腎臓も所見がはっきりしない
- 基本的には腎前性もしくは腎性AKIを考える。
- どうしても何らかの理由で腎後性AKIを排除しきれない場合，CTでの確認を検討する。

⑤腎後性AKIへの対応での注意点
- 入院中の患者さんで尿道カテーテルが入っているときの尿量低下・Cr上昇をみたときに，つい腎後性AKIを見落としがちとなる。
- 尿道カテーテルも閉塞することがあるので，不可解な尿量減少をみたときには必ずエコーを当てる。閉塞している場合はミルキングを看護師に依頼し，それでも解除されなければ再留置を行う。
- 腎後性AKIでは閉塞解除後に，閉塞解除後利尿といって想定以上に多尿になることが知られている。腎性尿崩症の一種で，多尿となり高度脱水になることもあるので，閉塞解除後は尿量を評価しながら必要な輸液を行う。

> **症例①の経過**
>
> 腎機能障害がみられたため，腹部エコーを実施したところ，膀胱への多量の尿貯留と両側水腎症がみられた．尿路閉塞・腎後性AKIが疑われ，その原因として前立腺肥大症と抗ヒスタミン薬を含んだ総合感冒薬の使用が考えられた．尿道バルーンを留置し，腎機能の経過観察目的に入院した．

(2) 腎前性/腎性AKIの鑑別

①ステップ1——まずは腎前性AKIを示唆する所見を探す

- 腎後性のAKIを評価したら，次は腎前性の可能性を考える（表4）．
- 腎前性AKIは，腎血流の低下によって腎機能障害を来す．
- 体液量の減少によって腎前性AKIを来すことが多いが，うっ血性心不全・非代償性肝硬変など体液量が過剰となり腎うっ血になる場合にも腎血流の低下は来たしうる．
- 実際に鑑別をするうえでは，シンプルな指標は存在せず，病歴やバイタルサイン，身体所見などで総合的に判断する（表5）．
- 前述のとおり，主に体液量の減少によって腎前性AKIを来すので体液量の評価から行う．

> **MEMO** 筆者らは，腎前性AKIの可能性があるかどうかは「病歴」を一番重視している．

②ステップ2——腎性AKIを疑うには尿検査，尿沈渣と全身症状が大事

- 腎性AKIは名前のとおり腎実質の障害によるが，そのなかでも原因は糸球体や間質，尿細管など細かく分類される（図9）[9]．
- 前述のとおり，体液量減少の所見が乏しく，尿所見で血尿や蛋白尿，円柱などがみられるときに腎性AKIを疑う．
- 腎臓単独が障害される腎性AKIは，身体所見などに特徴的なものはあまりなく役に立たないことが多い．
- 眼球結膜の充血や浸潤を触れる紫斑，末梢神経障害がみられる場合には血管炎を，肺浸潤影や肺胞出血がみられる場合には血管炎や抗基底膜抗体症候群などを考えることから，全身性疾患に伴った二次性の腎性AKIの場合（特に糸球体腎炎）があるので，腎臓以外の合併症にも目を向けることが非常に重要である．
- 必ず頭頚部から足先まで診察（特に肺炎を疑うような呼吸音の異常，関節炎所見，多発単神経炎所見，浸潤を触れる紫斑）する．

表4 腎前性AKI

体液量→～↓ 腎血流↓	・体液減少 ・出血 ・血圧低下
体液量↑ 腎血流↓	・うっ血性心不全 ・非代償性肝硬変
体液量によらず 腎血流↓	・腎血管の狭窄 　（NSAIDs, RAS阻害薬）

表5 腎前性AKIの鑑別

	体液量減少の所見
病歴	体重減少，経口摂取不良，嘔吐，下痢，口渇感，利尿薬の増量など
バイタルサイン	脈拍の増加，血圧の低下
身体所見	口腔内や腋窩の乾燥，皮膚ツルゴールの低下，CRTの延長（≧2秒）
下大静脈	5mm以下で呼吸性変動がみられる

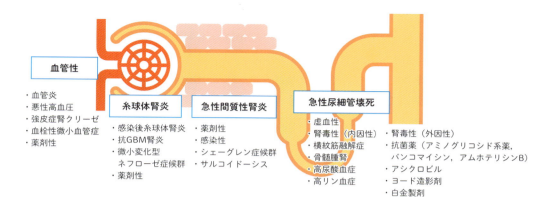

図9 腎性AKIの原因
〔北村浩一, 他: Hospitalist, 2: 48-56, 2014 より〕

表6 腎前性/腎性AKI鑑別のための尿検査所見

	腎前性	腎性
尿中Na濃度 (mEq/L)	< 20	> 20〜30
FENa (%)	< 1	> 2
FEUN (%)	< 35	> 35
FEUA (%)	< 12	> 12

〔龍華章裕: Hospitalist, 6: 125-149, 2018／Okusa MD, et al: Fractional excretion of sodium, urea, and other molecules in acute kidney injury. UpToDate (last updated Nov 15, 2022) より作成〕

表7 腎前性/腎性AKI鑑別のための尿沈渣・尿蛋白尿所見

	腎前性	腎性
尿沈渣	尿細管上皮や円柱などがみられない	尿細管上皮や円柱などがみられる
蛋白尿	なし〜少量	少量〜多量

〔龍華章裕: Hospitalist, 6: 125-149, 2018 より〕

③腎前性AKIと腎性AKIの尿所見

- 尿検査,尿沈渣は腎前性/腎性AKIの判別で非常に重要な検査。大きくは,以下の2つのポイントがある。

1) NaとBUNの尿からの排泄率で腎前性か腎性かを考える

- 腎前性/腎性AKIの鑑別に尿所見は役立つ。FENaは「フィーナ」とよばれて,糸球体から濾過されたナトリウムのうち,尿中排泄となったナトリウムの指標である。

$$FENa = [(尿中Na/血清Na)/(尿中Cr/血清Cr)] \times 100 (\%)$$

- 腎前性AKIであれば血管内脱水のためナトリウムの再吸収は亢進するためFENaは低下し,腎性AKIの場合には高くなる。アプリなどの利用で簡単に計算できる。
- FENaで評価する場合は,利尿薬使用中には上昇する他,高齢者やCKD患者さんでの明確なカットオフ値がないなど,この数値だけで病態を評価しないよう注意する。そのときは,FEUN,FEUAも参考になる(表6)[10), 11)]。

2) 血尿,尿蛋白,尿沈渣所見があれば腎性AKIの可能性をより考える

- 尿蛋白量が多い,赤血球円柱などの病的な円柱が出ている,変形赤血球が出ているなどは腎性AKIを考える所見になる(表7)[10)]。
- 尿所見からみた腎性AKIの各病態の特徴は,以下の4つに大別される。

①血管性：血尿主体で尿蛋白は少ない
　②糸球体病変：血尿（変形赤血球を伴う）や尿蛋白を伴うことが多い
　③間質性腎炎：白血球尿や白血球円柱がみられ，血尿や尿蛋白は少ない
　④急性尿細管壊死：尿中 β_2 ミクログロブリンやNAGが上昇，尿蛋白は少ない
- 上記のような尿検査などの特徴・傾向はあるが，診断確定には通常腎生検を要するため，腎性AKIを考える場合には，基本的には腎臓内科にコンサルテーションしながら診療を進めていく。

AKIの管理では体液管理と薬剤調整が重要となる

1. AKIの体液管理
- AKIでは，体液量の評価が重要。体液量が減少しており腎前性AKIが疑われる場合は細胞外液補充液を中心に輸液する（肝硬変・心不全による腎うっ血では利尿が必要）。
- 腎性AKIの場合には，原則euvolemia（体液量正常）を目指して管理する。
- 細胞外液量が過多であれば利尿薬を使用し，細胞外液量が減少していれば細胞外液補充液の輸液が必要である。
- 腎後性AKIの場合には，閉塞解除後の利尿による細胞外・細胞内液欠乏に注意が必要である。

2. AKIの薬剤管理
(1) AKIの原因薬剤の中止
- 表8のように種々の薬剤がAKIの原因となるため[12]，疑われる場合には中止を検討する。
- 特に遭遇する頻度の高い薬剤として，非ステロイド性抗炎症薬（NSAIDs）や抗菌薬，抗ウイルス薬などがあげられる。

(2) AKI時の薬剤の投与量変更
- AKIになっている場合，NSAIDsとレニン・アンジオテンシン系（RAS）阻害薬は原則中止する。
- 上記以外にも H_2 受容体拮抗薬，抗菌薬，化学療法の薬剤などは腎機能に合わせて投与量調整が必要になることがあり，添付文書などを確認する。

> **症例②の経過**
> 心電図変化を伴う高カリウム血症であり，グルコン酸カルシウムを投与しつつ，GI療法を開始した。経口摂取量の減少や血圧低下もあり，利尿薬は投与せずカリウム吸着薬の投与を行った。
> エプレレノンやロサルタン内服中でKが上昇しやすかったことに加えて，整形外科でNSAIDsを開始したことでAKIを来たしたと考えられた。薬剤調整や腎機能の経過観察も兼ねて内科に入院した。

表8 　AKIの原因になる薬剤

AKI分類		代表的薬剤
腎前性	脱水	利尿薬
	輸入細動脈収縮	NSAIDs，カルシニューリン阻害薬（シクロスポリン，タクロリムス）
	輸出細動脈拡張	ACE阻害薬，ARB
腎性	血管障害	抗VEGF薬，ゲムシタビン，マイトマイシンC，IFN製剤，インフリキシマブ，カルシニューリン阻害薬，mTOR阻害薬，チエノピリジン系，キニン，抗甲状腺薬
	糸球体障害	NSAIDs，アロプリノール，ミノサイクリン，ペニシラミン，ブシラミン，白金製剤，リチウム，IFN製剤，ホルモン剤，抗不整脈薬（プロカインアミド，キニジン），降圧薬（メチルドパ，ヒドララジン）
	尿細管障害	抗がん薬（白金製剤，イホスファミド，ゾレドロン酸など），抗ウイルス薬（アシクロビルなど），抗菌薬（アミノグリコシド系薬，シプロフロキサシン，アムホテリシンB，バンコマイシン，サルファ剤），トリアムテレン，アスコルビン酸，HES製剤，マンニトール
	間質障害	抗菌薬（β-ラクタム系薬，サルファ剤，キノロン系薬など），PPI，H_2受容体拮抗薬，NSAIDs，アロプリノール，5-ASA製剤，そのほか多種
腎後性		アシクロビル，メトトレキサート，抗コリン薬

〔小丸陽平：腎と透析，83：482-487，2017より〕

入院適応の基準はなし，腎機能障害進行時，尿管ステント・腎瘻造設必要時はコンサルテーションする

- AKIを来している原因やベースラインからの変化幅によるので，入院適応の基準は特にない。
- 緊急血液透析の適応を満たす場合には，腎臓内科（地域により泌尿器科）へ速やかに連絡する。
- 腎性AKIで鑑別に難渋する場合や体液管理や薬剤調整を行っても腎機能障害が進行する場合には，腎臓内科にコンサルテーションする。
- 上部尿路狭窄による腎後性AKIで尿管ステントや腎瘻造設が必要な場合や，前立腺肥大などで自分たちで尿道カテーテルが留置できない場合には，泌尿器科にコンサルテーションする。

文献

1) Summary of Recommendation Statements. Kidney Int Suppl (2011)，2：8-12，2012［PMID：25018916］
2) Moran SM, et al：Course of acute renal failure studied by a model of creatinine kinetics. Kidney Int, 27：928-937, 1985［PMID：4021321］
3) Palevsky PM：Kidney replacement therapy (dialysis) in acute kidney injury in adults: Indications, timing, and dialysis dose. UpToDate (last updated Nov 18, 2022)
4) Mount DB：Treatment and prevention of hyperkalemia in adults. UpToDate (last updated Feb 05, 2024)
5) Slovis C, et al：ABC of clinical electrocardiography: Conditions not primarily affecting the heart. BMJ, 324：1320-1323, 2002［PMID：12039829］
6) Hollander-Rodriguez JC, et al：Hyperkalemia. Am Fam Physician, 73：283-290, 2006［PMID：16445274］
7) Brater DC, et al：Causes and treatment of refractory edema in adults. UpToDate (last updated Aug 30, 2023)
8) Singri N, et al：Acute renal failure. JAMA, 289：747-751, 2003［PMID：12585954］
9) 北村浩一，他：AKI管理概論；systematicなアプローチが必須. Hospitalist, 2：48-56, 2014
10) 龍華章裕：薬物と腎疾患—我々臨床家にとって避けることのできない切実な問題. Hospitalist, 6：125-149, 2018
11) Okusa MD, et al：Fractional excretion of sodium, urea, and other molecules in acute kidney injury. UpToDate (last updated Nov 15, 2022)
12) 小丸陽平：各種AKIの特徴と治療 薬剤性AKI. 腎と透析，83：482-487, 2017

9 アナフィラキシー
~とにもかくにもアドレナリン

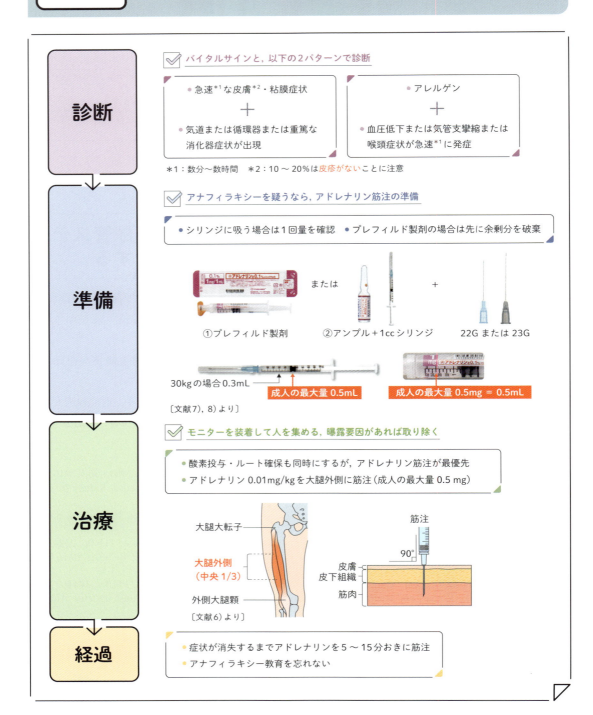

アナフィラキシーを診るときのポイント！

- アナフィラキシーは数分で死亡してしまうことを認識する
- アナフィラキシーは「急速発症」の症状から疑うことが何より重要である
- アナフィラキシーだ！と思ったときの流れをイメージする
- アナフィラキシーを疑うなら，アドレナリン投与をためらわない
- アドレナリン筋注に効果がなかったら，4点を確認する
- アナフィラキシー患者さんの帰宅は慎重に判断する
- アナフィラキシー教育を忘れない

症例　20歳女性

来院1時間前にくるみを食べた直後から咽頭痛，呼吸困難，腹痛を自覚したため，夜間救急外来を受診した。以前，くるみを食べて同様の症状が起こったことがあり，いつもはくるみを避けていた。今回は友人からもらったお土産のお菓子の中にくるみが入っており，そうとは知らずに食べてしまった。

診察時，受け答えはできるが言葉数は少なく，倦怠感がある様子であった。バイタルサインは，意識清明，体温36.4℃，脈拍84回/分，血圧111/86mmHg，呼吸数16回/分，SpO$_2$ 99%（room air）であった。身体所見は，体重54kg，咽頭発赤はみられず，wheezes，stridorも聴取しなかった。腹部は平坦で，圧痛はみられず，全身の皮膚に皮疹もみられなかった。

アナフィラキシーは数分で死亡してしまうことを認識する

- アナフィラキシーは，非常に短時間で呼吸停止・心停止となりうるため「疑った時点」で迅速な対応が求められる。図1のように，静脈内投与された薬剤によるアナフィラキシーでは最悪の場合，数分で呼吸停止・心停止することもある[1]。蘇生に成功しても，低酸素となった時間が長かった場合，重篤な低酸素脳症を残す場合も考えられる。

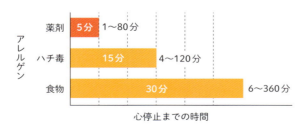

図1　呼吸停止・心停止に至るまでの時間（死亡症例の集計：中央値）
〔Pumphrey RS：Clin Exp Allergy, 30：1144-1150, 2000 より〕

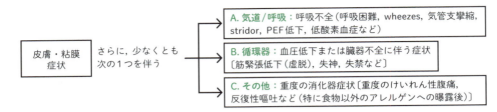

図2 アレルゲンが判然としなくてもアナフィラキシーと診断できる場合
〔日本アレルギー学会・監：アナフィラキシーガイドライン2022 (https://www.jsaweb.jp/uploads/files/Web_AnaGL_2023_0301.pdf) より作成〕

アナフィラキシーは「急速発症」の症状から疑うことが何より重要である

- アナフィラキシーの診断基準は，以下の2パターンに大別される[2]。

1.「皮膚・粘膜症状」＋「気道または循環器または重篤な消化器症状」が急速に出現

- このパターンでのポイントは，「アレルゲンが判然としなくてもアナフィラキシーと診断できる」ということである。
- 全身性の蕁麻疹や掻痒感を伴う紅潮，口唇・舌・口蓋垂の腫脹といった，皮膚・粘膜症状が急速に（数分～数時間で）出現したことが前提条件。かつ，気道症状・循環器症状・重篤な消化器症状のいずれかを伴えばアナフィラキシーと診断できる（図2）。

2. 既知のアレルゲン（またはアレルゲンの可能性がかなり高いもの）＋「血圧低下または気管支攣縮または喉頭症状」が急速に発症

- このパターンでのポイントは，「皮疹（蕁麻疹は）は必ずしも診断に必要ない」ということである。
- 典型的な皮膚症状を伴わなくても，患者さんにとってアレルゲンの可能性が高いものに曝露された後，血圧低下・気管支攣縮・喉頭症状のいずれかが急速に（数分～数時間で）発症すれば，アナフィラキシーと診断できる（図3）。

3. 特殊パターンを見逃さない
(1) 皮疹のないアナフィラキシー

- アナフィラキシーのなかには，皮疹のないものが10～20％ほど存在するため（図4），皮疹がなくてもアナフィラキシーを鑑別にあげる[3]。

(2) 消化器症状が主訴のアナフィラキシー

- アナフィラキシーには消化器症状が45％程度存在する。消化器症状が主訴でも，急速に発症し皮疹がある場合は，安易に胃腸炎の診断に飛びつかない。

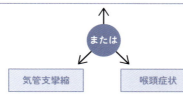

図3 皮疹（蕁麻疹）はなくても診断しなくてはいけない場合
〔日本アレルギー学会・監：アナフィラキシーガイドライン2022（https://www.jsaweb.jp/uploads/files/Web_AnaGL_2023_0301.pdf）より作成〕

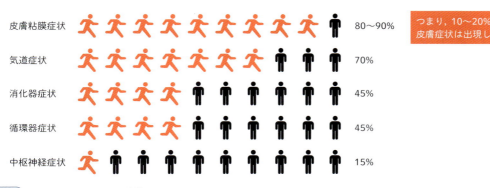

図4 アナフィラキシーの症状
〔Simons FE：J Allergy Clin Immunol, 125（2 Suppl 2）：S161-S181, 2010 より〕

4. アレルゲンを知っておく

- アレルゲンとして特に頻度が高いのは，食物・医薬品・昆虫毒である（図5）。
- アレルゲンとなる食物のトップ3は「牛乳・鶏卵・小麦」，医薬品のトップ3は「造影剤・抗菌薬・非ステロイド性抗炎症薬（NSAIDs）」。問診の際に，曝露歴をきちんと確認する。

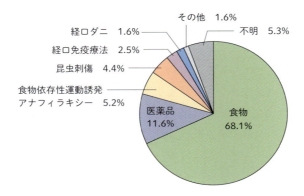

図5 アナフィラキシーの誘因
〔日本アレルギー学会・監：アナフィラキシーガイドライン2022（https://www.jsaweb.jp/uploads/files/Web_AnaGL_2023_0301.pdf）より〕

> **表1** アナフィラキシーを疑った場合の対応フロー

① まずはアナフィラキシーと認識する。可能なら曝露要因を取り除く
② 患者さんを評価する（A・B・C・D・Eをチェック）。モニターを装着
③ 助けを呼び，できるだけ人を集める（可能なら院内救急）
④ 気道確保，仰臥位・下肢挙上してアドレナリン最大0.5mgを大腿外側に筋注
⑤ アドレナリンは投与時間を記録し，必要に応じて5〜15分ごとに再投与
⑥ 酸素化の低下があれば6〜8L/分の高流量酸素投与。舌根沈下や呼吸が弱ければアンビューマスクをもみながら挿管準備
⑦ 18Gなど可能な限り太い留置針でルート確保・生理食塩液1〜2Lを急速投与
⑧ 頻回にバイタルサインチェック，必要なら心配蘇生

＊：患者さんの評価は救急の基本どおり，A・B・C・D・Eをチェックする。
　　A（気道）：会話可能か？，stridorの有無　B（呼吸）：呼吸数，SpO$_2$，wheezesの有無　C（循環）：血圧，脈拍　D（意識）：意識レベル
　　E（皮膚）：皮疹の範囲と部位
〔日本アレルギー学会・監：アナフィラキシーガイドライン2022 (https://www.jsaweb.jp/uploads/files/Web_AnaGL_2023_0301.pdf) ／
Simons FE, et al；World Allergy Organization：World Allergy Organ J, 4：13-37, 2011 より作成〕

アナフィラキシーだ！と思ったときの流れをイメージする

- アナフィラキシーを疑った場合の対応フローを表1に示す[2), 4)]。
- ポイントは，ルートの確保はアドレナリン筋注の後で構わないということ（もちろん人がたくさんいれば同時に行う）である。

> **MEMO** 曝露要因が点滴ルートを使用して投与中もしくは投与直後だった場合，まずはそのルートからの点滴をストップすることが先決になる。被疑薬のストップ→アドレナリン筋注→新たな輸液という流れで対応する。被疑薬はすぐに投薬中止するが，投与していたルートの抜去は新しいルートが取れてからにする。万一，新しいルートを確保できなかった場合は，逆血を完全に引いてからであれば多少リスクはあるが使用することもありうるからである（ルートがまったく取れないなかで治療するリスクよりも，十分注意しながら元のルートを使用するメリットのほうが大きい場合もありうる）。

アナフィラキシーを疑うなら，アドレナリン投与をためらわない

- 前述のとおり，アナフィラキシーは「疑った時点」での迅速な対応が必要である。
- アドレナリンは，アナフィラキシー症状を引き起こす「臓器各所での間質浮腫」そのものと，間質浮腫の原因となる「ヒスタミン放出」のどちらをも抑制することから（図6）[5)]，アナフィラキシー対応で一番大切である。

1. アドレナリンの薬理作用

- アドレナリンは心肺蘇生の際に使用する薬剤のため，投与するのを躊躇してしまうかもしれないが，アナフィラキシー診断時のアドレナリン投与に禁忌はない。

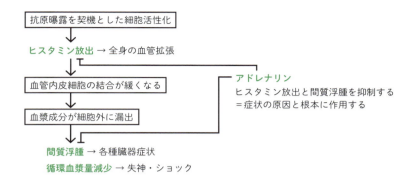

図6 アドレナリンの薬理作用
〔杉田陽一郎：第9章 21アナフィラキシー；研修医のための内科診療ことはじめ 救急・病棟リファレンス（塩尻俊明・監）．羊土社，pp848-849, 2022より作成〕

- アドレナリンの副作用は，蒼白，振戦，不安，動悸，浮動性めまい，頭痛などで，いずれも用量依存的に薬理作用が生じ，特に処置しなくても回復することがほとんどとされている。ただし，過量投与では心室性不整脈，高血圧，肺水腫のリスクとなるので注意する。
- アナフィラキシーの治療の第一選択は，アドレナリン筋注のみである。
- アナフィラキシー診療で時にみかける抗ヒスタミン薬とステロイドはいずれも推奨度は低く，これらの薬剤にアナフィラキシーの治療効果はない。抗ヒスタミン薬は皮膚症状を緩和するとされるが，その他の症状への効果は確認されていない。また，ステロイドは作用発現に数時間を要し，二相性反応を予防するといわれているが効果は確立されていない。

2. アドレナリン投与の実際

(1) 適応――アナフィラキシーと診断，または強く疑う場合

- アナフィラキシーは非常に短時間で呼吸停止・心停止となりうるため，速やかに対応できるようにする。
- 2022年のガイドライン改訂で，重症度に関わらず，「アナフィラキシーを強く疑った段階」で，アドレナリンが投与適応となった[2]。

(2) 投与量――0.01mg/kg，成人は最大0.5mg投与可能

- アナフィラキシーを強く疑った場合，「アドレナリンの投与量は0.01mg/kg（成人最大0.5mg）」とガイドラインに明記されている[2]。

(3) 投与経路――大腿外側に筋注

- 大腿外側に筋注が正しい投与経路（図7）[2,6]。静注は心肺蘇生時の投与経路なので誤りである。
- 針はまっすぐ，しっかり根元まで刺すようにする。

(4) 注意点――必ず1回量だけシリンジ内に入っているようにしてから投与

- 投与の際に確実に1回量だけを投与すること。前もってシリンジ内に1回量のアドレナリ

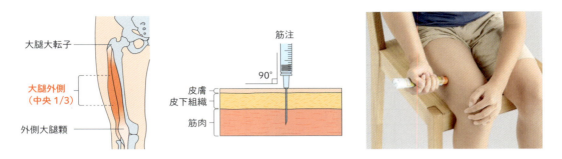

図7　大腿筋注の方法
〔U.S.Department of Health and Human Services Centers for Disease Control and Prevention：Epidemiology and prevention of vaccine-preventable diseases 13th edition. The Public Health Foundation, 2015／日本アレルギー学会・監：アナフィラキシーガイドライン2022（https://www.jsaweb.jp/uploads/files/Web_AnaGL_2023_0301.pdf）より作成〕

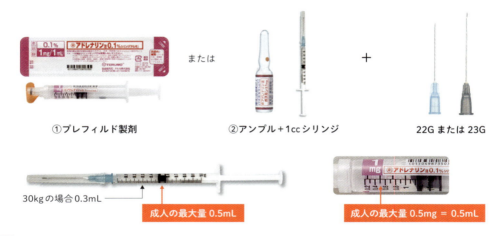

図8　アドレナリン筋注で準備するもの：アドレナリン製剤は救急カートに入っている
〔株式会社ニプロ（https://www.nipro.co.jp）／第一三共株式会社（https://www.daiichisankyo.co.jp）より作成〕

んだけ入っているようにする。
- シリンジに吸う場合は1回量を確認して吸うようにし，プレフィルド製剤の場合は先に余剰分を破棄しておく（図8）[7], [8]。

(5) 禁忌——アナフィラキシーでアドレナリン筋注の禁忌はない

- 「アナフィラキシーにおけるアドレナリン筋注の禁忌はない」。アナフィラキシーを疑った時点で，アドレナリン筋注を考える。

> **本症例の経過**
> 既知のアレルゲン曝露後に急速に喉頭症状が出現したため，アナフィラキシーと診断した。来院時，バイタルサインは安定していたが，診察途中にみるみる咳嗽・喘鳴と，全身に蕁麻疹が出現した。腹痛も増悪し，眼瞼浮腫もみられ，SpO_2は91%（room air）まで低下した。アドレナリン0.5mgを大腿外側に筋注したことで，上記の症状は速やかに改善した。

アドレナリン筋注に効果がなかったら，4点を確認する

- アナフィラキシーなら，アドレナリン筋注後，速やかに症状は改善していく。
- 効果が乏しければ，効果が出るまで，5～15分おきに投与して構わない。しかし，アナフィラキシーを強く疑って，アドレナリンを筋注したのに明らかな改善がない場合は，以下の4点を確認する。

(1) 体位は適切か，ショックなら輸液は十分か
- 仰臥位で足上げし，ショックの場合は18G以上のルートで生理食塩液1～2L全開投与が必要である。

(2) アドレナリンの使用方法は適切か
- 再度，投与する量・部位・経路が誤っていないか確認する。

(3) アドレナリンの作用を阻害するような薬剤の内服歴はないか
- アドレナリンの作用を阻害する薬剤を内服していると効果を発揮しない場合があるため，お薬手帳などで以下の薬剤がないか確認する[9]。
  ①β遮断薬，②α遮断薬，③アンジオテンシン変換酵素（ACE）阻害薬
- アナフィラキシーでは大抵の場合，アドレナリン1回，反応しない場合でも2回の投与で症状は改善するため，上記の内服薬を服用している患者さんで，万一アドレナリンを2回筋注しても効果がなければ，グルカゴンの投与も検討する[10]。
- グルカゴンは，成人の場合1～5mgをゆっくり5分以上かけて静注する。

(4) そもそもアナフィラキシーではない可能性はないか
- 上記を確認しても間違っていないのであれば，アナフィラキシー以外の鑑別も考える。
- アナフィラキシーは対応に一刻を争うため，鑑別診断（表2）をあげるのは（頭の片隅には置きつつ）初期対応の後で構わない。

表2 アナフィラキシーとの鑑別リスト

症　状	鑑　別
呼吸器症状	気管支喘息，異物誤飲，過換気症候群など
皮膚症状	急性全身性蕁麻疹，血管性浮腫，接触性皮膚炎など
循環器症状	急性冠症候群，肺血栓塞栓症，心不全など
消化器症状	食中毒，好酸球性消化管障害など
神経症状	血管迷走神経反射，神経調節性失神，てんかんなど

〔日本アレルギー学会・監：アナフィラキシーガイドライン2022（https://www.jsaweb.jp/uploads/files/Web_AnaGL_2023_0301.pdf）より〕

アナフィラキシー患者さんの帰宅は慎重に判断する

- 二相性反応は，アナフィラキシーの約5％にしか発生しないといわれている。
- アナフィラキシーの患者さんを，入院のうえで経過観察するかは慎重に判断する必要があるが，明確な入院基準は定められていない。
- 以下のような特徴がある場合は，入院のうえで経過観察することが提案されている[10]。
  ① 重篤な症状があったアナフィラキシー
  ② 初期投与のアドレナリンに迅速に治療反応しない
  ③ 2回以上のアドレナリン投与が必要
  ④ アドレナリン投与が発症から60分以上遅れた

> **MEMO** 筆者らは，よほどの事情がなければアナフィラキシーを起こした場合にはルートキープ，モニター装着のうえで一泊入院での経過観察を患者さんにお勧めしている。アナフィラキシー症状が再燃した場合には，同様の治療を行う。所属施設の方針があれば，それも参考に入院適応を判断する。

アナフィラキシー教育を忘れない[9]

- アナフィラキシーの患者さんには，必ず以下のアナフィラキシー教育をしてから帰宅させる。
  ① 可能性として，72時間は二相性反応が起きうる。
  ② アナフィラキシーは命に関わる疾患である。
  ③ アレルゲンとなった薬剤使用は禁忌・食物は口にしない。
- アレルゲンの特定やエピペン®（アドレナリン）処方のためにも，アレルギー専門医へ紹介することが望ましい。

> **本症例の経過**
> 経過観察目的に一泊救急外来で入院し，特に二相性反応は生じなかった。
> 患者さんにはアナフィラキシーは命に関わる疾患であること，くるみの摂取は厳禁ということを伝え，近医アレルギー科に紹介のうえ退院となった。

文献

1) Pumphrey RS：Lessons for management of anaphylaxis from a study of fatal reactions. Clin Exp Allergy, 30：1144-1150, 2000［PMID：10931122］
2) 日本アレルギー学会・監：アナフィラキシーガイドライン2022（https://www.jsaweb.jp/uploads/files/Web_AnaGL_2023_0301.pdf）（アクセス：2024年4月）
3) Simons FE：Anaphylaxis. J Allergy Clin Immunol, 125（2 Suppl 2）：S161-S181, 2010［PMID：20176258］
4) Simons FE, et al；World Allergy Organization：World allergy organization guidelines for the assessment and management of anaphylaxis. World Allergy Organ J, 4：13-37, 2011［PMID：23268454］
5) 杉田陽一郎：第9章 21アナフィラキシー；研修医のための内科診療ことはじめ 救急・病棟リファレンス（塩尻俊明・監），羊土社，pp848-849, 2022

6) U.S.Department of Health and Human Services Centers for Disease Control and Prevention : Epidemiology and prevention of vaccinepreventable diseases 13th edition. The Public Health Foundation, 2015
7) 株式会社ニプロ（https://www.nipro.co.jp）
8) 第一三共株式会社（https://www.daiichisankyo.co.jp/）
9) 坂本　壮：救急外来 ただいま診断中！中外医学, pp95-97, 2015
10) Campbell RL, et al : Anaphylaxis: Emergency treatment. UpToDate (last updated Jun 24, 2023)

すべての医師にもっていてほしい，ホスピタリストマインド

「医師としてのやりがいってなんだろう？」と考えたとき，私は「目の前で病気で困っている人の役に立てる」ことだと思っています。一見当たり前すぎるようなことですが，「当たり前のことを当たり前にできる」ということは，口で言うほど簡単なことではありません。

なぜなら，すべての医師にとって「当たり前」であるべきはずのことは，内科や救急をベースとして，あまりにも膨大かつ多岐にわたるからです。臓器別専門科に進んだからといって，高血圧，糖尿病，尿路感染症，肺炎，心不全などといったcommon diseaseをまったく経験しないわけにはいきません。入院患者さんを担当したら，血糖管理，院内発熱，輸液の選択など，必ずといっていいほど総合内科的知識が必要になります。そして目の前で急変した患者さんがいたら，自分が迅速に適切な対応をしなければなりません。

責任をもって自分の担当患者さんを診る，当たり前のことを当たり前にできる。そのためには「ホスピタリストマインド」が，やっぱり重要だと思います。ホスピタリストとは，入院患者さんを総合的に診療し，適切な病棟管理を行う専門家です。どの臓器別専門科に入院になるにしろ，入院の際には上記のような総合内科的知識が求められるのですから，理想的には「すべての入院担当医師がホスピタリストであるべき」なのです。

ところで，皆さんが手に取っていただいているこの本は，「みんほす！」という勉強会から生まれたものです。「みんほす！」とは何の略かというと，「みんなで楽しくホスピタリストになろう！」であり，まさにこの，ホスピタリストマインドが大事だと思うメンバーが集まった勉強会なのです。私は実際に参加し，そして教える立場もしていますが，これほどまでに質が高い勉強会は他にはないのではないかと思うレベルです。この本で興味をもたれた方はぜひ参加してみてくださいね。

「目の前の病気で困っている人の役に立てる」。目の前で困っている患者さんが，自分の臓器別専門科と関連があるとは限りません。それでも，目の前の患者さんにとって必要な「当たり前のことを当たり前にできる」力，それが医師基礎力ともいうべき，すべての医師に求められるものではないでしょうか。そのためにも，ホスピタリストマインド，ひいては入院の場合に限らず患者さん全体を診るジェネラリストマインドを，みんなで学んでいきませんか？

10 上部消化管出血
～「血を吐いてます！」を乗り越える

診断
- 吐血・黒色便（タール便）が主症状のときに疑う
- 活動性の出血でめまい感，立ち眩み，失神，脱力などの全身症状を来すこともある

鑑別

上部消化管出血以外の口から血を吐く疾患の鑑別のポイント
- 吐血：嘔気を伴い，一度出ればしばらく再度凝血塊が溜まるまで出現しない
- 喀血：咳と共に血を喀出，一度始まるとしばらく持続，胸部画像で肺に異常がみられることが多い
- 鼻出血：持続的に口腔内への垂れ込みがないか確認
- 大動脈瘤や大動脈解離などの消化管穿破・気道穿破により血性嘔吐がみられる場合もある

検査
- 血液検査（血算・生化学・凝固系）　・血液型，クロスマッチ
- 施設の方針によって造影CT（実施の前にはバイタルサインの安定化が必須）

初期対応

 上部消化管出血と認知

血液検査・ルート確保（20G以上，可能なら18G）・細胞外液補充液を開始（ショックなら全開投与）

 止血の方法とタイミングを判断　　　　✓ **A・B・Cの安定化（全身管理）**

- 上部消化管内視鏡は，出血の原因・部位の同定に加えて止血処置もできるため第一選択
- 血行動態安定・不安定で戦略が変わる

気道確保の必要性
- 少量の血：口腔内の吸引で対応
- 吐血量が多く気道閉塞のリスクあり：
  上部消化管内視鏡施行前に気管挿管を検討

血行動態が不安定な場合
- 右記A・B・Cの管理を行い，安定すれば上部消化管内視鏡を実施
- 安定が得られなければIVRや手術も検討

細胞外液補充液・輸血
- 出血性ショックでは，細胞外液補充液はバイタルサイン安定化のつなぎと心得る
- 過剰な輸液は控えて赤血球輸血を早めに投与

赤血球輸血の目標
- 活動性の出血・冠動脈疾患のリスク（－）：
  Hb≧7.0g/dLを目標
- 活動性の出血・冠動脈疾患のリスク（＋）：
  より早期の輸血を検討
- 血小板は≧5万/μLを目標に輸血，凝固能への介入も症例によって必要

血行動態が安定している場合
- GBS≧2点：
  入院のうえ24時間以内に上部消化管内視鏡
- GBS≦1点：
  外来での管理も検討できるがそういった症例はあまりない

制酸薬
- PPIは胃潰瘍，十二指腸潰瘍の再出血率の低下や外科的介入の必要性を低下させる
- 配合変化を来たしやすく前後フラッシュ要

PPIの点滴での投与方法
- オメプラゾール20mg＋生理食塩液20mL　静注
- 生理食塩液10mLで前後フラッシュ

経過

上部消化管出血のリスク因子として，急性疾患によるストレス，腎機能障害・肝機能障害，抗血小板薬・抗凝固薬使用，NSAIDs使用，ヘリコバクター・ピロリ慢性感染などがあり，介入できることがないか入院中に評価

上部消化管出血を診るときのポイント！

- 上部消化管出血の主な症状と下部消化管出血との違いを理解する
- 上部消化管出血で大切な問診や身体所見，検査所見を押さえておく
- 上部消化管出血の治療の考え方を知っておく
- 上部消化管出血のリスク因子を管理して二次予防を行う

症例　61歳男性

来院2時間前にコンビニエンスストアのトイレで大量に吐血したのを店員が目撃した．救急要請して当院に搬送された．GCS E3V3M6，体温36.0℃，血圧86/42mmHg，脈拍120回/分，呼吸数22回/分，SpO_2 92% (room air)．ゴロゴロと音を立てながら口の端から血がこぼれている．不穏様で顔色は不良．心窩部に軽度の圧痛あり．

上部消化管出血の主な症状と下部消化管出血との違いを理解する

- 消化管出血は，大きく上部消化管（食道，胃，十二指腸），下部消化管（小腸，大腸）に分かれる．
- 症状としては，上部消化管出血は吐血・タール便・黒色便が主症状で，下部消化管出血は鮮血便が典型的．出血の勢いが強い場合，上部消化管出血でも鮮血便がみられる場合もある．その他，活動性の出血がみられた場合，めまい感，立ち眩み，失神，脱力などの全身症状がみられる．
- 重度の出血となれば，頻脈，低血圧などいわゆる循環血液量減少性ショックの症状を来す．仰臥位での低血圧は，出血の程度が高度であることを示す最も敏感なバイタルサインの1つである[1]．

1. 消化管出血の診療で使われる医学用語の整理

- 消化管出血の診療で，メディカルスタッフ間で使われる医学用語で混同されがちな言葉として，「黒色便（タール便）」・「血便」・「下血」がある．
- 救急隊やメディカルスタッフが「下血の患者さんです」というプレゼンテーションをしているときには，黒色便（タール便）や血便のこともあるため，診療する際にはどちらなのか明確にしておく．
  ①黒色便：血液中のヘモグロビンが胃酸で還元された結果，黒色になった便が排泄されること．タール便と同義である．

②血便：下部消化管出血に伴った赤い血液が混じった便が排泄されることである。
③下血：広義には，肛門から血液が排出されることで，黒色便・血便の両者を含む。狭義には，黒色便のことである。

2. 吐血が主訴のときに上部消化管出血を疑うが，鼻出血・喀血・大動脈疾患も考慮

- 患者さんが「口から血を吐いた」と訴えている際には，原因として上部消化管出血の頻度が最も高い。しかし，鼻出血・後咽頭の出血や，下気道からの出血（喀血）も，同様に「血を吐いた」というプレゼンテーションで来院することが多い。血を吐いた＝上部消化管出血と早合点する前に，消化管以外からの出血の可能性がないかを考慮する。
- 上部消化管出血は，食道・胃・十二指腸からの出血でできた凝血塊が蓄積し圧力が高まった結果，嘔吐中枢が刺激され，血性嘔吐を来す。吐血は，通常嘔気を伴い，一度出ればしばらく再度凝血塊が溜まるまで出現しないのが特徴である。大動脈瘤や大動脈解離などの消化管穿破・気道穿破により血性嘔吐がみられる場合もあるが，こちらは画像評価を行わないと診断困難である。
- 下気道からの出血の場合，問診上咳と共に血を喀出し，気道異物に対して起こる反射のため，喀血は一度始まるとしばらく持続する。胸部画像で肺に異常がみられることも参考になる。
- 鼻出血も持続的に口腔内への垂れ込みがないか確認する。
- 患者さんが口から血を吐いているときには，これらの疾患の可能性を念頭におきながら診療を進める。

3. 上部消化管出血は入院/外来，所属診療科によらず遭遇率は高い

- 上部消化管出血は，48〜160人/10万人/年（米国統計）の発症率[1]，入院患者さんでは一般病棟で0.4％，ICUで4.7％が発症する[2]とされており，頻度の高い疾患/合併症である。
- 消化器内科や救急科などの特定の診療科のみで遭遇する疾患ではないため，どの診療科・部署でも対応に習熟する必要がある。

上部消化管出血で大切な問診や身体所見，検査所見を押さえておく

- 問診上，黒色便を伴う明らかな吐血など上部消化管出血が明白な場合には，詳細な問診よりも後述のA・B・Cの安定化と緊急上部消化管内視鏡の適応を検討する。
- そういった状況でも最低限の問診事項として，以下の3点を確認する。
①消化性潰瘍のリスク：既往，非ステロイド性抗炎症薬（NSAIDs）・抗血小板薬・ステロイドの使用歴，ヘリコバクター・ピロリ菌感染の既往や治療歴
②食道静脈瘤のリスク：飲酒歴，肝疾患の既往歴や治療歴，輸血歴
③最終食事歴

表1 上部消化管出血を来す鑑別の一覧

食道	食道静脈瘤，食道がん，食道潰瘍，マロリー・ワイス症候群
胃	胃潰瘍，胃炎，胃静脈瘤，胃がん，門脈圧亢進症性胃炎，胃前庭部毛細血管拡張症
十二指腸	十二指腸潰瘍，膵病変
その他	クローン病，動脈消化管瘻

〔Nable JV, et al：Emerg Med Clin North Am, 34：309-325, 2016 より〕

- 身体所見では，眼瞼結膜の蒼白の有無と腹部所見の評価，直腸診を行うが，便失禁があり明らかに黒色であれば直腸診の意義は乏しい。
- 食道静脈瘤は他の出血原因と比較して致命率が高く，治療戦略も異なるため，上部消化管内視鏡施行前に食道静脈瘤破裂の可能性を検討しておくことが重要である。食道静脈瘤破裂の場合には背景に肝硬変が通常あるため，くも状血管腫や手掌紅斑，側副血行路の発達，腹水貯留や下腿浮腫の有無を評価する。
- 提出する血液検査項目は，血算や生化学に加えて，凝固系や血液型・クロスマッチなどである。
- ヘモグロビンは，急性の出血では来院時点で必ずしも低下していないことに注意する。
- BUN/Cr＞30の所見は上部消化管出血の推定に有用。Bil上昇/肝酵素上昇/血球減少/凝固異常がみられる場合には，肝硬変・食道静脈瘤破裂の可能性が高まる。

上部消化管出血を疑ったときに実施する検査
- 血液検査（血算・生化学・凝固系）
- 血液型，クロスマッチ
- 造影CT（詳細は後述）

上部消化管出血が疑われるときにCT評価は必要か？

- 上部消化管出血が疑われる場合での造影CTは必須とはされていないが，出血点の同定，消化管の解剖学的特徴や血管走行異常の把握には一定程度有効である（表1）。しかし，どのような患者群で上部消化管内視鏡前に造影CTを撮影すべきか，いまだ結論は出ていない。
- 血行動態が不安定，初期蘇生への反応性が不良，胸腹部人工血管置換術・ステントグラフト内挿術後，胸腹部大動脈の既往や可能性があるなどの場合では撮影が望ましい。いずれにしても，消化器内科にコンサルテーションしながら適応を考える。

上部消化管出血の治療の考え方を知っておく

- 上部消化管出血が疑わしい場合では，以下の2点を同時並行で行っていくことがとにかく重要である。
  ①止血処置の方法とタイミングの判断，②A・B・Cの安定化（全身管理）

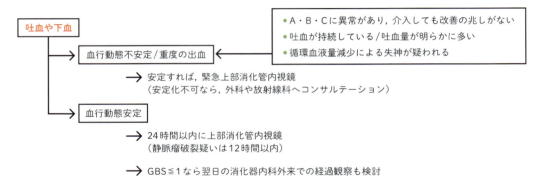

図1 上部消化管出血のフローチャート
〔Saltzman JR：Approach to acute upper gastrointestinal bleeding in adults. UpToDate（last updated：Mar 05, 2024）より〕

1. 上部消化管出血の止血処置の方法とタイミングの判断

- 重篤な上部消化管出血を来している場合には，自然止血は期待しにくいので止血処置の検討が必要になる（図1）（本書では触れていないが，下部消化管出血の場合には自然止血が得られることも多い）。
- 上部消化管内視鏡は消化管出血の原因評価・部位の評価もでき，止血処置も可能なので第一選択である。
- 血行動態が不安定な上部消化管出血の患者さんでは，緊急での上部消化管内視鏡が必須。ただし，上部消化管内視鏡を実施している最中に吐血し，気道が確保できなくなる可能性が高い場合には先に挿管して気道を保護することを検討する。
- 上部消化管内視鏡の際に鎮静薬を使用する場合は，血圧低下など循環不全を来たす可能性もあり，事前にA・B・Cを安定化しておく必要がある（後述）。
- 上部消化管出血で内視鏡的に止血が得られない場合や血行動態が不安定な場合などでは，経カテーテル的動脈塞栓術や手術的な止血も選択肢になる。
- 血行動態が安定している場合には，6時間以内の緊急上部消化管内視鏡が必ずしも予後を改善せず[3]，24時間以内の上部消化管内視鏡（静脈瘤疑いでは12時間以内）が推奨される。
- 最終経口摂取から一定の時間が経過し，人員や設備が整っている施設の場合は，安定している患者さんでも消化器内科にコンサルテーションし早期の上部消化管内視鏡による診断および治療を行うこともあるので，所属している施設の方針を確認する。

Glasgow Blatchfordスコアで24時間以内の内視鏡の必要性を評価

- Glasgow Blatchfordスコア（GBS）では，バイタルサインや検査値から，上部消化管内視鏡前に上部消化管出血のリスク評価を行う（表2）[4]。
- 評価項目のうち，HbやBUNといった検査値はすでに失われてしまった出血量を，脈拍や各症状はその時点の循環血液量をそれぞれ表しており，危険な既往や併存症もリスク因子として加点される。
- コーヒー残渣様の吐物，黒色便などを主訴として受診した患者さんでは，GBS≦1点の場

表2 GBS

リスク	スコア	リスク	スコア
収縮期血圧（mmHg）		BUN（mg/dL）	
100〜109	1	18.2〜22.3	2
90〜99	2	22.4〜27.9	3
< 90	3	28.0〜69	4
Hb：（男性）g/dL		≧ 70	6
12.0〜12.9	1	症状，背景疾患	
10〜11.9	3	脈拍 > 100回/分	1
< 10	6	黒色便	1
Hb：（女性）g/dL		失神	2
10〜11.9	1	肝疾患	2
< 10	6	心不全	2

〔Blatchford O, et al : Lancet, 356 : 1318-1321, 2000 より〕

合，安全に外来管理をできたとされており[5]，翌日の消化器内科外来での経過観察も検討する．上部消化管出血を想起するような場合では，GBS≦1点となることは臨床的にかなりまれなため，入院のうえ早期に上部消化管内視鏡が必要なことが大半である．

上部消化管出血が疑われる場合の外来経過観察時の処方例

GBS≦1点では外来経過観察可能
- エソメプラゾール（ネキシウム®）20mg　1回1cap　1日1回

または
- ボノプラザン（タケキャブ®）20mg　1回1錠　1日1回

を処方のうえ，上部消化管内視鏡を予約し外来経過観察
症状が軽度であれば絶食は不要

---

2. 上部消化管出血の全身管理──A・B・Cに異常を来すものとして対応

- 上部消化管出血は，A・B・Cすべてに異常を来しうる疾患/病態である．全身管理も重要だが，前述の上部消化管内視鏡など止血処置が重要であることに変わりはない．全身管理を行うときは，具体的には図2のようなことを考えながら診療にあたっていく．
- 消化管出血＝消化器内科に連絡ではなく，しっかりと蘇生を行いながら止血に臨める状態を作る．

(1) 気道確保の必要性を考慮

- 重篤な上部消化管出血では，大量吐血から窒息に至ることによって上部消化管内視鏡中に心肺停止となる可能性がある．
- 口腔内の少量の血であれば吸引で対応するが，吐血が著しく気道閉塞のリスクが憂慮される場合，上部消化管内視鏡前に気道確保を行う（＝気管挿管・人工呼吸管理）ことを検討

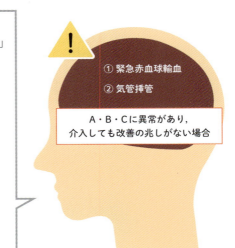

図2　上部消化管出血を疑うときの思考回路と全身管理をするときの動き方

する。
- 近年ビデオ喉頭鏡の登場により，気道確保の安全性は向上したが，血餅がカメラ部分に付着するとモニターで視野を確保することが困難となることには注意する。
- 気管挿管の適応は，「第5章-4 重症患者さんへのABCD評価と初期対応」を参照する。

(2) 血圧は上げすぎに要注意

- ルート確保の際には20G以上（可能なら18G）の末梢ルートを2本確保し，来院時点でショックであれば最初は細胞外液補充液の投与を全開で開始する。
- 出血性ショックに過度な輸液を行うことで，血圧が必要以上に上昇し，再出血や凝固障害を招き逆説的に予後を悪化させる可能性がある[6]。
- 至適な目標血圧は判明していないが，意識レベル，脈の触知可否，乳酸値などから組織循環が保たれていることを確認しながら，血圧を上げすぎないことを意識して輸液量と速度の調整を行う。
- 出血性ショックへの細胞外液補充液はバイタルサイン安定化のつなぎとして投与するが，過剰な輸液は控えて赤血球輸血を早めに投与することが大切である。

(3) 輸血の閾値は低くもつ

- 出血性の病態では，赤血球輸血は極めて重要な治療である。
- 上部消化管出血で，治療時点での活動性の出血がなく，冠動脈疾患リスクのない場合では，Hb≧7.0g/dLを目標とした輸血が推奨されている[7]。
- 活動性の出血が続いており乳酸値上昇を伴うショック状態，冠動脈疾患リスクのある場合では，Hbが7.0g/dLを下回っていなくてもより早期の赤血球輸血開始が望ましい[8]。
- 血小板輸血は活動性の出血が疑われる状況では，血小板≧50,000/μLを目標にして実施する。

> **赤血球輸血の投与方法**
> - 20G以上（可能なら18G）の太さの静脈路から投与（溶血させないため）
> - 輸血用のフィルターを通して投与することに注意
> - 最初の10〜15分は60mL/時，その後問題なければ300mL/時で投与
> - 緊急時は赤血球輸血はO型，妊娠女性はO型Rh−（血小板・新鮮凍結血漿はAB型）を投与

(4) 凝固能への介入も忘れない

- 肝硬変などの凝固能異常を有する場合，抗凝固薬を内服している場合では，出血の継続，再出血を予防する目的で凝固能を正常化させることが重要である。
- 凝固能に異常がある場合では新鮮凍結血漿（FFP）を，ワルファリン（ワーファリン®）内服患者さんではビタミンK/乾燥濃縮人プロトロンビン複合体（ケイセントラ®），ダビガトラン（プラザキサ®）内服患者さんではイダルシズマブ（プリズバインド®），直接作用型第Xa因子阻害薬内服患者さんではアンデキサネット アルファ（オンデキサ®）などの血液製剤，薬剤によって凝固能正常化を図ることができる[1]。
- 乾燥濃縮人プロトロンビン複合体，イダルシズマブ，アンデキサネット アルファは高価なため，適応は施設の基準に準じる。

(5) 制酸薬は早期に投与

- 上部消化管出血が疑われる場合は，早期に制酸薬，特にプロトンポンプ阻害薬（PPI）〔オメプラゾール（オメプラゾン®，オメプラール®）20mg〕を静脈投与する。胃潰瘍，十二指腸潰瘍では，再出血率の低下や外科的介入の必要性を低下させるためである[9]。
- 救急外来で出血を伴う場合に投与される頻度の多いトラネキサム酸（トランサミン®）は，上部消化管出血への有用性が証明されていないため，ルーチンには使用しない。

> **PPIの点滴での投与方法**
> - オメプラゾール（オメプラゾン®，オメプラール®）20mg＋生理食塩液20mL　静注
>   配合変化を来しやすいため生理食塩液10mLで前後フラッシュを行う

(6) 消化器内科へのコンサルテーションのタイミング

- 吐血によって低血圧など血行動態への影響を来している場合には，速やかに消化器内科へコンサルテーションする。
- A・B・Cが保たれてはいるものの，GBS≧2点で24時間以内の上部消化管内視鏡の適応がある症例では，患者さんの来院が深夜であれば翌朝まで待ってからのコンサルテーションでも良いかもしれない。施設ごとでコンサルテーションしてほしいタイミングが違うこともあるので確認しておく。消化器内科医が院内で当直しているか院外オンコールかなど，所属している施設の状況による。

(7) 入院時指示の出し方の例

- 上部消化管出血は，出血性ショックとなっているような場合と血行動態の安定している場合とで指示が大きく異なるが，一般的には以下のとおりである。

> **入院時指示の出し方**
> - 通常の入院時指示は「第5章-10 入院時指示の考え方・出し方・コール条件・必要時指示の出し方」を参照
> - オメプラゾール20mg＋生理食塩液20mL　静注（生理食塩液10mL前後フラッシュ）1日2回
>
> 経口摂取は内視鏡施行医師にコンサルテーションしながら，止血が得られてから（上部消化管内視鏡所見もしくはHbが低下しなくなる）開始

上部消化管出血のリスク因子を管理して二次予防を行う

- 上部消化管出血のリスク因子は，急性疾患によるストレス，腎機能障害・肝機能障害などの背景疾患，抗血小板薬・抗凝固薬，非ステロイド性抗炎症薬（NSAIDs），ヘリコバクター・ピロリ慢性感染などがある[2]。
- 上記リスクをしっかりと管理することが上部消化管出血の二次予防のために重要。特に，抗血小板薬・抗凝固薬，NSAIDsは継続の必要性を検討し，継続であれば制酸薬を確実に併用する。
- ヘリコバクター・ピロリ未除菌の場合では，除菌により消化管潰瘍再発のリスクを低減させることができる[10]。

> **本症例の経過**
>
> 直腸診にてタール便の付着がみられ，上部消化管出血であると考えられた。口腔内の可及的吸引で気道は確保できた。誤嚥によると思われるSpO₂低下には，鼻カヌラ2L/分で酸素化を維持することができた。出血性ショックが疑われ，静脈血液ガスでHb 6.5g/dLと貧血がみられたため，初期蘇生として細胞外液補充液を全開で投与しつつ緊急で赤血球輸血を4単位オーダーした。オメプラゾール20mgを投与しつつ，消化器内科にコンサルテーションした。緊急上部消化管内視鏡で露出血管を伴う十二指腸潰瘍がみられ，凝固止血したうえでHCUに入室した。入院翌日に行った上部消化管内視鏡の再検査では止血が得られていることを確認できたため，入院翌々日より重湯から経口摂取を開始した。入院6日後に退院した。

文 献

1) Nable JV, et al : Gastrointestinal Bleeding. Emerg Med Clin North Am, 34 : 309-325, 2016 [PMID : 27133246]
2) Cook D, et al : Prophylaxis against Upper Gastrointestinal Bleeding in Hospitalized Patients. N Engl J Med. 378 : 2506-2516, 2018 [PMID : 29949497]
3) Lau JYW, et al : Timing of Endoscopy for Acute Upper Gastrointestinal Bleeding. N Engl J Med, 382 : 1299-1308, 2020 [PMID : 32242355]
4) Blatchford O, et al : A risk score to predict need for treatment for upper-gastrointestinal haemorrhage. Lancet, 356 : 1318-1321, 2000 [PMID : 11073021]
5) Stanley AJ, et al ; International Gastrointestinal Bleeding Consortium : Comparison of risk scoring systems for patients presenting with upper gastrointestinal bleeding: international multicentre prospective study. BMJ, 356 : i6432, 2017 [PMID : 28053181]
6) King DR : Initial Care of the Severely Injured Patient. N Engl J Med, 380 : 763-770, 2019 [PMID : 30786189]
7) Laine L, et al : Management of patients with ulcer bleeding. Am J Gastroenterol, 107 : 345-360, 2012 [PMID : 22310222]
8) Cannon JW : Hemorrhagic Shock. N Engl J Med, 378 : 370-379, 2018 [PMID : 29365303]
9) Leontiadis GI, et al : Proton pump inhibitor therapy for peptic ulcer bleeding: Cochrane collaboration meta-analysis of randomized controlled trials. Mayo Clin Proc, 82 : 286-296, 2007 [PMID : 17352364]
10) Gisbert JP, et al : Meta-analysis: Helicobacter pylori eradication therapy vs. antisecretory non-eradication therapy for the prevention of recurrent bleeding from peptic ulcer. Aliment Pharmacol Ther, 19 : 617-629, 2004 [PMID : 15023164]

11 急性心不全
～クリニカルシナリオ分類のその先に

診断

✓ 急性心不全は臨床診断

比較的尤度比が高い所見
- 起坐呼吸
- 慢性腎不全，心筋梗塞の既往
- BNP＞500pg/mL
- III音
- 胸部単純X線：肺うっ血，Kerley's B-lines など
- エコー：B-line, E/A＞2 など

診断基準

大基準	大または小基準	小基準
発作性夜間呼吸困難	治療に反応して5日間で4.5kg以上の体重減少（これが心不全治療による効果なら大基準1つ，それ以外ならば小基準1つとみなす）	下腿浮腫
頸静脈怒張		夜間咳嗽
肺ラ音		労作性呼吸困難
胸部単純X線での心拡大		肝腫大
急性肺水腫		胸水貯留
拡張早期性ギャロップ（III音）		肺活量減少（最大量の1/3以下）
中心静脈圧上昇（＞16cmH₂O）		頻脈（≧120回/分）
循環時間延長（25秒以上）		
肝・頸静脈逆流		
（剖検での肺水腫，内臓うっ血や心拡大）		

2つ以上の大基準，もしくは1つの大基準と2つ以上の小基準を満たす場合に心不全と診断

〔文献3〕より〕

評価

✓ 4つのポイントで心不全を評価

background
- 解剖：心肥大，心拡大，弁膜症
- 機能：EF，拡張障害
- 伝導：房室ブロック，不整脈

trigger
- 感染症　• hypovolemia　• 塩分摂取過多
- アルコール　• 怠薬　• ストレス　• 貧血
- 甲状腺疾患　• 妊娠　• 脚気心など

etiology
- 救急外来でまず除外するもの：
  急性冠症候群，感染性心内膜炎，肺塞栓症，不整脈，心タンポナーデ，心筋炎など
- そのほか心筋症などは本文参照

pathophysiology
- 低灌流
  ① 左室ポンプ機能が低下
  ② 末梢循環不全を伴う
- うっ血
  ① 場所：肺うっ血，体うっ血
  ② 機序：fast pathway, slow pathway

etiology と trigger の語呂（MR. CHAMPH）
- **M**yocarditis（心筋炎）
- **R**ight-sided HF（右心不全）
- a**C**s（急性冠症候群）
- **H**ypertensive emergency（高血圧緊急症）
- **A**rrhythmia（不整脈）
- acute **M**echanical cause（機械的合併症）
- acute **P**ulmonary thromboembolism（急性肺血栓塞栓症）
- **H**igh output heart failure（高拍出性心不全）

〔文献2〕より〕

治療

✓ 3つの治療を意識

うっ血にはフロセミド60分以内に投与
- ループ利尿薬内服なし：
  フロセミド20～40mg静注（腎障害があればCr×20mgも考慮）
- ループ利尿薬内服あり：
  内服量の1～2倍を静注

後負荷増大（血圧上昇）にニトログリセリン
- 導入時：舌下スプレー2噴霧
- 持続静注：原液（25mg/50mL）50mLを使用 2mL/時程度から開始し2mL/時程度ずつ増減

呼吸不全（呼吸数＞25回/分，SpO₂＜90%）にNPPV
- CPAP 5cmH₂Oで開始

急性心不全を診るときのポイント！

- 心不全はもはや内科医は誰でも診られなければいけない時代になる
- 急性心不全は臨床的に診断する
- 急性心不全を診るときは4つのポイントを意識して整理する
- 急性心不全の初期対応は時間軸を意識する
- 急性心不全の治療は利尿薬，血管拡張薬，NPPV，強心薬の4つ
- 循環器内科へコンサルテーションが必要なタイミングは3つ
- 低灌流，肺うっ血があれば入院とする

> **症例① 高血圧，慢性心不全の既往のある80歳男性**
>
> 来院2週間前から降圧薬の内服を自己中断していた。来院当日の早朝，排便を契機に急に呼吸困難が出現し，自宅で様子をみていたが改善しないため，救急車を要請した。来院時のバイタルサインは意識清明，体温36.7℃，血圧174/100mmHg，脈拍124回/分，呼吸数30回/分，SpO_2 84%（room air）であった。
> 頸静脈の怒張あり，聴診では心尖部でⅢ音聴取，両肺でcoarse crackles聴取，末梢冷感なし，四肢の浮腫なし。
> 胸部単純X線ではbutterfly shadowがみられる。胸水なし。心電図は洞調律，ST-T変化はみられない。肺エコーでB-lineがみられる。ベッドサイドで行った心エコーでは，EF＞50%，壁運動異常なし，大動脈弁狭窄症（AS）なし，僧帽弁閉鎖不全症（MR）なし，心嚢液の貯留なし。下大静脈（IVC）は15mmであり，呼吸性変動は乏しい。

心不全はもはや内科医は誰でも診られなければいけない時代になる

- 現在，120万人の心不全患者さんがおり，年間30万人ずつ増えていることから今後「心不全パンデミック」とよばれる時代に突入していくとされている[1]。

急性心不全は臨床的に診断する

- 心不全は「心臓に器質的および/あるいは機能的異常が生じて，心ポンプ機能の代償機転が破綻した結果，呼吸困難・倦怠感や浮腫が出現し，それに伴い運動耐容能が低下する臨床症候群」[2]と定義されている。

表1 心不全の診断基準（フラミンガム クライテリア）

大基準	大または小基準	小基準
発作性夜間呼吸困難	治療に反応して5日間で4.5kg以上の体重減少 （これが心不全治療による効果なら大基準1つ，それ以外ならば小基準1つとみなす）	下腿浮腫
頸静脈怒張		夜間咳嗽
肺ラ音		労作性呼吸困難
胸部単純X線での心拡大		肝腫大
急性肺水腫		胸水貯留
拡張早期性ギャロップ（III音）		肺活量減少（最大量の1/3以下）
中心静脈圧上昇（＞16cmH$_2$O）		頻脈（≧120回/分）
循環時間延長（25秒以上）		
肝・頸静脈逆流		
（剖検での肺水腫，内臓うっ血や心拡大）		

2つ以上の大基準，もしくは1つの大基準と2つ以上の小基準を満たす場合に心不全と診断する。

〔McKee PA, et al：N Engl J Med, 285：1441-1446, 1971 より〕

- 心不全という言葉は，病名ではなくあらゆる心臓疾患の終末像としての症候群を示している。

1. 心不全の診断

- 心不全は，表1の診断基準の項目を参考に臨床的に診断する[2), 3)]。
- 大切なポイントは，心不全は何か1つの既往歴・身体所見・検査結果のみで判断できるものではなく，さまざまな情報を統合して診断する必要があるということである。

2. 心不全の診断に有用な既往歴や身体所見，検査

- 前述のように，心不全は1つの項目で確定したり除外したりすることが困難な診断が難しい病態の1つである。

(1) 症状と既往歴，身体所見

- 表2に，心不全の診断で大切になってくる症状・既往歴・身体所見を示す。陽性尤度比（LR＋）の高い（つまりその項目があれば心不全の可能性が高くなる）項目を強調している[4)]。
- エコーは陽性尤度比が高いものが多く，陰性尤度比（LR－）が低いものが多いので診断にも除外にも役立つ。
- 症状・既往歴・身体所見は重要だが，とびぬけて陽性尤度比が高い，陰性尤度比が低いものがないのが特徴である。慢性腎不全の既往や，III音の聴取は比較的陽性尤度比が高いが，心不全での症状・既往歴・身体所見では表2にある項目を丁寧に聴取，診察して，可能性を少しずつ高めたり低めたりしていく。

(2) 血液検査

- 急性心不全の診断には，BNPやNT-proBNPが有用とされている。
- ProBNPが生理活性をもつBNPと生理活性をもたないNT-proBNPに分解される。

表2　心不全診断のための症状・既往歴・身体所見

症　状

	感　度	特異度	LR＋	LR－
起坐呼吸	52	71	1.9 (1.4-2.5)	0.74 (0.64-0.85)
発作性夜間呼吸困難	46	74	1.6 (1.2-2.1)	0.79 (0.71-0.88)
安静時の呼吸困難	54	50	1.1 (0.9-1.4)	0.88 (0.74-1.04)
湿性咳嗽なし	82	26	1.13 (1.02-1.26)	0.6 (0.5-0.8)

既往歴

	感　度	特異度	LR＋	LR－
慢性腎不全	32	91	3.4 (2.7-4.5)	0.75 (0.71-0.80)
不整脈	38	85	2.7 (2.2-3.4)	0.75 (0.68-0.83)
慢性心不全	56	80	2.7 (2.0-3.7)	0.58 (0.49-0.68)
心筋梗塞の既往	32	87	2.1 (1.8-2.5)	0.82 (0.76-0.89)
心房細動	30	85	2.1 (1.6-2.9)	0.82 (0.71-0.93)
冠動脈疾患	47	76	2.0 (1.7-2.4)	0.71 (0.64-0.79)
糖尿病	29	82	1.5 (1.3-1.7)	0.89 (0.84-0.94)
高血圧症	67	51	1.3 (1.3-1.4)	0.62 (0.53-0.73)
COPDの病歴なし	79	34	1.2 (1.1-1.3)	0.7 (0.6-0.8)

身体所見

	感　度	特異度	LR＋	LR－
Ⅲ音	13	98	4.0 (2.7-5.9)	0.91 (0.88-0.95)
頸静脈怒張	37	87	2.8 (1.7-4.5)	0.76 (0.69-0.84)
肝頸静脈逆流	14	93	2.2 (1.3-3.7)	0.91 (0.88-0.94)
下腿浮腫	52	75	1.9 (1.6-2.3)	0.68 (0.61-0.75)
心雑音	28	83	1.9 (0.9-3.9)	0.93 (0.79-1.08)
肺ラ音	62	68	1.8 (1.5-2.1)	0.60 (0.51-0.69)
wheezes	22	64	0.6 (0.5-0.8)	1.19 (1.10-1.30)
発熱なし	92	21	1.14 (1.02-1.27)	0.4 (0.3-0.6)

〔Martindale JL, et al：Acad Emerg Med, 23：223-242, 2016 より〕

- BNPの正式名称は，脳性（B型）ナトリウム利尿ペプチド（B-type/brain natriuretic peptide）であり，心室の壁の伸展や圧上昇といったストレス負荷によって心臓から分泌されるホルモンである．
- BNP/NT-proBNPが上昇していることは，心臓に負荷がかかっていることを示しており，心不全を診断するうえで重要な指標となる．
- 急性期のBNPの使い方のアルゴリズムを図1に示す[5]．急性の呼吸不全でBNPもしくはNT-proBNPを測定し，その値によって心不全の可能性を検討する．
- BNP/NT-proBNPで心不全の程度を過大評価する要因として腎不全や敗血症，高齢，全身炎症があり，心不全の程度を過小評価する要因として，1時間以内に発症した急性心不全，急性僧帽弁閉鎖不全症，僧帽弁狭窄症，肥満などがあることに注意する．
- 頻度は少ないが，BNPの低い急性心不全もあり，またBNPが高いが急性心不全ではないこともある．

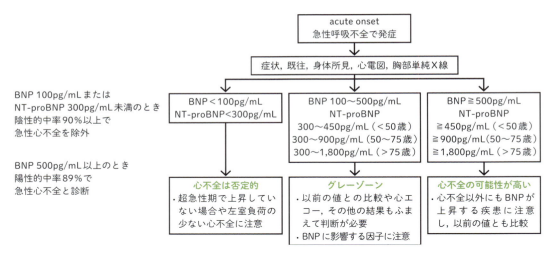

図1　急性期のBNPの使い方

〔西尾 亮：Hospitalist, 6：828-835, 2018 より〕

表3　胸部単純X線

	感　度	特異度	LR＋	LR−
Kerley's B-lines	9.2	99	6.5 (2.6-16.2)	0.88 (0.69-1.13)
cephalization	45	95	5.6 (2.9-10.4)	0.53 (0.39-0.72)
肺水腫	57	89	4.8 (3.6-6.4)	0.48 (0.39-0.58)
胸　水	16	93	2.4 (1.6-3.6)	0.89 (0.80-0.99)
心拡大	75	62	2.3 (1.6-3.4)	0.43 (0.36-0.51)

〔Martindale JL, et al：Acad Emerg Med, 23：223-242, 2016 より〕

(3) 各種画像検査

- 胸部単純X線では，心不全に非常に陽性尤度比が高い所見が多くある（表3）。
- Kerley's B-lines，cephalization（角出し像），肺水腫などは自分でも判断できるようになっておく（図2）。
- エコーも心不全に非常に陽性尤度比が高い所見が多くある一方，陰性尤度比が低いのが特徴である（表4）。また，施行者の技術力・判断力にも大きく影響される点に注意が必要である。
- 肺エコーではKerley's B-lines（図3）を，心エコーではvisual EF，僧帽弁でのE波とA波，下大静脈（inferior vena cava；IVC）径を測定できるようになっておく。興味があれば，左室流出路の速度積分値（LVOT-VTI），三尖弁逆流圧較差（TRPG），大動脈弁狭窄症（AS）の圧較差測定などにもチャレンジすると心不全診療の幅が広くなる「第2章-7 Point-Of-Care UltraSonography」参照）。

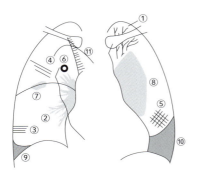

① cephalization（角出し像）
　肺尖部への血流の再分布所見（肺静脈圧15〜20mmHg）
② perivascular cuffing（肺血管周囲の浮腫）
③ Kerley's B-lines（カーリーB線）
④ Kerley's A-lines（カーリーA線）
⑤ Kerley's C-lines（カーリーC線）
⑥ peribronchial cuffing（気管支周囲の浮腫）
　②〜⑥：間質性肺水腫所見（肺静脈圧20〜30mmHg）
⑦ vanishing tumor（一過性腫瘤状陰影）
　胸水
⑧ butterfly shadow（蝶形像）
　肺胞性肺水腫所見（肺静脈30mmHg以上）
⑨⑩ costophrenic angle（肋骨横隔膜角）の鈍化
　胸水
⑪ 上大静脈の突出

図2 心不全の胸部単純X線
〔日本循環器学会：急性・慢性心不全診療ガイドライン（2017年改訂版）．https://www.j-circ.or.jp/cms/wp-content/uploads/2017/06/JCS2017_tsutsui_h.pdf（2024年10月閲覧）より〕

表4 肺エコー，心エコー

	感度	特異度	LR＋	LR－
B-line	85	93	7.4 (4.2-12.8)	0.16 (0.05-0.51)
restrictive mitral pattern（E/A＞2）	82	90	8.3 (4.0-16.9)	0.21 (0.12-0.36)
EF低下	81	81	4.1 (2.4-7.2)	0.24 (0.17-0.35)
左室拡張末期圧の上昇	80	69	2.5 (1.5-4.2)	0.3 (0.16-0.54)

〔Martindale JL, et al：Acad Emerg Med, 23：223-242, 2016 より〕

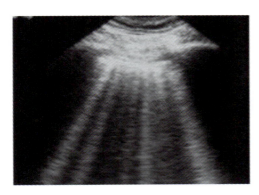

胸膜から放射状に深部まで肺エコーが線状にみえるものを B-line という。正常は，1肋間に3本未満とされる。

図3 B-line
〔Koenig SJ, et al：Chest, 140：1332-1341, 2011 より〕

- ASが重度の場合には，血管拡張薬の使用がリスクとなるためエコーで診れるようになっておくとよい．短軸で大動脈弁を描出して解放制限がありそうかどうか程度でも役に立つ．

急性心不全を疑ったときに施行する検査例

- 血液検査：一般的な生化学，血算，BNP
- オプション（理由は後述）：高感度心筋トロポニン，D-dimer
- 12誘導心電図
- 胸部単純X線
- エコー検査：ベッドサイドでの肺エコー，心エコー

急性心不全を診るときは4つのポイントを意識して整理する

1. background——解剖学的・機能的異常を把握する

- まずは，心臓にどんな解剖学的な異常があるのかを把握するため，心エコーや心電図が重要である。
  ①解剖：心肥大，心拡大，弁膜症（狭窄症と逆流症），壁運動異常など
  ②機能：壁運動異常，心収縮力（≒EF），拡張障害など
  ③伝導：伝導障害（房室ブロックなど），リズム障害（頻脈性不整脈や徐脈性不整脈）など
- これらの異常を把握することは，後述するpathophysiologyを理解するのにとても重要である。

2. etiology——どんな病因が異常を引き起こしているのか考える

- 急性心不全を診たときに，background（解剖学的・機能的異常）の原因となるetiology（病因）を把握する。
- 救急外来でまず除外するものとしては，以下のようなものがある。
  ①急性冠症候群，②感染性心内膜炎，③肺塞栓症，④不整脈，⑤心タンポナーデ，⑥心筋炎，⑦カテコラミン誘発性心筋症など
- 心不全の治療だけでなく，そのetiologyへの同時並行的な介入が非常に重要なため，心不全の初療を行いながら，これらが隠れていないかを考える。これらetiologyは時にtriggerにもなりうる。
- これら緊急で介入しなければならないetiologyがなければ，以下のようなものを考える。
  ①高血圧性心筋症，②肥大型心筋症，③拡張型心筋症，④虚血性心筋症，⑤サルコイドーシス，⑥アミロイドーシスなど
- 主には慢性経過で発症してくる心筋症などを鑑別として考えていく。
- 急いで介入するものではないが，etiologyによっては専門的な検査や治療が必要となってくるため，見逃さないようにしたい。

3. trigger——心不全が増悪するきっかけを探し出す

- 心不全が増悪する場合，その原因が判然としないこともあるが，増悪するきっかけが隠れていることが多くある。
  ①感染症，②hypovolemia（循環血液量減少），③塩分摂取過多，④アルコール，⑤怠薬，⑥ストレス，⑦貧血，⑧甲状腺疾患，⑨妊娠，⑩脚気心など
- MR. CHAMPHという語呂もetiologyとtriggerの参考にする（表5）。
- triggerもetiologyと同様，心不全治療と同時並行での介入が非常に重要なものであるため，これらがないかを必ず考える。
- triggerとetiologyは同一のものが原因となることもある。

表5　MR. CHAMPH

Myocarditis（心筋炎）
Right-sided heart failure（右心不全）
acute **C**oronary syndrome（急性冠症候群）
Hypertensive emergency（高血圧緊急症）
Arrhythmia（不整脈）
acute **M**echanical cause（機械的合併症）
acute **P**ulmonary thromboembolism（急性肺血栓塞栓症）
High output heart failure（高拍出性心不全）

〔日本循環器学会：急性・慢性心不全診療ガイドライン（2017年改訂版）．https://www.j-circ.or.jp/cms/wp-content/uploads/2017/06/JCS2017_tsutsui_h.pdf（2024年10月閲覧）より〕

4. pathophysiology――病態生理を見極めて治療につなげる
(1) 心不全のpathophysiology（病態生理）
- 治療方針を決定するために「心不全のpathophysiology」を適切に把握することがとても重要である。

(2) Nohria-Stevenson分類
- Nohria-Stevenson分類は，うっ血および低灌流の有無から心不全の血行動態を把握する（図4）。うっ血と低灌流のイメージを図5に示した。
- 身体所見をメインとして分類していくが，血液検査や心エコーも判断の役に立つ。
- うっ血の有無からdryとwetに，低灌流の有無からwarmとcoldとし，Profile A～Dに血行動態を分類する。一番多いパターンは，Profile Bのwet & warmである。
- Profileを理解できるようになると，pathophysiologyに基づいた心不全の治療方針が決められるようになる。

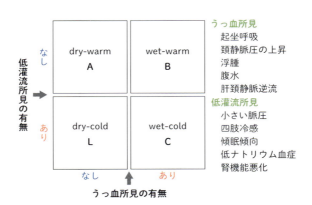

Profile A：うっ血や低灌流所見なし（dry-warm）
Profile L：低灌流所見がみられるがうっ血所見はない（dry-cold）
Profile B：うっ血所見はあるが低灌流所見なし（wet-warm）
Profile C：うっ血および低灌流所見がみられる（wet-cold）

図4　Nohria-Stevenson分類
〔Nohria A, et al : J Am Coll Cardiol, 41 : 1797-1804, 2003 より〕

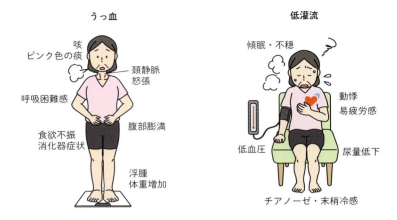

図5 心不全の2つの病態

(3) うっ血の有無を判断する

- うっ血の所見は一般的には起坐呼吸，頸静脈の怒張，浮腫，腹水，肺水腫などである。
- うっ血は「体うっ血（右心不全所見）」と「肺うっ血（左心不全所見）」の2種類に分けて考える。
  ①右心不全所見（体うっ血）：下腿浮腫，頸静脈怒張，胸腹水，肝腫大，うっ血肝，うっ血腎など
  ②左心不全所見（肺うっ血）：肺水腫による起坐呼吸・夜間発作性呼吸困難・労作時呼吸困難・喘鳴・泡沫上痰，身体所見ではIII音・IV音の聴取
- 右心不全の原因のなかで最も頻度が高いものは左心不全のため，右心不全所見がある場合の多くは左心不全所見があり，両心不全となる。
- もちろん，ほぼ肺うっ血の所見だけ，ほぼ体うっ血の所見だけということもありえる。

(4) うっ血はfast pathwayとslow pathwayの理解がポイント

①fast pathway

- fast pathwayとは，主には末梢の静脈にたまっている血管内容量が，何らかのきっかけでそれらの血管が収縮することにより，本来ある末梢から突然心臓に集まりすぎる状態（volume central shift）になることである（図6）。静脈が収縮するので急激な前負荷の増大，動脈も収縮するので急激な後負荷の増大（afterload mismatch）を来し，うっ血する。
- 血液の「分布」に異常が起こるのであって，細胞外液量が増えるわけではない。多くの場合，数分〜数時間で症状が完成する。
- 治療には利尿薬より，血管拡張薬が適切である。

②slow pathway

- slow pathwayは，有効循環血液量が減少することにより，レニン・アンジオテンシン・アルドステロン（RAA）系の亢進を介して，体の中の循環血液量が徐々に増えてくるイメージである（図7）。

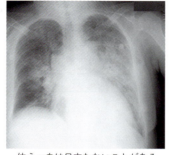

図6 うっ血の fast pathway

〔梶原洋文・編著：モダトレ X線，CT，心電図，エコー，MRI・MRAで薬物治療に強くなる！じほう，2019より作成〕

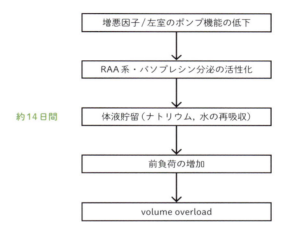

図7 うっ血の slow pathway

- 細胞外液量が増えることによってうっ血するため，浮腫や胸腹水貯留などを来してくる。
- 塩分負荷や左室のポンプ機能の低下などといった増悪因子により，RAA系やバソプレシン分泌が活性化することで，ナトリウムや水分の貯留を来す。
- 約14日で細胞外液量が増加しうっ血を来してくる（volume overload）。
- 治療には，原則的には利尿薬が適切である。

(5) 低灌流の判断は本当に難しいが，見逃さない

- 低灌流は，左室のポンプ機能が低下し，心拍出量が減ることにより末梢循環不全を来し症状が起こってくる〔低心拍出症候群（low output syndrome；LOS）〕（図8）。心拍出量は心拍数と1回拍出量に，1回拍出量は前負荷・心収縮力・後負荷によって規定されている（図9）。つまり心拍出量の低下の原因は，心収縮力の低下（EFの低下）ももちろんだが，心拍数の問題（徐脈または頻脈性不整脈），前負荷低下（脱水など），後負荷低下（血圧低下など）などさまざまであり，これらを考えられるとまた一歩深い判断や治療ができるようになる。

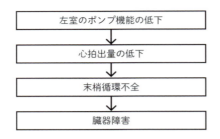

図8 低還流のメカニズム

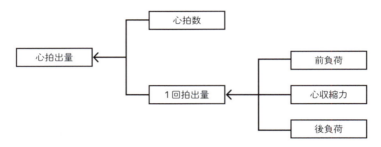

図9 心拍出量を規定する要素

- うっ血や「乏尿」,「末梢冷感」,「小脈圧」といった典型的な症状は比較的みつけやすいが,「なんとなくいつもと様子が違う」,「元気がない」,「少し眠たそう」,「不穏になっている」,「疲れやすい」といった非特異的な症状を呈することも多いため注意する。
- 検査上では乳酸値の上昇や急性腎障害などの循環不全の所見を見逃さないようにする。
- エコーが詳しくできる人であればEFに加えて,LVOT-VTIを測定することで左室の前方拍出量を数値化でき有用である(ただし,LVOT-VTIのLOSに対する診断的な基準値はなく経時的評価が必要)。
- 低灌流がある場合は,状況によるが輸液,強心薬,時には循環を補助するようなデバイスが必要になってくる。

5. クリニカルシナリオ分類

- クリニカルシナリオ(clinical scenario;CS)分類は,循環器非専門医でも心不全の初期対応を迅速に行えるように作成された。
- CS分類を用いると,来院時の収縮期血圧のパターンから心不全の初期治療の方針を選択することができるため,初学者にはとてもわかりやすい。
- 代表的なCS1〜3の病態を表6に示す。
- CS分類も有力なツールだが,うっ血と低灌流の病態をより細かく思い浮かべながら治療の判断ができると良い。

表6　クリニカルシナリオ分類

CS1	収縮期血圧140mmHg以上
	・交感神経の賦活化によるafterload mismatchやvolume central shiftによって，心原性肺水腫を来し，うっ血のfast pathwayの機序に該当
	・初期治療は体の中心部に移動した体液を全身に再分配するために血管拡張薬や非侵襲的陽圧換気（NPPV）の導入。酸素化の低下が著明な症例でもこれらの初期治療により気管挿管を回避できる場合がある
	・多くはacute onsetの経過で救急外来を受診し，肺うっ血の所見が目立ち，全身のうっ血は目立たないパターンが多い
CS2	収縮期血圧100mmHg以上，140mmHg以下
	・1〜2週間の経過で塩分や水分の貯留を来す経過で，背景の病態はうっ血のslow pathwayに該当
	・全身のうっ血が主病態であるため，初期治療は利尿薬が良い適応。心原性肺水腫を呈している場合はNPPVの導入も積極的に検討
CS3	収縮期血圧100mmHg以下
	・LOS，特に心原性ショックの有無を評価することが重要
	・血液ガスでの乳酸値の測定はショックの合併を評価するうえで強力なツールなり，判断に迷う場合は積極的に活用
	・血行動態を安定化させるために輸液や強心薬，血管収縮薬の投与が必要となる場合があり，循環器内科へコンサルテーションする

〔Mebazaa A, et al：Crit Care Med, 36（1 Suppl）：S129-139, 2008より〕

急性心不全の初期対応は時間軸を意識する

- 急性心不全の初期対応のポイントは，時間軸に沿って治療を行うことである[2]。
- 日本循環器学会が作成したフローチャートが非常にわかりやすいので，この流れを頭に入れておく（図10）。

急性心不全の治療は利尿薬，血管拡張薬，NPPV，強心薬の4つ

1. 急性心不全の治療目標

- 急性心不全の治療で目指す病態のゴールは，うっ血と低灌流が解除された状態〔Nohria-Stevenson分類のProfile A（dry-warm）〕である。
- この治療目標を達成するためには，4つの治療〔①利尿薬，②血管拡張薬，③非侵襲的陽圧換気（non-invasive positive pressure ventilation；NPPV），④強心薬〕に習熟する必要がある。
- 逆にいうと，よほど特殊な状態でなければ，この4つを習熟すれば大部分の急性心不全の治療をできるようになる。

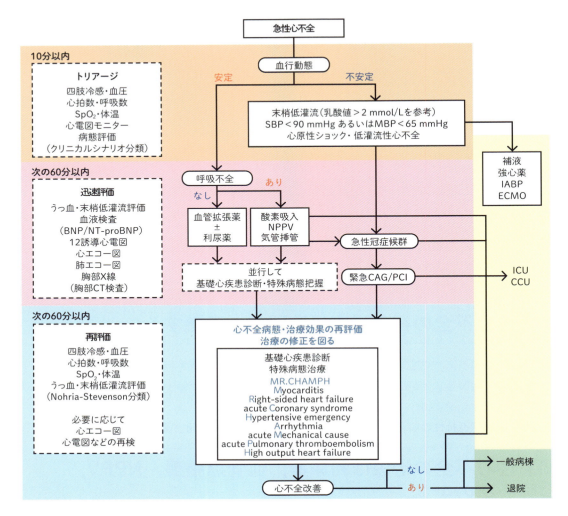

図10 急性心不全に対する初期対応から急性期対応のフローチャート

〔日本循環器学会：急性・慢性心不全診療ガイドライン（2017年改訂版）．https://www.j-circ.or.jp/cms/wp-content/uploads/2017/06/JCS2017_tsutsui_h.pdf（2024年10月閲覧）より〕

2. うっ血（wet）の治療
(1) 利尿薬（フロセミド）の使い方

- 利尿薬はうっ血を解除するのに大切な薬剤であり，特にslow pathwayによる体液貯留がある場合に良い治療選択肢。CS分類では，CS2に該当する。
- ここでは代表的な利尿薬であるループ利尿薬〔フロセミド（ラシックス®）〕の使い方に習熟していく。
- フロセミドは，遠位尿細管のナトリウムチャネルに作用して，尿中にナトリウムの排泄を促進することで利尿を来す。即効性があり，安価で使いやすい。フロセミドには経口薬と静注薬があるため静注薬を選択する。経口薬と静注薬の力価が異なるとされており，通常静注薬は経口薬の2倍の力価がある（つまりフロセミド経口薬20mg＝静注薬10mg）。急

性心不全（特に入院を要するような場合）で特に，体うっ血がある場合は腸管浮腫が起こっていることもあり，経口薬の吸収が良くないことがある．副作用は，代謝性アルカローシスや低カリウム血症，低カルシウム血症，低マグネシウム血症，ビタミンB_1欠乏症が有名である．

- 急性心不全で，救急外来受診から60分以内にフロセミドの投与を行うと有意に死亡率が低下するという報告[6]もあり，肺うっ血や体うっ血のどちらでもうっ血が存在する場合はフロセミドの投与を躊躇する必要はない．
- 急性期のフロセミドの使い方は，図11のフローチャートが参考になる[7]．
- 重要なことは，うっ血が存在するにも関わらず利尿が不十分な場合は，以下のようにフロセミドの用量をしっかり増やしていくことである．

  ①まず，フロセミド20〜40mgを静注．経口薬を服用している場合は，経口薬と同じ量のフロセミドを静注．力価が静注薬のほうが2倍のため，経口薬と同じ量を投与すれば自然と2倍投与していることになる．

  ②静注薬のフロセミドは，1〜2時間以内に反応尿があることが多く，100〜150mL/時以上の尿量が得られていれば12時間後に同量を投与．それ以下しか尿量がなければ，6〜12時間後くらいに最初の投与量の倍量を静注．急いでうっ血を解除したい場合は，1〜2時間の尿量をみて，そのタイミングでフロセミドを倍量投与しても良いかもしれない[8]．

  ③24時間で3〜4Lの尿量が出て，うっ血が解除されるまで同量を継続する．うっ血が解除されれば経口薬へ移行していく．Frailtyが高い場合や，他の感染症などを合併している場合は，状況にもよるが少しゆっくり利尿をかける場合も実臨床ではよくある．

  ④利尿抵抗性の場合は，サイアザイド系利尿薬やSGLT2阻害薬の併用を考慮する．トルバプタン（サムスカ®）を使う場合には，循環器内科にコンサルテーションするのが望ましい．

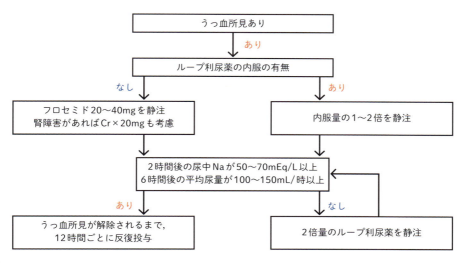

図11　急性期のフロセミドの使い方

〔Mullens W, et al：Eur J Heart Fail, 21：137-155, 2019 より〕

- 経口薬には，フロセミドの他に，長時間作用型のトラセミド（ルプラック®），アゾセミド（ダイアート®）などがある。病状が落ち着いてきたら経口薬への移行を行う。その際の換算はフロセミド20mg＝トラセミド4mg＝アゾセミド30mgを大まかな目安とすることができる。
- fast pathwayのうっ血にも血管拡張薬と併用することもある。

(2) 血管拡張薬（ニトログリセリン）の使い方

- 血管拡張薬であるニトログリセリンには，以下のような心臓の仕事量を減らす作用を期待することができる。
  ①細静脈の末梢を拡張させvolume central shiftを解除する。
  ②冠動脈を拡張させ，心機能を改善する。
  ③降圧により後負荷を低下させることでafterload mismatchを解除し，心拍出量を増加させる。
  ④肺血管を拡張させ，肺うっ血を改善する。
- 禁忌は右室梗塞，右心不全，ショック，重症AS，ホスホジエステラーゼ（PDE）阻害薬内服中などである。
- ニトログリセリンを使用する前に，血圧をどれくらいにするのが良いのかをまず理解する必要がある。心臓にとっての後負荷（実臨床では≒体血管抵抗≒血圧）は，低ければ低いほど心拍出量は増加する。そのため，明確な値はないが非専門医としては，収縮期血圧120mmHg前後に降圧することを目標にそれ以上の血圧の場合に導入を検討する。
- ニトログリセリンの良い適応となるのは，fast pathwayでうっ血を来している場合。CS分類では，CS1に該当する。fast pathwayでうっ血を来している場合，静脈の収縮による前負荷の著明な増加と動脈の収縮による後負荷の著明な増加を来し，flash pulmonary edema（肺水腫）が起こる。何らかのきっかけにより交感神経が興奮して，血管が収縮することが病態の本体のため，血管拡張薬が良い適応である。
- 禁忌がないことを確認したら，血圧測定を2.5〜5分ごとに設定し，まずはニトログリセリン舌下スプレーを2噴霧。その間にニトログリセリン原液を2mL/時で持続静注を開始する。2.5〜5分ごとに血圧測定を繰り返しながら，2mL/時程度ずつ持続投与量を漸増していく。急いで血圧を下げたい場合には，舌下スプレーを2噴霧もしくは原液2mLのボーラス投与を2.5〜5分ごとに追加する場合もある。うっ血の解除をそこまで急がないような場合，すなわちslow pathwayがメインでうっ血を来しており，血圧が高いような場合では，舌下スプレーの投与などはせず，原液を2mL/時で開始して1〜4時間ごとに血圧測定を行いながら，投与量を2mL/時程度ずつ調整する。
- 使用後48時間で耐性が生じてしまうため，早めに経口薬の降圧薬（RAS阻害薬）へ切り替えが必要となることに注意する。

> **ニトログリセリンの処方例**
> - モニター装着：血圧は，導入時は2.5～5分ごと，安定してきたら1～4時間ごとに測定して流量調整する．
> - 導入時：舌下スプレー2噴霧（1噴霧＝300μg）
> - 持続静注：ニトログリセリン原液（25mg/50mL）
>   50mLのシリンジに詰めてシリンジポンプで投与
>   2mL/時程度から開始し，2mL/時程度ずつ増減し目標血圧の維持を目指す
>
> **急いで降圧したい場合**
> - 2mLのボーラス投与を検討　最少1mL/時，最大30mL/時

(3) NPPVの使い方

- 急性心不全の呼吸不全患者（呼吸数＞25回/分，SpO_2＜90％）への導入は，欧州心臓病学会ガイドライン[9]や日本循環器学会のガイドライン[2]で推奨されているため，禁忌に該当しない場合は速やかに使用を検討する．
- 従来の酸素投与と比較して，呼吸困難改善・挿管回避・死亡率低下につながる．
- 急性心不全での低酸素血症のみの心原性肺水腫には，CPAP（continuous positive airway pressure）が良い適応となる．
- 酸素濃度とCPAP圧を設定し自発呼吸の吸気・呼気全般で気道に一定の圧をかけることで，うっ血性心不全に以下の効果的な作用をもたらす．
  ①肺胞内圧を上昇させ，間質の浮腫の軽減を図り，換気血流比不均衡を改善
  ②虚脱肺胞を再び膨らませ（肺リクルートメント），機能的残気量を増加させることで，酸素化を改善
  ③肺胞内圧を上昇することで，前負荷・後負荷を減少させ，心機能を改善
- NPPVは苦痛が少ないことも大きなメリットであり，その導入方法に日頃から慣れておく．

> **CPAPの初期設定例**
> 導入時
> ・CPAP圧 5cmH_2O，FiO_2 100％で開始して，FiO_2をまず漸減
> 導入後
> ・SpO_2 90％以上を目標に調整

3. 低灌流（cold）の治療

- 低灌流の治療では，以下の3つの治療の軸を意識する．
  ①ショックへの一般的対応
  ②循環作動薬
  ③補助循環〔大動脈内バルーンパンピング（intra aortic balloon pumping；IABP），体外式膜型人工肺（extracorporeal membrane oxygenation；ECMO）など〕

- 基本的には循環器内科へのコンサルテーションが前提だが，ここでは心不全治療で代表的なカテコラミンであるドブタミンの使い方について解説する。

ドブタミンの使い方
- ドブタミンは，主にβ_1刺激作用を有する強心薬である。
- 心収縮力と心拍数を増やすことで心拍出量を増加させる。
- 軽度の末梢血管拡張作用があるため，一時的にノルアドレナリンの併用が必要となることがある。
- 心筋の酸素需要を増加させたり，不整脈を起こしやすくするため，短期間の使用にとどめる必要がある。

ドブタミンの処方例
- 3mg/1mL に調製され，50mL のシリンジに充填されているキットを使用
- シリンジポンプを使用し，1γから開始して漸増（体重50kgで1γ＝3mL/時）

基本は循環器内科医，集中治療医，救急医にコンサルテーションしながら投与

循環器内科へコンサルテーションが必要なタイミングは3つ

- 急性心不全で循環器内科にコンサルテーションするタイミングは，以下のようにいくつかある。
  ① etiology/trigger として循環器内科の介入が必須なものの場合
     例：急性冠症候群，急性心筋炎，たこつぼ型心筋症，感染性心内膜炎による弁破壊，心タンポナーデなど
  ② 低灌流を伴う場合，特に心原性ショックの場合
  ③ その他，管理する自信がなければ，挿管管理が必要な状態，左室の収縮機能が低下した心不全（HFrEF）や不整脈が関連している場合など

低灌流，肺うっ血があれば入院とする

- 低灌流もしくは肺うっ血がある場合は原則入院とする。
- 体うっ血がメインで肺うっ血があってもごく軽度の場合は，状態により外来で頻回のフォローもできるかもしれないが，etiology や trigger に入院が必要となる病態がないかも確認する。
- 基本の入院指示をまず出す（「第5章-10 入院時指示の考え方・出し方・コール条件・必要時指示の出し方」参照）。

- 非ステロイド性抗炎症薬（NSAIDs），QT延長があればハロペリドール（セレネース®）などの薬剤は避ける。
- 急性心不全で入院した場合には，以下のような心不全用の指示を出す。
  ①尿量測定：1日○検（状態により1〜3検くらいから設定する）
  ②体重測定：週○回（状態により2〜3回くらいから設定する）
  ③ニトログリセリンを使用する場合は，血圧による増減指示を出す（「血管拡張薬（ニトログリセリン）の使い方」参照）
- 心臓リハビリテーションは，QOLと予後の改善のために非常に重要である。自施設で心臓リハビリテーションを処方できる医師を確認しておく。

本症例の経過

救急外来に到着後，最初の10分間でA・B・Cの確認，低灌流の所見の有無，CS分類に準じた初期病態評価を行った。A・B・Cは保たれており，低灌流の所見はなかった。
初期病態評価では，血圧の急な上昇があり，急性発症であることから，排便時の怒責を契機とした交感神経の賦活化によるfast pathwayをメインとしたvolume central shiftによる肺うっ血が生じているとアセスメントした。
次の60分で，迅速に病歴聴取や身体診察，各種検査を行い，呼吸困難，SpO$_2$の低下，course cracklesがみられ，胸部単純X線でbutterfly shadow，頸静脈の怒張やⅢ音がみられた。先にアセスメントしたvolume central shiftによる急性肺水腫がメインの病態でよさそうであった。血圧174/100mmHgで，ニトログリセリンの禁忌はないことを確認したうえで，ニトログリセリン舌下スプレー2噴霧，引き続いて原液で2mL/時で開始したところ血圧130/80mmHgまで速やかに下降した。以降は5分ごとに血圧測定しながら血圧120/70mmHg程度を目標とすることとした。
呼吸数30回/分，SpO$_2$ 84%（room air）と呼吸不全の合併があるため酸素投与を鼻カヌレ3L/分で開始した。NPPVの適応があると判断し，NPPVをCPAP 5cmH$_2$Oで装着した。
初期対応に並行して心電図や血液検査で急性冠症候群などtrrigerの検索，緊急で介入が必要な病態の合併がないことを確認したが，本症例ではみられなかった。
引き続き，うっ血の治療を継続する方針とし，CCUに入院する方針となった。

おわりに

- 心不全の診療は奥が深く，さらに興味がある方は，静脈灌流曲線や循環平衡，心内圧曲線なども学習してみるとより心不全の理解を深めることができる。

文献

1) Shimokawa H, et al : Heart failure as a general pandemic in Asia. Eur J Heart Fail, 17 : 884-892, 2015 [PMID : 26222508]
2) 日本循環器学会：急性・慢性心不全診療ガイドライン（2017年改訂版）．https://www.j-circ.or.jp/cms/wp-content/uploads/2017/06/JCS2017_tsutsui_h.pdf（2024年10月閲覧）
3) McKee PA, et al : The natural history of congestive heart failure: the Framingham study. N Engl J Med, 285 : 1441-1446, 1971 [PMID : 5122894]
4) Martindale JL, et al : Diagnosing Acute Heart Failure in the Emergency Department: A Systematic Review and Meta-analysis. Acad Emerg Med, 23:223-242, 2016 [PMID : 26910112]

5) 西尾 亮：バイオマーカーの役割：BNPの使い道：解釈の仕方や注意点を理解したうえで心不全の診断・マネジメントに活かす. Hospitalist, 6：828-835, 2018
6) Matsue Y, et al：Time-to-Furosemide Treatment and Mortality in Patients Hospitalized With Acute Heart Failure. J Am Coll Cardiol, 69：3042-3051, 2017 [PMID：28641794]
7) Mullens W, et al：The use of diuretics in heart failure with congestion - a position statement from the Heart Failure Association of the European Society of Cardiology. Eur J Heart Fail, 21：137-155, 2019 [PMID：30600580]
8) 杉崎陽一郎・監：循環器のトビラ；循環器には興味がある でもちょっと苦手 そんな皆さんようこそ. メディカル・サイエンス・インターナショナル, 2022
9) McDonagh TA, et al；ESC Scientific Document Group：2021 ESC Guidelines for the diagnosis and treatment of acute and chronic heart failure. Eur Heart J, 42：3599-3726, 2021 [PMID：34447992]

12 高血糖緊急症
～アシドーシスの疾患か，浸透圧の疾患かそれが大事

診断

体内欠乏量

	糖尿病性ケトアシドーシス（DKA）			高血糖高浸透圧症候群（HHS）	
	体重kgあたり	60kg換算		体重kgあたり	
水分量	100mL	6L	9L	100〜200mL	水分量
K^+	3〜5mEq/kg	200mEq	250mEq	4〜6mEq/kg	K^+
Na^+	7〜10mEq/kg	450mEq	450mEq	5〜13mEq/kg	Na^+

〔文献2)より〕

治療では輸液と電解質補正が大切

診断基準

	DKA	HHS
血糖値（mg/dL）	≧250	>600
動脈血pH	≦7.30	>7.30
血清HCO_3^-（mEq/L）	<18	>15
アニオンギャップ	開大	さまざま
尿中ケトン体	+	±
血中ケトン体	+	±
有効血漿浸透圧（mOsm/kg）	さまざま	>320
意識状態	覚醒〜昏睡	昏迷/昏睡

〔文献3)より〕

- DKAとHHSが混在した病態もある
- 明確に区別する努力は不要
- 病態の理解が大事

原因検索

- 感染症　・インスリンの怠薬・中止　・1型糖尿病の新規発症
- 薬剤（SGLT2阻害薬，ステロイド，非定型抗精神病薬，インターフェロンなど）
- 急性冠症候群，脳血管障害，腸管虚血，妊娠，急性膵炎など

原因の検索と治療は高血糖緊急症の治療と同じくらい大事

治療

- まずは輸液とカリウム補充　・カリウムが低いのにインスリンを投与しては絶対ダメ

インスリン製剤の作り方（必ず1単位/1mLにする）
- ヒューマリン® 50単位（0.5mL）＋生理食塩液49.5mL
- 上記をインスリン投与用の流量固定ルートを作りその側管から投与

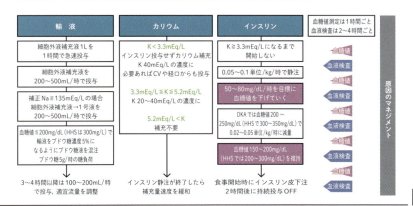

救急外来，病棟管理で絶対マスターしたい疾患対応

高血糖緊急症を診るときのポイント！

- 高血糖緊急症は糖尿病性ケトアシドーシスと高血糖高浸透圧症候群に分けられる
- DKAとHHSは必ずしもクリアには分けられない
- 高血糖緊急症のピットフォールに注意する
- 高血糖緊急症をみたら，5つのIで原因を評価する
- 救急外来での初期対応――検査と治療は同時並行！　高血糖緊急症3つのIで治療する
- 入院後――病態が安定したらインスリン皮下注と食事を開始する

> **症例　糖尿病に対して経口血糖降下薬で治療中の70歳女性**
> 数日前から微熱と倦怠感があり，食事を摂取できない状況で内服薬も中断していた。同居の息子が仕事から帰ってきたら居間で倒れており，呼びかけに反応しないため救急要請して当院に搬送された。体温37.3℃，脈拍120回/分，血圧85/40mmHg，呼吸数30回/分，SpO$_2$ 98%（room air），GCS E2V3M5。

高血糖緊急症は糖尿病性ケトアシドーシスと高血糖高浸透圧症候群に分けられる

- 糖尿病は，インスリン作用の不足による慢性の高血糖状態を主徴とする代謝疾患群である。
- 代謝障害の程度が軽度ならほぼ無症状だが，高血糖が著しくなった場合には意識障害から昏睡に至り，効果的な治療が行われなければ死に至ることもある。

1. 糖尿病性ケトアシドーシス（DKA）と高血糖高浸透圧症候群（HHS）

- 高血糖緊急症は，大きく以下の2つに分かれるが，これらは連続した病態であり，臨床では両者の混在したような病態も多い。
  ①糖尿病性ケトアシドーシス（DKA），②高血糖高浸透圧症候群（HHS）
- 高血糖緊急症は，病態の理解が治療目標の理解にもつながるため押さえておく（図1）[1]。

(1) DKA

- DKAはインスリンの絶対的な欠乏により，エネルギーとして糖が使えなくなるため，脂肪酸分解が促進されケトーシス・ケトアシドーシスが起こることが病態のメインである。
- 糖が使えなくなるため血糖値も上昇してくるが，HHSほど高血糖にならず，高血糖になりすぎる前にアシドーシス・アシデミアからの症状がひどくなり病院に搬送・受診してくるイメージである。

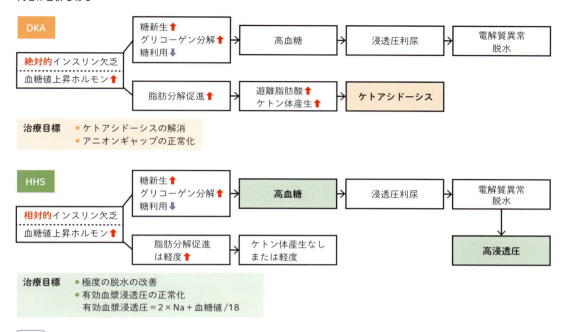

図1 DKAとHHSの病態生理と治療目標
〔Karslioglu French E, et al：BMJ, 365：1114, 2019より〕

(2) HHS

- HHSはインスリンの相対的な欠乏のため，ある程度インスリンがあり糖をエネルギーとして最低限使えるため，脂肪酸分解は促進されず，ケトーシス・ケトアシドーシスはほぼ起こらない。
- しかし，高血糖を徐々に来し，浸透圧利尿の結果として自由水/電解質を喪失し循環不全などによりカウンターホルモンであるカテコラミン・副腎皮質ホルモンなどの分泌が起こり，その結果，高血糖を引き起こしながら状態がどんどん悪化する。
- 高血糖および自由水喪失により高度の高浸透圧状態となり，その症状で搬送・受診してくるイメージである。

2. 高血糖緊急症では受診時点で水分も電解質もかなり足りない

- 高血糖緊急症ではDKAとHHSで程度の差があるが，主には浸透圧利尿による多尿などから相当量の水分や電解質をすでに喪失している状態で受診する（**表1**）[2]。
- 基本的にはHHSのほうが高浸透圧となるので喪失量は水分も電解質も多くなる。
- 60kgの人で6～9Lの水分，200～250mEqのカリウム，400～450mEqのナトリウムを喪失していることを理解すると，高血糖緊急症の治療で大量の輸液や電解質補正が必要なことがわかる。

表1　DKA/HHSで喪失している水分量や電解質

	DKA			HHS	
	体重kgあたり	60kg換算		体重kgあたり	
水分量	100mL	6L	9L	100〜200mL	水分量
K^+	3〜5mEq/kg	200mEq	250mEq	4〜6mEq/kg	K^+
Na^+	7〜10mEq/kg	450mEq	450mEq	5〜13mEq/kg	Na^+
Cl^-	3〜5mEq/kg	200mEq	500mEq	5〜15mEq/kg	Cl^-
PO_4^{3-}	5〜7mEq/kg	300mEq	250mEq	3〜7mEq/kg	PO_4^{3-}
Mg^{2+}	1〜2mEq/kg	75 mEq	75 mEq	1〜2mEq/kg	Mg^{2+}
Ca^{2+}	1〜2mEq/kg	75 mEq	75 mEq	1〜2mEq/kg	Ca^{2+}

〔Hirsch IB, et al：Diabetic ketoacidosis and hyperosmolar hyperglycemic state in adults: Clinical features, evaluation, and diagnosis. UpToDate（last updated Jul 27, 2022）より〕

DKAとHHSは必ずしもクリアには分けられない

- 病歴の特徴は，以下の2点である．
  ①DKAはアシドーシス・アシデミアによって腹痛や吐き気などを来す．
  ②HHSは，高血糖/自由水脱水による高浸透圧状態に伴った口渇・多飲が高度にみられるほか，高浸透圧が高度になっていくと，それに伴った意識障害やけいれんを来すこともある．
- バイタルサインでは，低血圧・頻脈・頻呼吸がみられる．
- 意識は，高浸透圧の影響によりHHSのほうが悪いことが多い．
- 身体所見は，DKAでは呼気アセトン臭，クスマウル呼吸を，HHSでは口腔粘膜の乾燥や皮膚ツルゴールの低下などがみられる．
- 検査所見は表2を参照[3]．前述の特徴どおりDKAはアシデミア・アニオンギャップ（AG）開大性アシドーシスがみられ血糖値の上昇はそれほど高度でないことが多い．対照的にHHSは高血糖・高浸透圧がみられるがアシドーシス・アシデミアはあまりみられない[4]．

表2　DKA/HHSの検査所見と意識状態の違い

	DKA	HHS
血糖値（mg/dL）	≧200	＞600
動脈血pH	≦7.30	＞7.30
血清HCO_3^-（mEq/L）	＜18	＞15
アニオンギャップ	開大	さまざま
尿中ケトン体	＋	±
血中ケトン体	＋	±
有効血漿浸透圧（mOsm/kg）	さまざま	＞320
意識状態	覚醒〜昏睡	昏迷/昏睡

〔Kitabchi AE, et al：Diabetes Care, 29：2739-2748, 2006／Umpierrez GE, et al: Diabetologia, 2024 より作成〕

- DKAとHHSは混在した病態も多く必ずしもクリアには分けられず，両方の所見を併せもつこともある。

高血糖緊急症のピットフォールに注意する

- 高血糖緊急症の診療では，臨床的判断を難しくする要素が以下のほかにも多くあり，その他の急性期疾患と比べてもピットフォールが多い。
  ① 通常，高血糖緊急症では血糖値は高値だが，SGLT2阻害薬を使用している場合は血糖値が正常に近くてもDKAのことがある（euglycemic DKA）ため，SGLT2阻害薬内服中の体調不良での受診では，常にDKAを意識しておく。
  ② 主訴は非特異的でありwalk-inでの来院があることや，DKAは単独でも急性腹症様の強い腹痛で受診することがあるが，実は腸管虚血の腹痛も混ざっている場合もある。
  ③ 感染症が原因であっても，発熱などの生体反応に乏しい場合がある。
  ④ DKAの初期段階では，尿中ケトン体が陽性にならない場合がある。

高血糖緊急症をみたら，5つのIで原因を評価する

- 高血糖緊急症が疑われた場合には，原因検索が必須。具体的には，5つのI（アイ）の可能性を評価（表3）。なかでも，感染症とアドヒアランス不良は頻度が高い[5]。
- 高血糖緊急症では所見が派手だったりするので，結果として生じている高血糖緊急症だけに目がいってしまい，原因となっている敗血症などを見逃してしまいがちである。
- 高血糖緊急症をみつけたら，改めて5Iが隠れてないか病歴・身体所見を再確認。そのうえで必要であれば検査を行う。

高血糖緊急性の病態把握と5つのIを踏まえて出す検査

- 高血糖緊急症を疑った場合に実施する検査は，病態把握のための検査と原因検索のための検査に分けられる（表4）。

表3　高血糖緊急症の原因になる5つのI

Infection	感染症
Insulin deficiency	インスリンの怠薬・中止，1型糖尿病の新規発症
Iatrogenic/Intoxication	薬剤（SGLT2阻害薬，ステロイド，非定型抗精神病薬，インターフェロンなど）
Ischemia/Infarction	急性冠症候群，脳血管障害，腸管虚血など
Infant/Intra-abdominal Inflammation	妊娠，急性膵炎など

表4　高血糖緊急症を疑った場合に実施する検査

病態把握のための検査	原因検索のための検査（疑う場合に提出）
・血液ガス ・血液検査（血糖値，血算，その他生化学，可能ならP） ・尿検査（尿ケトン） ・可能な施設なら，血中ケトン体，βヒドロキシ酪酸	・心筋逸脱酵素 ・膵酵素 ・心電図 ・血液培養，尿培養，気道感染を疑う場合には痰培養 ・流行状況に応じて，新型コロナウイルスPCR，インフルエンザ抗原検査 ・画像検査（エコー，CTなど）

MEMO 感染症は主な原因の1つであるが，来院時点で感染症の有無が判然としないことも多い．筆者らは明らかなアドヒアランス不良が病歴にあった場合を除き，発熱がなくても培養検査は提出するようにしている．

救急外来での初期対応──検査と治療は同時並行！高血糖緊急症は3つのIで治療する

- 高血糖緊急症への共通した治療は，以下の3つである．
  ①Intravenous fluids：輸液，②Ion：電解質（主にカリウム），③Insulin：インスリン
- 3つのIを1つずつみていくが，実臨床では同時並行で行う点にも注意する．
- 血糖値が高いためどうしてもインスリンから始めたくなるが，いきなりの投与は危ない状況があること，多くの場合インスリン投与はそれほど急がないことから輸液→電解質→インスリンの順番で，まずは細胞外液補充液を投与する．

1. 輸液

- 高血糖緊急症では，特にHHSで高度の細胞外脱水と細胞内脱水がみられるため，以下のステップで輸液する（図2）．

ステップ1

- 初めは細胞外液補充液で循環血流量を増やして，血行動態を安定させる．
- 目安：最初の1時間で1L→次の1時間で200〜500mLを目安に初期輸液は開始する．

ステップ2

- 輸液を開始して1〜2時間程度で循環動態を再評価．低血圧など循環動態が不安定な場合にはステップ1のまま継続するが，循環動態が安定してきたら，補正Na値≧135mEq/Lであれば細胞内液を補充するために自由水も含まれる輸液に変更する．
- ここで自由水を補わないと高ナトリウム血症がどんどん進行していってしまう．
- 海外では0.45％生理食塩液が標準的だが，日本にはない製剤のため1号液を選択するか，細胞外液補充液とブドウ糖液を1：1の速度で投与すれば，0.45％生理食塩液に2.5％ブドウ糖負荷されていることと同じになる．

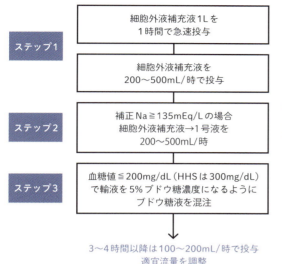

図2 輸液のステップ

- 目安：ソルデム®1 200〜500mL/時またはラクテック®100〜250mL/時の側管から5%ブドウ糖液100〜250mL/時で投与する。

ステップ3

- DKAであれば血糖値が200mg/dL，HHSであれば300mg/dLまで低下してきたら，輸液にブドウ糖を混注。ブドウ糖濃度が5%程度（1時間当たりのブドウ糖負荷が5g程度）になるようにブドウ糖負荷する。
- 高血糖の病態なので感覚的にためらわれるが，間違えやすいポイントなのでしっかり押さえておく。
- 具体例：1号液1,000mLに50%ブドウ糖液50mL混注またはラクテック®と側管から10%ブドウ糖液を投与すればおよそブドウ糖濃度は5%程度になる。

2. 電解質

- 高血糖緊急症の場合，原則的には体内から200mEq程度のKを喪失している。
- DKAであれば，アシドーシス・アシデミアによって来院時のKは細胞外へのシフトのため血液検査での値は上昇してみえることになる。つまり，DKAなのに低カリウム血症気味ということは，本当に体内のカリウムが不足しているということを示すし，正常値であっても油断できない。
- インスリンの使用によって細胞内シフトが起こりさらにKは低下していくため，補充が必須であることを心得る。
- 低カリウム血症がひどければ致死性不整脈を起こすため，血液検査は安定するまで原則2時間おきに行い，カリウム投与量を調整する（図3）。

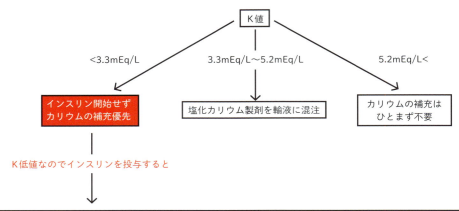

図3 カリウムの投与量

(1) K > 5.2mEq/L

- 血液検査の経過観察でK≦5.2mEq/Lに低下してくるまでカリウムの補充は不要である。

(2) 3.3mEq/L ≦ K ≦ 5.2mEq/L

- カリウムの補充を開始。通常血液検査で「正常」と認識される値であるが，補充を開始するというところがポイントである。
- 目安：K 4～5mEq/Lの場合，輸液カリウム濃度を20mEq/L，K 3～4mEq/Lの場合，輸液カリウム濃度を40mEq/Lに調整する。

(3) K < 3.3mEq/L

- K≧3.3mEq/Lとなるまでインスリンの投与は禁忌。インスリン投与中であれば，原則中止してカリウムの補充を行う。
- 目安：まずは末梢からの輸液のカリウム濃度を40mEq/Lとするが，不足であることが多いので内服の追加や中心静脈ラインから高濃度カリウム輸液を投与する。

> **MEMO** 高濃度のカリウムの投与方法として，定まったものがあるわけではない。筆者らは，以下のように行っている。
> ①内服：塩化カリウム徐放錠600mg　1回2錠　1日4回
> ②中心静脈ラインからの投与：メイン5%ブドウ糖加乳酸リンゲル液（ラクテック®）40mL/時の側管からシリンジポンプでKCL（1mEq/mL製剤を原液で使用）5～20mL/時で投与
> ただし，高濃度のカリウムの投与方法は施設ごとに基準やガイダンスがあることが多いため，それらを参照する。

- 高度の低カリウム血症がある場合や，QT延長がある場合などはマグネシウムも補充する。低マグネシウム血症では，カリウムの再吸収が起こりにくくなり，カリウムの補正がうま

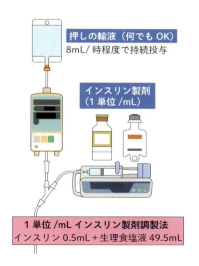

図4 インスリン製剤の投与方法

　くいかない。
- 目安：硫酸マグネシウム補正液（1mEq/mL製剤）20mL＋生理食塩液100mL
　　　　30分間で投与　必要に応じて8〜12時間ごと繰り返し
- インスリンの使用に伴ってPも低下してくるが，こちらは補充による臨床効果が示されておらず，P＜1.0mg/dLかつ心機能や呼吸機能の低下，貧血などの症状を来している可能性が疑われる場合に補充を検討する。
- 目安：カルシウムの含まれていない500mLの点滴バッグにリン酸ナトリウム0.5mmol/mLを20mL加える。

3．インスリン

- 高血糖緊急症でのインスリン持続投与は，治療の肝となる。
- 血糖値自体は輸液投与などである程度改善をみせることが多いが，根本的な治療はインスリン投与が大事である。
- HHSも同様だが，特にDKAの場合にはケトーシス・ケトアシドーシス解除のためにインスリンの使用が必要となってくる。
- 高血糖緊急症を治療する際のインスリン製剤の投与には以下のお作法があり，これは医療事故を防ぐためにも非常に重要である（図4）。
  ①必ず即効型製剤を1単位/1mLに希釈して，シリンジポンプを使用〔ヒューマリン®50単位（0.5mL）＋生理食塩液49.5mLで合計50mLにする〕。
  ②インスリンの投与は，専用の流量が固定されたルートの側管から行う。
- インスリンは，0.1単位/kg/時（例：50kgなら5単位/時=5mL/時）で開始する。インスリン0.14単位/kg/時で持続投与量を固定として，1時間で10％の血糖降下がない場合に0.14単位/kgをボーラス投与することを繰り返すプロトコルもある（経験的には日本人は0.1単位/kg/時程度でも良いことが多い）。

```
┌─────────────────────────────────────────────┐
│  DKAの場合 インスリン0.1単位/kg/時で持続静注      │
└─────────────────────────────────────────────┘
   HHSは輸液だけで著明に血糖降下するため，0.05単位/kg/時程度で開始することが多い

              ↓   血糖降下速度50～80mg/dL/時を目標にインスリン量を調整

┌─────────────────────────────────────────────────────────────┐
│ 血糖値≦200～250mg/dL（HHSは300～350mg/dL）でインスリン0.02～0.05単位/kg/時に減量 │
└─────────────────────────────────────────────────────────────┘

              ↓   血糖値150～200mg/dL（HHSで200～300mg/dL）を維持

┌─────────────────────────────────────────────┐
│          最終的にインスリン皮下注にスイッチ          │
└─────────────────────────────────────────────┘
```

図5 持続投与量の変更方法

- 血糖値測定は安定するまで1時間ごとに行う。
- 血糖降下速度は50～80mg/dL/時を目標として管理する。
- 持続投与量の変更方法を図5に示す。
    ①血糖値がDKAで200～250mg/dL，HHSで300～350mg/dLまで低下したら，インスリン持続投与量を0.02～0.05単位/kg/時（50kg換算で1～2.5単位/時）に減量し，輸液からブドウ糖を5～10g/時で負荷投与する。
    ②血糖値を再検査しながら，DKAで150～200mg/dL，HHSで200～300mg/dLを維持できるようにインスリン量と糖負荷量を調整する。
    ③持続インスリンは原則中止してはいけないため，血糖値が下がる傾向があれば0.01単位/kg/時（50kg換算で0.5単位/時）程度まで減量して，糖負荷を増量する。

持続インスリン指示例（あくまで例のため，各施設で決まったものがあればそれに従う）
- 血糖値測定は1時間ごと，簡易血糖値測定器もしくは血液ガス分析
- DKAで200～250mg/dL，HHSで300～350mg/dLまで低下したら担当医へ連絡
- ヒューマリン® 50単位（0.5mL）＋生理食塩液49.5mL（1単位/1mL）組成

パターン1[6]
- 0.1単位/kg/時で開始（HHSの場合は0.05単位/kg/時）
- Δ血糖値（mg/dL）＝1時間前の血糖値－今回の血糖値を計算
    Δ血糖値（mg/dL）≦0：1mLフラッシュして0.2mL/時 増量
    0≦Δ血糖値（mg/dL）≦50：0.1mL/時 増量
    50≦Δ血糖値（mg/dL）≦100：現行量 継続
    100≦Δ血糖値（mg/dL）≦200：0.2mL/時 減量
    200≦Δ血糖値（mg/dL）：0.5mL/時 減量

パターン2[7]
- 0.14単位/kg/時で持続投与速度は固定（経験的には日本人は0.1単位/kg/時程度でも良いことが多い）
- 血糖値が1時間前より10％以上低下していない場合，0.14単位/kgをボーラス投与

- 以前は，最初にボーラス投与をしていたが，Kの変動による不整脈惹起のリスクがあり現在は必須とされていない。特に，小児では脳浮腫を招く可能性があり，禁忌とされている。

- インスリンによる血糖降下速度は，浸透圧変化で脳浮腫のリスクもあるため50〜80mg/dL/時が目安である。
- 血糖値は下げるが，経験が少ない場合には合併症を減らすためにも下げすぎないようにする意識があったほうが良い。
- 最終的には皮下注射に移行する。

本症例の経過

来院時に提出した血液ガスで血糖値650mg/dLと著明に上昇していたが，pH 7.35，HCO_3^- 22mEq/L，AG 10mq/Lとアシドーシス・アシデミアはみられず，意識障害の原因としてHHSが疑われた。末梢ルートを2本確保して細胞外液補充液を全開で投与開始した。K 5.5mEq/Lであり，初期段階でのK補正は不要であった。頭部〜体幹部CTでは明らかな熱源はみられなかったが，尿検査で膿尿・細菌尿がみられ，腎盂腎炎が原因になった可能性が疑われた。血液培養を2セット採取し，抗菌薬治療を開始した。

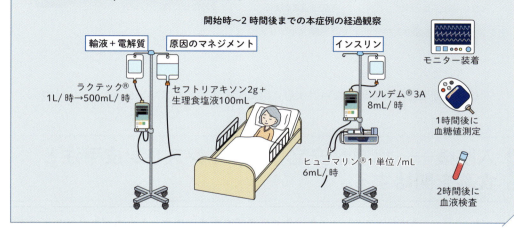

開始時〜2時間後までの本症例の経過観察

4. 入院時の指示

- 高血糖緊急症の入院翌朝までの治療アルゴリズムを図6にまとめる。

入院指示の例

- 血糖値測定は前述
- 血液ガス（静脈でも可）は2〜4時間ごとで開始し，徐々に間隔をあける
- 通常の入院時指示は「第5章-10 入院時指示の考え方・出し方・コール条件・必要時指示の出し方」を参照
- 心電図モニタリングは必須（Kの変動があるため）
- In/Out管理のため尿量測定は行う
- 血液検査は入院翌日には必須で，その後は病状次第
- In過多の場合には，適宜胸部単純X線で評価

5. コンサルテーションのタイミング

- 高血糖緊急症は遭遇する頻度の高い内科救急疾患のため，本項に記載した管理はできるよ

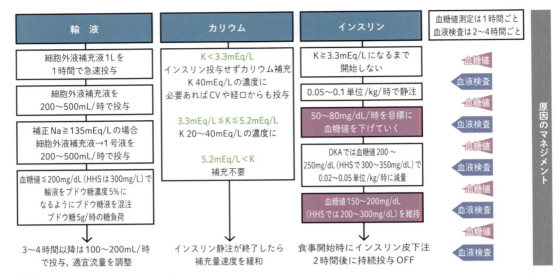

図6 高血糖緊急症の入院翌朝までの治療アルゴリズム

うになることが望ましい。
- 高血糖緊急症の原因となった疾患に対して必要があればコンサルテーションする。

入院後——病態が安定したらインスリン皮下注と食事を開始する

- 通常，治療開始から半日〜1日ほどで病態の安定化がみられるため，その次に重要なのが食事開始とインスリンを皮下注にするタイミングである。
- 繰り返しになるが，DKA・HHSともに血糖値を下げるのが目標ではなく，DKAはアシドーシス・アシデミアの改善，HHSでは高度の細胞内外の脱水の改善が目標である。
- 食事とインスリン皮下注を開始する基準（DKA，HHSの臨床的寛解の基準）は，表5のとおり。
- インスリンは，1型糖尿病などもともとインスリンを使用していた場合では同量で開始する。
- これまでにインスリンを使用していない場合は，以下の流れで投与量を決定する。
  ①持続静注の際に使用した24時間インスリン量の50〜80%を開始する皮下注の総量とする。
  ②総量の半分を持効型インスリン，もう半分を超速効型インスリンに割り当てる。
  ③超速効型インスリンは3回の食事にあわせてさらに3分割する。
- 経口摂取が困難なときには速効型・超速効型インスリンは開始しないか食事摂取量に応じて食後打ちにすることに注意する。
- 皮下注は効果発現まで時間を要するのと静注のインスリンの半減期は5〜10分のため，持効型の初回皮下注から2時間経過してから持続静注は終了する。
- インスリン皮下注開始からの経過は症例によるため本書では割愛するが，以下の確認は早

表5 食事とインスリン皮下注を開始する基準

DKA	HHS
・HCO_3^- ≧ 18mEq/L ・pH > 7.3 ・血糖値 < 200mg/dL	・意識レベルの改善 ・有効血漿浸透圧 ≦ 300mOsm/kg ・血糖値 < 250mg/dL

〔Umpierrez GE, et al: Diabetologia, 2024 より〕

めに行ったほうがよい．

①インスリンの投与方法や投与量を患者さんが把握できているか

②退院後に自宅で皮下注を継続できるような環境が整っているか

③シックデイへの対応を把握できるか

文献

1) Karslioglu French E, et al：Diabetic ketoacidosis and hyperosmolar hyperglycemic syndrome: review of acute decompensated diabetes in adult patients. BMJ, 365：1114, 2019 [PMID：31142480]
2) Hirsch IB, et al：Diabetic ketoacidosis and hyperosmolar hyperglycemic state in adults: Clinical features, evaluation, and diagnosis. UpToDate (last updated Jul 27, 2022)
3) Kitabchi AE, et al：Hyperglycemic crises in adult patients with diabetes: a consensus statement from the American Diabetes Association. Diabetes Care, 29：2739-2748, 2006 [PMID：17130218]
4) Umpierrez GE, et al：Hyperglycaemic cryises in adults with diabetes：a consensus report. Diabetologia, 2024 [PMID：38907161]
5) Dhatariya KK, et al：Diabetic ketoacidosis. Nat Rev Dis Primers, 6：40, 2020 [PMID：32409703]
6) 三澤美和・編：救急・病棟でデキる！糖尿病の診かたと血糖コントロール；緊急時対応から患者教育まで，帰宅後も見据えた血糖管理のコツを教えます．レジデントノート, 24, 2023
7) Kitabchi AE, et al：Hyperglycemic crises in adult patients with diabetes. Diabetes Care, 32：1335-1343, 2009 [PMID：19564476]

13 徐脈性不整脈
〜脈が遅いから循環器内科を呼ぶまで

診断

☑ 徐脈性不整脈は大きく分けて2種類
- 徐脈とは心拍数＜50回/分
  ① 洞不全症候群
  ② 房室ブロック

☑ 徐脈性不整脈の症状は「低循環」と「心不全」
- 臓器への血流が足りなくなる低循環：失神，腎障害，意識障害，網状皮斑など
- 心不全：呼吸困難，喘鳴，低酸素血症など

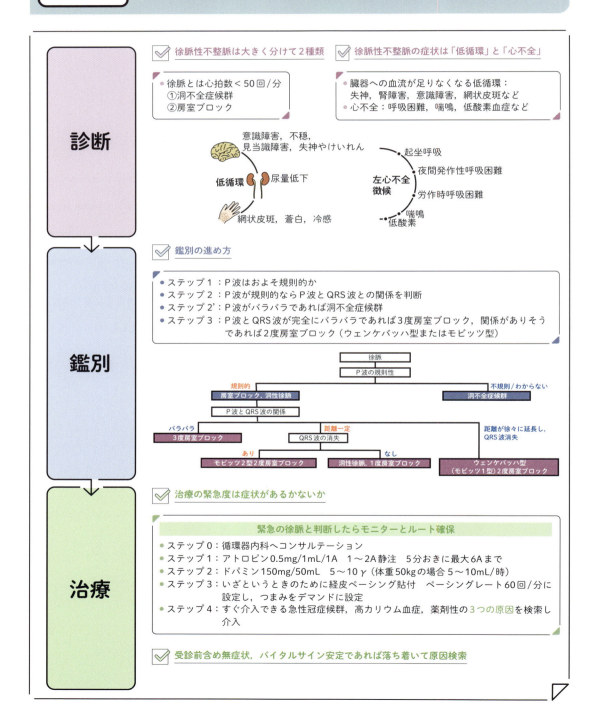

低循環
- 意識障害，不穏，見当識障害，失神やけいれん
- 尿量低下
- 網状皮斑，蒼白，冷感

左心不全徴候
- 起坐呼吸
- 夜間発作性呼吸困難
- 労作時呼吸困難
- 喘鳴
- 低酸素

鑑別

☑ 鑑別の進め方
- ステップ1：P波はおよそ規則的か
- ステップ2：P波が規則的ならP波とQRS波との関係を判断
- ステップ2'：P波がバラバラであれば洞不全症候群
- ステップ3：P波とQRS波が完全にバラバラであれば3度房室ブロック，関係がありそうであれば2度房室ブロック（ウェンケバッハ型またはモビッツ型）

徐脈
└ P波の規則性
　├ 規則的 → 房室ブロック，洞性徐脈
　│　└ P波とQRS波の関係
　│　　├ バラバラ → 3度房室ブロック
　│　　├ 距離一定 → QRS波の消失
　│　　│　├ あり → モビッツ2型2度房室ブロック
　│　　│　└ なし → 洞性徐脈，1度房室ブロック
　│　　└ 距離が徐々に延長し，QRS波消失 → ウェンケバッハ型（モビッツ1型）2度房室ブロック
　└ 不規則/わからない → 洞不全症候群

治療

☑ 治療の緊急度は症状があるかないか

緊急の徐脈と判断したらモニターとルート確保
- ステップ0：循環器内科へコンサルテーション
- ステップ1：アトロピン0.5mg/1mL/1A　1〜2A静注　5分おきに最大6Aまで
- ステップ2：ドパミン150mg/50mL　5〜10γ（体重50kgの場合5〜10mL/時）
- ステップ3：いざというときのために経皮ペーシング貼付　ペーシングレート60回/分に設定し，つまみをデマンドに設定
- ステップ4：すぐ介入できる急性冠症候群，高カリウム血症，薬剤性の3つの原因を検索し介入

☑ 受診前含め無症状，バイタルサイン安定であれば落ち着いて原因検索

徐脈を診るときのポイント！

- 徐脈の定義は心拍数＜50回/分である
- 緊急性のある徐脈をみたら，心電図波形評価，薬物療法，原因検索を行いつつコンサルテーションする
- 徐脈の心電図波形評価は3ステップで行う
- 緊急度の高い徐脈性不整脈の治療はアトロピン，循環作動薬，経皮ペーシングの3つ
- 緊急度が高い徐脈性不整脈の初期治療で検索する原因は主に3つ
- 徐脈性不整脈の原因検索でまずやることは5つ
- 来院時に循環動態が安定している徐脈でも心電図モニタリングとルート確保で急変に備える
- 入院中は必ずモニター管理を行い，徐脈の評価を毎日行う

症例　75歳女性

来院日の昼までは普段どおりであったが，夕方に入浴してからご家族からみて体調が悪そうにみえた。いつもと様子が異なるため，自家用車に乗せて救急外来を受診した。バイタルサインは，体温36.4℃，血圧90/70mmHg，脈拍36回/分，呼吸数18回/分，SpO$_2$ 89％ (room air)。JCS I-2で受け答えは鈍い。

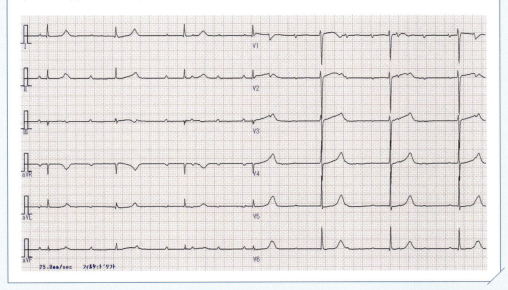

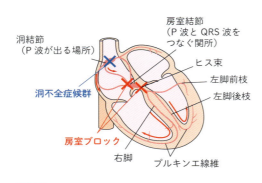

図1　房室ブロックと洞不全症候群の障害部位

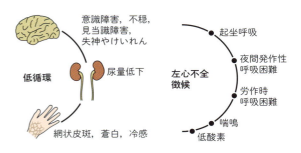

図2　低循環，左心不全の症状

徐脈の定義は心拍数＜50回/分である

1. 覚えるべき徐脈性不整脈は2つ

- 一般内科医が覚えるべき徐脈性不整脈で大切なものは，以下の2種類である。
  ①洞不全症候群，②房室ブロック
- 洞不全症候群は右心房の洞結節の障害で起こり，房室ブロックは房室結節やヒス束内～ヒス束下が障害された場合に起こる（図1）。

2. 徐脈による症状も大きく2つ

- 徐脈による症状も，以下の2つに分けて覚える。
  ①脈が遅くなることによる動悸など，②脈が遅くなることによる低循環や心不全の症状
- 動悸などの症状はわかりやすく，脈の間隔が遅くなるため，動悸や欠脈（脈が飛ぶ），胸痛（胸部不快感）として感じる。
- 低循環や左心不全の症状を図2に示す。
- 低循環は，持続的な場合には意識障害・不穏・尿量低下・皮膚症状などを来してくる。いわゆるショックの症状である。重度の低循環が瞬間的に起こる場合には，失神・けいれんとして症状が出現する。
- 左心不全は，起坐呼吸や呼吸困難感，喘鳴，低酸素血症などを来す。経過が長い場合には，右心不全症状（浮腫，胸腹水など）を伴うこともある。
- 状況によっては，左心不全症状がみられたうえで，低心拍出（low output syndrome；LOS）を伴うこともあるが，本項ではわかりやすく低循環と左心不全徴候と分けている。
- 徐脈であっても洞性徐脈で，スポーツハートを筆頭に無症状の人は多くの場合，精査・治療対象にならない。症状がある場合や程度がひどい場合などには精査を検討する。

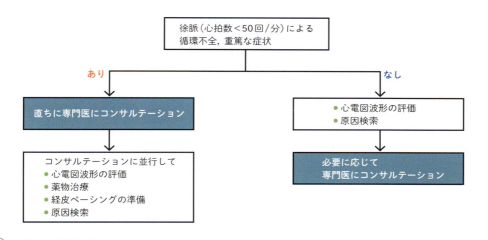

図3　徐脈への初期対応のフロー

緊急性のある徐脈をみたら，心電図波形評価，薬物療法，原因検索を行いつつコンサルテーションする

- 救急外来や病棟で臨床的な判断を行ううえで，重要なポイントを図3に示す．
- 徐脈の患者さんを診察する際には，診断・鑑別を行いつつ，以下の2つの緊急性の高い徐脈では治療も同時並行で行う．
  ①低循環の状態（血圧低下，意識障害，失神，前失神など）
  ②左心不全の状態（酸素化低下，呼吸困難感，起坐呼吸など）
- 緊急性の高い徐脈と判断した場合，循環動態を改善させるべく経静脈ペーシングの適応を検討するため，速やかに専門医にコンサルテーションする．コンサルテーションと並行してモニター心電図装着，ルート確保を行ったうえで，後述する評価，治療を行っていく（本項では心電図波形の評価，薬物療法，原因検索を中心に解説するため，経静脈ペーシングの詳細は成書を参照する）．
- 緊急の症状なく徐脈症状（胸痛，動悸）がみられる場合は，上記ほど緊急ではないが，徐脈に対しての介入を行うかを検討する．

徐脈の心電図波形評価は3ステップで行う

- 本項では心電図波形の評価の流れを理解しやすくするため，洞性徐脈を洞不全症候群とは分けて議論する．
- 徐脈性不整脈は，前述のとおり洞不全症候群と房室ブロックの大きく2つがあり，これらの心電図波形の評価もできるようになっておく（図4）．

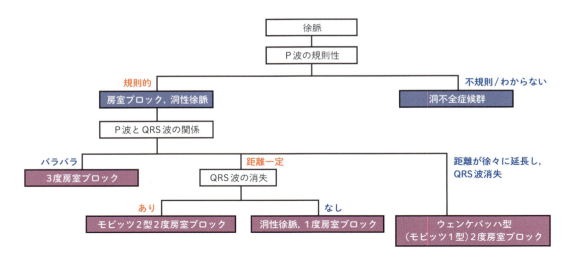

図4 徐脈の心電図評価の流れ

ステップ1
- P波が規則的に出ているかを確認する。
- P波がおおむね規則的に出ている場合には房室ブロックもしくは洞性徐脈を考える。
- P波が不規則に出ているもしくはわからない場合は，洞不全症候群を考える。

ステップ2
- P波がおおよそ規則的に出ている場合には，P波とQRS波のつながりを確認する。
- P波とQRS波が1：1の関係で必ずあり，P波からQRS波までの距離（刺激伝導時間）が一定であれば洞性徐脈もしくは1度房室ブロックと考えられる。
- P波とQRS波との関係が完全にバラバラであれば3度房室ブロック（完全房室ブロック）と診断する。

ステップ3
- P波からQRS波までの距離が徐々に延長していってQRS波がなくなるのはウェンケバッハ型（モビッツ1型）2度房室ブロック，P波からQRS波までの距離が基本は一定だが突然QRS波がなくなるのはモビッツ2型2度房室ブロックと診断する。

1. 房室ブロックの評価
- 房室ブロックでは房室結節の障害の程度によってP-QRS伝導の伝わりにくさが異なり，以下の4つのタイプに分けられる（図5）。
  ①1度房室ブロック：P波からQRS波までの距離が延長するのみ。
  ②ウェンケバッハ型（モビッツ1型）2度房室ブロック：P波からQRS波までの距離が徐々に延長したのちにQRS波がなくなる。

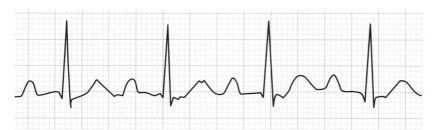
1度房室ブロック

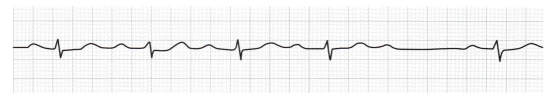
ウェンケバッハ型（モビッツ1型）2度房室ブロック

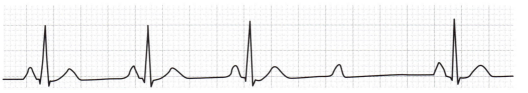
モビッツ2型2度房室ブロック

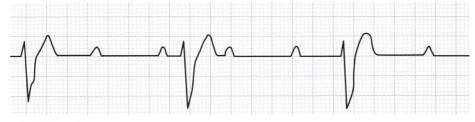
3度房室ブロック

図5 房室ブロックの心電図波形

　　③モビッツ2型2度房室ブロック：P波からQRS波までの距離は不変だが突然QRS波がなくなる。
　　④3度房室ブロック：P波とQRS波が完全にバラバラである。
- 3度房室ブロックが最も緊急性が高く，ウェンケバッハ（モビッツ1型）2度房室ブロックよりモビッツ2型2度房室ブロックのほうが3度房室ブロックへの移行の可能性が高い。

2. 3度房室ブロックの場合にはQRS幅と心拍数を気にする

- 3度房室ブロックでは，補充調律のQRS波の起源がどこかも評価できると良い（図6）。
- 房室結節やヒス束が補充調律のQRS波の起源になっている場合には，心拍数も多めになりQRS幅が狭くなり（narrow QRS），ヒス束以下が起源の場合には心拍数も少なめにな

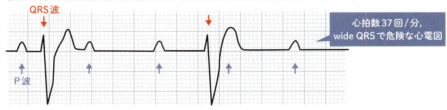

図6 QRS波の起源

　　りQRS幅が広くなる（wide QRS）。
- ヒス束以下が補充調律のQRS波の起源となっているほうが失神や心停止になるリスクが高いため，QRS幅が広くなればなるほど，徐脈であればあるほど速やかな初期治療とコンサルテーションを意識する。

3. 洞不全症候群の評価

- 一般的には予後良好とされ，無症状であれば治療は必要なく，ペースメーカーの適応は症状の有無が重要になる。
- 洞不全症候群は心電図波形から，以下の3つのタイプに分類される（図7）。
  ①洞性徐脈（1型）：心拍数が持続的に低下（＜50回/分）したタイプ
  ②洞停止（2型）：洞結節の活動が一時的に停止して心拍の脱落がみられるタイプ
  ③徐脈頻脈症候群（3型）：洞結節の機能が低下しているため頻脈が停止した際に徐脈になるタイプ
- 徐脈頻脈症候群の場合には，先行する動悸が主訴となることもある。

緊急度の高い徐脈性不整脈の治療はアトロピン，循環作動薬，経皮ペーシングの3つ

- 緊急度の高い徐脈性不整脈の治療は3ステップで覚える。

ステップ1：アトロピン

- まずは，アトロピン0.5mg/1mL/1Aを静注。5分おきに6Aまで使用可能である。
- 米国心臓協会（AHA）のガイドラインでは，1回あたりの使用量は2Aが推奨されているが[1]，日本ではまだ1Aずつの投与を行う場面が多い。施設ごとのやり方を確認しておく。

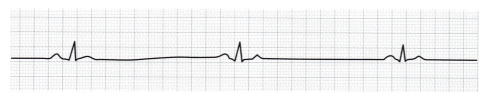
洞性徐脈（1型）

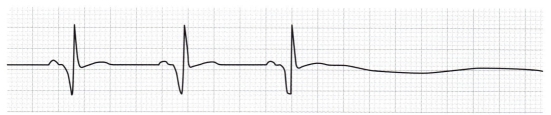
洞停止（2型）

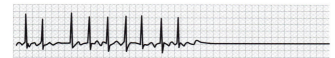
徐脈頻脈症候群（3型）

図7　洞不全症候群の心電図波形

> **MEMO**　アトロピンは閉塞隅角緑内障と前立腺肥大症，腸閉塞がある場合には禁忌とされているが，徐脈によって緊急性のある症状がある場合には循環動態改善が優先されることも多い．そのため，筆者らは状況説明を患者さん・ご家族に行ったうえでの投与を検討することもある．禁忌に相当する場合には，先にほかの方法での解決を検討することはいうまでもない．

ステップ2：循環作動薬

- 心拍数を増加させることを期待して，β刺激作用のある静注薬を使用する．
- β刺激作用のある静注薬としてはイソプロテレノール，ドパミン（イノバン®），ドブタミン，アドレナリン（ボスミン®）などがある．
- 非循環器内科医としては，まずは救急外来でも使用しやすい薬剤としてドパミンもしくはドブタミンを使用できるようになっておく．
- 具体的な使用量としては，ドパミン5〜10γで開始する．ドパミンは，キット製剤であれば150mg/50mLのシリンジ製剤があるため体重50kgの場合では5〜10mL/時で投与する．
- イソプロテレノール，アドレナリンは循環器内科にコンサルテーションして使用するのが良い．

処方例
- アトロピン0.5mg/1mL/1A　1〜2Aずつ静注　5分おきに最大6Aまで
- ドパミン（イノバン®）150mg/50mL　5〜10γで開始　体重50kgの場合5〜10mL/時　50mg/50mL製剤もあるため要確認

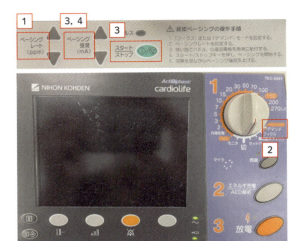

1 心拍数60回/分に設定
2 デマンドに設定
3 10mAより開始，漸増
4 常に心室捕捉できる電流値から2mA高い値に設定
5 大腿動脈で脈を確認

図8　経皮ペーシングの手順

ステップ3：経皮ペーシング

- 一時ペーシングは，基本的に経静脈的に体外式ペースメーカーを用いて行う．間に合わない場合には，前述のアトロピンやドパミンを用いた薬物療法で基本的に橋渡しをするが，薬物療法だけでは凌げないときに経皮ペーシングを行う．
- 経皮ペーシングをしている症例をみることは少ないが，それには以下の理由がある．
  ①経皮ペーシングは体表面から心筋まで距離があるため心臓に電気信号が届きにくく，安定してペーシングを続けることが難しい．
  ②安定したペーシングのためには高出力が必要であり，その際に筋肉も捕捉され強い疼痛を伴う．
- そのため，経皮ペーシングはあくまで「薬物療法に反応しなかった場合の最終手段としてのバックアップ法」と解釈するのが良い．
- いざというときに使えるように，手順を図8に示す．
- 経皮ペーシングには除細動器を用いることと，意識がある場合には鎮静薬の使用が必要なことも知っておく．
- 経静脈ペーシングは，循環器内科にコンサルテーションする．

緊急度が高い徐脈性不整脈の初期治療で検索する原因は主に3つ

- 緊急での治療を開始しながら，速やかに介入できる以下の原因の有無を確認．もし，原因がこれらにあることがわかれば，それぞれへの介入も迅速に開始する．
  ①急性冠症候群（ACS）：心電図（ST変化）と症状からACSの可能性を除外．必要であれば高感度心筋トロポニンをチェックする．

②高カリウム血症，高マグネシウム血症：Mgは即座に測定できないことが多いので，内服薬やサプリメントから判断する。
③薬剤性：頻度が高いのはβ遮断薬，ジヒドロピリジン系カルシウム拮抗薬など。他にもたくさんあり（後述），お薬手帳などでチェックする。

徐脈性不整脈の原因検索でまずやることは5つ

- 徐脈時の原因検索でまずすることは，以下のとおり。
  ①血液検査：血算，生化学（KとMgを忘れずに），高感度心筋トロポニン（必要に応じて）
  ②静脈血液ガス：Kの速やかな評価，乳酸値で循環不全の評価
  ③12誘導心電図：洞不全症候群もしくは房室ブロックの評価とST変化を確認
  ④胸部X線：徐脈により心不全を来していないかの評価
  ⑤お薬手帳の確認

来院時に循環動態が安定している徐脈でも心電図モニタリングとルート確保で急変に備える

- 来院時に循環動態が崩れているときには，非専門医としては対応も画一的で専門医へコンサルテーションしやすいが，循環動態が安定しており症状が重篤でないときのほうが臨床判断は難しい。
- 診療の流れは図3のとおりで，心電図波形と原因評価を行っていく。
- 来院時にバイタルサインなどが安定していても，必ず心電図モニタリングとルート確保などは行い，急な状態変化に対応できるようにしておく。

1. 安定している徐脈性不整脈の心電図波形評価

- 基本的な心電図波形評価の方法は，徐脈と同じで洞不全症候群と房室ブロックを評価する。
- それらに当てはまらない，ややアドバンスなものとして危ない心電図波形の3束ブロックがある。

2束・3束ブロックとは

- 徐脈の機序として房室結節やヒス束内～ヒス束下が障害された場合には房室ブロック，右心房の洞結節が障害された場合は洞不全症候群と大きく2つに分けられるが，その他の伝導障害にヒス束以下が障害されるものがある。
- ヒス束以下では解剖学的に左脚前枝・左脚後枝・右脚に分かれる（図1）。
- そのうち2本が障害されたものが「2束ブロック」といわれ，左脚前枝と左脚後枝がブロックされると「完全左脚ブロック」とよばれる（図9，図10）。「3度右脚ブロックと左脚前枝

（もしくは後枝）ブロック」のパターンもある。
- 2束ブロックに1度または2度房室ブロックを伴ったものを3束ブロックとよぶ。
- 3束ブロックの場合には，約15％がペースメーカーを必要とする3度房室ブロックに移行するといわれており，適切に評価する必要がある。

2. 徐脈性不整脈の詳細な原因検索

- 緊急性が高い徐脈性不整脈の原因は主に3種類であったが，そのほかにも徐脈を来たしうる疾患は多岐にわたり（表1），以下の2つに分けられる[1]。もちろん，最初にチェックした3種類の原因も確認する。病歴やほかの検査所見と合わせて，原因を検索していく。
①内因性：冠動脈疾患や心筋症などによって，心臓の刺激伝導系が直接障害される。
②外因性：自律神経系の修飾や電解質異常などにより機能的に心拍数が低下する。

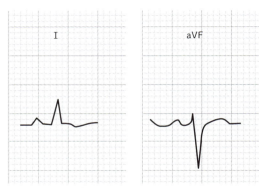

著明な左軸偏位がある

図9　左脚前枝ブロック

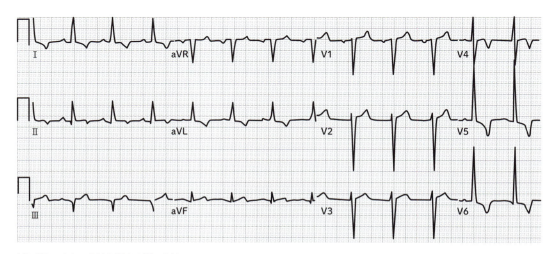

V1，V2で小さいR波と幅広く深いS波
V5，V6でQ波が欠如しており，QRS軸は陽性で，R波は幅広く分裂しており，QRS時間が0.12秒以上ある

図10　完全左脚ブロック

表1 徐脈を伴う疾患

内因性
心筋症（虚血性あるいは非虚血性）
うっ血性心不全
感染/炎症性疾患 　感染性心内膜炎，心筋炎，サルコイドーシス，シャーガス病，ジフテリア，ライム病，トキソプラズマ症
浸潤性疾患 　アミロイドーシス，ヘマクロマトーシス，リンパ腫
虚血性心疾患
リウマチ性疾患 　関節リウマチ，強皮症，全身性エリテマトーデス
医原性 　カテーテルアブレーション，先天性心疾患術後，肥大型心筋症に対する中隔縮小治療，弁膜症術後

外因性
薬剤性
自律神経性 　頸動脈洞過敏症 　神経調節性失神 　状況失神 　　咳嗽，排便・排尿，嚥下，嘔吐，医療行為（注射など）
睡眠
代謝性 　アシドーシス，高カリウム血症，低カリウム血症，低体温症，甲状腺機能低下症，低酸素血症

〔Kusumoto FM, et al：Circulation, 140：e382-e482, 2019 より〕

徐脈を来しやすい薬剤

- 薬剤性は，非常に頻度の高い徐脈の原因である．薬剤性の徐脈を来す薬剤としては以下があり，これらは頻脈に対して使用する薬剤のため見逃されにくい．
  ①β遮断薬，②抗不整脈薬，③カルシウム拮抗薬，④ジゴキシン
- その他にも，ドネペジル（アリセプト®），リバスチグミン（イクセロン® パッチ）など認知症に広く用いられている薬剤でも徐脈を来すほか，緑内障治療薬のβ遮断薬〔チモロール（チモプトール®）やカルテオロール（ミケラン®）など〕や貼付タイプの降圧薬のβ遮断薬〔ビソプロロール（ビソノテープ®）〕は見逃されがちのため，点眼剤や貼付剤もすべてチェックする．

3. 循環動態が落ち着いているときの方針の立て方

- 徐脈性不整脈では，来院時点で循環動態が安定していても，3度房室ブロック，モビッツ2型2度房室ブロックは入院，それ以外でも徐脈かつ症状があれば入院適応となり，入院時に循環器内科にコンサルテーションするのが無難である．

4. 原因のわからない有症候性徐脈も循環器内科にコンサルテーション

- 心電図波形評価と問診や検査で原因が特定できない場合は，病的ではない洞性徐脈と判断できる場合を除いて，入院のうえで精査を行うのが望ましい．
- 例えば，心筋炎やサルコイドーシスのような疾患が原因の場合には急速な経過で伝導障害が悪化し，短期間で3度房室ブロックになる恐れがある．
- 徐脈の原因となるほどの高度の甲状腺機能低下症では，粘液水腫性昏睡を引き起こすリスクが高い．
- 徐脈治療の原則は「原疾患の除去」のため，原疾患が治療できなければ症状が改善することもない．

- 徐脈の治療≒原疾患の同定と考えて入院適応を判断することも必要なときがあるため，原因の特定ができない有症候性の徐脈も循環器内科にコンサルテーションする。

入院中は必ずモニター管理を行い，徐脈の評価を毎日行う

- 入院時の指示は，徐脈を来している疾患や心不全管理の必要性の有無によってさまざまなため本項では割愛するが，徐脈で入院させた場合にはモニター心電図の装着を忘れないようにする。
- モニター心電図は装着するだけではなく，夜間の脈の状態も含めて毎日記録の確認を行って新しいイベントが起きていないかを必ず確認する。
- 徐脈の患者さんは体位変換によってふらつきや失神が生じる可能性があるので，入院した段階では安静度は基本的にベッド上安静とし，ベッドを離れるときは必ず付き添いを指示する。
- ふらつきが出現したときの緊急の対応として，症状が出た場合にはその場にしゃがみ込むあるいは横になるように指導することで転倒を予防することも大切である。
- モニター心電図から得られる情報は，大きく以下の3つである。

1. 心拍数の日内変動

- 心拍数は日中に速く，夜間に遅いのが普通である。例えば，就寝時や安静時には副交感神経が優位となるため一過性に徐脈になることはあるが，生理的な反応である。
- 一方，日中の活動時に心拍数が遅くなる，あるいは上昇しないのは病的な反応と評価する。

2. その他の不整脈の有無

- 徐脈以外の不整脈の有無を確認することも重要。特に，徐脈依存性の二次性QT延長症候群を来している場合には，Torsade de Pointesが合併していないかモニタリングする必要がある。
- 洞不全症候群に心房細動が合併することも多く，モニター心電図で心房細動が補捉された場合には抗凝固療法の開始を検討すべきである。

3. 症状出現時の脈の状態評価

- 入院中に患者さんが症状を訴えた場合のモニター心電図を確認することで，その症状が不整脈に由来するものかどうかを判断することができる。
- 反対に，モニター心電図で不整脈が捕捉された時間の症状の有無や何をしていたかを問診することで，不整脈が症状の原因となっているかを判断することもできる。

> **本症例の経過**
>
> 徐脈に伴った血圧低下や意識障害，呼吸不全がみられ，緊急性の高い徐脈と判断した．モニター心電図を装着のうえ，採血・酸素投与・ルート確保のうえ細胞外液補充液の投与を開始した．12誘導心電図では，3度房室ブロックでありST上昇はみられなかった．アトロピン0.5mg/1mL/1A 2Aを静注しつつ循環器内科にコンサルテーションを行った．
>
> 緊急時に備えて経皮ペーシングを準備した．血液ガスではKの異常はみられず，お薬手帳ではβ遮断薬など徐脈を来す薬剤の内服はなかった．徐脈が持続したためアトロピン0.5mg/1mL/1A 2Aを追加静注したところで，循環器内科医が到着し経静脈ペーシングを行う方針になった．

文 献

1) Kusumoto FM, et al : 2018 ACC/AHA/HRS Guideline on the Evaluation and Management of Patients With Bradycardia and Cardiac Conduction Delay: A Report of the American College of Cardiology/American Heart Association Task Force on Clinical Practice Guidelines and the Heart Rhythm Society. Circulation, 140 : e382-e482, 2019 [PMID : 30586772]

352　第4章　救急外来，病棟管理で絶対マスターしたい疾患対応

14 頻脈性不整脈
〜よくある頻脈性不整脈を退治しよう

診断

✓ 頻脈の定義は心拍数≧100回/分

- 各不整脈の心電図波形を理解することも重要だが，適切な臨床判断をまずはできるようになる
- 頻脈が心不全のトリガーになるため，どのタイプの不整脈であっても心不全の合併がないかの評価は必要（詳細は「第4章-11 急性心不全」参照）

初期対応

頻脈性不整脈（wideでもnarrowでも）による循環不全が疑われる場合

- 人を集めて，ルート確保・心電図モニター装着・救急カートとカウンターショックの準備
- 12誘導心電図を確認してカウンターショックを行うか検討
- 12誘導心電図はとる余裕がない場合もある
- 洞性頻脈はカウンターショック不要

循環が安定しているがwide QRS頻脈の場合

- 自身で判断できる自信がなければ「原則VT」として扱う
- 即座に専門医にコンサルテーション

循環が安定しているnarrow QRSの頻脈の場合

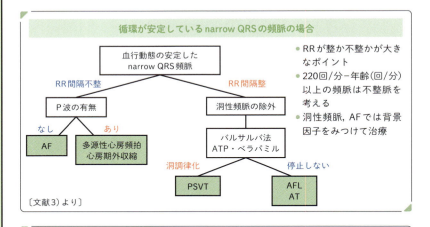

- RRが整か不整かが大きなポイント
- 220回/分−年齢（回/分）以上の頻脈は不整脈を考える
- 洞性頻脈，AFでは背景因子をみつけて治療

〔文献3）より〕

薬剤の使い方

- ATP10mg　急速静注　直後に生理食塩液20mLで後押し
  10mg→20mgと増量　喘息には禁忌
- ベラパミル5mg＋生理食塩液50mL　30分で静注
  状態が落ち着いていれば内服でも可
- ベラパミル40mg　1回1錠　1日2〜3回
  EFが低い場合，低血圧の場合は禁忌
- ビソプロロール0.625〜2.5mg　1回1錠　1日1回
- ランジオロール静注は本文参照
  喘息，EFが低い場合は少量から漸増を検討

頻脈を診るときのポイント！

- 頻脈の定義は心拍数 ≧ 100回/分である
- 循環不全を来していないか確認し，循環不全があればQRS幅によらずカウンターショックを検討する
- 循環不全がなければ，QRS幅がwide かnarrowかを評価し，wideなら専門医にコンサルテーションする
- 上室性頻脈の鑑別はRR間隔が整か不整かを評価する
- irregular narrow QRS頻脈で最も遭遇する心房細動への対応を押さえる
- 頻脈の患者さんで「隠れた心不全」を見逃さない
- 心室性頻脈は直ちに入院，上室性頻脈は循環動態安定なら入院は必須ではない
- カテーテル治療で頻脈をコントロール！　カテーテルアブレーションを知っておく

> **症例**　5時間前に突然動悸を自覚し，改善ないため救急外来を受診した79歳女性
> 息切れや下腿浮腫の自覚はない。体調不良の自覚も来院日まで特別なかった。体温36.8℃，血圧120/78mmHg，脈拍167回/分，呼吸数18回/分，SpO_2 98%（room air）。

頻脈の定義は心拍数 ≧ 100回/分である

- 頻脈は，心拍数 ≧ 100回/分と定義されている。
- 動悸や胸部不快感，労作時の呼吸困難を来し，高度になると失神や眼前暗黒感を来す。
- 頻度の少ないものも含めて各不整脈の心電図波形を理解することも大切だが，臨床的な判断を行ううえで重要なポイントを図1に示す[1]。

循環不全を来していないか確認し，循環不全があればQRS幅によらずカウンターショックを検討する

- カウンターショックは，以下のように定義されている。
    ①除細動：無脈性心室頻拍（VT），心室細動（VF）など致死的な不整脈に対して非同期で行うカウンターショック
    ②カルディオバージョン：心房細動（AF），心房粗動（AFL），脈ありVTなどにQRS波を同期させるカウンターショック

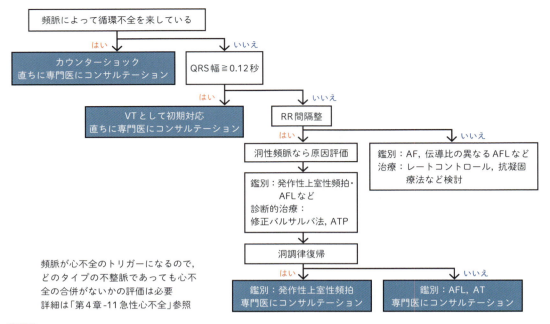

図1 頻脈に対するアプローチの全体像
〔日本内科学会専門医制度審議会救急委員会・編：内科救急診療指針2022．総合医学社，pp173-174，2022より作成〕

- 背景に低心機能を来す心疾患をもつ場合では，頻脈によって循環不全を来し血圧低下，冷汗，末梢冷感，チアノーゼなどショックを来すことがある。
- ショックが遷延すると，多臓器不全が進行し致命的な全身状態になる可能性があるため，循環不全を来している場合には上室性頻脈であっても心室性頻脈であってもカウンターショックを検討する。頻脈による循環不全が疑われる場合には，1人で対応せずに人を集めたうえで，速やかにルート確保・心電図モニターの装着・救急カートとカウンターショックの準備を行う。12誘導心電図を確認したうえでカウンターショックを行うか検討するが，頻脈かつショックなら全例でカウンターショックを行うわけではない。敗血症やアナフィラキシーで洞性頻脈と循環不全を来しているときなどでは，各疾患の治療を優先する。
- 高度な判断を要することも多く，指導医や専門医へコンサルテーションしたうえで実施する。

カウンターショックの方法とAF・AFLでの塞栓症リスク

- カウンターショック前の準備として，まずは気管挿管やマスク換気などがいつでもできるように準備しておく。意識が保たれている場合には，鎮静薬を使用する。
- 具体例は，以下のとおり（図2）。
  ①除細動器の電源を入れて心電図モニター電極をつける。モニター画面でQRS波がしっかりみえることを確認する。
  ②上室性頻脈および脈ありVTの場合，同期スイッチを入れる。無脈性VT，VFの場合には入れない。
  ③同期させた場合には，心電図モニター画面で，R波に一致してマーカーが出ていること

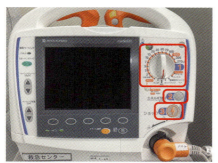
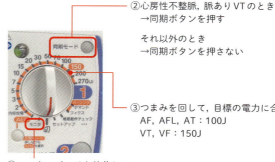

②心房性不整脈,脈ありVTのとき
→同期ボタンを押す

それ以外のとき
→同期ボタンを押さない

③つまみを回して,目標の電力に合わせる
AF, AFL, AT：100J
VT, VF：150J

①モニターパッチを装着して
つまみをモニターにセット
II誘導,感度1倍に

図2　カウンターショックの方法

　　を確認する。
　④AF,AFL,AT（心房頻拍）では100Jから,VT,VFでは150J（最大出力）でカウンターショックと覚えておく。
　⑤充電した後に放電を行う。
・AF,AFLでのカルディオバージョンは,特に発症して48時間以上経過しているような場合は脳塞栓症のリスクがあるため,本来はカルディオバージョンを行う3週間以上前の抗凝固療法や経食道エコー検査で心内血栓の有無を確認する。頻脈が原因で血行動態が破綻している場合は,緊急のカルディオバージョンもやむをえない。それ以外の状況では,塞栓症のリスクを最小限にするために抗凝固療法を十分行ってから行う。カルディオバージョン後に洞調律となってからのほうが塞栓症リスクは高いので,洞調律へ復帰した後も抗凝固療法の継続が必要である。

カウンターショックを行う前の鎮静薬の処方例
- チオペンタール（ラボナール®）0.5g＋添付の注射用水20mL　睫毛反射が消えるまで2〜4mLずつ投与
- プロポフォール1% 20mL（200mg/20mL）　2〜4mLずつ投与　自発呼吸を確認しながら少量ずつ投与

除細動器の設定例

脈がある場合（上室性頻脈・脈ありVT）
- QRS波同期,二相性100Jを同期してカルディオバージョン　不整脈が停止しなければ150Jなど漸増

　必ずQRS波と同期させる。さもなければ,shock on TとなりVFを誘発する恐れがある

致死的不整脈の場合（無脈性VT・VF）
- 二相性150Jを非同期にして除細動　無効であれば200J

循環不全がなければ，QRS幅がwideかnarrowかを評価し，wideなら専門医にコンサルテーションする

- 循環不全がなければ，心電図波形の評価を進めていき，QRS幅に注目する。
- QRS幅が0.12秒（120msec）以上＝12誘導心電図のマス目で3つ以上のものをwide QRS，そうでないものをnarrow QRSと判断する。
- narrow QRSの場合には上室性頻脈を考えるが，wide QRSの場合には，VF，VTの他，脚ブロックを伴う上室性頻脈やウォルフ・パーキンソン・ホワイト（WPW）症候群を伴う上室性頻脈などが鑑別にあがる。
- 脈があってwide QRSなら必ずしもVTというわけではないことに注意するが，診断がつくまではVTとして対応することが好ましいので，wide QRSの場合は速やかに専門医にコンサルテーションする。

> **本症例の経過**
> 循環不全を示唆する所見はなく，カウンターショックは不要と考えた。12誘導心電図は以下のとおりであった。

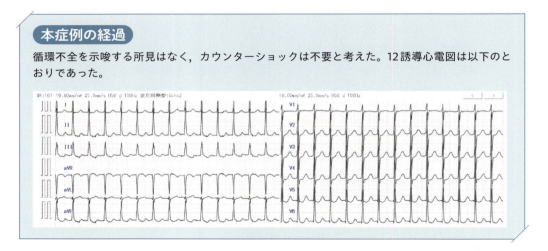

上室性頻脈の鑑別はRR間隔が整か不整かを評価する

- 上室性頻脈の鑑別（図3）では，RR間隔が整か不整か（リズムが整か不整か）を評価する[2), 3)]。
- RR間隔が不整の場合には，AFの頻度が高いが，伝導比の異なるAFL，多源性心房頻拍，心房期外収縮でも不整になる。
- RR間隔が整の場合には，まずは洞性頻脈でないか評価したうえで上室性頻脈の鑑別を進めていくが，本項ではまずは洞性頻脈の評価方法と対応を確認しておく。

1. 洞性頻脈の評価と対応

- 洞性頻脈の評価をする際に大切なことは，正常なP波があるかどうかと，年齢を加味して洞性頻脈でありえそうな心拍数かどうかである。洞性頻脈の心拍数は「220－年齢（回/分）」

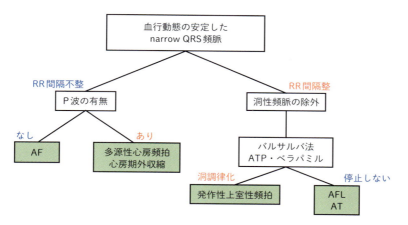

図3 上室性頻脈の鑑別
〔Brugada J, et al ; ESC Scientific Document Group : Eur Heart J. 41 : 655-720, 2020 より〕

表1 洞性頻脈の原因

・貧血	・発熱性疾患（感染症や膠原病，腫瘍など）
・脱水	・内分泌疾患（甲状腺中毒症や褐色細胞腫）
・疼痛	・肺血栓塞栓症
・不安障害	・非代償性心不全
・低酸素血症	・離脱症状（アルコールやベンゾジアゼピン系薬など）

を超えないとされ，例えば80歳の患者さんの心拍数が180回/分であれば不整脈がある可能性が高いと考える。
- 正常なP波の定義は，Ⅰ，Ⅱ，aVF，V4～6で陽性のP波があり，aVRで陰性のP波があることとされる。
- これらの評価で洞性頻脈が疑わしい場合には，原因の評価を行い，原因となっている疾患への治療を行う。原因の鑑別は，表1のように多岐にわたる。洞性頻脈だから何もしなくて良いわけではないことを心得る。

2. regular narrow QRS頻脈の鑑別

- RR間隔が整の場合は，発作性上室性頻拍（PSVT）やAFL，ATなどが原因として考えられるが，時に専門医でも鑑別が難しいことがある。
- 迷走神経刺激は非侵襲的な処置で，PSVTの停止率は必ずしも高くないが，頻脈が停止した場合にはPSVTと診断することができるので，診断的治療として有効である。
- アデノシン三リン酸（adenosine triphosphate；ATP）は，房室結節の刺激伝導を遅延することでPSVTの停止が期待できるほか，ATやAFL，洞性頻脈との鑑別にも有用である。

(1) 迷走神経刺激手技と修正バルサルバ法

- 迷走神経刺激手技としては，頸動脈洞マッサージと息こらえによるバルサルバ法がある。
- 古典的なバルサルバ法は息こらえを10～30秒ほど行い，息こらえ解放後に迷走神経緊張

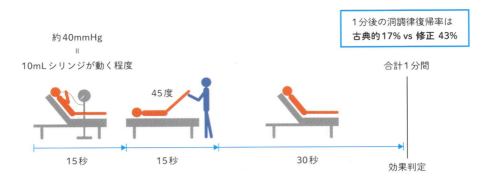

図4 修正バルサルバ法

〔Appelboam A, et al：Lancet, 386：1747-1753, 2015／Gaudart P, et al：Am J Emerg Med. 41：66-69, 2021 より作成〕

が生じることを利用しているが，頻脈は約5〜20％でしか停止しない。
- 近年報告された修正バルサルバ法（図4）では，息こらえの際に下肢を挙上させると頻脈が43％で停止したとされ[4]，その後の追試でも50％程度で頻脈の停止が報告されている。
- 具体的な方法は，以下のとおり。
  ①リクライニングを手動で調節することが可能なベッドで半座位を取る。
  ②10mLシリンジの先端をくわえてもらい，シリンジが動く程度に15秒間息を吐いてもらう。
  ③吐ききった直後に仰臥位（リクライニングをフラットにする）を取りつつ，用手で両下肢を45度程度まで15秒間挙上する。
  ④半座位に戻して30秒後に効果判定を行う。

（2）ATPの使い方と注意点

- ATPは迷走神経刺激と異なりPSVTの停止率が90％以上と高いが，副作用や投与方法などで注意すべき点がある。
- 気管支の攣縮作用があるので気管支喘息の既往があれば禁忌のため，投与前に必ず確認する。その他の副作用として，胸部不快感や嘔気，頭痛，顔面紅潮などもあるため，事前に説明が必要である。
- 半減期が10秒以下と極めて短い薬剤なので，通常の静脈注射と投与方法が異なり，三方活栓を2つ連結してつなぐ。三方活栓の患者側にアデノシン三リン酸二ナトリウム水和物（ATP：アデホス®）のシリンジをつけ，上流側に生理食塩液20mLをつける（図5）。ATPを静注した直後に生理食塩液で後押しを行う。ATPを投与する前には，心電図をマニュアルモードに変えてATP投与前後の波形を長時間記録できる準備も必要である。
- その他，ATPを生理食塩液20mLで溶解して三方活栓単独での投与方法もある。
- PSVTは頻脈が改善しても再発が多い一方，カテーテルアブレーションの効果が最も期待できる不整脈なので，希望があれば後日専門医の外来を受診できるように調整する。

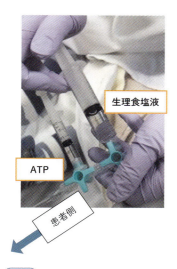

図5 ATP投与時のシリンジの連結方法

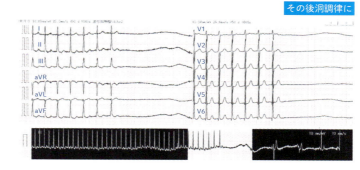

図6 PSVTにATPを投与した場合の心電図

ATPの投与方法

- ATP（アデホス®）10mg　急速静注＋生理食塩液20mLで急速後押し
- ATP＋生理食塩液20mL　希釈して急速静注

房室ブロックが出現するまでATPを10mg→20mg→40mgと漸増
気管支喘息や冠動脈攣縮の既往がある場合には使用しない
投与後に胸内不快感，嘔気，頭痛，顔面紅潮などが一過性に生じるため事前に説明
ATPの半減期は10秒以下と短いため，急速静注

- ATPを投与したのちの心電図が鑑別に非常に重要となる。
  ①PSVTであれば数秒フラットとなったのちに洞調律に復帰（図6）
  ②AFであればf波（細動波）のみ残り再度AFに移行
  ③AFLであればF波（粗動波，鋸歯状波）のみ残り再度AFLに移行
  ④ATや洞性頻脈であればP波のみ残り再度ATや洞性頻脈に移行

本症例の経過

本症例の心電図評価ではP波は明らかではなく，年齢を加味しても洞性頻脈の可能性は低いと考えられた。修正バルサルバ法を施行したが洞調律に戻らなかった。気管支喘息の既往がないことや副作用を説明のうえATPを投与したところ，数秒フラットになりその後洞調律となったため，PSVTと診断した。

irregular narrow QRS頻脈で最も遭遇する心房細動への対応を押さえる

- RR間隔が不整になる上室性頻脈で最も遭遇する頻度の高いAFへの初期対応を図7に示す[2]。
- 12誘導心電図での波形診断のポイントは，RR間隔が不規則なことに加えてP波が消失しf波とよばれる基線の動揺がみられることである（図8）。心電図の所見がなくても，脈の触知で規則性がまったくない（irregularly irregular）場合にもAFが強く疑われる。
- 前述のとおり，AFそのもので血圧低下など循環不全を来している場合には，カルディオバージョンを検討する。
- 血行動態が安定していれば，以下の介入を行っていく。
①AFを発症した背景因子への介入，②抗凝固療法の導入，③レートコントロール

1. AFを発症した背景因子への介入

- まずは，AFを発症した背景因子を評価。おおむね洞性頻脈の原因と重なるが表2のとお

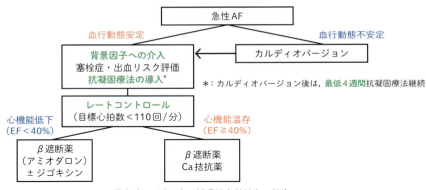

図7　AFに対する初期対応のフローチャート
〔日本循環器学会，他：2020年改訂版 不整脈薬物治療ガイドライン．https://www.j-circ.or.jp/cms/wp-content/uploads/2020/01/JCS2020_Ono.pdf（2024年10月閲覧）より〕

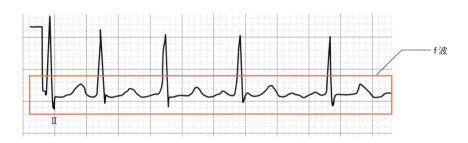

図8　AFの12誘導心電図

表2 AFの背景因子

背景因子	確認ポイント
心臓・胸部手術後	病歴の聴取，手術痕の確認
急性感染症	発熱，局所症状
非心臓・胸部手術後	病歴の聴取，手術痕の確認
急性心筋梗塞	胸痛，心電図，心筋逸脱酵素
心膜炎・心タンポナーデ	胸痛，心電図，心エコー
甲状腺中毒症	甲状腺腫大，TSH，FT4
アルコール中毒	アルコール摂取歴
肺血栓塞栓症	胸痛，低酸素血症，片側下肢浮腫

〔Lubitz SA, et al：Circulation, 131：1648-1655, 2015 より〕

りである[5]。

- 背景疾患がある場合，頻脈の治療のみでは頻脈をコントロールすることは不可能であり，原疾患の治療が必要と心得る。

2. AFへの抗凝固療法とDOAC使用時の注意点

- AFは全脳梗塞の原因の20〜30％を占める代表的な不整脈であり，新規に診断されたAFには抗凝固療法の開始を検討する（図9）[6]。

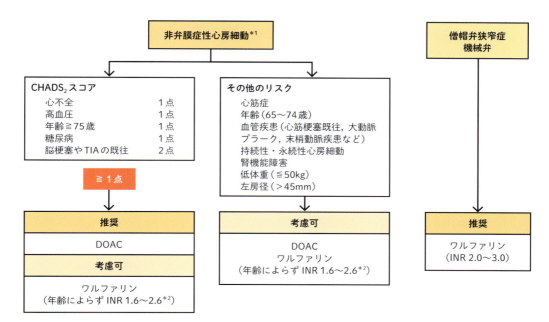

*1：生体弁は非弁膜症性心房細動に含める
*2：非弁膜症性心房細動に対するワルファリンのINR 1.6〜2.6の管理目標については，なるべく2に近づけるようにする
　　脳梗塞既往を有する二次予防の患者や高リスク（CHADS₂スコア3点以上）の患者に対するワルファリン療法では，年齢70歳未満ではINR 2.0〜3.0を考慮

図9 心房細動における抗凝固療法

〔日本循環器学会，他：2020年改訂版 不整脈薬物治療ガイドライン．https://www.j-circ.or.jp/cms/wp-content/uploads/2020/01/JCS2020_Ono.pdf（2024年10月閲覧）より〕

表3　DOACとワルファリンのメリット・デメリット

	DOAC	ワルファリン
メリット	出血性合併症が少ない 凝固能のモニタリングが不要 食事制限が不要	薬価が安い
デメリット	拮抗するための薬剤が高額で施設によっては取り扱いがない	食事制限が必要 定期的なPT-INR評価が必要
その他注意点	機械弁置換術後や僧帽弁狭窄症，透析中・高度腎機能障害，肝機能障害（Child-Pugh分類B，C）では禁忌	

- 抗凝固療法の開始基準はCHADS$_2$スコアとその他のリスク因子に基づいて判断されており，CHADS$_2$スコア≧1点あるいは脳梗塞のリスク因子を有する場合には抗凝固療法を原則開始する。
- AFLもAFと同等の塞栓症リスクがあることが報告されており，AFLでもAFと同様の抗凝固療法が推奨されている。
- 抗凝固療法には，直接経口抗凝固薬（DOAC）とワルファリンの2種類があり，それぞれメリット・デメリットがある（表3）。
- DOACはワルファリンよりも出血合併症の発生率が低く，定期的な凝固能モニタリングも不要というメリットがあるが，年齢や体重，Crによって投与量の調整が必要になることも押さえておく。
- ワルファリンでは納豆・クロレラ・ほうれん草といったビタミンKを多く含む食材を制限する必要があるが，DOACでは食事制限は不要のため，使用できるならDOACを優先することが推奨される。
- DOACではなくワルファリンを使うタイミングは，機械弁置換術や僧帽弁狭窄症の既往がある患者さんがAFを合併した場合と覚える。DOACは透析中の場合や高度の腎機能障害（Ccr＜15mL/分），肝機能障害（Child-Pugh分類B，C）がある場合に禁忌のため，その際にもワルファリンを使用する。透析患者さんのAFへのワルファリン投与の適応は慎重に判断する。
- 抗凝固療法を開始する際には，出血リスク評価も行う。
- 出血リスク評価はHAS-BLEDスコアが有名であり（表4），3点以上で出血の高リスク（年間3.74％）とされるが[7]，抗凝固療法の禁忌となるわけではなく，塞栓症リスクとのバランスを考えて検討する。
- 高血圧やアルコール多飲，併用薬など介入可能なものへの介入も検討する。

抗凝固薬の処方例

DOACの場合
- リバーロキサバン（イグザレルト®）15mg　1回1錠　1日1回　朝食後
  30≦Ccr≦50mL/分では10mg　1回1錠　1日1回　朝食後
  15≦Ccr≦30mL/分では適応を慎重に検討したうえで10mg　1日1回

表4　HAS-BLEDスコア

	リスク因子の詳細	点 数
Hypertension	高血圧（収縮期血圧 > 160mmHg）	1
Abnormal renal/liver function	腎機能障害（透析，腎移植後，Cr ≧ 2.26mg/dL） 肝機能障害（肝硬変，Bil > 2 × 正常上限，AST/ALT/ALP > 3 × 正常上限）	各1　最大2
Stroke	脳卒中の既往	1
Bleeding	出血または出血傾向	1
Labile INRs	不安定なPT-INR	1
Elderly	> 65歳	1
Drug or alcohol	薬物（抗血小板薬やNSAIDs）やアルコール依存症	各1　最大2
合　計		0〜9

〔Pisters R, et al : Chest, 138 : 1093-1100, 2010 より〕

- アピキサバン（エリキュース®）5mg　1回1錠　1日2回　朝夕食後
  80歳以上，体重60kg以下，Cr ≧ 1.5mg/dLの2つ以上に該当する場合には2.5mg　1回1錠　1日2回
- エドキサバン（リクシアナ®）60mg　1回1錠　1日1回　朝食後
  体重60kg以下，30 ≦ Ccr ≦ 50mL/分，P-糖タンパク質阻害作用のある薬剤と併用する場合には30mg　1回1錠　1日1回
  15 ≦ Ccr < 30mL/分では有効性や安全性は確立していないが，使用するなら30mg　1回1錠　1日1回
- ダビガトラン（プラザキサ®）75mg　1回2Cap　1日2回　朝夕食後
  70歳以上，30 ≦ Ccr ≦ 50mL/分，P-糖タンパク質阻害作用のある薬剤と併用する場合，消化管出血の既往がある場合には110mg　1回1Cap　1日2回　朝夕食後

ワルファリンの場合
- 腎機能や肝機能，年齢，体重によって開始量はさまざま
  慣れるまでは指導医に投与量はコンサルテーション

3. AFへのレートコントロール

- 頻脈のコントロールには，薬物的除細動と心拍数調整療法（レートコントロール）がある。
- レートコントロールの目的は，洞調律への復帰ではなく，心拍数のコントロールである。心拍数のコントロールが問題になるのは，主にAFの場合のため抗不整脈薬の使い方を覚えておく（図10）[6]。
- レートコントロールに使用する主な薬剤は，β遮断薬，カルシウム拮抗薬，アミオダロン，ジギタリス製剤である。
- AFで目標とする心拍数は安静時110回/分未満の緩やかなコントロールが推奨されており，AT，AFLなど他の上室性頻脈でも目標は同様である。レートコントロールは，心機能低下時（EF < 40%）ではβ遮断薬やジギタリス製剤を使用し，心機能温存時（EF ≧ 40%）ではβ遮断薬やカルシウム拮抗薬を使用する。
- アブレーションなどによる早期のリズムコントロールでの予後改善が示されてきており，アブレーションが可能そうな場合は外来で循環器内科にコンサルテーションする。

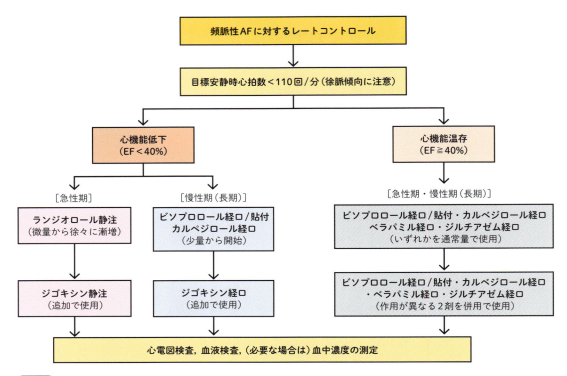

図10 頻脈性AFに対するレートコントロールの治療方針
〔日本循環器学会，他：2020年改訂版 不整脈薬物治療ガイドライン．https://www.j-circ.or.jp/cms/wp-content/uploads/2020/01/JCS2020_Ono.pdf（2024年10月閲覧）より〕

(1) 心機能低下時

- 第一選択はβ遮断薬で，急性期には超短時間作用型のランジオロール（オノアクト®）がよく用いられる．ランジオロールの低心機能症例への使用時は，少量（1mcg/kg/分）から開始し，血圧や心拍数をこまめにモニタリングしながら徐々に漸増していく（最大投与量10mcg/kg/分）．
- 効果が不十分な場合には第二選択のジギタリス製剤を追加する．
- アミオダロンは，AFでカルディオバージョンを考慮しつつ心拍数の調整も試みたい場合に用いる（ただし，保険適用外のため施設の方針に従う）．

(2) 心機能温存時

- 心機能温存時では，カルシウム拮抗薬のベラパミル（ワソラン®）やジルチアゼム（ヘルベッサー®）を使用しても良いが，使用時は経胸壁心エコー検査などで心機能が保たれていることを確認し，低血圧や心不全の合併例では使わないよう注意．医原性に急変させる可能性がある．

> **処方例**
>
> **静注薬の場合**
>
> β遮断薬：
> - ランジオロール（オノアクト®）150mg＋生理食塩液50mL
>   1μ/kg/分（体重50kgなら1mL/時）で開始，最大10μ/kg/分（体重50kgなら10mL/時）
>
> カルシウム拮抗薬：
> - ベラパミル（ワソラン®）5mg＋生理食塩液50mL　30分かけて投与
> - ジルチアゼム（ヘルベッサー®）10mg＋生理食塩液50mL　30分かけて投与
>
> アミオダロン（保険適用外）：
> - 初期投与　125mg＋ブドウ糖液100mL　10分で投与
> - 負荷投与　750mg＋ブドウ糖液500mL　33mL/時で6時間投与
> - 維持投与　750mg＋ブドウ糖液500mL　17mL/時で投与
>
> アミオダロン使用の際，事前にKL-6・胸部X線で間質性肺炎，TSHなどで甲状腺機能を評価
>
> ジギタリス製剤：
> - デスラノシド（ジギラノゲン®）0.4mg　静注あるいは筋注
>   効果不十分なら0.2〜0.4mgを追加静注
>
> **内服薬の場合**
>
> β遮断薬：
> - ビソプロロール（メインテート®）0.625〜2.5mg　1回1錠　1日1回　朝食後
> - カルベジロール（アーチスト®）2.5〜5mg　1日1回　朝食後
>
> ビソプロロールのほうがカルベジロールより心拍数抑制作用は強い
>
> カルシウム拮抗薬：
> - ベラパミル40mg　1回1錠　1日2〜3回
> - ジルチアゼム30〜60mg　1回1錠　1日3回　毎食後

4. ジギタリス製剤のピットフォール

- ジギタリス製剤は，ワルファリンやテオフィリンなどと同様に血中濃度をモニタリングしながら用量を調整する必要がある。
- 血中濃度の基準値は0.8〜2.0ng/mLと設定されている。しかし，心不全へのβ遮断薬療法が確立する以前に洞調律で低心機能（EF≦45％）の慢性心不全へのジゴキシンの有用性を検討した臨床研究で，血中濃度0.5〜0.8ng/mL群でのみプラセボ群と比較して死亡率が有意に低く，1.2ng/mL以上の群では死亡率が有意に高かった[8]。
- 血中濃度1.5ng/mL以上では消化器系の副作用が出やすいことが知られている。「検査値が赤色で返ってこないから大丈夫」と勘違いしないようにする。
- ジギタリス製剤の目標血中濃度は，低心機能の慢性心不全では0.9ng/mL以下とし，心疾患のない場合でも1.5ng/mLは超えない範囲で管理をすべきである。
- 単回で使用する場合は，副作用を恐れすぎる必要はない。

頻脈の患者さんで「隠れた心不全」を見逃さない

- 頻脈で来院した患者さんを診察するときに，心不全を合併していないかどうかを常に頭に入れておく。
- 頻脈が続くことで心負荷がかかり，頻脈誘発性心筋症の原因になったり，もともと心疾患の既往のある患者さんに頻脈が合併することで心不全増悪のトリガーになる場合もある。
- 心不全の兆しを見逃すとその後のマネジメントに大きく影響するので，頻脈の患者さんを診察するときは必ず心不全症状（労作時呼吸苦，起坐呼吸，倦怠感，むくみ，食欲不振など）の確認と head to bottom の身体診察をルーチンに行う。
- 問診や診察，バイタルサインから心不全が疑われる場合，心電図のみならず胸部 X 線や血液検査，心エコー検査などを必要に応じて追加する。
- 心不全への対応は，「第4章-11 急性心不全」を参照する。

心室性頻脈は直ちに入院，上室性頻脈は循環動態安定なら入院は必須ではない

- 心室性頻脈の場合には，不整脈が停止したとしても急性冠症候群をはじめとした器質的な疾患の評価が必須であり，直ちに専門医にコンサルテーションのうえ入院する必要がある。
- 上室性頻脈であっても循環不全を来している症例では，カルディオバージョンの実施を検討し入院についても専門医にコンサルテーションする。
- 上室性頻脈で循環動態が安定している場合には，これまで示してきた治療を行うが，仮に不整脈が停止しなくても入院が必須ということはない。

カテーテル治療で頻脈をコントロール！ カテーテルアブレーションを知っておく

- 抗不整脈薬を使用しても頻脈発作を繰り返し，病院受診を繰り返す場合，頻脈をコントロールする手段としてカテーテルアブレーションを専門医にコンサルテーションする。
- カテーテルアブレーションとは，カテーテルを用いて心臓内の不整脈基質を焼灼することで発作のコントロールを行う治療である。
- 治療の詳細は専門的になるため省略するが，PSVT へのカテーテルアブレーションの成功率は 95～97％ と高く，発作のコントロールとしては薬物治療よりも有効である[6]。
- AT，AF，AFL などにもカテーテル機器の進歩により成功率は改善しつつあり，薬物治療でも発作を繰り返す場合には良い適応になる。
- 不整脈治療は状態に合わせたテーラーメイドの必要があるため，上室性頻脈の患者さんを

診察した場合には，後日専門医にその後の治療方針をコンサルテーションすることをお勧めする。

> **本症例の経過**
>
> 本症例では，PSVTが疑われ初回指摘ではあったが病歴上頻脈発作を繰り返していることが疑われた．カテーテルアブレーションの適応を検討するべく，翌日循環器内科外来を受診できるように調整を行って帰宅の方針になった．

文献

1) 日本内科学会専門医制度審議会救急委員会・編：内科救急診療指針2022．総合医学社，pp173-174, 2022
2) 杉崎陽一郎・監：循環器のトビラ；循環器には興味がある でもちょっと苦手 そんな皆さんようこそ．メディカル・サイエンス・インターナショナル，p151, 2022
3) Brugada J, et al；ESC Scientific Document Group：2019 ESC Guidelines for the management of patients with supraventricular tachycardiaThe Task Force for the management of patients with supraventricular tachycardia of the European Society of Cardiology (ESC)．Eur Heart J, 41：655-720, 2020［PMID：31504425］
4) Appelboam A, et al；REVERT trial collaborators：Postural modification to the standard Valsalva manoeuvre for emergency treatment of supraventricular tachycardias (REVERT)：a randomised controlled trial. Lancet, 386：1747-1753, 2015［PMID：26314489］
5) Lubitz SA, et al：Long-term outcomes of secondary atrial fibrillation in the community: the Framingham Heart Study. Circulation, 131：1648-1655, 2015［PMID：25769640］
6) 日本循環器学会，他：2020年改訂版 不整脈薬物治療ガイドライン（https://www.j-circ.or.jp/cms/wp-content/uploads/2020/01/JCS2020_Ono.pdf）（アクセス：2024年10月）
7) Pisters R, et al：A novel user-friendly score (HAS-BLED) to assess 1-year risk of major bleeding in patients with atrial fibrillation: the Euro Heart Survey. Chest, 138：1093-1100, 2010［PMID：20299623］
8) Rathore SS, et al：Association of serum digoxin concentration and outcomes in patients with heart failure. JAMA, 289：871-878, 2003［PMID：12588271］

15 てんかん重積
～ジアゼパムからの？

言葉の定義/診断と鑑別

言葉の定義
- 発作（seizure）：脳内の異常な電気活動のために起こる突然の制御不能な体の動きや意識の変化。原因がてんかん，非てんかんに分けられる
- けいれん：全身または一部の筋肉が発作的に収縮する症状
  ① 局所性：焦点発作など運動発作，しゃっくりなど
  ② 全身性：強直間代発作など
- てんかん：てんかん性発作を引き起こす持続性素因を特徴とする慢性の脳の疾患

発作とけいれんの関係
発作：欠伸発作，複雑部分発作
発作∩けいれん：運動発作，強直間代発作
けいれん：こむら返り，しゃっくり

☑ 発作イベントとその原因の鑑別

原因での分類	見た目での分類
・てんかん性　・非てんかん性	・けいれん性　・非けいれん性

5分以上発作が持続するものを「てんかん重積状態」という

治療

- てんかん重積の治療では，以下を同時に行う
  ① A・B・C の安定化，モニタリング
  ② 原因検索
  ③ 薬物療法

☑ 持続時間から3段階に分けてアプローチ

第一段階：早期てんかん重積状態（発作開始5～10分）
① A・B・C の安定化・モニタリング：モニター装着，酸素投与，静脈ルート確保
② 原因検索：血液ガス，一般検査，抗てんかん発作薬血中濃度など，けいれんが速やかに頓挫すれば，頭部 CT・脳 MRI
③ 薬物療法：（ルートあり）ジアゼパム 5～10mg またはロラゼパム 4mg 静注，
　　　　　　（ルートなし）ミダゾラム 5～10mg 鼻腔・口腔内・筋注で発作を頓挫

第二段階：確定したてんかん重積状態（発作開始30～60分）
② 原因検索：薬物療法で安定してきたら，頭部 CT・脳 MRI で評価
③ 薬物療法：抗てんかん発作薬を開始。レベチラセタム（1,000mg＋生理食塩液 100mL 15分で投与最大 3,000mg まで繰り返し可）が禁忌も少なく投与量も覚えやすく使いやすい。検査で原因がわかれば対応

第三段階：難治てんかん重積状態（発作開始60分～）
① A・B・C の安定化・モニタリング：鎮静薬の持続的な使用で呼吸抑制を来すため，人工呼吸管理を開始
③ 薬物療法：鎮痛薬の持続投与により，脳波上の発作波消失を目標にする。専門医との協力必須

てんかん重積を診るときのポイント！

- 発作とてんかん，けいれんなどの用語を整理する
- てんかん重積ではけいれんや意識障害が5分以上続く
- てんかん重積の原因はてんかん性と非てんかん性の2つ
- てんかん重積の診療の流れ——A・B・Cの安定化・原因検索・薬物治療は同時並行で行う
- てんかん重積は基本入院，原因にあわせた専門科にコンサルテーションする
- 発作がコントロールできれば退院，当該科で経過観察する

> **症例　既往歴のない40歳男性**
> 1週間前から発熱が出現し，2日前から言動がおかしくなり，本日から反応が鈍くなり，全身のけいれんが5分以上続いているので救急搬送された。来院時，全身を硬直させてガクガクさせる動きを繰り返していた。

発作とてんかん，けいれんなどの用語を整理する

- 「発作（seizure）」イベントは，原因での分類と見た目での分類がある。
  ①原因での分類：側頭葉てんかんなどを始めとしたてんかんによる「てんかん性」と脳炎や低血糖などてんかんによらない「非てんかん性＝急性症候性発作」に分けられる。
  ②見た目での分類：「けいれん性」と「非けいれん性」に分けられる。
- まとめると，「発作（seizure）」には，てんかんが原因になるものもあればてんかんが原因でないものもあるし，けいれんするものもあればけいれんしないものもある，ということになる（図1）。

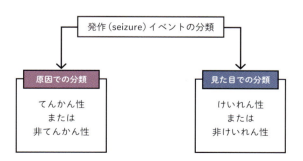

図1　てんかん重積で使われる用語の整理

てんかん重積ではけいれんや意識障害が5分以上続く

- てんかん重積は，急にけいれんや意識障害などの発作症状が出現し，5分以上続く場合をいう。てんかん発作は通常数分以内で終わることが多いが，5分以上続いててんかん重積と判断したら治療を開始することが推奨されている[1),2)]。てんかん放電が30〜45分以上続くと脳に損傷が起こる。
- 厳密にはてんかん重積の定義の発作持続時間はてんかん発作の種類で異なるが[3),4)]，大事な目安として5分以上と覚えておく。
- けいれんを伴わない意識障害が主体のてんかん重積は，非けいれん性てんかん重積（NCSE）という[3)]。症状は多彩でNCSEは見逃されていることが多いが，最近注目されてきており脳波検査で診断が必要となる。
- 本項では救急外来で遭遇する頻度が多くけいれんを伴う，けいれん性てんかん重積（CSE）を解説する。

てんかん重積の原因はてんかん性と非てんかん性の2つ

- てんかん重積の原因は，大きくてんかん性と非てんかん性の2つに分かれる（図2）。
  ①てんかん性の場合：その原因として，てんかん発作の悪化や抗てんかん発作薬の怠薬，全身疾患の合併，何らかの誘因（飲酒，睡眠不足，疲労，薬物，月経など）が考えられる。
  ②非てんかん性の場合：急性症候性発作とよぶが，原因として中枢神経疾患関連，代謝内分泌・中毒関連，全身性疾患などが考えられる[5)]。

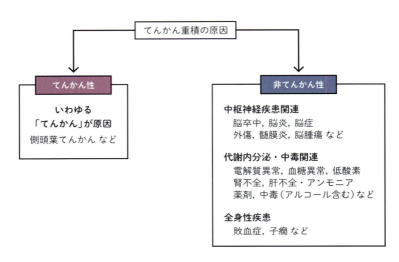

図2　てんかん重積の原因・誘因

- てんかん重積の鑑別は中枢神経疾患が多いが，意識障害の鑑別診断と同様にAIUEOTIPSで原因を考えつつ，てんかんであれば，抗てんかん発作薬の怠薬や誘因を考えておくことが重要である．ただし，てんかんであっても，非てんかん性の原因でてんかん重積が生じることがあるので注意する．

1. 原因検索で重要な問診・診察事項

- 前述の原因を検索するために必要な問診事項として，以下が重要である．
  - ①発作の様子（手足の動き・左右差，開閉眼，眼球偏位）
  - ②前兆や普段の状況（ストレスや飲酒，服薬アドヒアランス，違法薬物やアルコールの摂取歴）
  - ③発作が止まっていれば発作後の状況（意識状態が普段どおりになっているか，尿失禁の有無，トッド麻痺といわれるけいれん後の運動麻痺の有無）
  - ④既往歴（脳卒中や頭部外傷，脳腫瘍など）
- 身体所見は，意識レベル，瞳孔，筋力の左右差，舌咬傷や失禁の有無，けいれんの動きなどが重要になる．

2. けいれん中と頓挫後に実施する検査項目

- けいれん中はルート確保と血液ガス・血液検査がやっとというところで，その他の検査ができる状態ではない．まずは，けいれんを後述する流れで止める．けいれんが頓挫した場合には，検査を追加していく．
- 画像検査実施中に発作を起こす可能性があるので，必ずジアゼパム（セルシン®）とバッグバルブマスクを持って移動する．

検査例

けいれん中
- 血液ガス
- 血液検査（Na・K・Ca・Mg含む電解質，腎機能，肝機能，凝固系）
- 抗てんかん発作薬の血中濃度（内服者のみ）

けいれんが頓挫した後
- 頭部CT，脳MRI
- 12誘導心電図
- （症例次第）尿中薬物スクリーニング
- （原因として感染症が疑われる場合）培養検査，腰椎穿刺

てんかん重積の診療の流れ──Ａ・Ｂ・Ｃの安定化・原因検索・薬物治療は同時並行で行う

- てんかん重積の治療は，発作を止めるだけでなく，病態の安定化と原因検索も同時に行う必要がある（図3）。そのため，3つの介入〔①Ａ・Ｂ・Ｃ（airway, breathing, circulation）の安定化・モニタリング，②原因検索，③薬物治療〕を同時に行いながら，三段階に分けて考えることが重要である。
- 「てんかん診療ガイドライン2018」のてんかん重積状態の治療フローチャートを図4に示す[2]。

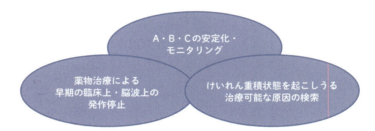

図3　てんかん重積への介入

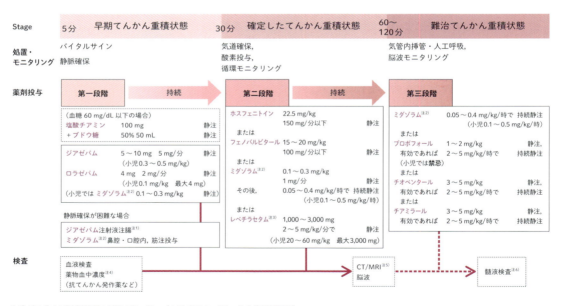

注1）ジアゼパム注射液注腸の用量は10～30mg（小児では0.2～0.5mg/kg）（保険適用外）。
注2）ミダゾラムを鼻腔・口腔内，筋注投与する場合は0.5％注射液を10mg（小児では0.3mg/kg）使用する（保険適用外）。静注・持続静注する場合は0.1％注射製剤が保険適用である。ミダゾラム0.1％注射製剤の添付文書での投与量は，静脈投与0.15mg/kg，持続投与0.1～0.4mg/kg/時となっている。全身麻酔療法では適宜増減する。
注3）てんかん重積状態には保険適用外である。
注4）てんかん治療中であれば服用中の抗てんかん発作薬血中濃度を確認する。また，けいれん誘発性薬物（テオフィリンなど）の過量が疑われる場合は可能であれば血中濃度を確認する。
注5）必要に応じて頭部MRIまたはCTを行い原因を検索する。必要があれば急性症候性発作に準じて治療を開始する。心因性発作の鑑別や治療効果の判定のために持続脳波モニタリングができれば理想的であるが，困難であっても，治療後にてんかん重積状態が終息しているか脳波で確認することが望ましい。
注6）髄膜炎・脳炎などが疑われる症例は髄液検査を行う。髄液一般，培養，鏡検などのほかに，後に抗神経抗体などの検索ができるように一部を冷凍保存することが望ましい。

図4　てんかん重積状態の治療フローチャート
〔日本神経学会・監：てんかん診療ガイドライン2018，医学書院，2018より〕

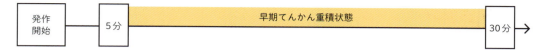

A・B・Cの安定化
通常の救急患者さんと同様にA・B・Cの評価から
モニター装着・心原性を除外・酸素投与（10L）
用手的気道確保でルート確保→薬剤投与を優先する
それでも気道閉塞が切迫している場合は気管内挿管も検討
（バイトブロックや経口エアウェイの使用は推奨されない）

発作を止める
低血糖：チアミン100mg＋50%ブドウ糖液 50mL投与
ルートあり：ジアゼパム5〜10mg または ロラゼパム4mg静注　　ルートなし：ミダゾラム10mg 鼻腔・口腔内・筋注

治療可能な原因検索　ルート確保と血液検査
最低限血糖値（簡易血糖測定器）と血液ガス（Na異常、Ca異常、O_2/CO_2異常）
病歴聴取（アルコール）、薬歴（抗てんかん発作薬など）、身体診察、血液検査

図5　A・B・Cの安定化と第一段階の対応

第一段階：早期てんかん重積状態への初期対応

- てんかん重積をみたら，まず，A・B・Cの安定化が重要であり，安全なベッドに移して，モニター装着，酸素投与，静脈ルート確保を行う（図5）。
- けいれん性の発作の場合，バイタルサインの測定や気道確保が困難なこともしばしば経験するが，そこにこだわりすぎず，まずは酸素大量投与，気道確保の努力を行いながら，けいれん性発作を頓挫させるべく投薬などを開始する。
- その際に，原因検索として，前述した血液ガス，一般血液検査，抗てんかん発作薬の血中濃度（内服者のみ）も提出，アルコールの病歴も確認する。
- 静脈ルートが確保でき次第，すぐに治療も開始。最初に提出した血液ガスで血糖値≦60mg/dLの場合，チアミン100mg（ビタメジン®）＋50%ブドウ糖液50mLを投与する。
- 血糖値が正常な場合，ジアゼパム5〜10mgかロラゼパム（ロラピタ®）4mgを投与する。
- 静脈ルート確保が困難な場合，ミダゾラム（ドルミカム®）10mgを鼻腔・口腔内・筋注投与する。
- けいれんが速やかに頓挫する場合には，頭部CT・脳MRIなどで原因の検索に進んでいく。

第二段階：確定したてんかん重積状態で困ったら早めに人を呼ぶ

- ジアゼパムやロラゼパムでもけいれんが頓挫しない場合，確定したてんかん重積状態となり，第二段階の治療に移行する（図6）。この段階では，呼吸や循環動態が不安定になりやすいため，気道確保や循環モニタリングがより重要になる。
- 治療薬はレベチラセタム（イーケプラ®），ホスフェニトイン（ホストイン®），ミダゾラム，フェノバルビタール（フェノバール®）が選択肢になる。よく使用されるのは，レベチラセタム1,000〜3,000mgやホスフェニトイン22.5mg/kgである。レベチラセタムは，精神症状などの副作用があるが，その他に副作用が少なく薬物相互作用もほぼないので使

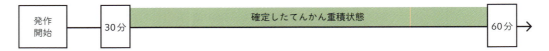

図6　第二段階の対応

いやすい．ホスフェニトインも良く使用されるが，不整脈が起こりやすいため洞性徐脈や高度の刺激伝導障害，併用禁忌薬剤内服時には使えないので注意が必要である．フェノバルビタール15〜20mg/kgは良く効くが，循環動態悪化，併用禁忌薬があるので注意が必要である．

- ミダゾラム0.1〜0.3mg/kg（持続投与0.05〜0.4mg/kg/時）は鎮静薬であり呼吸抑制が生じるため，気管内挿管の準備をしておくことが大事である．イメージとしてはレベチラセタムなどの抗てんかん発作薬で止められない場合に開始する．
- これらの治療を開始しつつ（もしくは薬剤選択がわからなければその時点で），その後に持続鎮静と気道確保のための気管内挿管に移行する可能性もあるため，指導医のほか，神経内科もしくは集中治療医にコンサルテーションする形が現実的である．
- 第一段階の治療・第二段階の治療で安定してきたら，前述の頭部CT・脳MRIなどで原因の検索に進んでいく．
- この頃には血液検査の結果も出ていることが多いため，低ナトリウム血症など明らかな原因があればそれらへの対応を行う．
- けいれんが止まっていても，NCSEが生じている可能性もあるので，早期の脳波モニタリングが推奨される．

第三段階：難治てんかん重積状態への対応は持続鎮静とICU管理

- てんかん重積が60分以上続くことはまれだが，第三段階の難治てんかん重積状態になることがあり，この場合，鎮静薬で発作を止める必要がある（図7）．鎮静薬の持続的な使用で呼吸抑制を来すため，気管内挿管して人工呼吸管理を行い，ICUなどで管理することが重要である．血圧低下が起こればノルアドレナリンで対応する．
- この段階になると非専門医1人での対応は難しいため，それまでに指導医や専門医と合流していくことが重要である．
- 気管内挿管後の治療薬としては，ミダゾラム持続投与0.05〜0.4mg/kg/時，プロポフォール1〜2mg/kg（持続投与2〜5mg/kg/時）がよく使用される．プロポフォールは小児では

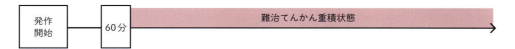

図7 第三段階の対応

禁忌，成人では長期投与でのプロポフォール症候群が生じることに注意が必要である。

MEMO 図7でのミダゾラム，プロポフォールの用量はガイドラインよりも少ないが，実臨床で筆者らが使用している目安を記載した。

- 持続脳波モニタリングが使えるようであれば，積極的に使用。使用できない場合でも，短時間の脳波検査が望ましい。

本症例の経過

てんかん重積と判断し，モニター装着，酸素投与，静脈ルート確保を行ったうえでジアゼパム10mgを静注した。ジアゼパム10mgを再度静注するもけいれんは止まらず，レベチラセタム1,000mg投与を行った。けいれんは一時的に止まったが，5分おきに間欠的に生じていた。徐々に呼吸が浅くなり，酸素投与してもSpO_2 90%前後になってきた。ミダゾラム0.1mg/kgの投与を開始し，緊急気管内挿管を行った。その後，ミダゾラムの持続投与（0.1mg/kg/時）を行ってけいれんは頓挫した。
血液検査では軽度な炎症反応上昇があるが，そのほかの項目，血液ガス，心電図，尿検査ではけいれんの明らかな原因はみられなかった。全身単純CTと単純脳MRIを撮像したところ，両側内側側頭葉でDWIとFLAIR高信号がみられた。辺縁系脳炎疑いで，脳神経内科にコンサルテーションした。腰椎穿刺を行い，ICUに入室となった。持続脳波モニタリングでは，発作間欠期にてんかん性放電がみられた。髄液のFilmArray® 脳炎・髄膜炎パネルでヘルペスウイルスが陽性となり，ヘルペス脳炎に伴うてんかん重積の診断となった。鎮痛薬に加えて，アシクロビル，ミダゾラム，レベチラセタム静注で治療が開始された。

てんかん重積は基本入院，原因にあわせた専門科にコンサルテーションする

- てんかん重積が生じた場合，発作が頓挫していても，基本的に入院が望ましい[6]。
- コンサルテーション先は，中枢神経疾患であれば脳神経内科や脳神経外科，代謝内分泌・

- 感染症が原因であれば内科，中毒であれば救急科などを検討する。
- けいれんしている＝神経内科ではなく原因があれば当該科へのコンサルテーションが必要である。
- てんかん重積の第三段階（場合により第二段階）の薬剤選択で脳神経内科，第三段階で気管内挿管などの集中治療が必要であれば集中治療科などにコンサルテーションする。
- 施設によって役割分担が異なるので，自施設での診療体制を確認する。

発作がコントロールできれば退院，当該科で経過観察する

- 入院してからの指示や管理は，原因や重症度に応じてさまざまのため，本項では割愛する。
- 退院は，てんかん重積を起こす原因を治療し発作をコントロールでき次第可能である。
- 退院後の経過観察も原因による。てんかんが原因であれば脳神経内科，脳出血やくも膜下出血などなら脳神経外科，代謝内分泌・感染症が原因であれば当該科で経過観察する。

文 献

1) Brophy GM, et al ; Neurocritical Care Society Status Epilepticus Guideline Writing Committee : Guidelines for the evaluation and management of status epilepticus. Neurocrit Care, 17 : 3-23, 2012［PMID : 22528274］
2) 日本神経学会・監：てんかん診療ガイドライン2018. 医学書院, 2018
3) Trinka E, et al : A definition and classification of status epilepticus--Report of the ILAE Task Force on Classification of Status Epilepticus. Epilepsia, 56 : 1515-1523, 2015［PMID : 26336950］
4) Hirsch LJ, et al : American Clinical Neurophysiology Society's Standardized Critical Care EEG Terminology: 2021 Version. J Clin Neurophysiol, 38 : 1-29, 2021［PMID : 33475321］
5) Trinka E, et al : Causes of status epilepticus. Epilepsia, 56 (Suppl 4) : 127-138, 2012［PMID : 22946730］
6) Schachter SC : Evaluation and management of the first seizure in adults. UpToDate (last updated May 02, 2024)

16 胆道系感染症
～胆道系疾患はどこまでいっても難しい

4 救急外来，病棟管理で絶対マスターしたい疾患対応

鑑別

✓ 主訴が発熱，心窩部から右季肋部痛，黄疸のときに疑う

急性胆嚢炎と胆管炎の病態
- 急性胆嚢炎：胆嚢管閉塞（胆汁うっ滞）＋胆嚢粘膜の炎症
- 急性胆管炎：胆道閉塞（胆汁うっ滞）＋胆汁感染（細菌感染）

実施する検査（急性胆嚢炎・胆管炎で同じ）
- 血液検査（血算，胆道系酵素と膵酵素を含めた生化学，凝固）
- 手術を考慮する場合，血液型やHBV・HCVなどの感染症
- 血液培養　・腹部エコー　・CT（症例によりMRCP）　・12誘導心電図

胆道系感染症の鑑別疾患（大きく分けて2種類）
- 疼痛を伴う他臓器疾患：急性心筋梗塞，胸膜炎を伴う肺炎，肺塞栓症，胃・十二指腸潰瘍，憩室炎，膵炎，肝炎・肝膿瘍，腎盂腎炎，急性虫垂炎，腹部臓器の悪性腫瘍など
- 症状のはっきりしない感染症：尿路感染症や感染性心内膜炎，腸腰筋膿瘍など

診断

急性胆嚢炎の診断基準
- A：局所の臨床徴候（マーフィー徴候，右上腹部腫瘤・自発痛・圧痛）
- B：全身の炎症（発熱，血液検査の炎症所見）
- C：画像所見（胆嚢腫大，胆嚢壁肥厚，胆嚢結石，胆嚢周囲液体貯留，胆嚢周囲膿瘍など）

疑い診断：Aから1つ＋Bから1つ
確定診断：A，B，Cから1つずつ

急性胆管炎の診断基準
- A：全身の炎症（発熱，血液検査の炎症所見）
- B：胆汁うっ滞（黄疸，肝機能検査異常）
- C：画像所見（胆管拡張，胆管炎の成因（胆管狭窄，胆管結石，ステントなど））

疑い診断：Aから1つ＋BまたはCから1つ
確定診断：A，B，Cから1つずつ

治療

✓ 胆道系感染症と診断したら「重症度評価」から「治療方針決定」

急性胆嚢炎の治療の概略
- 軽症〜中等症：
  胆嚢摘出術が行えるか外科コンサルテーションし，可能なら手術治療
- 中等症〜重症または手術不可能：
  絶食＋抗菌薬±ドレナージ治療（中等症，重症の場合）

急性胆管炎の治療の概略
- 治療の要はドレナージ治療
- 中等症以上：早期ドレナージ治療
- 軽症：総胆管結石嵌頓の場合や絶食＋抗菌薬で治療を開始し治療反応が悪い場合はドレナージを考慮

抗菌薬選択の目安（メトロニダゾール以外いずれの薬剤も腎機能に応じた投与量の調整要）
- 軽症〜中等症
  ・セフメタゾール 1g 1V ＋生理食塩液100mL　1日3回
  ・スルバクタム／アンピシリン* 1.5g 2V ＋生理食塩液100mL　1日4回
  　＊：アンチバイオグラムで大腸菌の感受性が80％以下のときは推奨されない
- 重症
  ・タゾバクタム／ピペラシリン 4.5g 1V ＋生理食塩液100mL　1日4回
  ・セフェピム 2g 1V ＋生理食塩液100mL　1日2回＋メトロニダゾール 500mg　1日3回
  ESBL産生菌のリスクが懸念される重症例では，カルバペネム系薬の使用を検討する
  ・例：メロペネム 1g 1V ＋生理食塩液100mL　1日3回

胆道系感染症を診るときのポイント！

- 急性胆嚢炎・急性胆管炎・胆石発作の違いを理解する
- レイノルズ5徴のうち1つでもみられたら胆道系感染症を疑う
- 胆道系感染症を疑うときに実施する検査と診断基準を押さえる
- 急性胆嚢炎と急性胆管炎では治療方法が異なるので診断をしっかりつける
- 鑑別疾患は？　胆道系感染症の診断はときに難しい
- 中等症以上は入院，軽症でも増悪が懸念されれば入院を考える
- 胆道系感染症は絶食管理のうえ抗菌薬・手術・ドレナージで治療する

症例①　以前に胆石の指摘のあった45歳男性

夕食に唐揚げを食べた後から右季肋部痛が出現し，嘔気・嘔吐を伴った。自宅で様子をみていたが，間欠的であった心窩部痛が持続痛となり発熱もみられたため，夜間に救急外来を受診。体温38.3℃，脈拍110回/分，血圧150/85mmHg，呼吸数24回/分，SpO$_2$ 98%（room air）。心窩部痛を訴え苦悶様，眼球結膜黄染なし，心窩部から右季肋部にかけて圧痛あり。マーフィー徴候陽性。

症例②　3年前に急性胆嚢炎で入院歴があり保存的治療で改善し，胆摘せずに経過観察としていた78歳男性

1週間ほど前より間欠的な心窩部痛および発熱がみられていたが，医療機関を受診せずに様子をみていた。昨日より発熱が続き食思不振がみられ外来受診。
体温38.7℃，脈拍98回/分，血圧124/70mmHg，呼吸数20回/分，SpO$_2$ 97%（room air）。辛そうな様子はないが活気なし。眼球結膜に軽度黄染あり，腹部に圧痛はみられない。マーフィー徴候陰性。

急性胆嚢炎・急性胆管炎・胆石発作の違いを理解する

- 急性胆嚢炎・急性胆管炎を理解するうえで，まずは病態の理解が重要である。

1. 急性胆嚢炎の病態と原因

- 急性胆嚢炎は，90％以上で胆嚢内結石が原因となって胆嚢管の閉塞による胆汁うっ滞と胆嚢粘膜の炎症によって引き起こされる（図1）。
- 胆石がなくても特に入院中は，絶食・中心静脈栄養中や重症の場合に無石性胆嚢炎を発病

することもある。

2. 急性胆管炎の病態と原因

- 急性胆管炎は，総胆管結石をはじめとしたさまざまな疾患によって胆道が閉塞し，細菌が増殖して感染を来すことで発病する（図2）。
- 急性胆管炎の原因として，以下の5つがある
①良性疾患による閉塞/狭窄（胆石，先天性，外的圧迫，血塊，寄生虫迷入），②腫瘍（膵がん，胆管がん，胆嚢がん，乳頭腫瘍など），③十二指腸憩室（レンメル症候群），④膵炎などによる炎症の波及，⑤医原性（ステント閉塞など）

3. 胆石発作

- 胆石の既往があり，食事（特に脂質の多い食品）後に心窩部痛や嘔気・嘔吐がみられたときは胆石発作（胆石嵌頓による症状）を疑う（図3）。

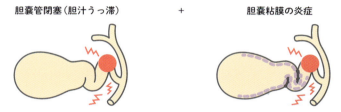

図1　急性胆嚢炎の病態

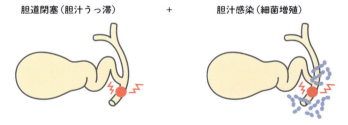

図2　急性胆管炎の病態

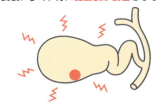

図3　胆石発作

- 一時的な疼痛のみで症状が改善した場合は，胆石発作と考えられる。
- 胆石発作と胆嚢炎の大きな違いは，「炎症」の有無。炎症の起こり始めのごく初期は判断が難しいが，炎症がある場合は胆嚢炎，ない場合は胆石発作と考えられる。
- 胆石発作には抗菌薬は不要で，初期対応は疼痛コントロールのみ。後日，消化器内科にコンサルテーションする（本項では詳細は割愛する）。

レイノルズ5徴のうち1つでもみられたら胆道系感染症を疑う

- 古典的にはシャルコー3徴（腹痛・発熱・黄疸），レイノルズ5徴（シャルコー3徴＋ショック，意識障害）が有名だが，シャルコー3徴がそろうのは50％程度，レイノルズ5徴がすべてみられるのは10％未満といわれている。これらの症状のいずれか1つでもみられる場合は，胆道系感染症がないかを考えながら診療に取り組む。
- 身体診察としては，腹部所見や（特に胆管炎で）黄疸が重要である。
- 腹部所見は，急性胆嚢炎では心窩部〜右季肋部にかけて圧痛がみられることが多い（表1）が，胆管炎では圧痛がはっきりしない症例も多く，腹部所見がないからといって胆道系感染症の除外はできない。右季肋部を用手圧迫し深吸気時に疼痛が増悪し吸気が止まるマーフィー徴候は，急性胆嚢炎の診断に有用である。黄疸を評価するときの注意点として，皮膚黄染はT-Bilがある程度高値にならないとわからないので，眼球結膜をみるようにする。

胆道系感染症を疑うときに実施する検査と診断基準を押さえる

- 症状や身体所見から胆道系感染症を疑った場合，以下の検査を行う。
  ①血液検査（血算，胆道系酵素と膵酵素を含めた生化学，凝固），②手術を考慮する場合，血液型やHBV・HCVなどの感染症，③血液培養，④腹部エコー，⑤画像検査〔CT（症例

表1　胆嚢炎の身体所見

所　見	感度（％）	特異度（％）	LR＋	LR－
マーフィー徴候	65	87	5.0	0.4
マーフィー徴候（高齢者）	48	79	2.3	0.66
悪　寒	13	95	2.6	0.9
右季肋部痛	81	67	2.5	0.28
右季肋部圧痛	77	54	1.7	0.43
胆嚢触知	2	99	2.0	0.99
発　熱	35	80	1.8	0.81

胆管炎は胆嚢炎より腹部症状や所見が乏しい傾向

〔Abraham S, et al：Am Fam Physician, 89：795-802, 2014より〕

によりMRCP）］，⑥12誘導心電図

1. 血液検査の解釈と血液培養の適応
(1) 胆嚢炎の血液検査
- 胆嚢炎では原則，肝胆道系酵素はT-Bilやトランスアミナーゼ（AST/ALT）を含め上昇しない。
- 胆嚢炎で肝胆道系酵素上昇がみられるときには，ミリッツィ症候群などの閉塞を伴う場合，もしくは炎症がかなり高度であり胆嚢床から肝臓に炎症が波及しているような場合を考える。

(2) 胆管炎の血液検査
- 胆管炎では原則，総胆管の閉塞を伴うため，T-Bil（D-Bil優位）が上昇。ほかに，ALPやγ-GTPといった肝胆道系酵素の上昇がみられる。AST/ALTの上昇も伴うことが多いが，胆道系酵素のほうが優位に上昇していることが多い。
- 総胆管結石で十二指腸乳頭部に閉塞を起こすと急性膵炎を併発することもある。膵酵素のアミラーゼやリパーゼはルーチンの血液検査項目に含まれていないので，胆管炎を疑っているときは意識的にオーダーするようにする。

(3) 胆道系感染症での血液培養

> **MEMO** ガイドライン[1]上ではあまり強く血液培養の採取は推奨されていないが，筆者らは状態によるが，胆道系感染症は容易に菌血症を併発するので，閾値は低めにして血液培養を採取している。

2. 胆道系感染症の画像検査の流れ
- 胆道系感染症では，まずは腹部エコーをベッドサイドで実施する。
- それに引き続き必要な症例ではCT，MRCPへ進んでいく。

(1) 胆嚢炎の腹部エコー検査
- 胆嚢腫大や壁肥厚を観察し，胆石や胆泥の有無をみることがポイントである（図4）。
- エコーで胆嚢を確認しながら，エコープローブで胆嚢を押すと疼痛が増悪し呼吸が止まるソノグラフィックマーフィー徴候は診断に有用である。
- 胆嚢は絶食のみでも腫大しているようにみえることがあるので，腫大のみでは胆嚢炎の所見とはいえない。

(2) 胆管炎の腹部エコー検査
- 患者さんの状態や，術者の技量によっては総胆管～ファーター乳頭部まで観察することもできるが，初学者には困難なことが多い。

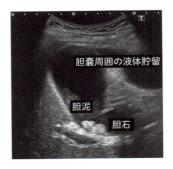
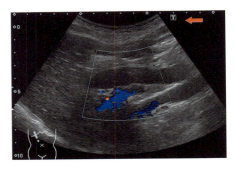

胆嚢腫大，胆嚢壁肥厚がみられ，胆嚢内に胆泥，胆嚢頸部に胆石がみられる
胆嚢周囲には炎症により液体貯留あり

図4 急性胆嚢炎のエコー画像

〔急性胆管炎・胆嚢炎診療ガイドライン改訂出版委員会：急性胆管炎・胆嚢炎診療ガイドライン2018; TG新基準掲載［第3版］．医学図書出版，2018より〕

図5 肝臓内の拡張した胆管

- 図5のように肝臓内の拡張した胆管は，比較的みえやすいのでエコー検査で判断できるようになると良い。

(3) 胆道系感染症でのCT，MRCPの役割

- エコー検査での観察が難しい場合（肥満体型など）や胆嚢穿孔・胆嚢周囲膿瘍などの合併症が疑われる場合，手術や手技的な介入が必要な場合はCTを行う。
- 本来的にはエコー検査のみで画像検査としては診断ができるが，日本ではCTでの確認を行うことが多い。CTを行う場合には，造影CTのほうが胆管壁肥厚や周囲の炎症，腫瘍性病変などを詳細に観察できるので感度も特異度も高く，より診断に有用とされている。
- MRCPは胆道系の胆石や狭窄などを高い精度で確認できるため，エコーやCTで診断がつかない場合は実施を考慮する。

急性胆嚢炎と急性胆管炎では治療方法が異なるので診断をしっかりつける

- 胆道系感染症の診療は，①診断基準を用いて診断，②重症度評価，③治療方針という流れである。
- 急性胆嚢炎と急性胆管炎は同じような症状を呈すが，病態と同様治療方法も異なるため，どちらなのか（併発することもある）診断をつける必要がある。

1. 急性胆嚢炎の診断基準

- 急性胆嚢炎の診断は，局所の臨床徴候と炎症の所見，画像的な証明で構成される（表2）。
- 前述のように，胆嚢炎では肝胆道系酵素の上昇は原則みられないため，診断基準に血液検

表2 急性胆嚢炎・急性胆管炎診断基準

急性胆嚢炎診断基準
A．局所の臨床徴候 　A-1．マーフィー徴候 　A-2．右上腹部の腫瘤触知・自発痛・圧痛
B．全身の炎症所見 　B-1．発熱 　B-2．CRP値の上昇 　B-3．白血球数の上昇
C．急性胆嚢炎の特徴的画像検査所見 確診：Aのいずれか＋Bのいずれか＋Cのいずれかを認めるもの 疑診：Aのいずれか＋Bのいずれかを認めるもの

急性胆管炎診断基準
A．全身の炎症所見 　A-1．発熱（悪寒戦慄を伴うこともある） 　A-2．血液検査：炎症反応所見
B．胆汁うっ滞所見 　B-1．黄疸 　B-2．血液検査・肝機能検査異常
C．胆管病変の画像所見 　C-1．胆管拡張 　C-2．胆管炎の成因：胆管狭窄，胆管結石，ステント，など
確診：Aのいずれか＋Bのいずれか＋Cのいずれかを認めるもの 疑診：Aのいずれか＋BもしくはCのいずれかを認めるもの

〔急性胆管炎・胆嚢炎診療ガイドライン改訂出版委員会：急性胆管炎・胆嚢炎診療ガイドライン2018；TG新基準掲載［第3版］．医学図書出版，2018より〕

査での黄疸や肝胆道系酵素異常は入っていない。

2．急性胆管炎の診断基準

- 急性胆管炎の診断も胆嚢炎と似ているが，少し異なり，炎症の所見と胆汁うっ滞の所見，画像的な証明で構成される（表2）。
- 胆管炎では局所の所見が不要な代わりに，胆管の狭窄や閉塞（多くは胆石や腫瘍による）を反映して黄疸（T-Bil上昇）や肝胆道系酵素異常がみられることが原則であり「胆汁うっ滞があること」が診断の肝となってくる。

鑑別疾患は？　胆道系感染症の診断はときに難しい

- 胆道系感染症の鑑別疾患は大きく分けて，以下の2つが考えられる。
  ①疼痛を伴う他臓器疾患：急性心筋梗塞，胸膜炎を伴う肺炎，肺塞栓症，胃・十二指腸潰瘍，憩室炎，膵炎，肝炎・肝膿瘍，腎盂腎炎，急性虫垂炎，腹部臓器の悪性腫瘍など
  ②症状のはっきりしない感染症：尿路感染症や感染性心内膜炎，腸腰筋膿瘍など
- 心窩部から右季肋部にかけて疼痛がみられる疾患は数多くあり，急性胆嚢炎は発症早期には身体所見や画像所見がはっきりしないことがあり，診断が難しいことがある。
- 急性胆管炎では発熱だけで，血液検査で肝胆道系酵素異常が目立たないこともあり，尿路感染症や感染性心内膜炎などの感染症との鑑別が問題となるケースもある。特に，乳頭切開術後や胆管空腸吻合術後では症状が乏しいことが多い。
- いずれもいくつかの可能性を考え慎重に経過観察することで診断に結びつくことが多いの

で，必要に応じて早い段階での再診察・再検査を検討する。
- 胆道系感染症は容易に菌血症を併発して全身状態が悪くなるため，見落とさないように注意する。

中等症以上は入院，軽症で増悪が懸念されれば入院を考える

- 急性胆嚢炎，急性胆管炎の重症度判定基準は表3のとおり。敗血症ショックや播種性血管内凝固症候群（DIC）を伴っているような症例は重症と判断する。
- 症状や炎症所見の強い症例は中等症と判断され，中等症以上は入院適応である。
- 軽症と判断される症例でも，増悪が懸念される場合は入院を考慮する。

胆道系感染症は絶食管理のうえ抗菌薬・手術・ドレナージで治療する

- 胆道系感染症では，絶食管理としたうえで抗菌薬および手術・ドレナージ治療が主な治療方針となる。
- 重症では「第4章-1 敗血症/敗血症性ショックの初期治療」を参照しつつ，全身管理も行う。

1. 抗菌薬治療

- 急性胆嚢炎でも急性胆管炎でも，原因菌や抗菌薬は共通している。原因菌は，大腸菌やクレブシエラ属などのグラム陰性桿菌，腸球菌などのグラム陽性球菌，嫌気性菌（バクテロイデス属）であることが多く，それらをカバーした抗菌薬を選択する。
- 腸球菌はルーチンでのカバーは不要だが，院内発症，耐性菌リスクが高い場合などでは積極的なカバーを検討する。

処方例

軽症〜中等症の場合
- セフメタゾール1g 1V ＋ 生理食塩液100mL　1日3回　腎機能補正要
- スルバクタム/アンピシリン（スルバシリン®）*1.5g 2V ＋ 生理食塩液100mL　1日4回　腎機能補正要

＊：アンチバイオグラムで大腸菌の感受性が80％以下のときは推奨されない

重症の場合
- タゾバクタム/ピペラシリン（ゾシン®）4.5g 1V ＋ 生理食塩液100mL　1日4回　腎機能補正要
- セフェピム 2g 1V ＋ 生理食塩液100mL　1日2回　腎機能補正要
  ＋ メトロニダゾール（フラジール®）500mg　1日3回

> ESBL産生菌のリスクが懸念される重症例では，カルバペネム系薬の使用を検討する
> 例：メロペネム（メロペン®）1g 1V ＋ 生理食塩液100mL　1日3回　腎機能補正要

- 治療期間は感染巣コントロール後4～7日が推奨されている。
- 腸球菌やレンサ球菌などのグラム陽性球菌による菌血症を伴う場合は，2週間以上の治療が推奨されている。

表3　急性胆嚢炎・急性胆管炎の重症度判定基準

急性胆嚢炎重症度判定基準
重症急性胆嚢炎（Grade III）
急性胆嚢炎のうち，以下のいずれかを伴う場合は「重症」である。 ・循環障害（ドパミン≧5μg/kg/分，もしくはノルアドレナリンの使用） ・中枢神経障害（意識障害） ・呼吸機能障害（PaO_2/FiO_2比<300） ・腎機能障害（乏尿，もしくはCr>2.0mg/dL） ・肝機能障害（PT-INR>1.5） ・血液凝固異常（血小板<10万/mm^3）
中等症急性胆嚢炎（Grade II）
急性胆嚢炎のうち，以下のいずれかを伴う場合は「中等症」である。 ・白血球数>18,000/mm^3 ・右季肋部の有痛性腫瘤触知 ・症状出現後72時間以上の症状の持続 ・顕著な局所炎症所見（壊疽性胆嚢炎，胆嚢周囲膿瘍，肝膿瘍，胆汁性腹膜炎，気腫性胆嚢炎などを示唆する所見）
軽症急性胆嚢炎（Grade I）
急性胆嚢炎のうち，「中等症」，「重症」の基準満たさないものを「軽症」とする。

急性胆管炎重症度判定基準
重症急性胆管炎（Grade III）
急性胆管炎のうち，以下のいずれかを伴う場合は「重症」である。 ・循環障害（ドパミン≧5μg/kg/分，もしくはノルアドレナリンの使用） ・中枢神経障害（意識障害） ・呼吸機能障害（PaO_2/FiO_2比<300） ・腎機能障害（乏尿，もしくはCr>2.0 mg/dL） ・肝機能障害（PT-INR>1.5） ・血液凝固異常（血小板<10万/mm^3）
中等症急性胆管炎（Grade II）
初診時に，以下の5項目のうち2つ該当するものがある場合には「中等症」とする。 ・WBC>12,000，or <4,000/mm^3 ・発熱（体温≧39℃） ・年齢（75歳以上） ・黄疸（T-Bil≧5mg/dL） ・アルブミン（<健常値下限×0.73 g/dL） 上記の項目に該当しないが，初期治療に反応しなかった急性胆管炎も「中等症」とする。
軽症急性胆管炎（Grade I）
急性胆管炎のうち，「中等症」，「重症」の基準を満たさないものを「軽症」とする。

〔急性胆管炎・胆嚢炎診療ガイドライン改訂出版委員会：急性胆管炎・胆嚢炎診療ガイドライン2018; TG新基準掲載［第3版］．医学図書出版，2018より〕

2. 急性胆嚢炎の治療とコンサルテーション

- 急性胆嚢炎の治療方針は図6をイメージする。簡略化しているため，判断に迷う場合はガイドライン[1]も確認する。
- 急性胆嚢炎の治療方針は日本では地域や施設によって，手術方針やドレナージ方針にかなり差があると思われるので，各施設のルールも確認しておく。
- 急性胆嚢炎の治療の概略は，以下のとおりである。
  ①胆嚢摘出術が行えるか外科コンサルテーションし，可能なら手術治療
  ②手術治療ができなければ，絶食＋抗菌薬±ドレナージ治療

(1) 軽症・中等症の治療方針

- 初期治療として抗菌薬を投与したうえでの早期胆嚢摘出術が推奨されている。
- 中等症では胆嚢ドレナージのうえで待機的に手術される場合もある。

(2) 重症の治療方針

- 重症は，抗菌薬に加えて胆嚢ドレナージが治療のメインとなる。
- 胆嚢ドレナージの方法として，ドレナージチューブを留置する経皮経肝胆嚢ドレナージ（percutaneous transhepatic gallbladder drainage；PTGBD）が標準治療とされている。ドレナージチューブを留置しない経皮経管胆嚢穿刺吸引（percutaneous transhepatic gallbladder aspiration；PTGBA）の有用性も報告されており，症例に応じて選択する。
- 解剖学的に胆嚢穿刺が困難な場合や抗血栓薬内服により出血リスクが高い場合などは，経乳頭的にドレナージを行う内視鏡的経乳頭的胆嚢ドレナージ（endoscopic transpapillary gallbladder drainage；ETGBD）が行われることがある。
- どのようなドレナージ治療が適切かは消化器内科の判断が必要になるので，コンサルテーションして方針を決定する。コンサルテーションは，重症ではただちに，中等症は早めに（日中ならすぐに，夜間であれば翌朝など）行う。重症の基準を満たさない中等症でも症状が強く，全身状態が不安定な場合も重症に準じてコンサルテーションする。

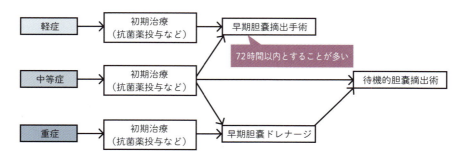

図6　急性胆嚢炎の治療方針

〔急性胆管炎・胆嚢炎診療ガイドライン改訂出版委員会：急性胆管炎・胆嚢炎診療ガイドライン2018；TG新基準掲載［第3版］．医学図書出版，2018より作成〕

3. 急性胆管炎の治療とコンサルテーション

- 急性胆管炎の治療方針は図7をイメージする。簡略化しているため，判断に迷う場合はガイドライン[1]も確認する。
- 急性胆管炎の治療の概略は，以下のとおりである。
  ①治療の要はドレナージ治療。中等症以上は早期（緊急）ドレナージ治療が必要
  ②絶食と抗菌薬で治療を開始し，重症度に応じて適切なタイミングで消化器内科にコンサルテーション
- 胆嚢炎との大きな違いは，早期の手術療法の推奨がない点になる。
- 軽症では，抗菌薬治療のみで炎症が改善する場合もあるが，中等症・重症や総胆管結石が嵌頓している場合，胆管狭窄や閉塞がある場合ではドレナージ治療を行わない限り状態が改善せず，早期の胆管ドレナージが必要である。
- 胆管ドレナージは，内視鏡的胆管ステンティング（endoscopic biliary stenting；EBS）が一般的で経乳頭的に胆管ステントを留置する。
- 総胆管結石性胆管炎の軽症や中等症では排石処置を一期的に行うことが多いが，重症例や抗血栓薬内服例などでは，まず胆管ステントを留置しドレナージ治療を行った後，二期的に排石処置を行う。
- コンサルテーションのタイミングは胆嚢炎と同様である。

4. 入院後の指示

- 入院時点では，原則として絶食での管理とする。
- 経口摂取の再開時期は状況により異なるので，ドレナージや手術介入があった場合には介入をした医師と相談しながら決める。
- 胆嚢炎などで保存的に治療をする場合は，腹痛などの症状が改善したら慎重に経口摂取を再開する。脂肪分の少ない食事から開始するのが一般的である。
- 内視鏡処置後は膵炎や出血のリスクがあり，膵炎の評価目的に血液検査をする施設も多い。
- クリニカルパスがあることが多いが，評価のタイミングは施設により異なるので，消化器内科に確認する。

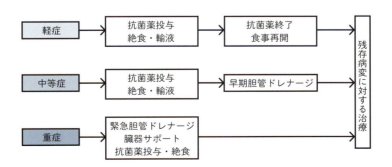

図7　急性胆管炎の治療方針

〔急性胆管炎・胆嚢炎診療ガイドライン改訂出版委員会：急性胆管炎・胆嚢炎診療ガイドライン2018；TG新基準掲載［第3版］，医学図書出版，2018より作成〕

症例①の経過

エコーで胆嚢腫大および軽度の壁肥厚あり，胆嚢頸部に胆石がみられた．血液検査では，WBC 18,500/μL，CRP 5.4mg/dL，T-Bil 1.8mg/dL，AST 54IU/L，ALT 48IU/L，ALP 150IU/L，γ-GTP 84IU/Lと炎症反応上昇および軽度の肝胆道系酵素異常がみられた．
中等症の急性胆嚢炎として入院加療とし，絶食・輸液および抗菌薬（セフメタゾール）で治療を開始した．翌朝外科にコンサルテーションし胆嚢摘出術を相談，同日手術治療の方針となった．腹腔鏡下胆嚢摘出術が施行され，経過問題なく術後3日目に自宅退院となった．

症例②の経過

エコーで胆嚢腫大なし，壁肥厚なし，明らかな胆石・胆泥なし，胆管拡張なし．血液検査では，WBC 24,300/μL，CRP 16.8mg/dL，T-Bil 4.2mg/dL，AST 75IU/L，ALT 72IU/L，ALP 453IU/L，γ-GTP 382IU/Lと炎症反応上昇および肝胆道系酵素異常あり．CTを追加すると胆管拡張はないが，下部胆管に総胆管結石を疑う高吸収域が複数みられた．
総胆管結石による中等症の急性胆管炎として入院加療とし，絶食・輸液および抗菌薬（セフメタゾール）で治療を開始した．消化器内科にコンサルテーションし，入院翌日に総胆管結石の排石処置をする方針となった．第2病日にERCPが施行され，内視鏡的乳頭括約筋切開（EST）を行い，バルーンおよびバスケット排石が行われた．ERCP後は合併症なく経過し，第3病日より経口摂取再開，第7病日に抗菌薬終了となり，第8病日に退院となった．

文 献

1) 急性胆管炎・胆嚢炎診療ガイドライン改訂出版委員会：急性胆管炎・胆嚢炎診療ガイドライン2018; TG新基準掲載［第3版］．医学図書出版，2018

17 アルコール離脱・アルコール性ケトアシドーシス
～お酒をたくさん飲んでる人をちゃんとみれますか？

リスク評価

☑ 入院時に飲酒量を確認

☑ アルコール使用障害のスクリーニング
- CAGE ・AUDIT/AUDIT-C

予防

☑ アルコール離脱リスクの評価
- 30日以内に飲酒あり または 入院時血中アルコール陽性に該当すればPAWSSでリスク評価
- PAWSS≧4でアルコール離脱発症の高リスクとして予防投薬を検討

予防薬の投与例（飲酒量は人それぞれで決まった投与量はない）

- ジアゼパム
  Day 1～3　1回5mg　8時間ごと
  Day 4～7　1回2mg　8時間ごと
- ロラゼパム
  Day 1～3　1回1mg　8時間ごと＋就寝前
  Day 4～7　1回0.5mg　8時間ごと＋就寝前
- クロルジアゼポキシド
  Day 1　1回25～100mg　6時間ごと
  Day 2～3　1回15mg　6時間ごと

治療

☑ CIWA-Arでアルコール離脱の重症度を評価

	嘔吐	振戦	発汗	不安	焦燥感
0	なし	なし	なし	なし	なし
1	軽度の嘔気　嘔吐なし	軽度　視診で確認できないが触れるとわかる	手掌が湿潤	軽い不安	活動性が普段より増加
4	むかつきを伴う間欠的嘔吐	中等度　上肢伸展で確認できる	前頭部に滴状発汗	中等度不安　警戒しており不安であるとわかる	そわそわ感と落ち着きのなさ
7	持続的嘔気　嘔吐頻回	高度　上肢を伸展させなくても確認可能	全身の大量発汗	パニック状態と同程度の不安感	歩き回ったり、絶えず体を動かしたりする

	頭痛	見当識障害	聴覚障害	視覚障害	触覚障害
0	なし	なし	なし	なし	なし
1	ごく軽度	日付・場所・人を連続して答えられない	物音が耳障り　物音に驚くことがある	軽度の光過敏	掻痒感, 灼熱感, 無感覚が軽度
2	軽度	2日以内の日付の間違い	上記症状が中等度	中等度の光過敏	上記症状が中等度
3	中等度	3日以上の日付の間違い	上記症状が高度	高度の光過敏	上記症状が高度
4	やや重度	場所または人の間違い	軽度の幻聴	軽度の幻視	軽度の体感幻覚（虫這い様）
5	重度	-	中等度の幻聴	中等度の幻視	中等度の体感幻覚
6	非常に重度	-	高度の幻聴	高度の幻視	高度の体感幻覚
7	極めて重度	-	持続性の幻聴	持続性の幻視	持続性の体感幻覚

7点以下：観察＋モニタリング　　8～15点：薬物療法　　16点以上：薬物療法＋精神科コンサルテーションも検討
〔文献8〕より

- CIWA-Arで離脱症状の程度を経時的に評価
- 初期治療：CIWA-Ar 8点以上で初期投与量としてジアゼパム5～10mg静注
- 5～15分後にCIWA-Arを再評価し、8点以上であればジアゼパム5～10mgを再投与
- CIWA-Ar 8点未満になるまで5～15分ごとに繰り返し評価・治療

経過

- CIWA-Ar 8点未満になれば再評価のタイミングを徐々に延長
  ① 24時間以内：15分後→8点未満であれば30分後→8点未満であれば1時間後→（1時間ごと間隔をあけていく）→8点未満であれば4時間後
  ② 24～36時間：4～8時間ごとに観察
- 離脱をコントロールするにあたりジアゼパムで500mg以上相当必要になるケースもある

鑑別疾患
- 感染症：肺炎、髄膜炎など
- 肝性脳症
- 甲状腺中毒症
- 低血糖・脱水・電解質異常
- 不安障害/パニック障害
- 薬物中毒
- 麻薬, 鎮静薬などからの離脱

4　救急外来，病棟管理で絶対マスターしたい疾患対応

アルコール多飲歴のある患者さんを診るときのポイント！

- アルコール使用障害の定義を確認しておく
- アルコール離脱の可能性を考えつくためには大量飲酒に気がつくことが大事
- アルコール離脱のリスクを評価し予防薬の必要性を判断する
- アルコール離脱の診断と治療について知る
- 退院したら終わりじゃない！　その後の継続的なサポートも忘れない

> **症例　アルコール性肝硬変，心不全既往のある近医通院中の80歳女性**
>
> 10日前より息切れ，腹痛，食思不振がみられ，近医の血液検査で炎症反応高値と急性腎障害がみられたため受診した。既往歴は，高血圧症，アルコール性肝硬変，慢性心不全。生活歴は喫煙なし，飲酒歴は今はビール200mL位/日，朝からは飲まないと言っている。血液検査で炎症反応上昇，腹部CTで著明な腹水増加がみられ，腹水検査で細胞数の著明な上昇がみられたことからアルコール性肝硬変，特発性細菌性腹膜炎と診断して，抗菌薬治療を開始し入院の方針とした。

アルコール使用障害の定義を確認しておく

- アルコールを普段から多量に飲酒している患者さんが内科疾患・外科疾患で緊急入院するとき，アルコール離脱の発症リスクの評価や実際に離脱を起こした際の対応など，特殊な管理が必要となる。
- DSM-IVでは，アルコール乱用とアルコール依存の2つの異なる診断基準が用いられていた。いまでもアルコール依存症という言葉は耳にするが，現在はアルコール使用障害という言葉に統一されており，本項ではアルコール使用障害に統一して説明を進める。
- DSM-5-TR（日本語版2023年発刊）で用語改訂があり，「障害」ではなく「症」と訳すこととなった。それに伴い「アルコール使用障害」も「アルコール使用症」に変更となっているが，まだ広く普及している用語ではないため理解しやすさを考慮し本項では「アルコール使用障害」と表記する。
- アルコール使用障害とは，心理社会的，行動的，生理的に不健康な飲酒行動のことを指し，アルコール依存症や危険な飲酒，乱用を包括する幅の広い概念である。
- アルコール使用障害には内科的には身体疾患の合併症が多く，外科的には重篤な外傷になりやすいことから，一般患者さんよりも救急車の利用が4.7倍多いと日本から報告されている[1]ため，対応を学んでおく必要がある。

アルコール離脱の可能性を考えつくためには大量飲酒に気がつくことが大事

- 突然のけいれんや興奮，頻脈，嘔吐となったときにアルコール離脱を疑えるかどうかは，患者さんが普段からアルコールの摂取量が多い，もしくは病的であることを知っているかがポイントになる。
- 救急外来や入院時に必ず飲酒量を聞く癖をつけることはもちろん，病的なアルコールとの関わりがありそうかどうかも，アルコールの急性期合併症を判断する一助になる。

1. 飲み過ぎかも？　アルコール使用障害のスクリーニング

- アルコール離脱のリスク評価には，まず背景に危険なアルコール使用が普段からなかったかの評価が重要となる。
- 主要なスクリーニングの方法としては，主に「CAGE」，「AUDIT」，「AUDIT-C」（AUDITの簡易版）の3つがあげられる。
- 英国で行われた調査では，自己申告のアルコール消費量は実際に消費されたアルコール量より40％少ないと推測されており，周囲の人からの情報聴取が大切である[2]。問診では，「本人は本当のことは言わない」くらいの気持ちで臨む。

2. CAGEは診断精度がいま一つ

- CAGE（表1）は，4つの質問に対して2個以上該当する場合を陽性とし，感度53％，特異度70％程度の検出力があるとされている[3]。
- 比較的簡便だが，60歳以上を対象とした研究では感度14％，特異度97％とスクリーニングとしては不十分との報告もあり[4]，後述するAUDIT/AUDIT-Cと合わせて使用することが望ましい。

3. AUDITは項目数が多くて大変，救急外来ではAUDIT-Cでスクリーニング

- AUDIT（表2）は，10個の質問で点数をつけ，8点以上をカットオフ値とすると感度90％以上，特異度80％以上とスクリーニングとして極めて有効である。
- 一方，測定に時間を要し，最初に3問だけを用いたAUDIT-Cでもプライマリ・ケアでは

表1　CAGEの評価項目

CAGE	内容
Cut Down	飲酒量を減らさなければいけないと感じたことがありますか？
Annoyed by Criticism	他人からあなたの飲酒を非難されて気に障ったことがありますか？
Guilty Feeling	自分の飲酒について悪いとか申し訳ないと感じたことはありますか？
Eye-opener	朝酒や迎え酒を飲んだことがありますか？

〔Ewing JA：JAMA, 252：1905-1907, 1984 より〕

表2　AUDITの評価項目

最初の3つがAUDIT-C		
1	アルコール含有飲料をどのくらいの頻度で飲みますか	0. なし，1. 1回/1カ月以下，2. 2～4回/1カ月，3. 2～3回/1週間，4. 4回/1週間以上
2	飲酒するときには通常どのくらいの量を飲みますか（ビール大瓶：2.5Drinks，日本酒1合：2Drinks，ウイスキーダブル1杯：2Drinks）	0. 1～2Drinks，1. 3～4Drinks，2. 5～6Drinks，3. 7～9Drinks，4. 10Drinks以上
3	1度に6杯以上飲酒することがどのくらいの頻度でありますか	0. ない，1. 1回/1カ月未満，2. 1回/1カ月，3. 1回/1週間，4. 毎日またはほとんど毎日
4	過去一年間に飲み始めると止められなかったことが，どのくらいの頻度でありますか	0. ない，1. 1回/1カ月未満，2. 1回/1カ月，3. 1回/1週間，4. 毎日またはほとんど毎日
5	過去一年間に普通だと行えることを飲酒していたためにできなかったことがどのくらいの頻度でありましたか	0. ない，1. 1回/1カ月未満，2. 1回/1カ月，3. 1回/1週間，4. 毎日またはほとんど毎日
6	過去一年間に深酒の後，体調を整えるために朝迎え酒をしなければならなかったことがどのくらいの頻度でありましたか	0. ない，1. 1回/1カ月未満，2. 1回/1カ月，3. 1回/1週間，4. 毎日またはほとんど毎日
7	過去一年間に飲酒の後，罪悪感や自責の念に駆られたことがどのくらいの頻度でありましたか	0. ない，1. 1回/1カ月未満，2. 1回/1カ月，3. 1回/1週間，4. 毎日またはほとんど毎日
8	過去一年間に飲酒のため，前夜の出来事を思い出せなかったことがどのくらいの頻度でありましたか	0. ない，1. 1回/1カ月未満，2. 1回/1カ月，3. 1回/1週間，4. 毎日またはほとんど毎日
9	あなたの飲酒のために，あなた自身か他の誰かが怪我をしたことはありますか	0. ない，2. あるが過去1年間にはない，4. 過去1年間にある
10	肉親や親戚，友人，医師あるいは他の健康管理に携わる人が，あなたの飲酒について心配したり，飲酒量を減らすよう勧められたりしたことがありますか	0. ない，2. あるが過去1年間にはない，4. 過去1年間にある

〔Babor TF, et al：AUDIT; The Alcohol Use Disorders Identification Test Guidelines for Use in Primary Health Care. World Health Organization, 2001 より〕

十分に有効な検出力を得られるとの報告もあり，スクリーニングではこちらを使用してもよい〔AUDIT-C：男性：4点以上（感度86％，特異度89％），女性：3点以上（感度73％，特異度91％）〕[5]。

アルコール離脱のリスクを評価し予防薬の必要性を判断する

- アルコール使用障害が背景にあると疑われた場合には，次はアルコール離脱のリスクを評価する。
- 以下に，アルコール離脱はなぜ起こるのか，その病態生理について，その後に予防投薬の必要性の評価と，実際の予防内容を説明していく。

1. アルコール離脱の病態生理がわかるとベンゾジアゼピン系薬の必要性もわかる

(1) 一般人が飲酒をしていないとき

- 飲酒をしていない場合の交感神経/副交感神経のバランスは図1のようになっている。

- GABAは，脳内の主要な抑制性神経伝達物質で，グルタミン酸は主要な興奮性神経伝達物質である。

(2) 一般人が飲酒をしているとき
- 飲酒をすることでアルコールがGABA受容体に作用し抑制的に働き，一時的に副交感神経優位になってリラックス効果がもたらされる（図1）。

(3) 飲酒が常態化しているとき（アルコール使用障害がある場合）
- アルコールを常飲していると，体内では「アルコールがあることを前提として」ホメオスタシスを保つようになり，図1のようにアルコールがGABA受容体に作用する分を打ち消すようにグルタミン酸が増加することでバランスをとっている。

(4) 飲酒を急に中断したとき
- 入院などで急にアルコールが補充されなくなると，図1のようにアルコール分のGABA受容体による抑制がなくなり体内のバランスが崩れ交感神経が興奮状態となり，これがいわゆるアルコール離脱の状態となる。

(5) アルコール離脱予防の戦略
- ベンゾジアゼピン系薬は，アルコールと同様にGABA受容体に作用する。アルコールがなくなってしまって崩れたバランスを，ベンゾジアゼピン系薬を乗せることで再び整えるのがアルコール離脱予防の戦略である（図2）。

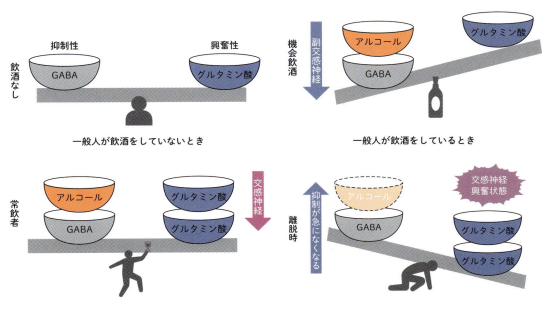

図1　交感神経と副交換神経のバランス

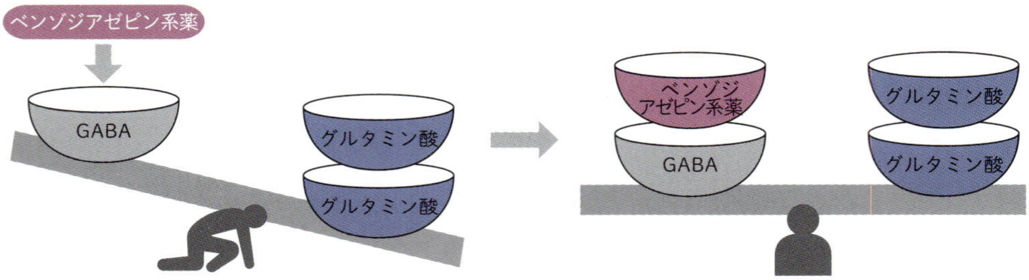

図2 アルコール離脱を予防するためのベンゾジアゼピン系薬の役割のイメージ

表3 PAWSSの評価項目

1	過去30日以内に飲酒した経験
2	アルコール離脱の既往
3	アルコール離脱によるけいれんの既往
4	振戦せん妄の既往
5	アルコール使用障害のリハビリテーション治療の受診歴
6	飲酒時のブラックアウトの経験
7	過去90日間に，アルコールとベンゾジアゼピン系薬やバルビツール系薬などを併用した経験
8	90日間にアルコールと他の乱用物質を併用した経験
9	血中アルコール濃度が200mg/dL以上
10	交感神経亢進を示す所見はあるか（脈拍120回/分以上，振戦，発汗，興奮，吐き気）

〔Maldonado JR, et al：Alcohol, 48：375-390, 2014 より〕

2. PAWSS ≧ 4でアルコール離脱発症の高リスクとして予防投薬を検討

- 不適切なアルコール使用が背景にあると考えられた場合には，Prediction of Alcohol Withdrawal Severity Scale（PAWSS）での評価が有効とされている。
- PAWSSは「30日以内に飲酒あり」あるいは「入院時血中アルコール陽性」に該当すれば**表3**の10項目で離脱のリスクを評価し，PAWSS ≧ 4でアルコール離脱発症の高リスクとして予防投薬を検討する[6]。

3. 離脱予防薬の基本はジアゼパム（静注・内服）とロラゼパム（内服）

- PAWSSで予防投薬の適応と判断された場合には，内服薬ではジアゼパム（セルシン®，ホリゾン®）のほかロラゼパム（ワイパックス®）を使用することが多く，内服困難な場合にはジアゼパムの静注を用いる。
- アルコール摂取量も人それぞれでありベンゾジアゼピン系薬の投与量は人により異なるため，この量で大丈夫というものはない点も頭に入れて調整する。

処方例

内服できる場合

- ジアゼパム（セルシン®，ホリゾン®）　Day 1〜3　1回5mg　1日3回　毎食後
  　　　　　　　　　　　　　　　　　　Day 4〜7　1回2mg　1日3回　毎食後
  　　　　　　　　　　　　　　　　　　Day 4〜　　症状次第で減量
- ロラゼパム（ワイパックス®）　　　　Day 1〜3　1回1mg　　1回4回　毎食後＋就寝前
  　　　　　　　　　　　　　　　　　　Day 4〜7　1回0.5mg　1日4回　毎食後＋就寝前
  　　　　　　　　　　　　　　　　　　Day 4〜　　症状次第で減量

内服できない場合

- NGチューブ挿入：ロラゼパムを上記に従い投与
- NGチューブ挿入困難例（ルート確保し静注）：ジアゼパム5〜10mg＋生理食塩液50mL
  　　Day 1〜3　8時間ごと，Day 4〜7　5mg　12時間ごと，Day 4〜　症状次第で減量

本症例の経過

アルコール使用障害の疑いがありPAWSS 1点，アルコール離脱発症低リスク〔過去30日以内に飲酒した経験のみ陽性（本人談）〕であったが，ご家族にも聞いてみたところ，朝食を作りながら料理用の日本酒を飲むなどEye-openerであった。記憶を失うまで飲むことも多数あり，アルコール使用障害治療を勧められた受診歴もあり，来院する日も直前までアルコールを飲んでいたとのこと。
アルコール使用障害の診断，PAWSS 4点でアルコール離脱発症高リスクであり，予防投薬が必要と判断し，ロラゼパム　1回1mg　1日4回より内服開始とした。
入院3日目の夜，病棟から不穏，発汗，振戦がみられるとのことで対応の依頼となった。

アルコール離脱の診断と治療について知る

- アルコール離脱は，前述のようにアルコールの存在を前提として保たれていた体内のホメオスタシスが，急な断酒により崩れることにより発症する。
- DSM-Ⅴに基づく診断基準を表4に示す[7]。
- 最終飲酒から経過した時間によって図3のように離脱症状は変わってくるが，丸4日経過するまでは，時間経過と共に症状は重篤化する傾向にある。
- けいれんはいつでも来しうることも押さえておく。

1. アルコール離脱以外の鑑別も忘れない

- 大量飲酒歴のあるときは，アルコール離脱は重要な鑑別診断だが病歴聴取が困難な場合も多く，以下の鑑別診断も検討する。
①感染症：肺炎，髄膜炎など，②肝性脳症，③甲状腺中毒症，④低血糖，⑤脱水，⑥電解質異常（低カリウム血症，低マグネシウム血症），⑦不安症／パニック症，⑧薬物中毒（覚醒剤など），⑨麻薬やその他の鎮静薬からの離脱

表4　DSM-Vに基づくアルコール離脱の診断基準

A：大量かつ長期のアルコール使用とその中止（あるいは減少）
B：Aの後，数時間〜数日以内に以下のうち2項目以上を発症

1	自律神経系の過活動（脈拍120回/分以上，振戦，発汗，興奮，嘔気）
2	手指振戦
3	不眠
4	嘔気，嘔吐
5	一過性の視覚・触覚・聴覚の幻覚や錯覚
6	精神運動の激しさ
7	不安感
8	全身性強直間代発作

C：Bによる症状が臨床的に有意な苦痛，あるいは障害を引き起こす
D：Bによる症状が，他の医学的疾患，精神疾患により説明ができない

〔American Psychiatric Association : Diagnostic and Statistical Manual of Mental Disorders FIFTH EDITION; DSM-5. American Psychiatric Publishing, 2013 より〕

出会ったときは離脱症状のピークかもしれない

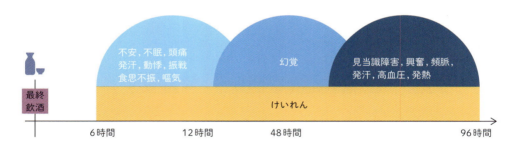

図3　最終飲酒時刻からの時間経過と離脱症状の関係

2. CIWA-Arで重症度評価をしてジアゼパムを投与，CIWA-Arはモニタリングにも有効

- アルコール離脱症候群の症状重症度スケールで最も一般的に用いられるものとしてClinical Institute Withdrawal Assessment Scale for Alcohol-Revised (CIWA-Ar) があり（表5），全部で10項目の評価項目から構成されている[8]。
- アルコール離脱の診断が確定したら，CIWA-Arで離脱症状の程度を経時的に評価し，重症度に応じてベンゾジアゼピン系薬の追加投与を行うことで，必要なベンゾジアゼピン系薬の総量が減少し，治療期間が短縮される[9]。

表5 CIWA-Arと点数ごとの対応

	嘔吐	振戦	発汗	不安	焦燥感
0	なし	なし	なし	なし	なし
1	軽度の嘔気 嘔吐なし	軽度 視診で確認できないが触れるとわかる	手掌が湿潤	軽い不安	活動性が普段より増加
4	むかつきを伴う間欠的嘔吐	中等度 上肢伸展で確認できる	前頭部に滴状発汗	中等度不安 警戒しており不安であるとわかる	そわそわ感と落ち着きのなさ
7	持続的嘔気 嘔吐頻回	高度 上肢を伸展させなくても確認可能	全身の大量発汗	パニック状態と同程度の不安感	歩き回ったり，絶えず体を動かしたりする

	頭痛	見当識障害	聴覚障害	視覚障害	触覚障害
0	なし	なし	なし	なし	なし
1	ごく軽度	日付・場所・人を連続して答えられない	物音が耳障り 物音に驚くことがある	軽度の光過敏	搔痒感，灼熱感，無感覚が軽度
2	軽度	2日以内の日付の間違い	上記症状が中等度	中等度の光過敏	上記症状が中等度
3	中等度	3日以上の日付の間違い	上記症状が高度	高度の光過敏	上記症状が高度
4	やや重度	場所または人の間違い	軽度の幻聴	軽度の幻視	軽度の体感幻覚（虫這い様）
5	重度	-	中等度の幻聴	中等度の幻視	中等度の体感幻覚
6	非常に重度	-	高度の幻聴	高度の幻視	高度の体感幻覚
7	極めて重度	-	持続性の幻聴	持続性の幻視	持続性の体感幻覚

7点以下　：観察＋モニタリング
8～15点　：薬物療法
16点以上　：薬物療法＋精神科コンサルテーションも検討

〔sullivan JT, et al：Br J Addict, 84：1353-1357, 1989 より〕

(1) 初期治療

- CIWA-Ar≧8点の離脱所見がみられるときには，初期投与量としてジアゼパムの5～10mg静注が推奨されている。
- CIWA-Ar＜8点になるまで5～15分ごとに繰り返しCIWA-Arを評価し，8点以上であればジアゼパム5～10mgを再投与する。
- 重度の離脱症状では症状の初期制御を達成するために大量投与（ジアゼパム500mg以上など）を要することがあるが，アルコール離脱の診断が正しければ呼吸抑制などの副作用の出現頻度は多くないため，CIWA-Arをつけながら恐れずにジアゼパムを投与する。

アルコール離脱疑いでの実際の初期対応例
- ルートがなければルートを確保
- 血液検査で血算・生化学（腎機能・肝機能・電解質・血糖値）・静脈血液ガスを評価
- 症例により，甲状腺機能や血液培養・尿中薬物試験・頭部CTなどを追加
- CIWA-Ar≧8点ならジアゼパム5～10mgをショットで投与　5～15分おきにCIWA-Ar＜8点になるまでジアゼパム5～10mgをショットで投与

(2) モニタリング

- 初期治療でCIWA-Arが8点未満になれば再評価のタイミングを以下のように徐々に延長し，8点以上になった際には前述の初期治療に戻って治療を行う。
  ① 24時間以内：15分後→8点未満であれば30分後→8点未満であれば1時間後→（1時間ごと間隔をあけていく）→8点未満であれば4時間後
  ② 24～36時間：4～8時間ごとに観察
- 看護師にCIWA-Arでの評価を依頼することもあるが，慣れていないスタッフが多いので最初の1時間は自身での評価が勧められる。

(3) 精神科コンサルテーションを検討する場合

- 薬物療法を行いCIWA-Ar ≧ 16点の重度のアルコール離脱を発症した場合，離脱症状を反復する場合には精神科へのコンサルテーションも検討する。

> **本症例の経過**
> 臨床経過や症状からはアルコール離脱が症状の原因として疑われた。血液ガス分析では，アシデミアや電解質異常，低血糖などはみられなかった。CIWA-Ar 20点であり，ジアゼパム10mg静注を開始した。10分おきに2回使用し，CIWA-Ar 7点まで改善したため，徐々に評価の間隔をあけた。翌朝，精神科にコンサルテーションした。

退院したら終わりじゃない！その後の継続的なサポートも忘れない

- アルコール使用障害の推定有病率は増加傾向にあり，日本で推定103万人に達するとの報告もある一方，継続的に治療を受けているアルコール使用障害患者さんの数は6万人程度と大多数は治療を受けていない。
- 多くの患者さんが適切な医療的ケアの外にいると予想されているが，アルコール使用障害と診断された患者さんの80％以上が過去一年以内に医療機関の受診歴があったとの報告もあり，治療につなげるチャンスを逃していると予想される[10]。
- アルコール離脱を発症した場合ではもちろん，アルコール使用障害が疑われる場合では原疾患が何であれ，アルコール使用障害への継続的なサポートが必要か多職種カンファレンスで議論する。
- 専門医療機関への通院の希望があれば，受診できるように調整を行うのが望ましい。

アルコール使用障害では身体的合併症の評価も必要

- 長期（通常は5年以上）かつ大量（純エタノールで男性60g/日以上，女性40g/日以上）の飲酒が疑われる場合には，アルコールによる臓器障害も評価する。
- 習慣性の飲酒がある場合は，表6の疾患が背景に潜んでいないか必要に応じて確認する[11]。

表6 習慣性の大量飲酒に伴った臓器障害の一覧

消化器疾患	**食道**：食道潰瘍，食道炎，胃食道逆流症，食道静脈瘤，マロリー・ワイス症候群 **胃・十二指腸**：胃・十二指腸潰瘍，胃・十二指腸炎，急性胃粘膜病変 **小腸・大腸**：びらん，下痢，吸収障害 **肝臓**：脂肪肝，肝炎，肝線維症，肝硬変 **膵臓**：急性膵炎，慢性膵炎
脳神経障害	ウェルニッケ脳症，コルサコフ症候群，小脳変性症，ペラグラ，アルコール性大脳萎縮，多発神経炎（アルコール性神経障害），脳梗塞，脳出血
アルコール性筋症	横紋筋融解症
骨疾患	骨粗鬆症，大腿骨骨頭壊死
循環器疾患	高血圧，アルコール性心筋症，虚血性心疾患，不整脈（心房細動など）
造血器障害	巨赤芽球性貧血，溶血性貧血，血小板減少
代謝障害	高脂血症，高尿酸血症，糖尿病
悪性腫瘍	口腔咽頭喉頭がん，食道がん，肝細胞がん，膵臓がん，大腸がん，乳がん
その他	外傷による骨折や頭蓋内出血

〔堀江義則：診断と治療, 98：1921-1927, 2010 より〕

文献

1) 猪野亜朗, 他：アルコール専門外来と一般診療科外来受診者による救急車利用の対比. 日本アルコール・薬物医学会雑誌, 48：314-323, 2013
2) Boniface S, et al：How is alcohol consumption affected if we account for under-reporting? A hypothetical scenario. Eur J Public Health, 23：1076-1081, 2013 [PMID：23444427]
3) King M：At risk drinking among general practice attenders: prevalence, characteristics and alcohol-related problems. Br J Psychiatry, 148：533-540, 1986 [PMID: 3779223]
4) Adams WL, et al：Screening for problem drinking in older primary care patients. JAMA, 276：1964-1967, 1996 [PMID：8971065]
5) Bradley KA, et al：AUDIT-C as a brief screen for alcohol misuse in primary care. Alcohol Clin Exp Res, 31：1208-1217, 2007 [PMID：17451397]
6) Wood E, et al：Will This Hospitalized Patient Develop Severe Alcohol Withdrawal Syndrome?: The Rational Clinical Examination Systematic Review. JAMA, 320：825-833, 2018 [PMID：30167704]
7) American Psychiatric Association：Diagnostic and Statistical Manual of Mental Disorders FIFTH EDITION; DSM-5. American Psychiatric Publishing, 2013
8) Sullivan JT, et al：Assessment of alcohol withdrawal: the revised clinical institute withdrawal assessment for alcohol scale (CIWA-Ar). Br J Addict, 84：1353-1357, 1989 [PMID：2597811]
9) Saitz R, et al：Individualized treatment for alcohol withdrawal. A randomized double-blind controlled trial. JAMA, 272：519-523, 1994 [PMID：8046805]
10) Osaki Y, et al：Prevalence and Trends in Alcohol Dependence and Alcohol Use Disorders in Japanese Adults; Results from Periodical Nationwide Surveys. Alcohol Alcohol, 51：465-473, 2016 [PMID：26873982]
11) 堀江義則：飲酒と関連する内科的疾患. 診断と治療, 98：1921-1927, 2010

18 くも膜下出血と脳出血
～迅速な診断と降圧が命

初動

☑ 症状から出血性脳卒中を疑う

3大症状＋血圧を意識
- 突然な重度の頭痛（50〜70％）
- 嘔気・嘔吐（40〜60％）
- 意識障害（50〜60％）＋血圧高値

出血性脳卒中を疑う
- 巣症状がみられれば脳出血，みられない場合はくも膜下出血を疑う

☑ 疑ったらすぐに初動を開始
- ルート2本確保＋血液検査（血算・凝固・生化学・血液型）＋降圧開始
- くも膜下出血は再破裂させないことが何より大事
- 部屋を暗くしてアイマスク，降圧，鎮痛，鎮静

診断

☑ 出血性脳卒中の診断の基本は頭部単純CT

☑ 脳出血は出血部位を意識

	頻度	症状
被殻出血	40％	対側の片麻痺，対側の感覚障害（内包へ進展），病側への共同偏視，同名半盲，失語（言語優位半球の皮質下へ進展）
視床出血	30％	対側の片麻痺，対側の感覚障害（内包へ進展），内側下方への共同偏視，同名半盲（外側膝状体へ進展）
皮質下出血	5〜10％	皮質の出血部位によって症状はさまざま（対側の片麻痺，感覚障害，頭痛，けいれん，失語，失認，失行など）
脳幹出血	5〜10％	意識障害，四肢麻痺，縮瞳，瞳孔不同
小脳出血	5〜10％	小脳失調，めまい，健側への共同偏視

☑ くも膜下出血はタイミングにより第二選択が変わる

発症からの時間	6時間以内	6時間〜3日以内	4日以上経過
第一選択	頭部単純CT		
第二選択（CTが陰性のとき）	読影を依頼（強く疑えば腰椎穿刺）	腰椎穿刺（または頭部単純MRI）	頭部単純MRI（T2*とFLAIR）

☑ くも膜下出血の除外は難しい
- 腰椎穿刺まで必要なときは必ず専門医にコンサルテーション

治療

☑ まずは降圧を開始，くも膜下出血は鎮痛・鎮静も重要

ニカルジピン（くも膜下出血では収縮期血圧160mmHg未満，脳出血では収縮期血圧140mmHg未満を目標）
- 血圧測定2〜5分ごととして，測定結果を確認して2〜5分ごとに持続投与量増量 および／または ショット追加
- 組成：原液（1mg/mL）
- ショットのとき：1〜2mLずつショット
- 持続投与のとき：2〜4mL/時で開始　最大15mL/時まで　　**降圧**

フェンタニル
- 組成：10μg/mLに希釈（例：フェンタニル100μg/2mL 1A＋生理食塩液8mL）
- ショットのとき：2〜5mLずつショット　30〜120分間隔をあけて繰り返し投与可
　呼吸抑制が起こりやすいので高齢者などでは少量から開始することを検討
- 持続投与のとき：2mL/時で開始　2〜5mL/時で調整　　**鎮痛**

プロポフォール
- 組成：原液〔プロポフォール（成人のみ）500mg/50mL〕
- 使い方：1〜2mL（0.25〜0.5mg/kg）を緩徐に投与　2mL/時で持続投与開始（0.3〜3mg/kg/時）　2〜10mL/時で調整

ミダゾラム
- 組成：1mg/mLに希釈（例：ミダゾラム10mg/2mL 1A＋生理食塩液8mL）
- 使い方：1〜2mL（0.01〜0.05mg/kg）を1分かけて投与　1mL/時で持続投与開始　2〜5mL/時で調整　　**鎮静**

☑ 手術適応を判断（詳細は本文参照）
- くも膜下出血ではHunt and Hess分類による重症度で判断
- 脳出血では出血部位と血腫量

くも膜下出血・脳出血を診るときのポイント！

- 出血性脳卒中を疑う臨床症状は突然の重度の頭痛，意識障害，嘔気・嘔吐，血圧高値の4つ
- 出血性脳卒中を疑ったらすぐに初動を開始する
- 出血性脳卒中では速やかに降圧，くも膜下出血・挿管時は鎮痛・鎮静も行う
- 出血性脳卒中の診断はCTで行う
- 出血性脳卒中は状況によっては疑ったタイミングで治療を開始する

> **症例　特に既往のない43歳女性**
> 来院1時間前に仕事中に突然バットで殴られたような激しい頭痛があり嘔吐した。頭痛が改善しないため救急要請して当院に搬送された。救急搬送中に嘔吐あり。来院時は血圧150/62mmHg，脈拍52回/分，呼吸数18回/分，SpO_2 97%（room air），GCS 14（E3V5M6）。神経学的な異常はなし。

出血性脳卒中を疑う臨床症状は突然の重度の頭痛，意識障害，嘔気・嘔吐，血圧高値の4つ

- 脳卒中は出血性脳卒中と虚血性脳卒中（脳梗塞）に分類される。
- 出血性脳卒中のなかには，脳動脈瘤の破裂で引き起こされるくも膜下出血と脳内小動脈の破裂で生じる脳出血がある（図1）。

1. 出血性脳卒中の原因
(1) くも膜下出血の原因
- くも膜下出血の原因は，外傷によるものが最も多い。
- 非外傷性では，85%が脳動脈瘤の破裂によるもので，10%が特発性，残り5%がその他の

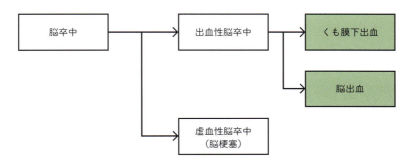

図1　脳卒中の分類

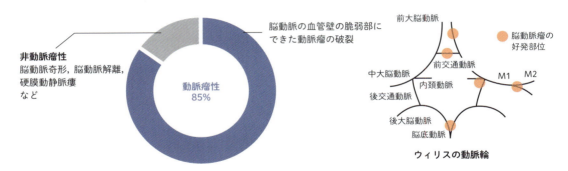

図2 非外傷性くも膜下出血の原因と好発部位
〔Bevers MB : Subarachnoid Hemorrhage. DynaMed (last updated Feb 20, 2024) より〕

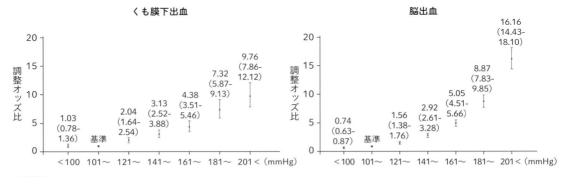

図3 血圧とくも膜下出血・脳出血の関係
〔Irisawa T, et al : BMC Emerg Med, 13 : 24, 2013 より〕

脳血管障害（脳動脈奇形や脳動脈解離など），薬物，腫瘍，感染になる（図2）。
- 脳動脈瘤はウィリスの動脈輪の脳動脈の分岐点にできやすく，血行力学的ストレスによる内弾性膜の変性や中膜の二次的な菲薄化や消失が原因と考えられている（図2）[1]。

(2) 脳出血の原因

- 脳出血の原因は一次性と二次性に分かれ，一次性が78〜88％を占め高血圧やアミロイドーシスによる小血管の破裂によるもので，二次性が12〜22％を占め脳動脈瘤，血管奇形，腫瘍などによるものとされる[2]。

2. 出血性脳卒中に共通のよくある症状

- くも膜下出血と脳出血の両方でよくみられる症状は，以下の3つである。
    ①突然の重度の頭痛（くも膜下出血70％，脳出血50％）
    ②嘔気・嘔吐（くも膜下出血60％，脳出血40〜50％）
    ③意識障害（くも膜下出血60％，脳出血50％）
- 出血性脳卒中を考えるうえで血圧が重要。虚血性脳卒中と鑑別する場合，血圧が上がるほど出血性脳卒中の可能性が高まる[3]。特に，項部硬直や高血圧（拡張期血圧＞110mmHg）で脳出血の可能性が高い[2]。
- 血圧は，くも膜下出血と比べて，脳出血のほうがさらに高い傾向がある（図3）[3]。

- 突然の頭痛
- 人生で最悪の頭痛　　　　　　（90％以上）
- 1分以内に最大の痛みに達する頭痛
- 首のこわばり（75％）
- 警告頭痛＊（10～43％）

・嘔吐（61％）

・意識障害（59％）
・昏睡　　　（＜10％）
・突然死　　（22％）

＊くも膜下出血発症の数日～数週間前に起こるといわれる頭痛
原因は動脈瘤からの少量の出血（センチネル出血）や膨らんだ動脈瘤による刺激という説

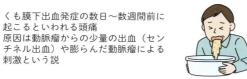

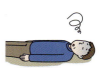

図4 くも膜下出血でみられやすい症状

〔Singer RJ, et al : Aneurysmal subarachnoid hemorrhage: Clinical manifestations and diagnosis. UpToDate (last updated Apr 09, 2024) より〕

表1 Ottawa SAH Rule

下記すべてを満たす場合のみ適応
・16歳以上で意識清明 ・1時間以内に最大の頭痛がある（雷鳴頭痛ではない） ・新規の神経学的所見がない ・くも膜下出血や脳動脈瘤，脳腫瘍の既往歴がない ・6カ月以上にわたる3回以上の頭痛がない
①～⑥のうち1つでも満たす場合，頭部CTを検討
①40歳以上，②頸部痛や項部硬直，③意識消失，④労作時に発症，⑤雷鳴頭痛，⑥頸部屈曲制限

〔Perry JJ, et al : JAMA, 310：1248-1255, 2013 より〕

(1) くも膜下出血でみられやすい症状

- くも膜下出血でみられやすい症状を図4に示す。
- くも膜下出血の患者さんでは，50％で雷鳴頭痛がある。雷鳴頭痛とは突然（1分以内で最大の痛み）かつ重度の頭痛とされ，くも膜下出血を強く疑わなくてはいけない症状である。
- 10～43％のくも膜下出血の患者さんで，数日～数週間前にセンチネル出血による軽度な警告頭痛をともなうため，受診のときだけでなく事前にも頭痛（警告頭痛）があったかを確認する。
- 頭痛以外では，嘔気・嘔吐，項部硬直，羞明，意識障害，けいれん発作，運動麻痺などがみられることがあり[1]，頭痛に加えて，これらの異常がみられたら要注意である。

(2) くも膜下出血は雷鳴頭痛が特徴的——見逃しが多くOttawa SAH Ruleを適用

- くも膜下出血の特徴的な頭痛があればわかりやすいが，軽症例では見逃しが多く誤診率は25.9％である[4]。
- 見逃しの原因として頭部単純CTを撮影しなかったことの割合が高いため，軽症例を見逃さないために感度の高いOttawa SAH Rule（感度100％，特異度15.3％）を用いてスクリーニングすることが重要である[5]。
- Ottawa SAH Ruleは，1時間以内に痛みのピークを訴える成人患者さんのうち，くも膜下出血の可能性がある患者さんを特定するためのルールである（表1）。

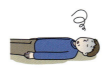

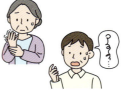

- 頭痛と嘔吐（50％）
- 意識障害
- 昏睡
- 巣症状

上記が数分〜数時間かけて進行することもある

図5 脳出血でみられやすい症状

〔Rordorf G, et al：Spontaneous intracerebral hemorrhage: Pathogenesis, clinical features, and diagnosis UpToDate（last updated Mar 07, 2024）より〕

(3) 脳出血でみられやすい症状

- 脳出血の症状は，突然の重度の頭痛，嘔気・嘔吐，意識障害の3大症状に加えて，神経学的異常（麻痺，失語），けいれん発作などがみられる（図5）。
- くも膜下出血と比較して，巣症状があること，発症後数分〜数時間かけて進行することがあるのが特徴である。

3. つまり出血性脳卒中を疑うには？

- 突然の重度の頭痛＋意識障害＋嘔気・嘔吐＋血圧高値がみられる場合に出血性脳卒中を疑い，ざっくりというと巣症状を伴えば「脳出血」，巣症状を伴わなければ「くも膜下出血」をイメージしながら診療にあたる。

出血性脳卒中を疑ったらすぐに初動を開始する

- 出血性脳卒中が疑われた場合には速やかにA・B・Cの評価と確保が，くも膜下出血の場合には動脈瘤の再破裂をいかに防ぐかが重要である。
- 脳卒中のなかでも出血性脳卒中の場合は意識障害を伴うことも多く，舌根沈下している場合や嘔吐による誤嚥などでも気道（airway）の確保の必要性を確認する。
- 呼吸（breathing）の異常として低酸素血症を伴う場合にはSpO$_2$ 94％以上を目標に酸素投与を開始しつつ換気補助がいるか確認する。嘔吐がある場合は状態にもよるが，ゆっくりと側臥位に体位変換できるかを検討する（必ず上級医と確認，鎮静のうえで挿管したほうが良い場合もある）。
- 大体の場合は，前述のとおり超高血圧で受診するので，循環（circulation）の管理として降圧が重要になる[6]。
- くも膜下出血では再破裂予防が非常に重要で，安静・鎮痛・鎮静・降圧を意識する[7]。
- くも膜下出血を強く疑った瞬間から勝負は始まっており，とにもかくにも不要な刺激を与えず安静にしてもらうことが大事。部屋を暗くし，アイマスクを装着したうえで痛みを伴

うような侵襲的な処置は可能な限り少なく，また愛護的に行う。
- 頭痛への鎮痛薬の投与も重要。血圧のコントロールも行っていく（後述）。
- GCS≦8や低換気，血行動態が不安定な場合には症例により気管挿管も必要なことがある。

初動のオーダー例
- ルート確保（細胞外液補充液でルート確保，造影剤が使用できるルートで確保）　通常は2本必要　鎮痛・鎮静，降圧などで持続静注するため複数ルートが必要になることが多い
- ニカルジピン 50mg/50mL，シリンジポンプの準備
- 血液検査：血算・凝固・生化学（電解質・腎機能・肝機能）
- 手術に必要な感染症検査・血液型
- 12誘導心電図
- 頭部単純CT

出血性脳卒中では速やかに降圧，くも膜下出血・挿管時は鎮痛・鎮静も行う[7]

- 降圧，鎮痛，鎮静をどのタイミングで始めるかはかなり高度な判断が必要である。
- 臨床的に疑いが極めて高ければ画像検査前から薬剤を投与し始めることが妥当な場面もあるが，疑いが微妙な場合には診断後から投与し始めることもあるため，上級医にコンサルテーションしながら行う。

1. 降　圧

- 速やかな降圧のため，ニカルジピン（ペルジピン®）を経静脈的に投与する。

(1) くも膜下出血の降圧
- 目標降圧は，収縮期血圧160mmHg未満（平均血圧は110mmHg未満）である。
- ニトログリセリンなどの硝酸薬は脳血流を増加させるため，基本的に使用しない。

(2) 脳出血の降圧
- できるだけ早期に収縮期血圧を140mmHg未満に降下させ，7日間継続を考慮する。下限を収縮期血圧110mmHg超に維持することが推奨されている。
- 脳圧亢進がみられる場合，ベッドを30度まで上げることを考慮する。
- マンニトール（マンニット®）は脳出血への有効性の根拠に乏しいが，進行性に頭蓋内圧が亢進する場合には考慮しても良い。

(3) ニカルジピンの使い方
- ニカルジピンは，原液で使用。ニカルジピン原液を50mLシリンジに充填して50mg/50mLのシリンジをシリンジポンプにセットして使用する。

- 2〜4mL/時で開始して，血圧測定を2〜5分ごとに行いながら，目標の血圧になるまで2mL/時ずつ増量。ショットする場合は，1〜2mLずつ行う。

ニカルジピン（ペルジピン®）の処方例
- 血圧測定2〜5分ごととして，測定結果を確認して2〜5分ごとに持続投与量増量 および/または ショット追加
- 組成：原液（1mg/mL）

ショットの場合
- 1〜2mLずつショット

持続投与の場合
- 2〜4mL/時で開始し，最大15mL/時まで

---

2. くも膜下出血や挿管時での鎮痛と鎮静
- 鎮痛・鎮静方法は挿管する場合にも使用できるため，薬剤の使い方を覚えておく。

(1) 鎮　痛
- フェンタニルは，麻薬のなかでも即効性があることや循環動態への影響が少ないことなどから第一選択で用いる。
- 初学者は，フェンタニルは10μg/mLに希釈して使用すると使いやすい。
- 鎮痛が不十分な場合には，ショットを30〜120分ごとに繰り返しながら，持続投与量を漸増していく。
- 持続投与の場合には，シリンジポンプを使用する。

フェンタニルの処方例
- 組成：10μg/mLに希釈（例：フェンタニル100μg/2mL 1A ＋ 生理食塩液8mL）

ショットの場合
- 2〜5mLずつショット　30〜120分間隔をあけて繰り返し投与可
  呼吸抑制が起こりやすいので高齢者などでは少量から開始することを検討

持続投与の場合
- 2mL/時で開始　2〜5mL/時で調整

---

(2) 鎮　静
- プロポフォール（ディプリバン®）は原液で，ミダゾラム（ドルミカム®）は1mg/mLになるように希釈して使用する。
- いずれもシリンジポンプを使用して投与する。

> **プロポフォール（ディプリバン®）の処方例**
> - 組成：原液〔プロポフォール（成人のみ）500mg/50mL〕
> - 1～2mL（0.25～0.5mg/kg）を緩徐に投与し，2mL/時で持続投与開始（0.3～3mg/kg/時）
>   2～10mL/時で調整
>
> **ミダゾラム（ドルミカム®）の処方例**
> - 組成：1mg/mLに希釈（例：ミダゾラム10mg/2mL 1A ＋ 生理食塩液8mL）
> - 1～2mL（0.01～0.05mg/kg）を1分かけて投与　1mL/時で持続投与開始
>   2～5mL/時で調整

出血性脳卒中の診断はCTで行う

1. くも膜下出血の診断ではCTが第一選択だが，陰性の場合は発症時期により腰椎穿刺やMRIを組み合わせる

- くも膜下出血はCTの読影も非常に難しく，除外が非常に難しい疾患であることをまずは頭に入れる。
- 画像検査では頭部単純CTが第一選択だが，発症時期に合わせて頭部単純MRI，腰椎穿刺での評価を追加する（表2）。

(1) 発症6時間以内

- 発症直後から6時間以内であれば，頭部単純CTの感度は100％で非常に有用な検査である[8]ため，基本的に頭部単純CTで診断する。
- くも膜下出血の典型例は，鞍上槽のヒトデ状にみえる高吸収域だが見逃しは多い。
- 見逃しを予防するには，以下の3点があるかを確認する（図6）[9), 10)]。
  ①橋周囲や大脳鎌の高吸収域
  ②左右差（特にシルビウス裂）
  ③水頭症（側脳室下角の拡大：口ひげのようにみえる）
- 病歴からくも膜下出血が疑われるが頭部単純CT所見がはっきりしない場合，放射線科などの専門医や複数の医師で確認することが大切である。

表2　くも膜下出血の各種検査の推奨

発症からの時間	6時間以内	6時間～3日以内	4日以上経過
第一選択	頭部単純CT		
第二選択 （CTが陰性のとき）	読影を依頼 （強く疑えば腰椎穿刺）	腰椎穿刺 （または頭部単純MRI）	頭部単純MRI （T2*とFLAIR）

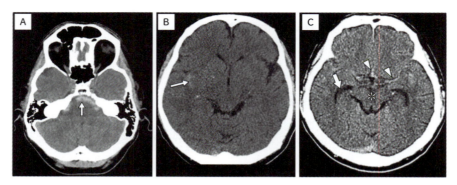

A 橋前面に高吸収域（⇨）がみられる
B 右シルビウス裂に高吸収域（⇨）がみられる
C 左シルビウス裂と前大脳半球間裂に高吸収域（▷）があり，側脳室下角の拡張（⇨），第三脳室の拡張（＊）がある

図6　くも膜下出血の頭部単純CT画像
〔Marder CP, et al：AJR Am J Roentgenol, 202：25-37, 2014／Tetsuka S, et al：BMC Neurol, 16：196, 2016より作成〕

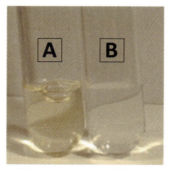

A キサントクロミー　B 正常

図7　髄液の肉眼的所見
〔Case Western Reserve University：CSF Profile（http://syllabus.cwru.edu/YearThree/neuroscience/NeurLrngObjectives/CSF%20Profile.htm）より〕

（2）発症6時間～3日以内

- 発症6時間以降から頭部単純CTの感度が徐々に低下していくため，CTだけでなく，別の検査を組み合わせて診断することが重要である．
- 病歴でくも膜下出血が疑わしいがCT陰性の場合，腰椎穿刺で血性髄液かキサントクロミーの有無を確かめる．
- 髄液は，発症直後は血性だが，発症後3～4日経過するとキサントクロミー様（赤血球が溶血し代謝されたビリルビン）になる（図7）[11]．
- 髄液に血液が混入するトラウマチックタップは腰椎穿刺の25％ほどで生じるため，血性髄液との鑑別が重要で，遠心分離の結果で区別する．
- キサントクロミーがなく，最後に採取した髄液の赤血球が＜2,000/μLであれば，くも膜下出血を除外できる（感度100％，特異度91.2％）[12]．
- キサントクロミーの有無を確かめるとき，肉眼的にはわからないことがあり，可能であれ

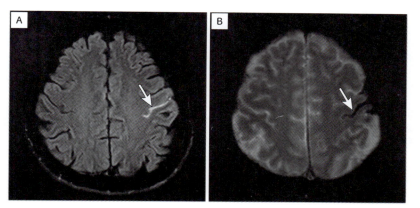

A　FLAIR MRIで溝の髄腔内高信号（⇨）　　B　T2* MRIで同部位が信号消失

図8　くも膜下出血の頭部単純MRI画像
〔Heit JJ, et al：J Stroke. 19：11-27, 2017 より〕

ば感度の高い分光測定法でも確かめる[13]。
- 腰椎穿刺は，施設間で方針がさまざまなのと侵襲に伴った再出血のリスクもあるため，専門医にコンサルテーションのうえ実施するかどうか決めることをお勧めする。

(3) 発症4日以降
- 発症4日以降は頭部単純CTの感度が90%以下になるため，病歴上でくも膜下出血が疑わしくCT陰性の場合，頭部単純MRIを追加する。
- 発症して時間が経つにつれて頭部単純MRIの感度が上がり，発症4日以降ではT2* MRIの感度が100%，FLAIRの感度が87%になる（図8）[14],[15]。
- MRIのメリットとして，可逆性脳血管攣縮症候群，可逆性後頭葉白質脳症，椎骨脳底動脈解離，静脈洞血栓症などの鑑別にも使えることがある。
- くも膜下出血の所見は，脳溝や脳表でのT2*低信号，FLAIR高信号である。
- MRIの注意点として，検査中に急変したときに対応が難しくなるため，状態が不安定な場合は避けるか安定させてから検査する。

2. 脳出血の診断はCTで行う──診断する際に出血部位の評価ができるようになる

- 重要なのは，頭部単純CTで脳実質内の高吸収域をみつけることである。出血部位を確認することができる（図9）。
- 頻度の高い順に，被殻出血，視床出血，皮質下出血，脳幹出血，小脳出血がある（表3）。

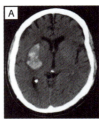 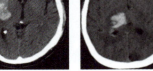 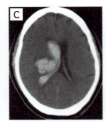 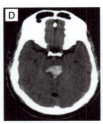 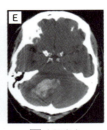

|A| 被殼出血 |B| 視床出血 |C| 皮質下出血（＋脳室穿破） |D| 脳幹（橋）出血 |E| 小脳出血

図9 脳出血の頭部単純CT画像
〔Dastur CK, et al : Stroke Vasc Neurol, 2：21-29, 2017 より〕

表3 脳出血の種類と特徴

	頻度	原因	症状
被殻出血	40%	中大脳動脈から分岐する外側線条体動脈の破綻	対側の片麻痺，対側の感覚障害（内包へ進展），病側への共同偏視，同名半盲，失語（言語優位半球の皮質下へ進展）
視床出血	30%	後大脳動脈から分岐する視床穿通動脈や視床膝状体動脈の破綻	対側の片麻痺，対側の感覚障害（内包へ進展），内側下方への共同偏視，同名半盲（外側膝状体へ進展）
皮質下出血	5〜10%	皮質下の髄質動脈の破綻（アミロイドアンギオパチーなど）	皮質の出血部位によって症状はさまざま（対側の片麻痺，感覚障害，頭痛，けいれん，失語，失認，失行など）
脳幹出血	5〜10%	脳底動脈から分岐する橋枝の破綻	意識障害，四肢麻痺，縮瞳，瞳孔不同
小脳出血	5〜10%	脳底動脈から分岐する前下小脳動脈や上小脳動脈の破綻	小脳失調，めまい，健側への共同偏視

出血性脳卒中は状況によっては疑ったタイミングで治療を開始する

1. くも膜下出血の治療

- 診断したら（状況によっては診断する前の疑ったタイミングから），降圧・安静・鎮痛・鎮静である。本項前半を見直す。

くも膜下出血の重症度分類と手術適応

- くも膜下出血では重症度で治療方針が異なり[7]内科的な治療のほかに，手術療法を検討する必要がある。
- 代表的な重症度分類として，Hunt and Hess 分類と World Federation of Neurosurgical Societies（WFNS）分類があり，これらの Grade I〜III，Grade IV，Grade V で治療方針が異なる（表4）。
- 比較的重症度が低く，若年者であれば積極的な再出血予防が適応となる場合が多いというイメージをもつ。
- 再出血予防をする場合には，脳動脈瘤クリッピング術やコイル塞栓術が行われる。

表4　Hunt and Hess 分類と WFNS 分類

Hunt and Hess 分類

Grade	基準
I	無症状か最小限の頭痛および軽度の項部硬直がみられる
II	中等度から重度の頭痛，項部硬直がみられ，脳神経以外の神経学的損失はみられない
III	傾眠，錯乱または軽度の巣症状がみられる
IV	昏迷，中等度から重篤な片麻痺があり，早期除脳硬直，自律神経障害がみられる
V	深昏睡状態で除脳硬直を示し瀕死の状態

WFNS 分類

Grade	GCS	主要な局所神経症状（失語か片麻痺）
I	15	なし
II	14〜13	なし
III	14〜13	あり
IV	12〜7	有無は不問
V	6〜3	有無は不問

重症でない例（Grade I〜III）
年齢，合併症，治療の難易度などの制約がない限り，早期（72時間以内）の再出血予防を推奨する。

比較的重症例（Grade IV）
年齢，動脈瘤の部位などを考え，再出血予防を考慮しても良い。ただし，急性水頭症や脳内血腫による意識障害があり外科的治療で改善が見込まれれば適応となる。

最重症例（Grade V）
原則として，再出血予防処置の適応は乏しい。ただし，急性水頭症や脳内血腫による意識障害があり外科的治療で改善が見込まれれば適応となる。

〔Hunt WE, Hess RM：J Neurosurg, 28：14-20, 1968／J Neurosurg, 68：985-986, 1988 より作成〕

本症例の経過

頭痛の性状や経過からは，くも膜下出血が疑われた。初期評価でA・B・C・Dは保たれていたため，ルートを確保し血液検査を提出したうえで頭部単純CTを施行し，くも膜下出血の診断が得られた。フェンタニルでの鎮痛，プロポフォールでの鎮静，ニカルジピン持続投与での降圧を開始しつつ，脳外科にコンサルテーションを行った。Hunt and Hess 分類，WFNS 分類でGrade IIであり脳動脈瘤クリッピング術施行の方針となった。

2. 脳出血の治療──手術適応

- 診断したら（状況によっては診断する前の疑ったタイミングから），降圧が重要である。本項前半を見直す。

脳出血の手術適応は，出血部位，血腫量，神経学的所見の経過，意識レベルで判断[7]

- 内科的な治療に加えて，脳出血では手術が適応となる場合がある。
- 血腫除去術などを含む脳出血に対する手術は，出血部位，血腫量，神経学的所見の経過，意識レベルで判断する。
- 血腫の推定を実際に自分ですることはあまりないが，専門医がいない状況での判断に役立つのでその方法を知っておくと良い（図10）。

①手術適応あり
　1）被殻出血：神経学的所見が中等度＋血腫量31mL以上
　2）皮質下出血：脳表から深さ1cm以下の出血
　3）小脳出血：神経学的所見が増悪傾向＋最大径が3cm以上

A：出血面積の最大径
B：Aと同じスライス，Aと直交する最大径
C：最大出血面積の75％以上はそのまま，
　　75〜25％は半分，25％以下は除外したうえでのスライス厚

　　血腫量 ≒ A×B×C÷2（mL）

＜例＞
右の脳出血画像はスライス厚 0.25 cm
A：6 cm
B：4 cm
C：75％以上の面積のあるスライスは10枚
　　75〜25％の面積のあるスライスは 4枚

血腫量 ≒ 6cm×4cm×（10＋4÷2）×0.25cm÷2＝36mL

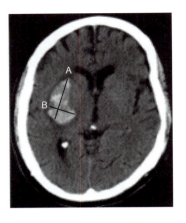

図10 血腫量の推定方法

〔Rordorf G, et al：Spontaneous intracerebral hemorrhage：Pathogenesis, clinical features, and diagnosis. UpToDate（last updated Mar 07, 2024）より作成〕

　4）脳室内出血や急性水頭症には脳室ドレナージ
- 視床出血と脳幹出血では血腫除去術は勧められないが，4）では考慮することがある。

②手術適応なし

1）血腫量10mL未満の小出血または神経学的異常が軽微な場合
2）深昏睡（JCS 300）の場合

文 献

1) Bevers MB：Subarachnoid Hemorrhage. DynaMed（last updated Feb 20, 2024）
2) Bevers MB：Intracerebral Hemorrhage. DynaMed（last updated Apr 23, 2024）
3) Irisawa T, et al：An association between systolic blood pressure and stroke among patients with impaired consciousness in out-of-hospital emergency settings. BMC Emerg Med. 13：24, 2013 [PMID：24341562]
4) Ois A, et al：Misdiagnosis Worsens Prognosis in Subarachnoid Hemorrhage With Good Hunt and Hess Score. Stroke, 50：3072-3076, 2019 [PMID：31597551]
5) Perry JJ, et al：Clinical decision rules to rule out subarachnoid hemorrhage for acute headache. JAMA, 310：1248-1255, 2013 [PMID：24065011]
6) Oliveira-Filho J：Initial assessment and management of acute stroke. UpToDate（last updated Oct 11, 2023）
7) 日本脳卒中学会 脳卒中ガイドライン委員会・編：脳卒中治療ガイドライン2021．協和企画，2021
8) Perry JJ, et al：Sensitivity of computed tomography performed within six hours of onset of headache for diagnosis of subarachnoid haemorrhage：prospective cohort study. BMJ, 343：d4277, 2011 [PMID：21768192]
9) Marder CP, et al：Subarachnoid hemorrhage：beyond aneurysms. AJR Am J Roentgenol, 202：25-37, 2014 [PMID：24370126]
10) Tetsuka S, et al：Diagnosis of a subarachnoid hemorrhage with only mild symptoms using computed tomography in Japan. BMC Neurol, 16：196, 2016 [PMID：27756236]
11) Case Western Reserve University：CSF Profile（http://syllabus.cwru.edu/YearThree/neuroscience/NeurLrngObjectives/CSF%20Profile.htm）（アクセス：2023年11月）
12) Perry JJ, et al：Differentiation between traumatic tap and aneurysmal subarachnoid hemorrhage：prospective cohort study. BMJ, 350：h568, 2015 [PMID：25694274]
13) Chu K, et al：Spectrophotometry or visual inspection to most reliably detect xanthochromia in subarachnoid hemorrhage：systematic review. Ann Emerg Med, 64：256-264, 2014 [PMID：24635988]
14) Mitchell P, et al：Detection of subarachnoid haemorrhage with magnetic resonance imaging. J Neurol Neurosurg Psychiatry, 70：205-211, 2001 [PMID：11160469]
15) Beitzke M, et al：Clinical presentation, etiology, and long-term prognosis in patients with nontraumatic convexal subarachnoid hemorrhage. Stroke, 42：3055-3060, 2011 [PMID：21921284]

19 脳梗塞
～NIHSSと発症時期がすべて，君はt-PAまでつなげるか

診断

- 突然～急性発症の麻痺，構音障害，その他の巣症状が主訴
- 特に発症4.5時間以内と起床時からの麻痺では速やかに対応

問診・診察
- 病歴聴取では，最終健常時刻の確認が最重要
- CPSS，NIHSS評価

NIHSS

検査
- 血糖値測定
- 血液ガス
- 血液検査（血算，生化学，凝固，必要に応じて血中アルコール濃度）
- 12誘導心電図
- （可能であれば）頚動脈エコー，心エコー
- 頭部画像検査（CTおよび/またはMRI）

鑑別

 脳梗塞の鑑別

- 低血糖は脳梗塞様の症状を呈することがあり，最初に除外
- 電解質異常など静脈血液ガスで評価できるものは，画像検査に移動する前に確認
- 胸背部外傷があれば，大動脈解離の可能性も考慮

脳梗塞の鑑別疾患
- 片頭痛の前兆
- てんかん発作（トッド麻痺）
- 腫瘍/膿瘍による中枢神経症状
- 脳静脈血栓症
- 心因性（転換性障害）
- 高血圧脳症
- 頭部外傷
- ミトコンドリア病
- 多発性硬化症
- 可逆性後白質脳症症候群（PRES）
- 可逆性脳血管収縮症候群（RCVS）
- 脊柱管障害（圧迫性脊髄症など）
- 失神
- 全身性感染症
- 代謝性疾患や中毒（低血糖，電解質異常，薬物中毒）
- 一過性全健忘
- ウイルス性脳炎（ヘルペス脳炎）
- ウェルニッケ脳症
- 大動脈解離

少なくとも胸部痛，背部痛がなかったかを確認する

〔文献3）より〕

 頭部画像評価：CTとMRIの比較

	CT	MRI
メリット	・MRIよりアクセスがよい ・検査時間が短い ・出血性病変を描出しやすい	・拡散強調画像で梗塞性病変を検出しやすい ・鑑別疾患の除外に使いやすい ・放射線を使用しない
デメリット	・最初の1時間程度は病変の描出が難しい	・値段が高い ・検査に時間がかかる ・禁忌がある（体内金属など）

治療

脳梗塞と診断後の治療方針を立てる

- 発症4.5時間以内か？
- t-PAの適応があるか？
  - はい → t-PA投与開始
  - いいえ → 血栓回収療法の適応があるか？
    - はい → 血栓回収療法
    - いいえ → 脳圧亢進に対する開頭減圧術の適応があるか？
      - はい → 開頭減圧術（脳外科）
      - いいえ → 病型により治療方針を決定
        - アテローム性/ラクナ梗塞　急性期抗血小板療法　十分な輸液
        - 心原性脳梗塞　重症度に応じて抗凝固療法を開始

- 静注血栓溶解療法，血栓回収療法は適応・禁忌が明確に定められており侵襲度も高い
- 方針は必ず専門医にコンサルテーションしてから決定
- 適応・禁忌は本文参照

- コンサルテーションのタイミングは，施設の方針によりさまざま
- t-PAや血栓回収療法の適応の可能性がある発症時間の場合：速やかな治療が予後の改善につながるため，来院前～来院直後のコンサルテーションが通常好ましい
- それ以外：MRIで診断が確定した場合や臨床経過からは脳梗塞が疑われるものの，画像で確定診断できない場合にコンサルテーション

脳梗塞を診るときのポイント！

- 脳梗塞診療は時間が勝負，発症4.5時間以内とおはよう脳梗塞（wake-up stroke）に注意する
- 脳梗塞を疑う病歴や所見を押さえる
- 脳梗塞を疑ったとき低血糖や電解質異常を画像検査前に除外する
- CT・MRIについて非専門医でも知っておく
- 脳梗塞治療の概略を知っておく

> **症例　高血圧症，2型糖尿病の背景がある86歳男性**
> 来院当日19時半頃に突然右足と右手が動かなくなり，改善がないために救急要請した。20時に当院へ救急搬送された。バイタルサインは，血圧160/80mmHg，脈拍70回/分・不整，体温36.8℃，呼吸数24回/分，SpO₂ 97%（room air）。

脳梗塞診療は時間が勝負，発症4.5時間以内とおはよう脳梗塞（wake-up stroke）に注意する

- 脳梗塞の診療は時間との勝負。脳梗塞は静注血栓溶解法が1分遅れるごとに，平均1.8日の健康な生活が失われる（図1）[1]。
- 脳梗塞は，予後を大きく変える治療に時間制限がある。静注血栓溶解療法の適応は発症から4.5時間以内に限られ，血栓回収療法は部位によっては24時間以内といわれているが，

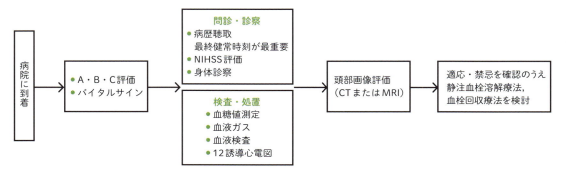

図1　静注血栓溶解療法適応症例での診療の流れ

6時間以内の施行が望ましいとされる。
- 朝起きたら麻痺があったという「おはよう脳梗塞（wake-up stroke）」にも注意する。以前は，wake-up strokeに静注血栓溶解療法の適応はないとされていたが，現在はMRI所見などによっては治療対象となることもあり，静注血栓溶解療法適応の可能性を考えながら迅速に対応する。
- 静注血栓溶解療法の適応になる場合は遅くとも来院後1時間以内の治療開始が推奨されており，救急外来で脳梗塞を疑った場合にはギアを上げて診療に取り組む。
- 脳卒中専門医へ連絡するタイミングや検査の組み立て方は各施設でさまざまのため，本項は一例とし所属施設の方針を確認する。
- 脳梗塞診療は時間との勝負と心得て診療にあたる必要があるが，発症から日単位で経過している場合は，静注血栓溶解療法などの適応外になるため緊急性という点では大きく下がる。

脳梗塞を疑う病歴や所見を押さえる

- 脳梗塞は，支配血管の血流が途絶することにより脳の一部に限局して突然〜急性に症状が出現。これは巣症状とよばれ，脳梗塞を疑うきっかけとなる。
- 前大脳動脈領域の梗塞であれば運動ないし感覚障害，異常反射の出現，後大脳動脈領域の梗塞では同名半盲や幻視など，同じ脳梗塞であっても症状はさまざまである（表1）。

表1　支配血管ごとの脳梗塞の症状

支配血管	症　状
前大脳動脈（ACA）	運動および/または感覚障害（脚＞顔面・腕） 異常反射の出現 無為症候群（意欲の低下），パラトニー*，歩行失行 ＊：随意的に筋緊張を解くことができない状態
中大脳動脈（MCA）	優位半球の症状：失語，運動・感覚障害（顔面・腕＞脚＞足），片麻痺（内包が関与），同名半盲 劣位半球の症状：半側空間無視，病態失認，運動・感覚障害（顔面・腕＞脚＞足），同名半盲
後大脳動脈（PCA）	優位半球の症状：同名半盲，純粋失読症 鳥距溝の症状：幻視，視覚保持症 視床の症状：感覚障害，舞踏病アテトーゼ，自発痛 大脳脚・中脳の症状：第三脳神経麻痺，垂直眼球運動障害，運動障害
穿通枝	純粋な運動障害（典型的なラクナ梗塞症状），純粋な感覚障害，純粋な感覚・運動障害，片麻痺，同側性運動失調，構音障害，巧緻運動障害
椎骨脳底動脈	脳神経障害，交差性感覚障害，複視，めまい，嘔気・嘔吐，構音障害，嚥下障害，吃逆，四肢/運動失調，運動障害，昏睡 （両側性の症状は脳底動脈の病変を示唆している）
内頸動脈	進行性に発症するMCA領域，ないしACA領域の症状 （ACA領域では側副血行路が発達していないと生じる）

〔Oliveira-Filho J：Initial assessment and management of acute stroke. UpToDate（last updated Oct 01, 2024）より〕

1. CPSS（Cincinnati Prehospital Stroke Scale）

- 脳梗塞による神経症状は前述のように多彩だが，来院時点でのスクリーニングは迅速に行う必要があるため，以下のようなスクリーニングを意識する。
- 「脳卒中らしさ」を評価するスケールは複数あるが，本項ではCPSS（Cincinnati Prehospital Stroke Scale）を紹介する。
- CPSSは，病院到着前に「脳卒中らしさ」を評価するスケールで，顔面のゆがみ，上肢挙上，構音障害の3つを評価する（図2）。救急隊による評価で，CPSSが1項目でも陽性であれば脳卒中の可能性は72％とされており，スクリーニングとして有用である。

2. 脳梗塞らしい臨床経過・身体所見とらしくない臨床経過・身体所見

- 身体診察によるスクリーニングに加えて，病歴や併存症も重要である。
- 大脳半球や脳幹の障害であれば意識障害を来すことはあるが，脳梗塞では原則意識障害は来さないと覚える（表2）。よくわからない意識障害の原因が脳梗塞であったということは，あまり経験しない。意識障害のほかに麻痺など巣症状を伴う場合には，MRIなどを検討する。ただし，脳梗塞は失神の原因にならないことも間違えやすいポイントなので，押さえておく。

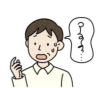

顔面のゆがみ（歯を見せる，あるいは笑ってもらう）
正常：顔面が左右対称
異常：片側が他側のように動かない

上肢挙上（閉眼して，両上肢を挙上させる）
正常：両側とも同様に挙上，あるいはまったく上がらない
異常：片側が上がらない，または他側に比較して上がらない

構音障害（話をさせる）
正常：滞りなく正確に話せる
異常：不明瞭な言葉，間違った言葉，あるいはまったく話せない

図2 CPSS
〔Kothari RU, et al：Ann EmergMed, 33：373-378, 1999より〕

表2 脳梗塞を示唆する臨床経過と可能性を下げる臨床経過

	脳梗塞を示唆	脳梗塞の可能性を下げる
onset	突然〜急性	亜急性〜慢性
バイタルサイン	血圧上昇，徐脈	血圧正常
併存症	心房細動 血管リスク（喫煙，高血圧，糖尿病，脂質異常症，家族歴など）	血管リスクがない
症状	巣症状がある	対麻痺（通常は脊髄疾患），**失神，意識障害**（大脳半球の広範な梗塞や脳幹梗塞などでは生じうる）

3. 脳梗塞を疑ったときに問診・診察する事項を明確にする

- 適応症例で1時間以内に治療を開始するために，ポイントを絞って的確に病歴聴取と身体所見を取る．
- 問診で特に大切なことは，最終健常時刻の確認．話せる状態なら患者さんから，話すことができなければご家族や同僚から聴取する．
- 最終健常時刻は動けなくなったのに気がついた時刻ではなく，確実に普段どおり活動できていた時刻であることに注意する．
- 臨床経過やCPSSから脳梗塞を疑う患者さんが来院し，発症時間を確認したうえで発症4.5時間以内，もしくはwake-up strokeの場合にはCT室もしくはMRI室に連絡を行いながらNHISS（後述）に必要な問診事項・身体所見のみをまずはとる．

4. NIHSSの付け方

- NIHSS（National Institute of Health Stroke Scale）は，脳卒中の重症度や治療効果判定に用いるスコアリングである（表3）[2]．
- 救急外来で働くうえで必ず知っておくべきものだが，記憶するのは困難なのでいつでもチェックできるようにしておく．
- 文字の羅列ではなかなかイメージできないので，慣れない間は岡山市立総合医療センターの脳疾患センターが出している「解りやすいNIHSSの評価」を印刷して手元で確認しながらスコアリングすることがお勧めする（図3）．
- 注意点は，リストの順番に評価を行い逆行や評点の変更は禁じられていること，患者さんができるだろうと医師が推測したことは記載しないことなどがあげられる．

脳梗塞を疑ったとき低血糖や電解質異常を画像検査前に除外する

- 病歴聴取と並行して，以下の検査を進める．
  - ①血糖値測定
  - ②血液ガス
  - ③血液検査（血算，生化学，凝固，必要に応じて血中アルコール濃度）
  - ④12誘導心電図
  - ⑤（可能であれば）頸動脈エコー，心エコー
  - ⑥頭部画像検査（CTおよび/またはMRI）
- 脳梗塞の鑑別診断は多岐にわたるが，低血糖は脳梗塞のような症状を呈することがあり，必ず最初に除外が必要である（表4）[3]．
- その他，電解質異常など静脈血液ガスで評価できるものは，必ず画像検査に移動する前に確認する．
- 大動脈解離は除外が困難な場合があるが，少なくとも胸部痛や背部痛がなかったかは確認

表3 NIHSS

[意識水準]	気管挿管，言語的障壁あるいは口腔外傷などによって評価が妨げられたとしても，患者の反応をどれか一つに評価選択する．痛み刺激を加えられた際に患者が反射的姿勢以外には全く運動を呈さない場合のみ3点とする． 0：完全に覚醒．的確に反応する 1：覚醒していないが簡単な刺激で覚醒し，命令に答えたり，反応したりできる 2：注意を向けるには繰り返す刺激が必要か，あるいは意識が混濁していて（常同的ではない）運動を生じさせるには強い刺激や痛み刺激が必要である 3：反射的運動や自立的反応しかみられないか，完全に無反応，弛緩状態，無反射状態である
[質問]	検査日の月名および年齢を尋ねる．返答は正解でなければならず，近似した答えは無効．失語症，混迷の患者は2点．気管内挿管，口腔外傷，強度の構音障害，言語的障壁あるいは失語症以外の何らかの問題のために患者が話すことができなければ，1点．最初の応答のみを評価し，検者は言語的あるいは非言語的手懸りを与えてはならない． 0：両方の質問に正解　1：一方の質問に正解　2：両方とも不正解
[命令]	開閉眼を命じ，続いて手の開閉を命じる．もし手が使えないときは他の1段階命令に置換可．実行しようとする明らかな企図は見られるが，筋力低下のために完遂できないときは点を与える．患者が命令に反応しないときはパントマイムで示す．外傷，切断または他の身体的障害のある患者には適当な1段階命令に置き換える．最初の企図のみを評価する． 0：両方とも可能　1：一方だけ可能　2：両方とも不可能
[注視]	水平運動のみ評価．随意的あるいは反射的（oculocephalic）眼球運動を評価．カロリックテストは行わない．共同偏視を有しているが，随意的あるいは反射的にこれを克服可能なら1点，単一のⅢ，Ⅳ，Ⅵの麻痺を有するときは1点とする．すべての失語症患者で評価可能である．眼外傷，眼帯，病前からの盲，あるいは他の視野視力障害を有する患者は反射的運動あるいは適切な方法で評価する．視線を合わせ，患者の周りを横に動くことで注視麻痺の存在を検知できることがある． 0：正常　1：注視が一側あるいは両側の眼球で異常であるが，固定した偏視や完全注視麻痺ではない 2：「人形の目」手技で克服できない固定した偏視や完全注視麻痺
[視野]	対座法で評価する．視野（上下 1/4）で動かしている指あるいはthreatで検査する．患者を励ましてよいが，動いている指の方を適切に向くのなら0点，一側眼の盲や単眼の場合は健常側の視野を評価する．1/4盲を含む明らかな左右差が認められた時のみ1点．全盲はどのような理由であっても3点． 0：視野欠損なし　1：部分的半盲　2：完全半盲　3：両側性半盲（皮質盲を含む）
[麻痺-顔]	歯を見せるか笑ってみせる，あるいは目を閉じるように命じるかパントマイムで示す．反応の悪い患者や理解力のない患者では痛み刺激に対する渋面の左右差でみる．顔面外傷，気管内挿管，包帯，あるいは他の身体的障壁のため顔面が隠れているときは，できるだけこれらを取り去って評価する． 0：正常な対称的な動き　1：鼻唇溝の平坦化，笑顔の不対称　2：顔面下半分の完全あるいはほぼ完全な麻痺 3：顔面半分の動きがまったくない
[麻痺-上肢]	上肢は90°（座位）または45°（仰臥位）に置く．失語症患者には声やパントマイムで示すが，痛み刺激は用いない．最初は非麻痺側から評価する．切断肢や肩の癒合があるときは9点．9点とつけた理由を明記しておく． 0：90°（45°）に10秒間保持可能　1：90°（45°）に保持可能も，10秒以内に下垂．ベッドを打つようには下垂しない 2：重力に抗せるが，90°（45°）まで挙上できない　3：重力に抗せない．ベッド上に落ちる 4：全く動きが見られない　9：切断，関節癒合
[麻痺-下肢]	下肢は30°（必ず仰臥位）に置く．失語症患者には声やパントマイムで示すが，痛み刺激は用いない．最初は非麻痺側から評価．切断肢や股関節の癒合があるときは9点．9点の理由を明記． 0：30°を5秒間保持可能　1：30°を保持可能も，5秒以内に下垂．ベッドを打つようには下垂しない 2：重力に抗せるが，落下する　3：重力に抗せない．即座にベッド上に落ちる　4：全く動きが見られない　9：切断，関節癒合
[運動失調]	指-鼻-指試験，踵-膝試験は両側で施行．開眼で評価し，視野障害がある場合は，健側の視野で評価する．筋力低下の存在を割り引いても存在するときのみ陽性とする．理解力のない患者，片麻痺の患者は0点，切断肢や関節癒合が存在する場合は9点．9点とした理由を明記する．全盲の場合は伸展位から鼻に触れることで評価する． 0：なし　1：1肢に存在　2：2肢に存在　9：切断，関節癒合
[感覚]	知覚または検査時の痛みに対する渋面，あるいは意識障害や失語患者での痛み刺激からの逃避反応により評価する．半側感覚障害を正確に調べるのに必要な多くの身体部位（前腕，下肢，体幹，顔面）で評価すること．重篤あるいは完全な感覚障害が明白に示された時のみ2点を与える．従って，混迷あるいは失語患者は1点または0点となる．脳幹部脳血管障害で両側の感覚障害がある場合，2点．無反応，四肢麻痺の患者は2点．昏睡患者は2点． 0：正常　1：痛みを鈍く感じるか，あるいは痛みは障害されているが触られていることはわかる　2：触れていることもわからない
[言語]	これより前の項目の評価を行っている間に言語に関する多くの情報が得られている．絵カードの中で起こっていることを訪ね，呼称カードの中の物品名を言わせ，文章カードを読ませる．言語理解はここでの反応およびこれ以前の評価時の命令に対する反応から判断する．もし，視覚障害によってこの検査ができないときは，手の中に置かれた物品の同定，復唱，発話を命ずる．挿管されている患者は書字するようにする．混迷や非協力的患者でも評価をし，昏睡患者，発話が完全に無言か1段階命令にまったく応じない場合は3点． 0：正常 1：明らかな流暢性・理解力の障害はあるが，表出された思考，表出の形に重大な制限を受けていない．しかし，発語や理解の障害のために与えられた材料に関する会話が困難か不能である．患者の反応から答えを同定することが可能 2：コミュニケーションは全て断片的な表出からなり，検者に多くの決めつけ，聞き直し，推測が必要．交換される情報の範囲は限定的で，コミュニケーションに困難を感じる．患者の反応から答えを同定することが不可能 3：有効な発語や聴覚理解は全く認められない
[構音障害]	もし患者が失語症でなかったら，前出のカード読誦や単語の復唱をさせることから適切な発話の例を得なければならない．もし患者が失語症なら，自発語の構音の明瞭さを評価する．挿管，発語を妨げる他の身体的障壁があるときは9点．9点とつけた理由を明記しておく．患者にこの項目の評価の理由を告げてはならない． 0：正常　1：少なくともいくつかの単語で構音が異常で，悪くとも何らかの困難は伴うものの理解し得る 2：構音異常が強く，検者が理解不能である　9：挿管，身体的障壁
[消去現象と無視]	これより前の項目を評価している間に無視を評価するための充分な情報を得られている．もし2点同時刺激を行うことを妨げる様な重篤な視覚異常がある場合，体性感覚による2点同時刺激で正常なら評価は正常とする．失語があっても両側に注意を向けているようにみえるとき，評価は正常とする．視空間無視や病態失認の存在は無視の証拠としてよい．無視は存在したときのみありと評価されるので，評価不能はありえない． 0：正常 1：視覚，触覚，聴覚，視空間，あるいは自己身体に対する不注意．1つの感覚様式で2点同時刺激に対する消去現象 2：重度の半側不注意あるいは2つ以上の感覚様式に対する消去現象．一方の手を認識しない，または空間の一側にしか注意を向けない

〔日本脳卒中学会 脳卒中医療向上・社会保障委員会 静注血栓溶解療法指針改訂部会：静注血栓溶解（rt-PA）療法 適正使用指針 第三版 2019年3月（https://www.jsts.gr.jp/img/rt-PA03.pdf）より〕

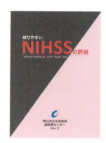

図3 解りやすいNIHSSの評価
〔岡山市立総合医療センター脳疾患センター (https://okayama-gmc.or.jp/shimin/application/files/1215/5366/8042/board_nihss.pdf) より〕

表4 脳梗塞の鑑別疾患

- 片頭痛の前兆
- てんかん発作（トッド麻痺）
- 腫瘍/膿瘍による中枢神経症状
- 脳静脈血栓症
- 心因性（転換性障害）
- 高血圧脳症
- 頭部外傷
- ミトコンドリア病
- 多発性硬化症
- 可逆性後白質脳症症候群（PRES）
- 可逆性脳血管収縮症候群（RCVS）
- 脊柱管障害（圧迫性脊髄症など）
- 硬膜下血腫
- 失神
- 全身性感染症
- 代謝性疾患や中毒（低血糖・電解質異常・薬物中毒）
- 一過性全健忘
- ウイルス性脳炎（ヘルペス脳炎）
- ウェルニッケ脳症
- 大動脈解離

少なくとも胸部痛，背部痛がなかったかを確認する

〔Oliveira-Filho J, et al : Initial assessment and management of acute stroke. UpToDate (last updated Oct 11, 2023) より〕

しておき，疑ったら造影CTを検討する。

CT・MRIについて非専門医でも知っておく

- 脳梗塞の診療で，画像検査を行う最大の意義は，脳出血を速やかに除外しつつ，梗塞部位と大きさを判定することにある。
- 検査にはCTもしくはMRIが用いられるが，一長一短であり一概にどちらを優先すべきともいえない。
- 施設間でのアプローチの方法も異なるため，所属施設の方針を確認しておく。

1. CTとMRIの比較

- CTとMRIには，表5のような違いがある。
- こうした違いから，出血性脳卒中の評価のためにまずは頭部CTでの評価を行って，頭部MRIに進む施設が多いかもしれない。

2. 頭部CTの読み方

- 頭部CTを行う最も重要な目的は，治療方針が大きく異なる出血性脳卒中を除外すること

表5 頭部CTとMRIの比較

	CT	MRI
メリット	・日本ではMRIより検査へのアクセスが良い ・検査時間が短い ・出血性病変を描出しやすい	・拡散強調画像で梗塞性病変を検出しやすい ・鑑別疾患の除外に使いやすい ・放射線を使用しない
デメリット	・最初の1時間程度は病変の描出が難しい	・値段が高い ・検査に時間がかかる ・禁忌がある（体内金属など）

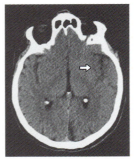

| 図4 | early CT sign |

〔Powers WJ : N Engl J Med, 383：252-260, 2020 より〕

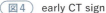

| 図5 | ペナンブラのイメージ |

にある。そのうえで、early CT sign を含んだ早期虚血性変化の検索も行えるようにする。

- early CT sign とは、頭部単純CTで診断する虚血性変化のうち、中大脳動脈領域での特徴的な所見を指し、レンズ核の不明瞭化や大脳皮質と髄質の境界不明瞭化、ならびに脳溝の消失や閉塞血管の高信号が該当する。これらの所見がみられれば脳梗塞である可能性が高いと判断できる。
- 図4[4]では、左島皮質の不明瞭化がみられるが、読影に慣れないと難しいかもしれない。

CT angiography（CTA），CT perfusion（CTP）による脳梗塞急性期の画像評価

- 施設によっては、脳主幹動脈病変による脳梗塞を疑う症例で、頭部単純CTの後にMRIではなくCTA・CTPを実施する場合もあり、それぞれ以下を迅速に評価することができる。
  ①CTA：MRAと同様に脳主幹動脈病変の有無
  ②CTP：灌流を評価することで、救済不可能な領域（虚血コア）と機能障害はあるものの早期に血流が再開すれば回復する領域（ペナンブラ）（図5）
- ペナンブラの比率が大きい症例では、静注血栓溶解療法や血栓回収療法の有効性が期待される。

3. 頭部MRI検査の読み方

- 頭部MRIではT2強調画像、T2*画像、拡散強調画像（diffusion weighted imaging；DWI）、ADC（apparent diffusion coefficient）、FLAIR画像、MRA（頭部に加えて頸部も）を少なくとも撮像する。
- 急性期の脳梗塞では、まずDWIとADCを評価。脳梗塞が起こると細胞性浮腫を生じ、これがDWIにおいて高信号で描出される（図6）[5]。
- DWIで高信号になっている部位は、一般的に前述の虚血コア（治療しても改善が得られない部位）にあたる。ADCは細胞性浮腫を強調している画像であり、低信号として描出される。1週間以上が経過した亜急性期では、DWIでは高信号から徐々に低信号に、ADCでは低信号から徐々に高信号に変化していく。
- 脳梗塞発症直後（1時間以内）に施行した頭部MRIのDWIでは偽陰性となることがあり、

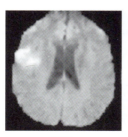 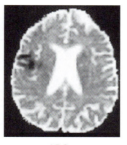

図6 典型的な頭部MRI所見：DWIとADC
〔Lansberg MG, et al : AJNR Am J Neuroradiol, 22 : 637-44, 2001 より〕

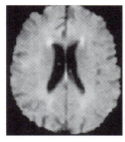 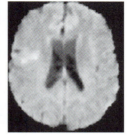

図7 急性期脳梗塞でのDWI/FLAIRミスマッチ
〔Lansberg MG, et al : AJNR Am J Neuroradiol, 22 : 637-44, 2001 より〕

　　DWIで信号変化がみられなくても脳梗塞を除外できず，Intra-arterial sign on FLAIR などの特徴的な所見を探すが，非専門医による評価は現実的に難しい。
- MRIを撮像しDWIで病変がみられない場合でも，臨床所見が疑わしければ脳卒中専門医に画像を供覧してもらうというスタンスが良い。
- DWIで高信号があるものの，FLAIRで信号変化がない所見をDWI/FLAIRミスマッチといい（図7）[6]，脳梗塞を発症して4.5時間以内の可能性が高く，本所見がみられれば発症時刻が不明（wake-up strokeなど）でも静注血栓溶解療法の適応になりうる。

脳梗塞治療の概略を知っておく

- 脳梗塞の治療目標は，静注血栓溶解療法や血栓回収療法によってペナンブラを救える症例で救いつつ，それ以上進行させないように薬物療法や全身管理を行うことである（図8）。

1. 静注血栓溶解療法と血栓回収療法の適応・禁忌

- 静注血栓溶解療法，血栓回収療法はともに適応・禁忌が明確に定められているため，必ず押さえておく。

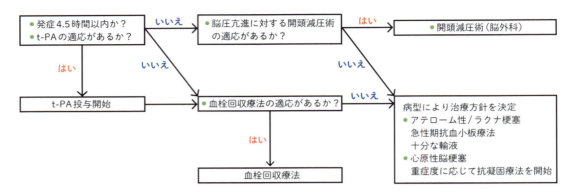

図8 脳梗塞と診断してからの治療方針の立て方

(1) 静注血栓溶解療法

- 静注血栓溶解療法は，遺伝子組換え組織型プラスミノゲン・アクティベータ〔recombinant tissue-type plasminogen activator；rt-PA（t-PA）〕であるアルテプラーゼ（アクチバシン®，グルトパ®）を用いた治療法である。
- 適応が発症4.5時間以内であることと，早く投与すればするほど有効なことが知られているため，病院到着から1時間以内の投与を目指して可能な限り早く評価を進める。
- 発症時間への留意の他に，適応外（禁忌）と慎重投与になる状況がいくつかあるが，これらを暗記するのは困難なため，チェックリスト（表6）を用いての確認が無難である。
- このなかで血糖値，血圧は各々適応外となる値の記載があるが，ともに介入により改善すれば投与可能なことは知っておく。
- 基本的にはNIHSS 5〜25点の症例がt-PAの良い適応とされている。ただし，4点以下や26点以上でも適応とする場合もある。
- 投与するかどうかの決断や実際のオーダーは，専門医にコンサルテーションしてからが望ましく，投与方法は本項では割愛する。

(2) 血栓回収療法

- まず静注血栓溶解療法の適応を判断したうえで，血栓回収療法を施行するかを検討していく。
- 血栓回収療法の最も良い適応となるのは，以下である[7)]。
  ①脳卒中発症前のmodified Ranking Scale（mRS）0〜1点（日常生活動作を問題なく行える）
  ②原因となる閉塞が内頚動脈ないし中大脳動脈主幹部（M1）
  ③18歳以上
  ④NHISS ≧ 6点
  ⑤頭部CTもしくはMRIでAlberta Stroke Program Early CT score（ASPECTS）≧ 6点
  ⑥発症6時間以内に治療開始可能
- 上記以外の場合でも，血栓回収療法の適応は拡大傾向にあることや，ASPECTSなど非専門医が判断するのは難しい項目も含まれているため，現実的に非専門医が評価するのは難

表6 静注血栓溶解療法の適応外と慎重投与の基準

適応外（禁忌）	あり	なし
発症ないし発見から治療開始までの時間経過		
発症（時刻確定）または発見から4.5時間超	☐	☐
発見から4.5時間以内でDWI/FLAIRミスマッチなし，または未評価	☐	☐
既往歴		
非外傷性頭蓋内出血	☐	☐
1カ月以内の脳梗塞（症状が短時間に消失している場合を含まない）	☐	☐
3カ月以内の重篤な頭部脊髄の外傷あるいは手術	☐	☐
21日以内の消化管あるいは尿路出血	☐	☐
14日以内の大手術あるいは頭部以外の重篤な外傷	☐	☐
治療薬の過敏症	☐	☐
臨床所見		
くも膜下出血（疑）	☐	☐
急性大動脈解離の合併	☐	☐
出血の合併（頭蓋内，消化管，尿路，後腹膜，喀血）	☐	☐
収縮期血圧（降圧療法後も185mmHg以上）	☐	☐
拡張期血圧（降圧療法後も110mmHg以上）	☐	☐
重篤な肝障害	☐	☐
急性膵炎	☐	☐
感染性心内膜炎（診断が確定した患者）	☐	☐
血液所見（治療開始前に必ず血糖，血小板数を測定する）		
血糖異常（血糖補正後も＜50mg/dL，または＞400mg/dL）	☐	☐
血小板数100,000/mm³以下（肝硬変，血液疾患の病歴がある患者）	☐	☐
※肝硬変，血液疾患の病歴がない患者では，血液検査結果の確認前に治療開始可能だが，100,000/mm³以下が判明した場合にすみやかに中止する		
血液所見：抗凝固療法中ないし凝固異常症において		
PT-INR＞1.7	☐	☐
aPTTの延長（前値の1.5倍［目安として約40秒］を超える）	☐	☐
直接作用型経口抗凝固薬の最終服用後4時間以内	☐	☐
※ダビガトランの服用患者にイダルシズマブを用いて後に本療法を検討する場合は，上記所見は適応外項目とならない		
CT/MRI所見		
広汎な早期虚血性変化	☐	☐
圧排所見（正中構造偏位）	☐	☐
慎重投与（適応の可否を慎重に検討する）	**あり**	**なし**
年齢81歳以上	☐	☐
最終健常確認から4.5時間超かつ発見から4.5時間以内に治療開始可能でDWI/FLAIRミスマッチあり	☐	☐
既往歴		
10日以内の生検・外傷	☐	☐
10日以内の分娩・流早産	☐	☐
1カ月以上経過した脳梗塞（とくに糖尿病合併例）	☐	☐
蛋白製剤アレルギー	☐	☐

（次頁へ続く）

神経症候		
NIHSS値26以上	☐	☐
軽症	☐	☐
症候の急速な軽症化	☐	☐
けいれん（既往歴などからてんかんの可能性が高ければ適応外）	☐	☐
臨床所見		
脳動脈瘤・頭蓋内腫瘍・脳動静脈奇形・もやもや病	☐	☐
胸部大動脈瘤	☐	☐
消化管潰瘍・憩室炎，大腸炎	☐	☐
活動性結核	☐	☐
糖尿病性出血性網膜症・出血性眼症	☐	☐
血栓溶解薬，抗血栓薬投与中（特に経口抗凝固薬投与中）	☐	☐
月経期間中	☐	☐
重篤な腎障害	☐	☐
コントロール不良の糖尿病	☐	☐

＜注意事項＞一項目でも「適応外」に該当すれば実施しない。

〔日本脳卒中学会 脳卒中医療向上・社会保障委員会 静注血栓溶解療法指針改訂部会：静注血栓溶解（rt-PA）療法 適正使用指針 第三版 2019年3月（https://www.jsts.gr.jp/img/rt-PA03.pdf）より〕

しい。
- 「太い血管（主幹動脈）が閉塞していて発症24時間以内であれば血栓回収療法の可能性があるので，専門医にコンサルテーションする」とまずは覚えておく。

2. 静注血栓溶解療法や血栓回収療法を行わないときの急性期の抗血栓薬
(1) 非心原性脳梗塞への抗血小板薬の使い方
- 非心原性脳梗塞では再発予防のために抗血小板薬を投与するが，重症度に応じて抗血小板薬の使い方が以下のように異なる。
  ①非軽症（NIHSS＞5点）：抗血小板薬単剤療法（single anti-platelet therapy；SAPT）を行う。
  ②軽症（NIHSS≦5点）：抗血小板薬2剤併用療法（dual anti-platelet therapy；DAPT）を行い，原則21日投与してからSAPTに切り替える。
- 負荷投与量・維持量には幅があるので，施設の標準量を確認する。

> **処方例**
>
> **SAPTを開始する場合**
> - クロピドグレル（プラビックス®）300mgで負荷投与　翌日から75mgを連日投与
> - アスピリン（バファリン®，バイアスピリン®）160〜325mgで負荷投与　翌日から100mgを連日投与
>
> **DAPTを開始する場合**
> - クロピドグレル300mgで負荷投与　翌日から75mgを連日投与
>   ＋アスピリン100mgを負荷投与なしで連日投与（施設により160〜325mgで負荷投与）
>
> 21日間継続した段階でクロピドグレル75mg/日（またはアスピリン100mg/日）単剤へ切り替え

(2) 心原性脳梗塞への抗凝固薬（DOAC, ワルファリン）の使い方

- 心原性脳梗塞への抗凝固療法は，特に虚血の範囲が広く重症な場合に脳出血の頻度が増加するため，待機的な開始が推奨される。
- 米国のガイドラインでは，心房細動を伴う場合で脳梗塞発症から4〜14日の間に抗凝固療法の導入を開始するのが妥当とされており，欧州のガイドラインでは「1-3-6-12ルール」が提唱されている[8]（図9）。
- 抗凝固療法の選択肢としては，禁忌事項がなければワルファリンよりも直接経口抗凝固薬（DOAC）を優先して使用するように推奨されている。
- ヘパリンは，心原性脳梗塞症に限局したメタ解析でも脳梗塞再発抑制よりも脳出血増加リスクのほうが大きいとされており[9]，欧米のガイドラインでは推奨されていないが日本では弱く推奨されている。

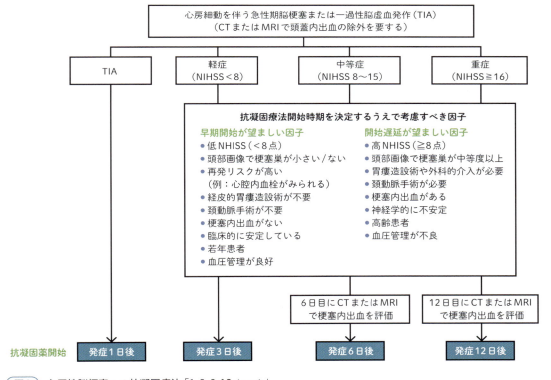

図9 心原性脳梗塞への抗凝固療法「1-3-6-12ルール」
〔Kirchhof P, et al: Eur J Cardiothorac Surg, 50: e1-e88, 2016 より〕

> **DOACの処方例**
> - リバーロキサバン（イグザレルト®）15mg　1回1錠　1日1回　朝食後
>   30 ≦ Ccr ≦ 50mL/分では10mg　1回1錠　1日1回　朝食後
>   15 ≦ Ccr < 30mL/分では投与の適否を慎重に検討したうえで10mg　1日1回
> - アピキサバン（エリキュース®）5mg　1回1錠　1日2回　朝夕食後
>   80歳以上，体重60kg以下，Cr ≧ 1.5mg/dLの2つ以上に該当する場合：
>   2.5mg　1回1錠　1日2回　朝夕食後
> - エドキサバン（リクシアナ®）60mg　1回1錠　1日1回　朝食後
>   体重60kg以下，30 ≦ Ccr ≦ 50mL/分，P-糖タンパク質阻害効果のある薬剤と併用する場合：
>   30mg　1回1錠　1日1回　朝食後
>   15 ≦ Ccr < 30mL/分では有効性や安全性は確立していないが，使用する場合：
>   30mg　1回1錠　1日1回　朝食後

3. アルガトロバン，オザグレル，エダラボン

- 以下の3種類の薬剤は原則「欧米では推奨されていない」が，「日本のガイドラインでは弱い推奨がある」ものである。
- 日本では，使用するかは各施設，医師によってスタンスが異なると思われるので，コンサルテーションのうえ投与する。

(1) アルガトロバン

- アルガトロバン（ノバスタン®）は，日本で開発された選択的トロンビン阻害薬であり，発症48時間以内の非心原性脳梗塞に有効とする報告もあり日本のガイドラインでは弱く推奨されている[10]。
- 脳梗塞を発症後に神経症状の増悪がみられた場合に投与することで，神経学的予後を改善するとも報告されている[11]。
- 投与方法が特殊なことには注意する。

> **処方例**
> - 最初の2日：アルガトロバン（ノバスタン®）10mg 6A ＋ 生理食塩液500mL　24時間かけて投与
> - 3〜7日目：アルガトロバン10mg 1A ＋ ソルデム®3A 200mL　1日2回　3時間かけて投与

(2) オザグレル

- オザグレル（カタクロット®）は，日本のガイドラインで非心原性脳梗塞に弱い推奨がある抗血小板薬である[10]。

(3) エダラボン

- エダラボン（ラジカット®）は，フリーラジカルを取り除くことで脳梗塞の増悪を防ぐという機序で，脳梗塞のどの病型にも適応があるが，腎機能障害があるときには禁忌になる

ので注意する。

4. コンサルテーションのタイミング

- 脳梗塞の場合，コンサルテーションのタイミングは以下が考えられる。
  ①脳卒中が疑われる患者さんが来院した時点
  ②診断が明確についた時点（MRI の DWI で高信号がみられた場合など）
  ③CT や MRI で診断は明確ではないものの，症状から脳梗塞が依然として強く疑われる場合
- 明らかに発症から数日経過したような場合は，明確に診断がついたときで良いが，発症早期が疑われ静注血栓溶解療法や血栓回収療法の適応が検討される場合は，来院時点（救急搬送前）でのコンサルテーションが望ましい。
- 特に規模の大きい施設の場合には，どのタイミングで連絡するか取り決めがなされているので確認する。

本症例の経過

症状から発症早期の急性期脳卒中が疑われ，来院前に脳外科当直医に連絡して協力して初期対応にあたった。簡易血糖測定器で測定した血糖値は 112mg/dL であることを確認したうえで，速やかに NIHSS で評価を行い 8 点であった。もともと無症状であり病前の mRS 0 点であった。頭部 MRI では，DWI で左被殻，左中大脳動脈外側線条体動脈領域の一部に限局性の高信号がみられた。禁忌事項などはどれにも当てはまらず，静注血栓溶解療法に引き続き血栓回収療法が施行され，脳外科に入院した。

文献

1) Meretoja A, et al：Stroke thrombolysis: save a minute, save a day. Stroke, 45：1053-1058, 2014［PMID：24627114］
2) 日本脳卒中学会 脳卒中医療向上・社会保障委員会 静注血栓溶解療法指針改訂部会：静注血栓溶解（rt-PA）療法適正使用指針 第三版 2019年3月（https://www.jsts.gr.jp/img/rt-PA03.pdf）（アクセス：2024年5月）
3) Oliveira-Filho J, et al：Initial assessment and management of acute stroke. UpToDate (last updated Oct 11, 2023)
4) Powers WJ：Acute Ischemic Stroke. N Engl J Med, 383：252-260, 2020［PMID：32668115］
5) Botz B：Acute lacunar cerebral infarcts. Radiopaedia (https://radiopaedia.org/cases/acute-lacunar-cerebral-infarcts?lang=us)（アクセス：2024年5月）
6) Botz B：Frontoparietal watershed infarct with DWI/FLAIR mismatch. Radiopaedia(https://radiopaedia.org/cases/frontoparietal-watershed-infarct-with-dwiflair-mismatch?lang=us)（アクセス：2024年5月）
7) Powers WJ, et al：Guidelines for the Early Management of Patients With Acute Ischemic Stroke: 2019 Update to the 2018 Guidelines for the Early Management of Acute Ischemic Stroke: A Guideline for Healthcare Professionals From the American Heart Association/American Stroke Association. Stroke, 50：e344-e418, 2019［PMID：31662037］
8) Kirchhof P, et al；ESC Scientific Document Group：2016 ESC Guidelines for the management of atrial fibrillation developed in collaboration with EACTS. Eur Heart J, 37：2893-2962, 2016［PMID：27567408］
9) Paciaroni M, et al：Efficacy and safety of anticoagulant treatment in acute cardioembolic stroke: a meta-analysis of randomized controlled trials. Stroke, 38：423-430, 2007［PMID：17204681］
10) 日本脳卒中学会 脳卒中ガイドライン委員会・編：脳卒中治療ガイドライン2021．協和企画，2021
11) Zhang X, et al：Argatroban in Patients With Acute Ischemic Stroke With Early Neurological Deterioration: A Randomized Clinical Trial. JAMA Neurol, 81：118-125, 2024［PMID：38190136］

第 5 章

病棟患者さんの
マネジメントに
必ず必要な知識

1 輸液をちゃんと組めるようになろう

基本

☑ 体液の分布と輸液の分布を確認

細胞外液補充液を輸液
- 血管内には1/4が残る

自由水を輸液
- 細胞内に2/3が残る
- 血管内に1/12が残る

固形成分 (体重の40%)	体液 (体重の60%)			自由水を投与した場合の分布
	細胞内液 (体液量の2/3)	細胞外液 (体液量の1/3)		
		間質 (体液量の1/4)	血管内 (体液量の1/12)	

細胞外液補充液を投与した場合の分布

☑ 輸液の種類
- 細胞外液補充液：乳酸リンゲル液、0.9%生理食塩液など
- 自由水：5%ブドウ糖液
- 1号液：細胞外液補充液：自由水＝1：1で混合したもの
- 3号液：細胞外液補充液：自由水＝1：3で混合したもの

救急での輸液

☑ 救急外来での輸液は基本細胞外液補充液

- 救急外来での輸液の目的
  ①細胞外液量の補充
  ②投薬などのためのルート確保
- 基本は細胞外液補充液を右表を参考に投与
- 自由水を補うのは極めてまれで「高ナトリウム血症で意識障害」のときくらい

	軽症	中等度	重症
体重減少	3%	6%	9〜10%
血圧	正常	起立性低血圧〜低下	低下
脈拍	正常〜上昇	上昇	上昇
尿量	減少	乏尿	無尿
意識			低下

不足分を50〜100mL/時

バイタルサインが安定するまで1〜2Lは全開

〔文献1〕より〕

- 溢水や心不全などの細胞外液補充液の投与が不適切なことが多い病態ではないかを早めに確認
- これらの病態の場合には10mL/時程度に絞って薬剤投与用のルート確保としてとっておく

病棟での輸液

☑ 3つのステップで投与量を決定

- ステップ1：1日に必要な維持輸液を考える
  ①水分量：体重×30mL/日前後
  ②ナトリウム：1〜2mEq/kg/日程度
  ③カリウム：1mEq/kg/日程度
- ステップ2：過去の喪失分を考える
  ①細胞外液量減少：細胞外液補充液で補正
  ②細胞内脱水：5%ブドウ糖液で補正
  ③低カリウム血症があれば補正

 やや多めになるので×0.8くらいが目安

- ステップ3：今後の喪失分を考える
  ①発熱，下痢，嘔吐があれば補正

輸液の組み方のポイント！

- 輸液を組む前に体液組成とdehydration/hypovolemiaを理解する
- 輸液の基礎を学ぶ
- 救急外来で輸液・ルート確保の目的を考える
- 病棟での輸液は3ステップで考える
- 輸液を組むときはカリウム濃度と浸透圧比に注意する
- 輸液を実際に組んでみる

輸液を組む前に体液組成とdehydration/hypovolemiaを理解する

1. 人間の体液組成を知る

- 人間は体重のうちの60％が水分でできており，それを体液量という（図1）。
- 体液量は，1/3が血管内や間質に分布する「細胞外液」，2/3が細胞質内に分布する「細胞内液」に分かれる。
- 細胞外液は，細胞外液量の3/4（体液量の1/4）が「間質」，1/4（体液量の1/12）が「血管内」に分布している。
- 細胞内液はナトリウムをほぼ含まない水分で構成されており，細胞外液はナトリウムを含んだ成分で構成されている。

2. dehydrationとhypovolemiaを理解する

- 体液の主な構成要素は細胞内液と細胞外液であり，それらが減少する病態を「脱水」とよぶが，「脱水がある」という使われ方は，さまざまな病態を含む。
- 日本語でいう「脱水」にはdehydration（狭義の脱水）とhypovolemia（有効循環血液量減

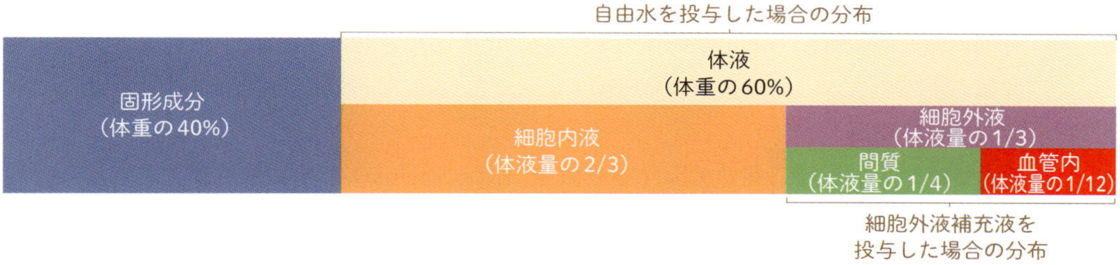

図1 体液の組成

表1 有効循環血液量減少の所見

	軽症	中等度	重症
体重減少	3%	6%	9〜10%
血圧	正常	起立性低血圧〜低下	低下
脈拍	正常〜上昇	上昇	上昇
尿量	減少	乏尿	無尿
意識			低下

〔深川雅史・監：より理解を深める！体液電解質異常と輸液 改訂第3版．中外医学社，2007より作成〕

少)の2種類があり，これらを理解することによって適切な輸液製剤を選択できるようになる．以降は，特に断りがなければ脱水＝dehydrationとする．

(1) 脱水（dehydration）とは

- 脱水（dehydration）は，主に水が体内から喪失している状態を指す．水は図1のとおり細胞外液，細胞内液にも存在しているため，水の喪失では細胞外液も細胞内液も減少する．そのため，脱水（dehydration）は細胞内液の喪失がメインの病態となるが多少の有効循環血液量減少（hypovolemia）も必ず伴うことに注意が必要である．
- 脱水（dehydration）は，飲水行動ができない高齢者や乳幼児や寝たきりの人など，自由水がどんどん喪失する尿崩症，大量の水様性下痢といったときに起こりやすい．
- 脱水（dehydration）を示唆する所見には，腋窩や口腔内の乾燥，ツルゴールの低下，Naの上昇などがある．

(2) 有効循環血液量減少（hypovolemia）とは

- 細胞外液量の減少が起こると「間質」と「血管内」の容量が減少する．臨床的に問題になるのは「血管内」の容量の減少であり，細胞外液量の減少を有効循環血液量減少（hypovolemia）と本項ではすることにする．
- ややこしいことに有効循環血液量減少（hypovolemia）は細胞外液量の減少だけでなく，出血などによる貧血や膠質浸透圧の減少，血管透過性亢進に伴うものもある．いずれの場合でも補うのは細胞外液補充液であり，血管内の容量，すなわち有効循環血液量を増加させる．
- 有効循環血液量減少（hypovolemia）は，必ずしも脱水（dehydration）を伴わない．dehydrationを伴うかは病態による．
- 有効循環血液量減少（hypovolemia）の所見には，毛細血管再充満時間（CRT）の延長，乳酸値の上昇のほか，体重減少，血圧低下，起立性低血圧，頻脈，尿量低下，意識低下などがある（表1）．
- 表1で重要なことは，有効循環血液量減少（hypovolemia）を示唆する所見としては，血圧低下よりも脈拍の上昇や尿量の低下が早期に出現することである．
- 救急外来や病棟急変時は，基本的に有効循環血液量減少（hypovolemia）が多く，細胞外液補充液を最初に選択することが多い．

表2　輸液製剤の種類

	Na（mEq/L）	K（mEq/L）	Ca（mEq/L）	Cl（mEq/L）	P（mEq/L）	乳酸（mEq/L）	Glu（%）
0.9%生理食塩液	154			154			
乳酸リンゲル液	130	4	3	109		28	
5%ブドウ糖液							5.0
1号液	90			70		20	2.6
3号液	35	20		35		20	4.3

輸液の基礎を学ぶ

- 輸液をするときは，体液組成，脱水（dehydration）と有効循環血液量減少（hypovolemia）の概念を理解して，補うものを考えていく．カリウムもナトリウムと同じく本来は張度を形成するが，本項ではわかりにくくなるため無視している．

覚える輸液は2種類だけ——あとは組み合わせで考える

- 表2のようにいろいろな輸液製剤があるが，輸液を理解するうえで重要なのは2種類だけであり，あとはそれらの組み合わせで理解していく．
- その2種類の輸液は，「主に細胞外液を補充するナトリウム量が多い細胞外液補充液（生理食塩液，乳酸リンゲル液など）」と「主に細胞内液を補充するナトリウムが含まれない自由水輸液（5%ブドウ糖液）」である．

(1) 細胞外液の輸液を投与するとどうなる？

- 細胞外液補充液はその名のとおり細胞外液に入り込み，間質：血管内＝1/4：1/12＝3：1のため，それに従い分布する（図1）．
- つまり生理食塩液1,000mLを輸液すると，細胞内：間質：血管内＝0mL：750mL：250mLで分布する．

(2) 自由水を投与するとどうなる？

- 自由水輸液は体液全体に入り込み，細胞内：間質：血管内＝2/3：1/4：1/12＝8：3：1のため，それに従い分布する（図1）．
- つまり5%ブドウ糖液1,000mLを輸液すると，細胞内：間質：血管内＝667mL：250mL：83mLで分布する．

(3) 1号液や3号液はどう考える？

- 輸液製剤は細胞外液補充液と自由水輸液のほかに，1号液，3号液とよばれるものがある．
- 1号液，3号液というのは細胞外液補充液と自由水輸液の2つの組み合わせでできており，細胞外液補充液：自由水輸液の割合が，1号液は1：1，3号液は1：3という意味である（ナ

3号液1,000mLを輸液すると

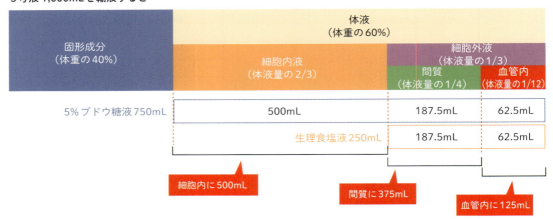

細胞外液の輸液と細胞内液の輸液に分けて考えると，細胞外液の輸液250mLと細胞内液の輸液750mLとなる。それぞれがどのように分布するかを図のように考えていくと，細胞内液に500mL，細胞外液に500mL（間質に375mL，血管内に125mL）分布することがわかる。

図2　3号輸液の分布

トリウムの組成は必ずしも一致していないことには注意が必要）。
- 例えば，3号液1,000mLの基本構造は細胞外液補充液である生理食塩液250mL（ナトリウム 38.5mEq）と自由水輸液である5%ブドウ糖液750mLとなる。つまり，生理食塩液分の250mLは細胞外に分布して間質に187.5mLと血管内に62.5mL，ブドウ糖液分の750mLは体液全体に分布して細胞内に500mLと間質に187.5mL，血管内に62.5mLとなる。総じると，3号液1,000mLを投与すると細胞内に500mL，間質に375mL，血管内に125mL分布することとなる（図2）。

救急外来で輸液・ルート確保の目的を考える

- 救急外来での輸液・ルート確保の目的は，以下のようなことが考えられる。
①有効循環血液量減少（hypovolemia）を補う，②緊急度の高い薬剤の投薬を行う
- 救急外来に運ばれてくる患者さんには脱水（dehydration）の場合もあれば，有効循環血液量減少（hypovolemia）の場合もありうるが，高度の高ナトリウム血症で意識障害を伴う場合などの特殊な場合を除いて，急いで自由水を補う必要はほとんどなく，まずは細胞外液補充液を開始する。
- 有効循環血液量減少（hypovolemia）が，重症やそれに近い状態であれば細胞外液補充液の輸液30mL/kg（50kgで1,500mL）をバイタルサインが安定するまで全開で投与。その後の対応は「第5章-6 血圧が下がってます！ってよばれたら」を参照する。
- 有効循環血液量減少（hypovolemia）が軽症〜中等度であれば細胞外液補充液50〜100mL/時程度で開始し，病態に合わせて適宜調整をしていく。

- 溢水や心不全などの細胞外液補充液の投与が不適切なことが多い病態ではないかを早めに確認する。これらの病態の場合には10mL/時程度に絞って薬剤投与用のルート確保としてとっておく。

病棟での輸液は3ステップで考える

- 救急外来である程度，有効循環血液量減少（hypovolemia）を補正した後に，病棟で輸液を組む場合のポイントは以下の3つのステップに分かれる。

ステップ1──1日に必要な維持輸液を考える

- 本項では経静脈栄養には触れないため，基本的に数日〜1週間以内程度の輸液での考え方を学ぶ（栄養投与の考え方は，「第5章-2 栄養を開始するときに知っておくこと」を参照）。
- 栄養投与を行わない維持輸液の基本は，「水分量」と「電解質（ナトリウムとカリウム）」である。
- ここからの話は絶飲食の場合を想定しているので，経口摂取をしている場合にはその分を維持輸液の水分量や電解質量で調整する必要がある。
- 維持輸液は1日に必要な水分量，電解質量から組むので細胞内外への分布は意識していない。

(1) 1日に必要な水分量

- 1日の水分のOUTの量は，不感蒸泄：10mL/kg/日（不感蒸泄15mL/kg/日−代謝水5mL/kg/日）+尿量：20mL/kg/日（最低でも10mL/kg/日）とされており，体重（kg）×30mL/日前後の水分量が必要である。

(2) 1日に必要な電解質（ナトリウム，カリウム）

- 1日に必要な電解質量は目安として，ナトリウムは塩分6g程度（Na 1〜2mEq/kg/日程度），カリウムはKCl 3g程度（K 1mEq/kg/日程度）が必要。個人差が大きいため，特にカリウムは血液検査で評価しながら量を調整する（NaCl 1g＝ナトリウム17mEq，KCl 1g＝カリウム13mEqとしている）。

> **MEMO** 3号液が維持輸液とよばれる理由は，60kgの患者さんに3号液2,000mL（500mLを4本）投与すると，水分量2,000mL，ナトリウム70mEq，カリウム40mEqとなり，"だいたい"維持輸液相当になる。そのため，維持輸液とよばれている。

ステップ2──過去の喪失分を考える

- 入院してくる輸液が必要な患者さんでは，病歴や身体所見，検査結果などからその時点で体内に不足している分を見積もる。細胞内，血管内のどこが不足しているか意識する。

(1) 不足している循環血液量 / 水分量を見積もる

- 多尿，嘔吐や下痢，発熱，経口摂取できていなかった分などによる不足分を補う必要がある。体重も不足した体液量を見積もる参考になる。
- 不足している循環血液量は計算する手段がなく，バイタルサイン（脈拍や血圧），尿量減少・急性腎障害の程度をみながら細胞外液補充液の量を調整する（表1）。エコーによる下大静脈径は参考にしてよいが，絶対的なものではない。
- 不足している自由水量は，高ナトリウム血症を伴う場合には不足量を推定する計算式がある。

$$\text{不足自由水量 (L)} = \frac{\text{血清Na} - 140}{140} \times \text{体重} \times 0.6$$

- 不足量を補うための，細胞外液補充液や自由水輸液は，必要量を3～5日間に分けて緩徐に投与する。輸液の忍容性が低い場合は，さらに期間をかけて少量で補正する場合もある。

(2) 不足している電解質

- 血清Naは体内のナトリウム量を必ずしも反映するわけではない（量ではなく濃度のため）。原則としては，ナトリウム量の不足は有効循環血液量減少（hypovolemia）として現れる。つまり，有効循環血液量減少（hypovolemia）に対して，必要な細胞外液補充液を投与する。「血清Naが低いからナトリウムを多く投与する」というのは間違っていることも多いことに注意が必要である（「第2章-1 よくある電解質異常①〜ナトリウム異常はどう判断する？」を参照）。
- 低カリウム血症を合併している場合は，多くは体内のカリウムが不足しているため補充する必要がある。血清Kを1mEq/L上昇させるためには100〜200mEqの投与が必要とされているため，緊急度にもよるが必要な量を輸液に混注することによって，3〜5日間かけて補正していく。高齢者の場合は，少量の補正のみで血清Kが上昇することもあるため注意しておく。

ステップ3 ── 今後の喪失分（ongoing loss）を考える

- どのような成分の体液喪失があるかを意識する。
- 疾患がなければ生じないような，発熱による不感蒸泄の増加，嘔吐や下痢，多尿，ドレーンからの排液といった体液の喪失（ongoing loss）があるかを検討する。ドレーン排液は術後ドレーンだけでなく，イレウス管や胃管排液などもある。
- 実際に正確に予測することは困難だが，ongoing lossが続いていく可能性がある場合，大量であればあらかじめ輸液を増やしてlossしていくのと並行して補うか，少量であれば喪失量をみながら翌日以降などに"前日の不足分"として追加するかを検討する。
- 基本的には，喪失する体液と同等の成分の輸液（水分量，電解質量）を輸液するように考える。一般的な体液の電解質組成を表3で確認する。例えば，イレウス管から小腸液が約1,000mL/日でドレナージされている場合であれば，小腸液の組成（ナトリウム100mEq/L，カリウム10mEq/L）に近い1号液（ナトリウム90mEq/L）1,000mL + KCl

表3 体液の電解質組成

	Na	K	Cl	HCO$_3^-$
胃液	60	10	80	0
胆汁	150	5	100	45
膵液	140	4.5	80	90
小腸液	110	5	100	50
大腸液	130	10	120	30
発汗	20〜40	0	20〜40	0
不感蒸散	0	0	0	0

単位はmEq/L

〔深川雅史・監：より理解を深める！体液電解質異常と輸液 改訂第3版. 中外医学社, 2007より〕

ステップ1：1日に必要な維持輸液を考える
 水分量：体重×30mL/日前後
 ナトリウム：1〜2mEq/kg/日程度
 カリウム：1mEq/kg/日程度

ステップ2：過去の喪失分を考える
 細胞外液量減少：細胞外液補充液で補正
 細胞内脱水：5%ブドウ糖液で補正
 低カリウム血症があれば補正

やや多めになるので
×0.8くらいが目安

ステップ3：今後の喪失分を考える
 発熱，下痢，嘔吐があれば補正

図3 1日の輸液量

10mEqを投与するようなイメージとなる。
- ただし，本当の意味で補正量/内容が適切かは不明なため，バイタルサインや尿量，判断が難しければ血液検査などを日々フォローしながら判断していく。

輸液の最終決定

- 基本的に，これまで考えてきた，「1日に必要な維持輸液」+「過去の喪失分」+「今後の喪失分」を1日の輸液量とするが，実臨床ではそのまま投与すると若干多めになることが多い。輸液の忍容性にもよるが，水分量に関してはこれらの0.8倍を目安にすると安全なことが多い（図3）。

輸液を組むときはカリウム濃度と浸透圧比に注意する

- 輸液に混注を行う場合は，以下の2点に注意が必要である。

1. カリウムの濃度

- 末梢ルートからカリウムを投与するときには，以下の3点に注意が必要である。
    - ①投与速度カリウム40mEq/時以下（20mEq/時以下とするものもある）
    - ②最大濃度カリウム40mEq/L以下
    - ③1日の投与量カリウム120mEq/日以下（それ以上臨床的に必要となることもある）

2. 浸透圧比

- 0.9％生理食塩液の浸透圧285mOsmを「浸透圧比1（≒血液浸透圧）」と定義されている。
- 末梢から投与できる輸液の浸透圧比は3（約900mOsm）までであり，それ以上になると静脈炎のリスクが高くなる。ただし，浸透圧比が3以下であっても高いほど静脈炎のリスクが高くなるとされる。
- 例えば，3％食塩水は，0.9％食塩水400mLに10％塩化ナトリウム120mLを加えたものであり，0.9％生理食塩液の浸透圧比1，10％塩化ナトリウムの浸透圧比10のため，その浸透圧比は以下のようになる。
    3％食塩水の浸透圧比＝（400mL×1＋120mL×10）/（400＋120）＝3.07
- 他に，末梢ルートから投与する輸液製剤ではビーフリード®も浸透圧比3である。

輸液を実際に組んでみる

症例　認知症がある施設入所中，ADLほぼ全介助の80歳女性

X−2日に38℃の発熱がみられ，X日に発熱継続していたため前医を受診した。尿検査で膿尿，細菌尿がみられたため尿路感染症と診断され，入院治療目的に当院へ搬送された。

【入院後の経過】
救急外来で乳酸リンゲル液（ラクテック®）500mLを投与，尿路感染症の診断でセフトリアキソン2g＋生理食塩液100mL 24時間ごとで治療を開始した。感染症によって意識状態が悪く経口摂取は困難と判断し，絶食輸液管理とした。入院後からX＋1日朝まで乳酸リンゲル液100mL/時を投与した（合計1.5L）。

【入院翌朝の状態】
身長150cm，体重40kg，意識 E2V3M4，体温38.0℃，血圧121/76mmHg，脈拍80回/分，SpO_2 99％（room air），尿量15mL/時（直近），口腔内軽度乾燥，CRT＞2秒，下痢や嘔吐はなし，身体所見では特記すべき事項なし

【血液検査】

X日

生化学	
BUN	52mg/dL
Cr	1.73mg/dL
Na	144mEq/L
K	4.4mEq/L
Cl	118mEq/L

血ガス	
Lac	48mg/dL

X＋1日

生化学	
BUN	48mg/dL
Cr	1.27mg/dL
Na	143mEq/L
K	4.3mEq/L
Cl	119mEq/L

血ガス	
Lac	20mg/dL

【今後の予定】

意識状態は悪く経口摂取は現状ではリスクが高いため，絶飲食で管理を継続することとした．抗菌薬は継続する．基礎疾患として心不全，腎不全，肝疾患はない．

1. 実際に組んでみよう

ステップ1 ── 1日に必要な維持輸液を考える

①水分量
- 体重×30mL/日→体重40kgのため約1,200mL

②電解質
- ナトリウム1〜2mEq/kg/日程度→体重40kgのため約40〜80mEq/日程度
- カリウム1mEq/kg/日程度→体重40kgのため約40mEq/日程度

ステップ2 ── 過去の喪失分を考える

①水分量
- 有効循環血液量減少（hypovolemia）は，頻脈傾向，CRT延長，腎前性腎障害，乳酸値上昇がみられX＋1日の時点でもまだ軽度〜中等度ありそうなので，細胞外液補充液500mL/日を3日間投与する．
- 自由水欠乏はほとんどないと考える．

②電解質
- 低カリウム血症はなし

ステップ3 ── 今後の喪失分を考える

①水分量
- 治療期間が24時間くらいしか経っていないので，解熱までもう少し時間がかかりそうで，今後も不感蒸泄が増えているはず．
- 体温1℃上昇で不感蒸泄量（12〜15mL/kg）が15％上昇するので，水分としては150〜180mLを今後喪失すると予想する．

②電解質
- 不感蒸泄が亢進しており，若干の汗などにより，ごく少量のナトリウム喪失があるかもしれない。

実際の輸液のオーダー

- まとめると，以下のとおりである。
  ステップ1：維持輸液分として，水分1,200mL，ナトリウム 40〜80mEq，カリウム 40mEq
  ステップ2：過去の喪失分として，細胞外液補充液を1,500mL（3日間に分割し500mL/日）
  ステップ3：今後の喪失分として，水分150〜180mL，ごく少量のナトリウム
- これらをもとに実際に輸液を組んでみると，3日目くらいまでは以下のようなオーダーとなる（図4）。維持輸液量と過去の今後の喪失分をまとめて作っている。

処方例①
　メイン
　　10時〜22時　　　ソルデム®3A 500mL＋10%塩化ナトリウム 20mL
　　　　　　　　　　＋L-アスパラギン酸カリウム 10mEq
　　22時〜翌10時　　ソルデム®3A 500mL＋L-アスパラギン酸カリウム 10mEq
　側　管
　　10時〜翌10時　　ソルアセト®500mL　24時間持続
　　10時　　　　　　セフトリアキソン2g＋生理食塩液100mL　1時間で投与

処方例②
　メイン
　　10時〜18時　　　ソルデム®3A 500mL＋10%塩化ナトリウム 20mL
　　　　　　　　　　＋L-アスパラギン酸カリウム 10mEq
　　18時〜翌2時　　 ソルデム®3A 500mL＋L-アスパラギン酸カリウム 10mEq
　　翌2時〜翌10時　 ソルアセト®500mL　24時間持続
　側　管
　　10時　　　　　　セフトリアキソン2g＋生理食塩液100mL　1時間で投与

> **MEMO** 筆者らは①維持輸液，②不足分の補充の輸液，③今後の喪失分の輸液を分けて考えたほうが整理しやすいため，あえて維持輸液分をメインで持続投与，そのうえで不足分や喪失分の補充をメインの側管から投与するオーダーを好んでいる（処方例①）。そうすれば，不足分の補充の輸液であるソルアセト®は，3日間のみ投与して4日目からは中止するというのがわかりやすい。頭の中で全部整理できているのであれば，すべてメインの輸液として縦に8時間ごとにつないでもいいかもしれない（処方例②）。

2. 煩雑な輸液の指示を出すときには

- 混注したり，投与経路が複雑であったりする場合は可能な限り，担当の薬剤師や看護師にその理由と必要性を説明してから依頼するようにする。意味もわからず手間のかかる指示

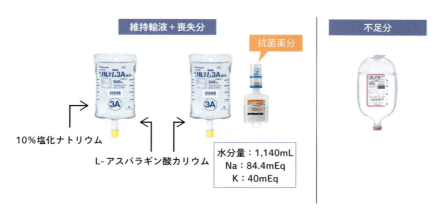

図4 実際のオーダー
〔テルモ株式会社（https://www.terumo.co.jp/）／株式会社大塚製薬工場（https://www.otsukakj.jp/）より作成〕

が入っていたら，良い気持ちはせずミスの温床になったりする．コメディカルとの良好なコミュニケーションをとることがとても大事になる．

おわりに

- 実臨床では，輸液量や電解質量は厳密な管理が不要なことが多い．高度腎障害，重症心不全，肝硬変，重症病態などで代償機構が働きにくい場合は厳密な管理が必要なことがあるため，本項でお話しした考え方を知っておくことは非常に重要である．ここまでの管理が必要かどうかは個々の症例をみながら判断する．
- 輸液を組んだり処方したら，日々繰り返し身体所見をとり，必要時に血液検査を行い，経過観察しながら調整していく．

文 献

・深川雅史・監：より理解を深める！体液電解質異常と輸液 改訂第3版．中外医学社，2007

2 栄養を開始するときに知っておくこと
～基本は経口/経管栄養！

評価

栄養療法が特に重要な患者さん
- 重症
- 栄養状態が入院時点で不良
- 入院を要した疾患/併存疾患で食事内容に配慮が必要

リフィーディング症候群のリスクを必ず評価し、リスクがある場合は栄養開始は5～10kcal/kg/日程度の少量から開始することを検討し、適宜リンやビタミンを補充

以下の項目が1つ以上	以下の項目が2つ以上
BMI＜16kg/m²	BMI＜18.5kg/m²
過去3～6カ月で15％以上の意図しない体重減少	過去3～6カ月で10％以上の意図しない体重減少
10日以上の絶食	5日以上の絶食
栄養再開前の低リン・低カリウム・低マグネシウム血症	アルコール依存または薬剤（インスリン，化学療法，制酸薬，利尿薬）の使用歴

〔文献3）より〕

栄養経路の基本

☑ **栄養経路の基本的な考え方**

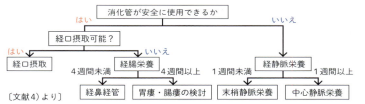

〔文献4）より〕

- 基本：カロリー 25～30kcal/kg/日，水分 30mL/kg/日，タンパク質 1～1.2g/kg/日，脂質 カロリーの20～30％，糖質で残りのカロリーを投与
- オプション：塩分制限時；塩分6g/日以下，タンパク質制限時；0.8g前後/kg/日，カリウム制限時；1,500～2,000mg/日以下

経口摂取と経腸栄養の実際

食事を選択する際
- 入院を要した疾患/併存疾患に配慮
- 嚥下機能に配慮

経腸栄養の良い適応
- 急性期疾患で一時的に経口摂取が難しい（特にICU症例）
- 上気道/上部消化管に閉塞起点あり

基礎疾患	制限の内容（詳細は本文）
心不全	塩分制限，（症例により）水分制限
慢性腎不全	塩分制限，タンパク質制限，カリウム制限
血液透析患者	塩分制限，水分制限，タンパク質制限，カリウム・リン制限
糖尿病	糖質制限
肝硬変	肝性脳症などがあればタンパク質制限＋肝不全用経腸栄養剤
急性膵炎	脂質制限
炎症性腸疾患	脂質制限

経腸栄養を開始するうえで必要な手順
① 消化が必要かどうかで使う種類を検討
② 臓器不全や病態に応じた製剤が必要か検討
③ 1mLあたりのカロリーを検討
④ 目標のエネルギー量を検討
⑤ エネルギーに対する3大栄養素の割合の検討
⑥ 水分投与量の検討
⑦ 電解質投与量の検討（低ナトリウム血症に注意）

☑ 嚥下機能が低下している可能性がある患者さん全員に安易に絶食にしないように注意

栄養を開始するときのポイント！

- 低栄養とリフィーディング症候群のリスクを評価する
- 栄養設計は基本をベースに微調整する
- 栄養経路は消化管が使えれば経口/経腸を優先する
- 経口摂取可能なときの食事は疾患と嚥下機能に配慮する
- 経腸栄養の適応とメリット/デメリットを知っておく
- 経腸栄養を始めるときに考えるべき7項目
- 経腸栄養剤を実際に組み立ててみる

低栄養とリフィーディング症候群のリスクを評価する

- 栄養はすべての患者さんへの治療といわれているものの，もともと栄養状態が良く，入院を要した疾患が重篤でない場合は厳密な栄養療法は不要であり，基礎疾患（糖尿病，心不全，慢性腎不全など）にあわせた食事内容で十分である。
- 栄養療法が特に重要になってくるのは，以下の場合である。

> ①重症
> ②栄養状態が入院時点で不良
> ③入院を要した疾患もしくは併存疾患で食事内容に配慮が必要

- 重症症例では栄養状態の悪さが予後に関係している可能性があり，積極的な介入が必要である[1]。ICUでは，多くの場合で早期から経管栄養がなされる。
- 低栄養のスクリーニング方法にはNRS 2002，MUSTなどがあり，高リスクと判断された場合には主観的包括評価（Subjective Global Assessment；SGA），Mini Nutritional Assessment（MNA）などによる栄養アセスメントによって詳細に評価を行う。
- 多くの施設では，各病棟に配置された管理栄養士がスクリーニング・評価を行っており，一般病棟で医師が評価を行うことは多くない。
- 低栄養の評価といえば「Alb」といいたくなるところだが，「Alb低値」はさまざまな疾患で予後が悪いことが報告されているものの，Alb低下は栄養状態ではなく，炎症によるタンパク質の産生低下なども反映されるため，評価指標として推奨されていない[2]。

栄養開始前にはリフィーディング症候群のリスクを必ず確認

- 基本的に管理栄養士が栄養評価をしてくれるが，医師が低栄養のスクリーニングをまったくしなくてよいわけではない。
- 栄養開始前には，必ずリフィーディング症候群発症の可能性がないかを最低限確認する。

表1 リフィーディング症候群のリスク

以下の項目が1つ以上	以下の項目が2つ以上
BMI $< 16\text{kg/m}^2$	BMI $< 18.5\text{kg/m}^2$
過去3〜6カ月で15%以上の意図しない体重減少	過去3〜6カ月で10%以上の意図しない体重減少
10日以上の絶食	5日以上の絶食
栄養再開前の低リン・低カリウム・低マグネシウム血症	アルコール依存または薬剤（インスリン，化学療法，制酸薬，利尿薬）の使用歴

〔National Institute for Health and Care Excellence : Nutrition support for adults ; oral nutrition support, enteral tube feeding and parenteral nutrition. Clinical guideline (CG32), 2006 (last updated 04 August 2017) (https://www.nice.org.uk/guidance/cg32) より〕

(1) リフィーディング症候群とは

- 低栄養状態の患者さんに急激な栄養投与を行ったときに血管内から細胞内に体液や電解質が急速に移行し，低血糖や電解質異常により重篤な合併症を来す病態をリフィーディング症候群という。
- 低栄養状態では脂質代謝を主に行っているが，糖が急に入るとインスリンが一気に分泌され，代謝の過程で細胞内に移動して消費されるリン，カリウム，マグネシウム，脂質とタンパク質代謝で使用されるビタミンB_1が一気に欠乏する。
- 特にリンはATPの原料であり，枯渇すると不整脈などで突然死亡することがあるため，厳重に注意する必要がある。また，ウェルニッケ脳症の予防のためにもビタミンB_1の補充も重要である。
- リフィーディング症候群のリスクを表1に示す[3]。リフィーディング症候群のリスクとして疾患では神経性食思不振症が最も有名だが，アルコール使用障害，担がん患者さんなどでも起こるので注意する。

(2) リフィーディング症候群のリスク患者さんへの対応

- リフィーディング症候群が起こることが予測される場合には，10kcal/kg/日から（超高リスクBMI $< 14\text{kg/m}^2$または15日以上の飢餓状態では5kcal/kg/日から），24〜48時間ごとに2〜4kcal/kg/日ずつ必要量まで増量していく。

> **MEMO** 実は，カロリーの投与開始量にはあまり定まったものもなく，そんなに制限しなくても大丈夫と提案している場合もあるが，筆者らは上記のような制限をしながら開始することが多い。

- Pはたとえ来院時に高値であっても，糖の補充で一気に下がる可能性があるため慎重な経過観察が必要で，正常から軽度低下（1.9〜2.5mg/dL）でも下がってくれば経口で投与することも考慮する。
- カリウム2〜4mg/kg/日，マグネシウム0.2mg/kg/日程度の補充が必要な場合が多い。

> **低リン血症への処方例**
>
> <u>正常〜軽度低下（P 1.9〜2.5mg/dL）の場合</u>
> - リン酸二水素ナトリウム一水和物・無水リン酸水素二ナトリウム（ホスリボン®）
>   1回2〜4包（1包にリン 3.2mmol含有）　1日3回
>   血液検査は通常翌日に確認
>
> <u>中等度以下（P 1.2〜1.9mg/dL）の場合</u>
> - リン酸Na補正液1A（10mmol/20mL）＋ソルデム®1輸液500mL　6時間かけて投与
>   P低下を予測して投与後に血液検査を確認
>
> <u>高度低下（P＜1.2mg/dL）の場合（この状態で糖を補充すると非常に危険）</u>
> - リン酸Na補正液2A（20mmol/40mL）＋ソルデム®1輸液500mL　8時間かけて投与
>   投与後に血液検査を確認して，必要に応じて再度投与
>
> **カリウムの処方例**
> - 塩化カリウム徐放錠600mg　1回1〜2錠　1日4回
>   欠乏が多い場合は点滴を併用
>
> **マグネシウムの処方例**
> - 硫酸マグネシウム補正液20mL＋生理食塩液50mL　30分で投与　1日1回

栄養設計は基本をベースに微調整する

- 経口摂取が可能で腎臓，肝臓，心臓などに疾患がなく，高血圧や糖尿病の既往歴もほとんどない場合，入院中の栄養は「常食」で十分である。
- 経腸栄養や経静脈栄養などを考えるときの基本は以下のとおり。

> ①基本：カロリー 25〜30kcal/kg/日，水分 30mL/kg/日，タンパク質 1〜1.2g/kg/日，
>   脂質 カロリーの20〜30％，糖質で残りのカロリーを投与
> ②オプション：塩分制限時 塩分6g/日以下，タンパク質制限時 0.8g前後/kg/日，
>   カリウム制限時 1,500〜2,000mg/日以下

- これをベースに，各疾患の病状に合わせて微調整をしていくイメージをもつとよい。

栄養経路は消化管が使えれば経口/経腸を優先する

- 消化管が使えるときは経口/経腸栄養を最優先。消化管を使ったほうが同じ量のアミノ酸を投与しても効果が高い。腸管を使わないと萎縮し上皮の剥離が起こることが知られており感染にも弱くなる。
- 栄養経路の一般的な考え方は図1のとおり[4]。消化管が安全に使えるものの経口摂取ができないのであれば経腸栄養を選択し，4週間以上続くようであれば胃瘻・腸瘻を考慮する。

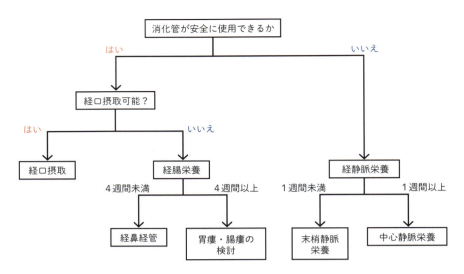

図1 栄養経路の考え方
〔Terres G：Immunochemistry, 12：467-471, 1975 より〕

- 腸閉塞，難治性嘔吐，難治性下痢，活動性の消化管出血などで消化管が安全に使えない場合はやむをえず経静脈栄養を考える。
- 通常は1週間未満あれば末梢静脈栄養で対応し，1週間以上続くようであれば末梢静脈栄養での栄養補充は不十分のため，中心静脈栄養に切り替える。タイミングは目安で症例ごとの状況により決める。末梢静脈栄養では重症の場合に必要な高カロリーの投与は不可能であり，病態によってはより早期からの中心静脈栄養を考慮する（例：外傷による腸管損傷など）。
- 経静脈栄養の考え方の詳細は，「第5章-3 静脈栄養の始め方」を参照する。

経口摂取可能なときの食事は疾患と嚥下機能に配慮する

- 経口摂取可能な場合の食事選択で配慮が必要なのは，以下の2点である。

  ①入院を要した疾患もしくは併存疾患，②嚥下機能

- いずれも配慮する必要がなければ，「常食（普通食）」で問題ない。

1. 入院を要した疾患もしくは併存疾患に応じた食事内容

- 病態ごとの食事制限の例を表2に示す。
- 併存疾患を考慮しすぎることによって，食欲不振を惹起しないよう心がける。

2. 嚥下機能に配慮した食事内容

- 嚥下機能の低下が疑われる場合や入院前からペースト食など嚥下機能に配慮した食事を摂取している場合では，食事内容に配慮する必要がある。

表2 病態ごとの食事制限

基礎疾患	制限の内容
心不全	塩分制限：6g未満，（症例により）水分制限
慢性腎不全	塩分制限：6g未満，タンパク質制限（0.6～0.8g/kg，多くは40g制限），カリウム制限
血液透析患者	塩分制限：6g未満，水分制限，タンパク質制限（1.0～1.2g/kg，多くは60gに緩和），カリウム・リン制限
糖尿病	糖質制限：25～30kcal/kg/日
肝硬変	肝性脳症などがあれば，タンパク質制限0.5～0.7g/kg＋肝不全用経腸栄養剤（リーバクト®など） 長期間のタンパク質制限は栄養不良を助長するため，すべての肝硬変で推奨されているわけではない
急性膵炎	脂質制限
炎症性腸疾患	脂質制限

〔各種ガイドラインより作成〕

- 通常は，ゼリー食→ペースト食→軟食・副菜は一口大にカット→常食などの選択肢があり，どれを選択すれば良いかは場合によってさまざまである．
- 経口摂取を継続して行うことは高齢者が嚥下機能を維持するうえで最も重要なため，安易に嚥下機能が低下している可能性がある全員を絶食にしないよう注意する．

3. 経口摂取が進まない場合への対応

- 経口摂取を維持するためには食事，栄養剤の工夫をする必要がある．
- 初めに意味のない塩分制限やタンパク質制限をしていないかを見直す．どういった食事の種類が良いか管理栄養士や栄養サポートチーム（nutrition support team；NST）にコンサルテーションしても良い．
- 食事の種類を変更しても改善しない場合，栄養剤を負荷する場合もある（例：テルミール®ミニ200kcal/125mL　1日3回）．
- 栄養剤は，患者さんに「治すための薬と思って食べて/飲んでほしい」ことをしっかり伝えても，摂取が難しい場合で低栄養状態であったり，重篤で積極的な栄養療法が必要な場合は経鼻チューブによる経腸栄養剤の投与を検討する．

経腸栄養の適応とメリット/デメリットを知っておく

- 消化管が安全に使えるものの経口摂取ができないときに経腸栄養（通常は経鼻経管栄養）を選択する（図1）が，実臨床では経口摂取ができない場合でも全員に経腸栄養を行うわけではない．
- 経腸栄養の良い適応は，急性期疾患で一時的に経口摂取が難しい場合（例：ICUに入室するような重篤な患者さん，脳卒中）や経口摂取で上気道への流入がある場合，上部消化管に狭窄があり経口摂取できない場合である．
- 認知症やがんの終末期で慢性的に経口摂取量が落ちてきていた場合では，急性期の経鼻経管での経腸栄養を行うかどうかはこれまでの人生観，価値観を踏まえたうえで慎重に判断

表3　静脈栄養と比較した経鼻経管栄養のメリット・デメリット

メリット	デメリット
腸管を使用している点で生理的	鼻咽頭の疼痛
バクテリアルトランスロケーションの抑制	違和感による嚥下機能低下のリスク
カテーテル関連血流感染症などのリスクがない	せん妄のリスク因子
	嘔吐や下痢などの消化器症状のリスク

〔井上善文，他・編：経腸栄養法の意義；経腸栄養剤の種類と選択　どのような時，どの経腸栄養剤を選択するべきか．フジメディカル出版，pp9-15，2005より作成〕

- 栄養状態が悪くなると筋力が低下しリハビリテーションが進まず嚥下機能も悪化する可能性があるため，経腸栄養をするかどうかはできるだけ早めに判断し，状況に応じては積極的な経鼻経管栄養を開始する。

静脈栄養と経鼻経管栄養のメリット・デメリット

- 多くの経腸栄養の第一選択として用いられる経鼻経管栄養は，静脈栄養と比較してメリットが多数あるが，デメリットもある（表3）ことを押さえたうえで実施する。

経腸栄養を始めるときに考えるべき7項目

- 経腸栄養を始めるうえで考えるべき事項は，以下のとおりである。
- 経腸栄養剤の種類と特徴を表4に示す。

1. 消化が必要かどうかで使う種類を検討する

(1) 半消化態栄養剤（例：エンシュア®，ラコール®，メイバランス®）

- 自分で消化が必要な栄養剤で，窒素源はタンパク質である。脂肪も基本的に含まれる。
- 味は比較的良いので，経口摂取が進まない場合にお勧めできる。
- 食の細い高齢者にエンシュア®，ラコール® などが医薬品として処方されているのをみるように，保険適用で使用できるものもある。
- 絶食期間が短く消化管機能が正常なら，半消化態栄養剤を選択する。

表4　経腸栄養剤の種類と特徴

	半消化態栄養剤	消化態栄養剤	成分栄養剤
窒素源	タンパク質	アミノ酸，ペプチド	アミノ酸
脂　肪	多い	少ない	極小
消　化	要	ほとんど不要	不要
残　渣	少ない	極小	極小
味・香り	比較的良好	不良	不良

〔島田慈彦，他・編：実践 静脈栄養と経腸栄養 基礎編．エルゼビア・ジャパン，2003より作成〕

(2) 消化態栄養剤（例：ツインライン®NF，ペプタメン®，ハイネックス®イーゲル）
- すでに消化されているという意味で，窒素源がアミノ酸と低分子ペプチドになる。
- 脂肪が入っているものとそうでないものがある。
- 消化・吸収機能が低下している場合で，ICUの重症例や長期間の絶食後，重症膵炎のときに使用される。

(3) 成分栄養剤（例：エレンタール®）
- 窒素源はアミノ酸のみで超低脂肪，低残渣のものになる（便がほとんどできない）。
- 短腸症候群，膵外分泌機能不全などの吸収不良症候群，クローン病の寛解導入などに使われる。
- どうしても下痢がひどい場合にも試すことがある。

2. 臓器不全や病態に応じた製剤が必要か検討する
- 腎不全の場合は，タンパク質制限や電解質，ビタミン，微量元素などの制限があるためそれに合わせたものがある。リーナレン®（タンパク質の量でM，Lがある）が代表である。
- 肝不全の場合は，分岐鎖アミノ酸などを配合したものがあったり，そのほか呼吸不全用，糖尿病用などもある。

3. 1mLあたりのカロリーを検討する
- 1mL＝1kcalが基本だが，これより高カロリーのものもある。
- カロリーの高いものでは水分量を減らす，投与時間を短くできるというメリットがあるが，1mLあたりのカロリーを増やすために脂肪の含有率が高くなるため下痢を来しやすくなることもある。
- 消化が必要かどうかと臓器不全・病態，1mLあたりのカロリーを考える（≒水分量を減らしたいかどうか）ことによって使用する栄養剤がおおむね決まる。

4. 目標エネルギー量を検討する
- エネルギーの総投与量の計算には，間接熱量計を用いたものやハリス-ベネディクト式を用いたものなど，込み入った計算・器具を要するものもある。現実的には簡易予測式として25〜30kcal/kg/日というシンプルな計算で問題ない（例：体重60kgの場合：1,500〜1,800kcal/日）[2]。
- 基本的に実体重で計算するが，高度の肥満ややせがある場合には判断が難しく，管理栄養士と相談して計算することを推奨する。

5. エネルギーに対する3大栄養素の割合を検討する
- 1gあたりの熱量（カロリー）は，以下のとおり。
  ①タンパク質・糖質：4kcal/g，②脂質：9kcal/g
- 急性期の重症例では，タンパク質を1.2〜2g/kgを目標に，安定期には0.8〜1g/kgを目標

にする。脂質は，急性期には必ずしも意識して投与する必要はない。総投与熱量のうち20〜30%程度を目標にする。残りの熱量は，糖質で調整。目安は，総熱量の50〜60%程度である。
- 目標のエネルギー・タンパク質の量は最初に検討するが，いきなり目標量を投与するわけではなく，少ない量から始めて1週間を目処に徐々に漸増していく。

6. 水分投与量を検討する
- 1日あたりの水分投与量は30mL/kg程度が基準になる。
- 経腸栄養1mLあたりの水分量は1mLではなく，85% = 0.85mL程度（1kcal/mLの場合）であることに注意する。
- 発熱がある場合には，汗などの不感蒸泄が増加するため必要な水分量を多めに投与することや，嘔吐や下痢で消化液を喪失した場合にもその分調整が必要である。
- 水分もエネルギーやタンパク質などと同様に，初日から経腸栄養ですべての量を賄うわけではない。
- 通常は，点滴である程度の水分を補いつつ，経口や栄養剤で水分を投与。ある程度のエネルギー・タンパク質を栄養剤で投与できるようになれば，徐々に白湯も追加して合計水分量を調整していく。

7. 電解質投与量を検討する（低ナトリウム血症に注意）
- 1日に必要な電解質は，「第5章-1 輸液をちゃんと組めるようになろう」を参照する。
- 全般的に経腸栄養剤は塩分が少なく作られているため，低ナトリウム血症がみられることがある。その場合は，塩化ナトリウム2〜6g/日を低ナトリウム血症の程度に応じて追加する。
- 経腸栄養中に塩化ナトリウムを投与していないにもかかわらず高ナトリウム血症がみられる場合には，水分量が不足している可能性があるため，InとOutの状況を再評価する。

経腸栄養剤を実際に組み立ててみる

①絶食期間が短く，消化管機能が正常の場合は半消化態栄養剤を選ぶ。
②絶食期間が長く，消化管機能低下がある場合には消化態栄養剤を選ぶこともある。
③クローン病や重症膵炎などの特定の疾患では成分栄養剤を選ぶ。
- 基本的には半消化態栄養剤を必要カロリー分入れれば良い。
- 必要カロリーなどは，「第5章-3 静脈栄養の始め方」を参照する。特に何もなければ半消化態栄養剤で1mL = 1kcalのものを必要カロリー分入れれば大きな問題になることはない。ほとんどのものは200mLまたは400mLの製剤のため，うまく組み合わせて投与する。
- 非重症患者さんでは，1日量を3〜4回に分けて投与し，最初は100〜200mL/時程度で開始し，問題がなければ500mL/時程度まで増加させるが，腸管の動きが悪い患者さんが

多く，200〜300mL/時で投与することが多い．
　例：1,600kcalを投与したいときはラコール® 1mL＝1kcalを使用
　　　　朝600mLを2時間で投与，昼400mLを1時間半で投与，夕600mLを2時間で投与

- 最初からこの量を投与すると嘔吐や下痢の原因になるため，一般病棟では1食あたり100〜200mL程度，ICUでは10〜20mL/時の持続投与など，害のない範囲で開始して徐々に増量していくのが重要である．
- 経腸栄養剤投与後は経鼻チューブを2時間クランプし，その後開放する．経腸栄養剤を投与する際にはヘッドアップを30〜45度以上にする．
- 水分を追加で投与したい場合は経腸栄養剤より前に投与し，経腸栄養剤となるべく混ざらないようにする（指示例：毎食前に微温湯100mLを30分で投与してください）．

おわりに

- 経腸栄養は，経鼻経管留置の際のテクニックや間欠投与・持続投与の選択，開始時期や開始時の量の判断，嘔吐や下痢，高血糖などへの対応（トラブルシューティング）など奥が深い．
- 本項で基本を押さえて，実際の対応を指導医と行うことで慣れていただきたい．

文献

1) 日本集中治療医学会重症患者の栄養管理ガイドライン作成委員会：日本版重症患者の栄養療法ガイドライン．日本集中治療医学会雑誌，23：185-281, 2016
2) McClave SA, et al；Society of Critical Care Medicine, et al：Guidelines for the Provision and Assessment of Nutrition Support Therapy in the Adult Critically Ill Patient: Society of Critical Care Medicine (SCCM) and American Society for Parenteral and Enteral Nutrition (A.S.P.E.N.)．JPEN J Parenter Enteral Nutr, 40：159-211, 2016［PMID：26773077］
3) National Institute for Health and Care Excellence：Nutrition support for adults；oral nutrition support, enteral tube feeding and parenteral nutrition．Clinical guideline（CG32），2006（last updated 04 August 2017）（https://www.nice.org.uk/guidance/cg32）
4) Terres G：Precipitating and non-precipitating anti-BSA antibody in mice．Immunochemistry, 12：467-471, 1975［PMID：1184104］

3 静脈栄養の始め方

末梢静脈点滴の基礎知識

☑ 末梢静脈点滴の最低限の目的は，水分，電解質，水溶性ビタミンの補充

- 水分：30mL/kg/日前後
- ナトリウム：1〜2mEq/kg程度
- カリウム：1mEq/kg程度
- ビタミンB_1，B_6，B_{12}

末梢静脈点滴でエネルギーを投与すると浸透圧比が高くなるので静脈炎やカテーテル関連血流感染症のリスクが上昇するため，急性期から静脈点滴でエネルギーを投与するかはガイドラインや指導医によってスタンスが異なる

☑ 末梢静脈から投与できるエネルギーの限界

ビーフリード® 1,000mL × 2本 ＋ イントラリポス®20% 100mL × 2本

↓

エネルギー：840kcal（ビーフリード®）＋ 360kcal（イントラリポス®）＝ 1,200kcal
水分量：2,200mL
アミノ酸 60g，脂質 40g，糖質 150g，
ナトリウム 70mEq，カリウム 40mEq，ビタミンB_1など

中心静脈栄養の組み立て方

- 積極的な栄養療法を行いたいときに経腸栄養できない場合，1週間以内に判断し，中心静脈栄養に移行
- 患者さんごとに中心静脈栄養を組み立てるのは手間なので，基本的にはセット製剤を使用
- 保存期慢性腎不全などタンパク質の負荷を避けたいときや，急性期，低栄養状態で積極的なタンパク負荷が必要なとき，腎不全／心不全／肝不全などで水分制限をしつつ成分調整が必要なときは自作

自作の手順	投与量の目安
①目標のエネルギー量を決める	25〜30kcal/kg/日が目安
②水分量を決める	30mL/kg/日前後が基本 嘔吐や下痢，ドレーン排液量など次第で適宜追加
③タンパク質（アミノ酸）の量を決める	急性期の重症：1.2〜2g/kgを目標 安定期：0.8〜1g/kgを目標
④脂質の量を決める	総エネルギーに対して20〜30%まで
⑤電解質を決める	ナトリウムは1〜2mEq/kg，カリウムは1mEq/kgが目安 微量元素とビタミン（マルチビタミン）を投与 カルシウム，リン，マグネシウムは不足していたら追加投与
⑥糖質の量を決める	「総エネルギー」−「タンパク質・脂質のエネルギー」で糖質で補うエネルギーが決まり，使える水分量で糖の濃度を調整
⑦NPC/N比を確認する	通常は150〜200で，ストレス下では100程度とする 窒素量＝タンパク質×0.16

静脈栄養の注意点

☑ 静脈栄養を実施するときは，以下を経過観察

- 血糖値
- 電解質（Na，K，リフィーディング症候群のリスク症例ではPも）
- 肝酵素

☑ 静脈栄養で高血糖になったときは，インスリンスライディングスケールのみでの長期対応は不適切

- ブドウ糖5〜20gに速効型インスリン1単位を混注
または
- 持効型インスリンの皮下投与

静脈栄養を開始するときのポイント！

- 末梢静脈「栄養」では最低限，水分・電解質・水溶性ビタミンを投与する
- 末梢静脈点滴で投与できるエネルギーには限界がある
- 中心静脈栄養は7ステップで組み立てる
- 高カロリー輸液を実際に組み立ててみる
- めんどうなので「セットもの」が使いたい
- 静脈栄養を開始してから注意すること

末梢静脈「栄養」では最低限，水分・電解質・水溶性ビタミンを投与する

- 「第5章-2 栄養を開始するときに知っておくこと」で栄養療法の基本を説明したように，可能なら経口摂取を試み，難しい場合には静脈栄養よりも経腸栄養（多くの場合には経鼻経管栄養）を優先させる。
- 実際にICUに入り早期からの栄養療法が好ましい場合や，脳卒中で明らかに嚥下機能が低下しているような場合では経鼻経管から経腸栄養を行うが，急性期疾患で経口摂取量が不良な患者さん全員で経鼻経管栄養が行われているわけではない。少量でも経口摂取ができている場合では，大半は経口摂取＋末梢静脈点滴で管理されている。

1. 食事が十分できていないのに経腸栄養しなくて良い？

- 「第5章-2 栄養を開始するときに知っておくこと」で説明した目標エネルギーである25〜30kcal/kg/日と比較して，入院間もない段階では経口摂取と末梢静脈点滴の合計エネルギーが足りていないことも多く経験する。
- 急性期で0〜2病日でのエネルギー・タンパク質の過剰な投与は死亡率の悪化と関連すると報告されており，7病日を目処に目標のエネルギー・タンパク質を投与できるように漸増していくのが好ましい（図1）[1]。
- もともと経口摂取できていて，急性期疾患の管理で3〜4日以内に経口摂取がそれなりの量まで増えていくことが想定されるような非ICU症例では，経腸栄養は必須でない。

2. 末梢静脈点滴の役割

- 末梢静脈点滴の最低限の役割は，水分・電解質・水溶性ビタミンの補充である。
- 水分は30mL/kg/日前後，ナトリウムは1〜2mEq/kg，カリウムは1mEq/kg前後が基本である（水分や電解質の詳細は「第5章-1 輸液をちゃんと組めるようになろう」参照）。

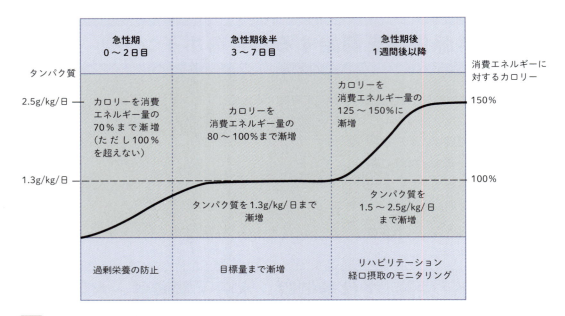

図1 急性期のエネルギー・タンパク質の漸増法
〔Hsu CC, et al : J Multidiscip Healthc, 14 : 1107-1117, 2021 より〕

- 水溶性ビタミンであるB_1，B_6，B_{12}は2週間程度の絶食で枯渇するとされており，補充が必要になる。維持輸液（ソルデム®3Aなど）2Lに水溶性ビタミン（ビタメジン®など）を投与すれば，これらはおおむね達成できる。

3. 末梢静脈点滴でエネルギーを投与するメリットとデメリット

- 糖質で400kcal/日を投与すると蛋白異化がある程度抑制されると古典的な研究で報告されているが[2]，維持輸液2Lを投与しても400kcalには到達せず，日本のガイドライン[3,4]でも急性期からの糖質補充に関して明確な推奨はない。
- 一方，末梢から400kcal以上を投与しようとすると，ビーフリード®など浸透圧比が高い輸液製剤を使う必要性があり，静脈炎やカテーテル関連血流感染症（ビーフリード®では，バシラス・セレウスの血流感染症が増加する）のリスクが上昇する。
- 急性期から末梢静脈点滴でエネルギーを投与するかどうかはガイドラインや指導医によってスタンスが異なるため，輸液の組み方は指導医にその都度確認すると良い。
- 「第5章-2 栄養の組み立て方の基本を知ろう」でも説明したように，ある程度のエネルギーを投与するときは，末梢静脈点滴でもリフィーディング症候群のリスクがないか確認することを忘れない。

末梢静脈点滴で投与できるエネルギーには限界がある

- 前述のとおりブドウ糖やアミノ酸を多く含んだ輸液製剤では浸透圧比が高くなり，結果と

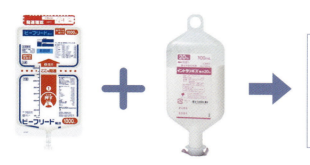

図2 末梢静脈点滴から投与できる最大のエネルギー
〔株式会社大塚製薬工場(https://www.otsukakj.jp/) より作成〕

- して静脈炎やカテーテル関連血流感染症などのリスクが上がるため，末梢静脈から投与できるエネルギーには限界がある。
- 現実的には，ビーフリード® 2,000mL＋イントラリポス® 20% 200mLが1日で末梢静脈点滴で投与できる最大のエネルギーになる（図2）。体重が40kg程度の高齢者も多く，そうした場合は上記の組成で2,200mLの水分負荷は過剰になる。
- タンパク質量には注意が必要で，後述するNPC/N比（非タンパク質カロリー/窒素比）がビーフリード®のみでは64，脂肪製剤を組み合わせても約100と低く，うまくタンパク質を利用できずにBUNが上昇したりするため，現実的に上記組成での長期投与は難しい。
- 積極的な栄養療法を行いたいときに腸管が使えない場合，一般的には1週間以内で判断し，中心静脈栄養に移行する。移行のタイミングは目安で，個々に判断する。

中心静脈栄養は7ステップで組み立てる

1. 目標のエネルギー量を決める
- 経口/経腸栄養と同様，簡易予測式として25〜30kcal/kg/日が目安になる。
- 入院中であっても，病棟外での歩行ができるような活動性の高い場合で積極的な栄養療法が必要なときや術後・外傷後・感染症・がんなど身体ストレスで代謝が亢進しているような場合で積極的な栄養療法が必要なときには，35kcal/kg/日程度を目標にすることもある。

2. 水分量を決める
- 水分量は30mL/kg/日前後が基本で，輸液の総投与量を先に決めておく。

3. タンパク質（アミノ酸）の量を決める
- タンパク質（アミノ酸）の投与量は，急性期の重症患者さんの場合には1.2〜2g/kgを目標に，安定期には0.8〜1g/kgを目標にする。

- 保存期慢性腎不全の患者さんでは0.6〜0.8g/kg/日になるため，特に「セットもの」の高カロリー輸液を用いるときには注意が必要である。
- タンパク質は1g＝4kcalである。

4. 脂質の量を決める

- 通常は，総エネルギーに対して20〜30％までを脂質で補う。
- 具体的には，イントラリポス®20％を投与。脂質は1g＝9kcalのため250mL製剤1本で250mL×20％×9kcal＝450kcalを投与すれば，1,600kcalが目標の場合は約28％を補える。
- 脂質製剤を用いるときの注意点は，以下のとおり。

> ①高炎症時には炎症を増悪させる可能性がある。
> ②カテーテル関連血流感染症の可能性が高まる。
> ③投与時間が長い（添付文書では3時間以上と記載されているが，ガイドライン[3]の推奨では0.1g/kg/時以下であり，60kgの人だと250mL製剤で8時間以上かかる）。

5. 電解質を決める —— 微量元素・ビタミンも忘れずに

- 電解質のうち投与量を絶対に把握しておくべきなのはナトリウムとカリウムであり，維持量としてナトリウムは1〜2mEq/kg，カリウムは1mEq/kgを投与する。
- 実際は腎不全などがなければ，ある程度は生体内で調節される。
- 重症患者さんで血液検査で確認すべきなのはCa，Mg，Pであり，適宜足りない場合には1日それぞれの製剤を1〜2A程度補充して血液検査で経過を確認する（どれくらい投与するとどれくらい血中濃度が上昇するかは患者さんによって大きな差がある）。
- 微量元素は，末期腎不全では週に2回程度，通常は毎日複合製剤（エレメンミック®など）を1日1A投与する。
- 水溶性ビタミンのビタミンB群は2週間で枯渇するといわれており，末梢静脈点滴で水溶性ビタミンを投与するが，中心静脈栄養では脂溶性ビタミンも投与するため複合的に入っているビタジェクト®などを1日1A投与する。

6. 糖質の量を決め，水分量に合わせて製剤を組み合わせる

- タンパク質と脂質の量が決まれば糖質で補うエネルギーが決定する。

「総エネルギー」－「タンパク質のエネルギー＋脂質のエネルギー」
＝糖質で補う必要のあるエネルギー

- これと水分量を確認して糖質の濃度を決定する。

「総水分量」－「タンパク質投与に必要な水分量＋脂質の水分量＋
その他の補充に使った水分量」＝ブドウ糖補充に使える水分量

- この水分のなかに必要な糖質が入った状態にする（後述の具体例を参照）。
- 糖質は1g＝4kcalである。

7. NPC/N比を確認する

- タンパク質・脂質・糖質のバランスを考えた後は，NPC/N比を計算する。
- NPC/N比とは，「タンパク質以外のエネルギー〔non protein calorie (kcal)〕/窒素量 (g)」であり，タンパク質を体内で適切に利用するために適切な比率が必要である。
- 通常，NPC/N比は150〜200で，ストレス下では100程度とする（ストレス下ではタンパク質以外のエネルギーを減らしてタンパク質を多くすべきということだが，実際にはそれほどタンパク質を負荷するのは困難なことが多い）。
- 保存期の腎不全では，NPC/N比は200以上でないとタンパク質が有効利用できず，BUN，アンモニアが上昇することがある。
- 実際の計算では，タンパク質に約16%の窒素が含まれていることから，以下のようになる。

$$タンパク質 = 窒素量 \times 100/16 = 窒素量 \times 6.25$$

- 経腸栄養の場合は，腎不全，肝不全などの特殊な場合に製剤を間違えなければNPC/N比は問題にならないが，自分で静脈栄養を組み立てる際には特に注意する。
- 手計算だと大変なため，アプリを用いた計算がお勧めである。

高カロリー輸液を実際に組み立ててみる

- 体重64kgで絶食が必要な患者さんの高カロリー輸液の作り方の例を示す。わかりやすくするため心不全，腎不全，肝硬変などの疾患はないこととする。

①目標のエネルギー量を決める：一般的な目標は25〜30kcal/kg/日
- 25kcal×64kgとすると1,600kcal程度が目標となる。

②水分量を決める：目安となる水分量は30mL/kg
- 心不全などの懸念がなければ64kgで約2,000mL必要である。

③タンパク質（アミノ酸）の量を決める：急性期の重症患者さんでは1.2〜2g/kgを目標に，安定期には0.8〜1g/kgが目安
- 今回は，タンパク質量は1g×64kgで，切りがよい60gとする。
- 製剤は，アミパレン®（100mLに10gのタンパク質のもととなるアミノ酸を含有）600mLを考える。

④脂質の量を決める
- 脂質の投与は，急性期は必須ではないが，安定期などに投与する場合には総エネルギーに対して20〜30%までとする。
- イントラリポス®20% 100mLを4時間かけて投与すると100mL×20%×9＝180kcalとなり，目標投与エネルギーの1,600kcalの20%未満となる。

⑤電解質の量を決める：微量元素，ビタミンも忘れずに
- ナトリウムは1〜2mEq/kg，カリウムは1mEq/kgが目安である。本症例では，64〜128mEq/日，カリウムは腎不全もなく64mEq/日に近い量を投与する。
- NaClは1gでナトリウム17mEq（3gで約50mEq，6gで約100mEq）と覚えると，経腸栄

養からNaClを投与するときにも使える。
- ナトリウムは10% NaCl 60mL＝6gのNaClで102mEq，KCL注20mEqキット（20mL）60mLで60mEqを今回は投与する。
- 血液検査でCa，Mg，Pに明らかな高値，低値がないことを確認し，必要があればこれらは補充する。
- 微量元素の補充にエレメンミック®1Aを，ビタミンの補充にビタジェクト®1Aも投与する。

⑥糖質の量を決め，水分量に合わせて製剤を組み合わせる
- 投与目標（1,600kcal）－タンパク質のエネルギー（60g×4）－脂質のエネルギー（20g×9）＝1,180kcalを糖質で補う必要があり，1,180kcal/4kcal/g＝295gの糖質が必要である。
- 総水分量2L－タンパク質の水分量600mL－脂質の水分量100mL－10%NaClの水分量60mL－KCl（20mEq/20mL）の水分量60mL＝1,180mLがブドウ糖補充に使える水分量のため，例えば50%ブドウ糖液500mL（250g）＋10%ブドウ糖液200mL（20g）＋5%ブドウ糖400mL（20g）で計290gのブドウ糖（1,160kcal）を確保できる。

⑦NPC/N比を確認する
- NPC/N比は，〔180kcal（脂質）＋1,160kcal（糖質）〕/（60g/6.25）≒140であり少し低めだが許容範囲とする。

処方例
- 50%ブドウ糖 500mL＋10%ブドウ糖 200mL＋5%ブドウ糖 400mL
- アミパレン®600mL
- イントラリポス®20% 100mL
- 10%NaCl 60mL
- KCL注 20mEqキット 60mL
- エレメンミック®1A
- ビタジェクト®1A

エネルギー：1,580kcal
水分量：1,920mL
タンパク質（アミノ酸）60g，脂質20g，糖質290g，ナトリウム102mEq，カリウム60mEq，ビタミン類，微量元素

- 慣れない間は，薬剤師に必要な成分の抜けがないか確認してもらうと良い。

めんどうなので「セットもの」が使いたい

- 保存期慢性腎不全などでタンパク質の負荷を避けたい場合や心不全などで水分量を抑えたい場合など特殊な状況を除けば，基本的にはセットものの高カロリー輸液が使用できる。
- 「高カロリー輸液」と一括りにされるが，糖質・アミノ酸・電解質はすべてに含まれるものの，ビタミンや微量元素まで含むもの（エルネオパ®など）もあれば含まないものもあり，必要なものは補う必要があることに注意する。
- 脂肪乳剤がセットになった製剤もあるが，厳重な感染対策が必要であり初学者が第一選択で使うものではない。
- エルネオパ®2号液（糖質・アミノ酸・電解質・ビタミン・微量元素まで含む）2,000mL＋

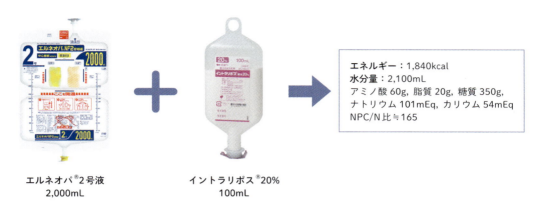

図3 エルネオパ®2号液2,000mL ＋イントラリポス® 20% 100mL
〔株式会社大塚製薬工場（https://www.otsukakj.jp/）より作成〕

イントラリポス® 20% 100mL投与すると図3のようになる。
- 自分で組み立てたときとそれほど変わらないが，患者さん個々の体格や病態に応じた調整は難しく，必要な電解質などがあれば適宜追加する。
- 中身をしっかり確認したうえで，セットものが使用できる場合は使用し，腎不全や肝不全，心不全の患者さんでは必要に応じて自分で組み立てるというのが現実的である。

静脈栄養を開始してから注意すること

- 静脈栄養を実施するときに経過観察が必要な血液検査の項目は，血糖値，電解質（Na，K，リフィーディング症候群のリスク症例ではP），肝酵素である。
- 血糖値は要注意で，糖尿病がなくても高血糖になることがあるため，特に高カロリー輸液を投与するときには数日間は確認をしておいたほうが良い。高血糖になったときの対応としてインスリンスライディングスケール（「第5章-10 入院時の指示の考え方・出し方・コール条件・必要時指示の出し方」参照）の併用を開始する。
- 糖尿病が既往にある場合，未診断でも来院時の血糖値が明らかに高ければ（200mg/dL以上），糖負荷でさらに高血糖になる前に，もともと使用しているインスリンの量や内服薬の量からインスリン抵抗性の程度を予測して速効型インスリン（ヒューマリン®など）を中心静脈栄養（total parenteral nutrition；TPN）に混注するか持効型インスリン（ランタス®など）を投与する。ブドウ糖5〜20gに1単位の速効型インスリンをTPN混注し，インスリンスライディングスケールで追加投与した分を考慮して増量していく。
- 混注したインスリンから持効型インスリンに変更するときには，30%程度減量しないと低血糖を起こす可能性があるため注意する[5]。高カロリー輸液だけでなく，ある程度糖質の入った末梢輸液（ビーフリード®など）でも同様である。
- やせ型の2型糖尿病，1型糖尿病，膵性糖尿病ではインスリン抵抗性が低いことがあり，容易に低血糖になるため少量のインスリンから開始する。

文 献

1) Hsu CC, et al : Metabolism of Proteins and Amino Acids in Critical Illness: From Physiological Alterations to Relevant Clinical Practice. J Multidiscip Healthc, 14 : 1107-1117, 2021［PMID : 34017176］
2) ジェイムズ L. ギャンブル：水と電解質──細胞外液の化学的構成，その生理および病理．医歯薬出版，1953
3) 日本静脈経腸栄養学会・編：静脈経腸栄養ガイドライン 第3版．照林社，2013
4) 日本集中治療医学会重症患者の栄養管理ガイドライン作成委員会：日本版重症患者の栄養療法ガイドライン．日本集中治療医学会雑誌，23：185-281, 2016
5) 菅谷量俊, 他：高カロリー輸液バッグ・輸液セットにおけるインスリンの吸着および吸着抑制についての検討．PHARM TECH JAPAN, 9：825-830, 1993

4 重症患者さんへのABCD評価と初期対応

総論

☑ 原則的にはA→B→C→Dの順に安定化
- A：Airway（気道）
- B：Breathing（呼吸）（低酸素血症または低換気）
- C：Circulation（循環）
- D：Dysfunction of CNS（central nervous system）（意識障害）
① 初期ABCD評価：重症感があるか速やかに見分ける手短な診察
② 二次ABCD評価・対応：病態評価や，確定診断によらず必要な介入

初期ABCD評価

☑ ①〜③を同時並行で10秒以内に評価

① 全体の観察（視診）：パッと見て全身状態が不良であったり，明らかな重症感がないか観察。明らかな呼吸数の増加や努力呼吸がないかも確認
② 声かけ（例：〜さん，わかりますか？）：声かけに対して適切な返事があれば，Aの異常や明らかなDの異常もないと評価。発声の際の呼吸の様式でBの異常も大まかに評価可能
③ 上肢に触れる（触診）：橈骨動脈の触知が良好か，皮膚の冷感や湿潤がないかを確認してCの異常を評価

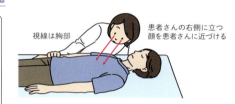

視線は胸部／患者さんの右側に立つ顔を患者さんに近づける

気道	呼吸	循環
気道が開通しているか（発声できるか）を確認	呼吸数，呼吸の速さ，呼吸の深さ，呼吸パターン，胸部の動きを確認	橈骨動脈の触知ができるか，皮膚の状態（冷感や湿潤がないか）を確認

二次ABCD評価・対応

☑ 初期ABCD評価で重症と判断すれば5〜10分以内に介入

- バイタルサインの測定（呼吸数の測定を忘れない）
- モニター（心電図・SpO_2）装着
- （必要時に）酸素投与
- ルート確保，可能なら同時に血液検査もオーダー
- 診療する場所の調整
- お作法にこだわりすぎない

Aの異常に気づくポイント
- stridor
- 高度の嗄声
- 発声困難

→ **Aの異常への対応**（対応できなければ速やかに指導医やRRTに連絡）
- 誤嚥疑い：気管内吸引
- アナフィラキシー：アドレナリン0.5mg筋注
- 意識障害による舌根沈下：用手・エアウェイ・挿管での気道確保
- SpO_2低下：酸素投与

低酸素に気づくポイント
- SpO_2低下
- チアノーゼ

→ **低酸素への対応**
- 酸素投与
① 低流量酸素療法：鼻カヌラ，フェイスマスク，リザーバーマスク
② 高流量酸素療法：ネーザルハイフロー，NPPV

低換気に気づくポイント
- 徐呼吸
- 動脈血液ガスでのCO_2上昇，pH低下

→ **低換気への対応**
- 用手的/NPPV/人工呼吸での換気補助

Cの異常に気づくポイント
- 身体所見：末梢冷感や網状皮斑，毛細血管再充満時間の延長
- バイタルサイン：頻脈，徐脈，血圧低下
- その他：尿量低下，乳酸値上昇

→ **Cの異常への対応**
- （低酸素血症があるときに）酸素投与
- 輸液：ショックであれば20Gでルートを確保してまずは全開投与
- 循環作動薬：アナフィラキシー以外，原因疾患へ介入したうえでの開始が原則

5 病棟患者さんのマネジメントに必ず必要な知識

重症患者さんの初期対応のポイント！

- ABCD評価で重症度を素早く評価する
- 初期ABCD評価で重症感を速やかに見分ける
- 二次ABCD評価を身につける
- 詳細な二次ABCD評価方法を知っておく
- 気管挿管はA・B・C・Dの異常のいずれでも適応になる

ABCD評価で重症度を素早く評価する

- ABCD評価は，外来・病棟などセッティングを問わず素早くベッドサイドで重症度を評価して初期対応を行うための必須スキルである。
- 4章や5章の病棟急変で呼ばれた際の解説でも「ABC（D）の評価・安定化」が多数出てくるため，ABCDの評価と安定化するための方法や病態がわからなくても指導医へ連絡すべき状況などを含めた総論について解説する。
- 本項では「内科救急診療指針2022〔Japanese Medical Emergency Care Course（JMECC）で用いられる資料〕」の「救急患者に対する系統的アプローチ」をもとに，その考え方を理解しやすいように解説する。
- ABCDの評価・対応は，外傷の学習コースであるJATEC（Japan Advanced Trauma Evaluation and Care）コースや集中治療の学習コースのFCCS（Fundamental Critical Care Support）コースなどでも少しずつ異なっているが，構造としては大きく変わらない。

A・B・C・Dの意味の確認

- A・B・C・Dは，以下の略である。

> ①AはAirway：気道，②BはBreathing：呼吸，③CはCirculation：循環，
> ④DはDysfunction of CNS（central nervous system）：意識障害

- 語順にも意味があり，原則的にはA→B→C→Dの順に安定化を図っていく。
- 例外として，心肺停止状態の患者さんへの一次救命処置（basic life support；BLS）は，C→A→Bの順で胸骨圧迫が最優先されることは押さえておく。

初期ABCD評価で重症感を速やかに見分ける

- 初期ABCD評価は，患者さんに重症感があるかどうかを速やかに見分けるために行うための手短な診察のことを指す[1]。

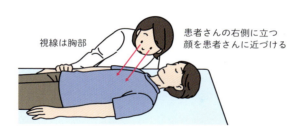

図1　初期ABCD評価の手順

・具体的な手順としては，以下の3ステップで行う（図1）。便宜上①～③に分けているが，実際には同時並行で行い，すべてを通して10秒以内に評価できるようにする。救急車が到着して，患者さんが初療室に運び込まれるまでの道中で評価するイメージである。

①全体を観察する（視診）
・まず，患者さんをパッと見て全身状態が不良であったり，明らかな重症感がないか観察する。
・明らかな呼吸数の増加や努力呼吸がないか（Bの異常）も，パッと見で良いので数秒以内で確認する。

②声をかける（例：〜さん，わかりますか？）
・声かけに正常に反応があり発声もあれば，Aの異常や明らかなDの異常もないと判定でき，発声の際の呼吸の様式でBの異常も大まかに評価できる。

③上肢に触れる（触診）
・橈骨動脈の触知が良好か，皮膚の冷感や湿潤がないかを確認することでCの異常を評価できる。
・全身状態や重症感などは主観が含まれるので，慣れないうちは評価に自信がもてないのは当然だが，病棟急変や救急外来で対応するときに型を意識し，指導医にフィードバックを仰ぐことで確度を高めていく。
・呼びかけに反応がなく，脈拍が触れず呼吸停止している場合には，人を集めつつBLSや二次救命処置（advanced cardiac life support；ACLS）などの救命処置を行う。

二次ABCD評価を身につける

・初期ABCD評価で異常があり重症と判断すれば，バイタルサインの測定・酸素投与の検討・ルート確保・モニター（心電図・SpO$_2$）装着の指示を出す。
・必要な場合には診療する場の調整も行う。

1. バイタルサイン測定の際に「呼吸数」を忘れない

- 二次ABCD評価では，バイタルサインとして，意識状態・呼吸数・SpO_2（正式にはバイタルサインに含まれない）・脈拍・血圧・体温の測定を行う。必ずSpO_2だけではなく呼吸数の測定も行う。
- 急変時には，バイタルサインのなかで呼吸数の上昇が最も予後不良と関連[2]するものもある。
- 脈拍はリズムが整か不整かの確認も忘れないようにする。

バイタルサイン測定のタイミング——バイタルサインに限らず，実臨床ではお作法にこだわりすぎない

- 「内科救急診療指針2022」では，バイタルサインの測定は，酸素投与・ルート確保・モニター装着を行うタイミングで実施することになっているが[1]，実臨床では，医師よりも看護師のほうが先に重症な患者さんに接することが圧倒的に多い。
- 医師が一次ABCD評価を行ってからバイタルサインを測定するのは，外来の廊下で見知らぬ患者さんが倒れている場合など，かなり限られたセッティングである。
- 一次ABCD評価の重要性を認識したうえで，バイタルサイン測定を診察前に行っておいてもらうことは重症な患者さんを見落とすリスクを避けるため（例えば，COVID-19肺炎で重症な呼吸不全があっても見た目はまったく重症感のない場合もある）や，医師が到着するまでの時間の有効活用としても良い。
- 酸素投与やモニター装着も，病棟で急変しバイタルサインが崩れていることが連絡を受けた時点で明白な場合には，医師が到着するまでにそれらを開始しておくよう指示したほうが効率良く診療できる。
- 型はある程度押さえつつ，お作法にこだわりすぎないのが実臨床では重要である。

2. ルート確保の目的

- 「第5章-1 輸液をちゃんと組めるようになろう」で救急外来でのルート確保・輸液の目的を説明した。病棟急変時であっても同じで，細胞外液量減少を補うためと緊急度の高い薬剤の投薬が目的である。
- 重症感があり，特に頻脈や徐脈，血圧低下傾向など循環動態が不安定と想定されるような場合では，20Gなど太めの針でルート確保する。
- ルート確保時に血液検査や静脈血液ガスなどの評価も適宜行うと，患者さんの負担も医療従事者の手間も減るのでお勧めである。

3. 診察する場所の調整も重要

> **MEMO** JMECCではあまり強調されていないが，筆者らは初期ABCD評価やバイタルサインを測定したタイミングで，診療する場所を調整することも重要と考えている。

- 外来では，一般外来の処置室で診察するか救急外来に移動するかなども検討。病棟急変の患者さんが大部屋にいた場合には，個室や処置室に移動するかどうかを検討する。

- 病態によってはアンギオ室で診療したほうが良い場合もあるかもしれないし，ICUが良い場合，手術室にすぐに行ったほうが良い場合もある．
- これらはA・B・C・Dを確認したうえで，どのような疾患や病態を考えるかで変わってくる．

4. ここまでのまとめ

- ここまでが重症患者さんに接触して最初の5～10分で必ず行う評価であり，介入として以下の6つを行う．

> ①初期ABCD評価で重症感があるかざっくり評価，心肺停止状態ならBLS・ACLS
> ②バイタルサインの測定（呼吸数を忘れない）
> ③モニター装着
> ④SpO_2低下があれば酸素投与の開始（後述）
> ⑤ルート確保（可能なら同時に血液検査もオーダー）
> ⑥診療する場所の調整

- 病院によっては重症患者さんで迅速対応チーム（rapid response team；RRT）へ連絡することがあるかもしれないが，例えばRRTが病棟に到着して気管挿管をしようとしても患者さんが大部屋にいてモニターもついていなければ安全に処置できない．
- ここまでの内容は重症患者さんへの対応にどんなに慣れていなくてもできる必要があり，絶対に身につけておく．

詳細な二次ABCD評価方法を知っておく

- ここからは，各患者さんの病態に応じて必要な介入を解説していくが，発展的な内容や処置も含まれるので必要時には指導医や救急・麻酔科の当直医，RRTにコンサルテーションする．

1. Aの詳細な評価と対応

- Aの異常を来す疾患や病態は大きく，以下の3つに分けられる．

> ①気道異物（誤嚥・窒息）
> ②内因性疾患による上気道の狭窄・浮腫（咽頭・喉頭腫瘍や喉頭蓋炎，アナフィラキシーなど）
> ③意識障害（Dの異常）による舌根沈下

- Aの異常の存在に気づくためのポイントは，高度の嗄声や発声の困難がないかとstridor（通常頸部で最強となる吸気性の喘鳴），イビキの有無などの確認である．吸気時に胸郭が陥凹して腹部が膨隆するシーソー呼吸といった所見がみられることもある．

- 実際にはSpO₂低下がきっかけでAの異常に気がつくことも多いが，SpO₂が低下する前に異常に気がつけるようになったほうがよい。
- Aの異常があった場合の介入として，バッグバルブマスクで換気補助が必要であれば開始しながら以下を行う。

> ①病歴上，誤嚥が疑われる場合：気管内吸引をトライする。解除できなければ挿管や気管切開などを検討する。
> ②気管切開されている場合：痰でチューブが閉塞することもあるので，疑わしければ交換（気管切開後1週間以内の場合には再留置が難しいこともあるので注意）する。
> ③病歴や皮疹などからアナフィラキシーが疑われる場合：アドレナリン0.5mgを筋注（詳細は「第4章-9 アナフィラキシー」参照）する。
> ④意識障害に伴った舌根沈下が疑われる場合：頭部後屈顎先挙上などでの気道確保や（経鼻/経口）エアウェイの留置。それでも気道確保できなければ気管挿管も検討する。
> ⑤SpO₂が低下している場合：適切に酸素投与（酸素療法は後述）するが，Aの異常が解除されなければSpO₂はなかなか上昇しないことも多い。

- 病棟でのAの異常はこれらで多くの場合は対応できるが，救急外来でAの異常を来している場合には喉頭蓋炎などの耳鼻科疾患で気道狭窄を来していることがあるので鑑別や対応のパターンが多くなる。
- Aの異常の原因によっては，緊急での気管挿管や輪状甲状靱帯切開・穿刺なども検討されるので，指導医や救急・麻酔科の当直医，RRTに発見し次第必ずコンサルテーションする。

エアウェイの使い方

- エアウェイは，主に意識障害が原因で舌根沈下をしているときに気道を確保するための方法である。
- Aの異常がある場合にいつでも使うべきということではなく，喉頭蓋炎などの耳鼻科疾患で気道が狭窄している場合に機械的な刺激によって窒息するリスクもあるので症例を適切に選択することが重要である。
- 使い分けや挿入の際の注意点を表1にまとめた。

2. Bの詳細な評価と対応

- Bの異常を来す疾患は多岐にわたり対応もさまざまなため，「第5章-6 サチュレーションが下がってます！って呼ばれたら」で具体的な疾患の評価や個別の対応を解説する。
- 本項は，概略とBの異常に気が付くためのポイント，Bの異常時にあらゆる疾患で共通する対応を説明する。

表1 経鼻エアウェイと経口エアウェイ

	経鼻エアウェイ	経口エアウェイ
使うタイミング	頭蓋底骨折のとき以外 高頻度	患者さんの意識がないとき 低頻度
適切なサイズの測り方	鼻先から耳朶まで	下顎角から口角まで
挿入方法	①潤滑剤をエアウェイに塗布 ②エアウェイ先端の斜めの切断面を鼻中隔側に合わせて鼻孔に挿入する（通常は右鼻孔） ③安全ピンを鼻の外側につけて奥に入りすぎないようにする	①経口エアウェイを180°反転させたままで挿入（舌を奥に押し込まないように注意） ②軟口蓋まで挿入できたら正しい向きに回転させる

(1) Bの異常に気がつくためのポイント

- Bの異常は，大きく分けて「低酸素血症」と「低換気：高二酸化炭素血症」がある。
- 低酸素血症は「SpO_2の低下」が発見動機になることが大半である。頻呼吸など呼吸数や呼吸様式からも気がつけるとよい。
- 注意点として，ショックで循環不全がある場合には循環不全に伴い正確にSpO_2の測定ができないこともあるため，動脈血液ガスで評価する。
- 低換気（高二酸化炭素血症）は，SpO_2の低下や徐呼吸，意識障害がきっかけとなって血液ガスでの評価を行って気がつくケースが多い。

(2) 低酸素血症への酸素療法

- 低酸素血症がある場合には，原因がなんであれ速やかに酸素療法を開始する。
- SpO_2の目標値は慢性のⅡ型呼吸不全がなければSpO_2 90〜95%程度，慢性のⅡ型呼吸不全があればCO_2ナルコーシスの懸念があるため，SpO_2 88〜92%程度とする[3]。病態が判然としない場合には，ざっくりと「90%台前半」を目標にしながら酸素投与を開始するのが良い。
- 酸素投与の方法は，低流量酸素療法と高流量酸素療法に分けられる。
- 低流量酸素療法のデバイスは，①鼻カヌラ，②フェイスマスク，③リザーバーマスクなどがあり，高流量酸素療法のデバイスとして④ネーザルハイフロー（ハイフローセラピー），⑤非侵襲的陽圧換気（non-invasive positive pressure ventilation；NPPV）がある（表2）。

表2 酸素投与の方法

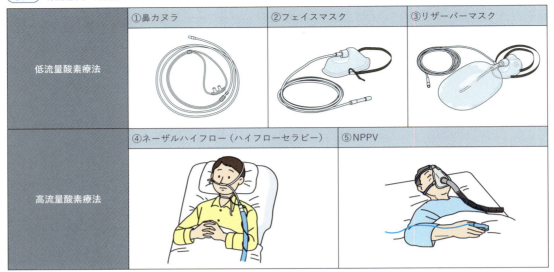

①低流量酸素療法

- 通常病棟で最初に使用するのは，前述の①〜③である。鼻カヌラは5L/分を超えると鼻腔の乾燥で疼痛などの不快感を来すことに注意する。
- マスク型のものは，ある程度の流量がないと自身の呼気（二酸化炭素）を再吸収してしまう。
- 酸素流量から，おおよそ以下のように覚える。

    ①1〜5L/分：鼻カヌラ
    ②5〜10L/分：フェイスマスク
    ③8〜12L/分：リザーバーマスク

    MEMO 筆者は病棟からSpO_2＜90%で連絡があった場合には，2〜3L/分の鼻カヌラで開始して適宜増減してもらう形にすることが多い。

- 施設によってはオキシマスク™という穴のあいたフェイスマスクがある。二酸化炭素の再吸収が起こりにくいため1L/分からの酸素投与が可能になり，流量を増やしたときのデバイス変更も不要なので急変時の酸素投与時には便利である。ただし，通常のマスクよりも同じ流量だとFiO_2は低めになることに注意する。

②高流量酸素療法

- 高流量酸素療法が必要になる場合は，以下のように分けられる。

    ①病態的に高流量酸素療法を選択したほうが予後を改善する可能性がある場合
    ②低流量酸素療法で酸素化を維持できない場合

- フェイスマスクで酸素化を維持できない場合にも高流量酸素療法を用いることがあるが，

早めに人工呼吸管理に移行したほうが良いときもあるので，指導医もしくは主治医に必ずコンサルテーションする。

1) NPPVが有効とされる病態か判断する

- ICUでは病態に応じて細かなデバイスの使い分けが行われているが，救急外来や病棟での急変対応を行ううえでは，以下の場合はNPPVが有効であることをまずは押さえる。

> ①急性心不全による呼吸不全
> ②慢性閉塞性肺疾患（COPD）急性増悪に伴ったⅡ型呼吸不全

- NPPVの設定や導入は，最初は臨床工学技士や指導医に教えてもらいながら行うのが現実的であるため，今回は割愛する。

2) ネーザルハイフローはどんなときに使用するのか？

- 低流量酸素療法で酸素化を維持できない場合には，ネーザルハイフローが選択肢となる。流量は40～60L/分で，FiO_2 1.0で開始しSpO_2をみながら調整する。実臨床では頻用されているが，絶対によい病態などは定まっていない。
- ネーザルハイフローを使用するときは酸素配管だけでなく空気配管が必要なデバイスもあるので，病棟で使用する場合には使える部屋の調整も必要になる。
- 経口摂取や会話がしやすいことはメリットとなる。

③低換気への換気補助

- 低換気の場合には，①バッグバルブマスクやジャクソンリースを用いた換気補助，②NPPV（意識状態などで場合により），③気管挿管や人工呼吸管理などを行う。
- ①はあくまで一時しのぎの方法であり，②・③のどちらを選択するかは非常に高度な判断であり低換気への換気補助が必要な場合には速やかに指導医やRRTに連絡する。

バッグバルブマスク換気の上達のコツ

- バッグバルブマスク換気で本当に換気ができない症例は，実は0.15％程度といわれており，いざというときに適切な換気補助ができるようにしておく。
- バッグバルブマスク換気が上達するポイントを以下に紹介する。

> ①頭部後屈，開口，顎先挙上 (triple air way maneuver) を十分に行う。
> ②下顎角を小指で持ち上げて下顎挙上をキープする。
> ③親指と人差し指でしっかりとマスクシールを行う（EC法）。

- 一人で行うEC法が難しければ，二人法や母指球圧迫法に切り替える（図2）。
- 多少のリークなら酸素流量を上げることで対応できる。右口角から酸素が漏れる場合は首を傾けてみる。一回換気量と呼吸回数を意識して換気を行う。

3. Cの詳細な評価と対応

- Cの異常を来す疾患は多岐にわたり対応もさまざまなため，「第5章-7 血圧低下してます！って呼ばれたら」で具体的な疾患の評価や個別の対応に関して解説する。

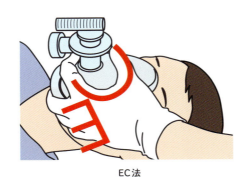
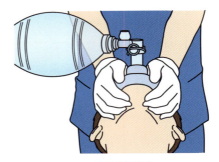

EC法　　　　　　　　　　　母指球圧迫法

図2　バッグバルブマスクによる換気方法

- 本項では，概略とCの異常に気がつくためのポイント，Cの異常があったときにあらゆる疾患で共通する対応を説明する。

Cの異常に気がつくためのポイント

- Cの異常はバイタルサインの測定やモニター画面での「頻脈」，「徐脈」，「血圧低下」をきっかけに気づくことが多い。
- 初期ABCD評価での末梢冷感や網状皮斑，毛細血管再充満時間（capillary refill time；CRT）の延長，意識障害などの身体所見や，乳酸値の上昇は気がつくためのポイントである。
- 上記のすべての所見を漏れなく取ることは難しいことも多いが，血圧が正常だからCの異常はない（ショックではない）と勘違いしないようにする。
- 逆に血圧が低値であればショックというわけでもないことに注意が必要である。
- ショックの定義は，「組織での酸素代謝障害」とされており，ショック時は組織の酸素供給を増やすために，①酸素，②輸液，③循環作動薬が重要である。
- 出血性ショックの場合や貧血を伴ったショックの場合は，④赤血球輸血も重要になってくる。
- 酸素療法は前述したように，ショックだからといって高濃度の酸素を投与したほうが良いということはない。本項では，輸液と循環作動薬について説明する。

①ショックへの輸液

- ショックには，ルート確保した末梢ルートから細胞外液補充液（乳酸リンゲル液など）を全開で投与しつつ2本目のルートも20Gなどで確保する。
- どの程度輸液を行うかはショックの原因次第のため，身体所見やエコーでショックの原因を速やかに鑑別して点滴の流速を適正化する（「第5章-6 血圧が下がってます！って呼ばれたら」参照）。

②ショックへの循環作動薬の基本

- 輸液や症例により輸血を行っても血圧の上昇や乳酸値の低下，尿量の確保ができない場合には循環作動薬の使用を検討する。

- ただし，循環作動薬はアナフィラキシーを除き，あくまで循環管理に使う薬剤でありショックを来している疾患への介入が最優先（例：緊張性気胸への胸腔ドレナージ）であることを心得る。
- 出血性ショックの場合には，循環作動薬よりも輸血を必ず優先させる。
- 循環作動薬にも種類が多くあり覚えるのが大変だが，以下のようにセッティングと対応させると実践的である。
  ①心肺停止：アドレナリン（1mgずつ静注）
  ②アナフィラキシー：アドレナリン〔0.01mg/kg（最大0.5mg）筋注〕
  ③心原性ショック：ドブタミン，ノルアドレナリン
  ④それ以外の多くのセッティング：ノルアドレナリン
- 心原性ショックの場合には，循環作動薬以外の介入も要するセッティングが多く，循環器内科とともに対応するのが重要なため，初期研修医がドブタミン，ノルアドレナリンの開始を指示することはあまりない。
- 例外は多数あるが，心肺停止の状況とアナフィラキシーという特殊な状況ではアドレナリン，心原性の場合には循環器内科に速やかにコンサルテーション，それ以外では基本的にノルアドレナリンという理解で初学者は良い。
- ノルアドレナリンの使い方は，「第4章-1 敗血症」でも詳しく解説している。

4. Dの詳細な評価と対応

- Dの異常を来している場合，その結果起こってくるA，B，Cの異常にそれぞれ介入していく。
- 原因の鑑別の進め方は，「第5章-7 意識が悪いんです！って呼ばれたら」を参照する。
- 意識障害の結果としてAの異常（舌根沈下）を伴う場合には，用手での気道確保やエアウェイの使用で対応するが，場合によっては気管挿管が必要なこともある。
- 低酸素血症や低換気などのBの異常やショック（Cの異常）によってDの異常を来すことがあるので，酸素投与や換気補助，適切な輸液や循環作動薬の使用などが必要になることがある。

気管挿管はA・B・C・Dの異常のいずれでも適応になる

- 気管挿管は，ここまで出てきたAの異常，Bの異常（酸素化の問題・換気の問題），Cの異常，Dの異常のいずれであっても適応になってくる。
- Cの異常では，すべての症例に適応となるわけではないが，ショックに伴って過剰に頻呼吸になっているような場合で呼吸筋での酸素消費量を減らすために実施することがある。
- Dの異常の場合にも舌根沈下に伴ってAの異常を伴ってくるときには，前述のとおり気道確保やエアウェイなどで対応困難であれば気管挿管を要する場合がある。GCS≦8は目安ではあるが，GCS≦8の意識障害があるからといって必ずしも挿管するわけではない

ことを押さえておく。
- 気管挿管が必要そうと考えたときには，指導医やRRTなどの人手を集めることが重要。実際の手順などは，発展的なため本書では割愛する。

文 献
1) 日本内科学会専門医制度審議会救急委員会・編：内科救急診療指針2022. 日本内科学会, 2022
2) Cretikos MA, et al : Respiratory rate: the neglected vital sign. Med J Aust, 188 : 657-659, 2008 [PMID : 18513176]
3) Ilowite J : Hypoxemia - Approach to the Patient. DynaMed (Updated 17 Nov 2022)

・志賀　隆, 他・監：必勝！気道管理術ABCは外さない. 学研メディカル秀潤社, 2015
・聖路加国際病院内科チーフレジデント・編：内科レジデントの鉄則 第4版. 医学書院, 2023

5 サチュレーションが下がってます！って呼ばれたら

ステップ1

病棟に向かう前に電話口でする指示
- バイタルサインの測定
- 酸素投与（$SpO_2 < 90\%$ の場合）
- 酸素流量調整のためにモニタリング（SpO_2 ± 心電図）

✓ **病棟に到着して最初の5分**
- $SpO_2 \geqq 90\%$ を維持できているか確認
- リザーバーマスクで酸素投与が必要なら指導医と対応
- 初期ABCD評価　● ルート確保　● 診療する場所の調整

ステップ2

✓ **病棟に到着して5〜10分：二次ABCD評価**
- 二次ABCD評価と対応を開始
- 「Aの異常（第5章-4参照）」、「低換気」、「Cの異常（第5章-6参照）」の合併の有無から

Aの異常に気がつくポイント
- stridor
- 高度の嗄声
- 発声困難

→ **Aの異常への対応（対応できない異常は，速やかに指導医やRRTに連絡）**
- 痰詰まり/誤嚥：気管内吸引
- アナフィラキシー：アドレナリン0.5mg筋注
- 意識障害による舌根沈下：用手・エアウェイ・挿管での気道確保
- SpO_2低下：酸素投与

低換気合併に気がつくポイント
- 徐呼吸
- 動脈血液ガスでの CO_2 上昇，pH低下

→ **低換気への対応**
- 症例により用手的/NPPV/人工呼吸での換気補助
- SpO_2 88〜92%を目標にした酸素投与
- 高度の呼吸性アシドーシスがあれば指導医に連絡

ステップ3

✓ **病棟に到着して10分〜30分**
- 問診・診察・検査で鑑別を絞り込む
- すべての結果が出なくても診断がつけば治療を開始（治療の各論は第4章参照）

入院中の呼吸不全で遭遇しやすい疾患
- 頻度が高いもの
  ① 痰詰まり/誤嚥　② 急性心不全　③ 肺炎
- 見逃したくないもの
  ① 気管支喘息増悪/COPD急性増悪
  ② アナフィラキシー　③ ARDS
  ④ 肺血栓塞栓症　⑤ 気胸

フォーカスを絞った問診，身体所見
- onset　● 増悪・寛解因子：特に起坐呼吸
- 患者背景　● 入院中に過剰な輸液や常用薬の中止がないか

身体評価
- 頚静脈の怒張　● ラトリング（痰の動きで胸が震える）
- 心音：III音，心雑音　● 肺音：呼吸音の消失，副雑音
- 四肢の浮腫　● 皮膚：膨疹の有無

必ず評価
- 動脈血液ガス　● ポータブル胸部単純X線

状況により実施
- 血液検査（適宜 BNP，トロポニン，D-dimer）
- 12誘導心電図　● エコー　● CT（場合により造影）

サチュレーションが低下したときのポイント！

- ステップ1──連絡を受けたら電話口でバイタルサインの確認と酸素投与・モニタリングを指示する
- ステップ2──病棟に到着して最初の5〜10分で二次ABCD評価を行う
- ステップ3──10〜30分以内で問診・診察・検査で鑑別を絞り込む

はじめに

- 低酸素血症は酸素供給不足により，血液中の酸素濃度が低下する状態である。
- 血液中の酸素濃度を測る指標には，動脈血中の酸素飽和度を示すSaO_2と動脈血中の酸素分圧を示すPaO_2があり，$PaO_2 \leq 60mmHg$（通常は$SaO_2 \leq 90\%$相当）の場合を呼吸不全と判断する。
- SpO_2（経皮的動脈血液酸素飽和度：サチュレーション）は，パルスオキシメーターを使ってSaO_2を非侵襲的に測定する指標で，時にSaO_2と乖離することもあるが，簡便にB（呼吸）の異常を評価することができる。
- 病棟ではサチュレーションの低下をもって，酸素化低下を察知し担当医・当直医に連絡が入ることが多い。
- A（循環）の異常への介入や酸素療法，換気補助などは，「第5章-4 重症患者さんへのABCD評価と初期対応」を参照する。

ステップ1──連絡を受けたら電話口でバイタルサインの確認と酸素投与・モニタリングを指示する

- SpO_2の低下で連絡があった場合には，まずは電話口で以下の3つを指示する。

  ①他のバイタルサインの測定（呼吸数も必須）
  ②酸素投与（$SpO_2 < 90\%$の場合）
  ③酸素流量調整のためにモニタリング（$SpO_2 \pm$心電図）

- 酸素投与量は場合によってまちまちだが，もともと酸素投与を要していないような場合では「鼻カヌラ2〜3L/分で開始してSpO_2 90〜95％を目標に1L/分刻みで調整してください」と指示することが多い。
- $SpO_2 < 80\%$など高度の呼吸不全がある場合には，リザーバーマスク10L/分での酸素投与開始も大事だが，早めに指導医にコンサルテーションしておく（例：病棟の患者さんが

SpO₂ 70％と連絡を受けたので今から診察に伺うのですが，初期対応からご一緒いただけますでしょうか）のも大事なスキルである。

病棟に到着して最初の5分——酸素化の確認と初期ABCD評価，ルート確保・診療する場所の調整

- 病棟に到着したら，まず酸素投与下にSpO₂ ≧ 90％を維持できているか確認する。
- リザーバーマスクでないと維持できないような場合には，無理せず指導医に連絡するのが良い。
- 鼻カヌラ〜マスクで維持できていれば，「第5章-4 重症患者さんへのABCD評価と初期対応」で説明した初期ABCD評価で重症感を評価する。
- 重症と判断すれば，ルートがなければ20G（難しければ22G）でルート確保を指示しつつ，診療する場所が適切か判断し適宜処置室や観察室に移動する。

ステップ2——病棟に到着して最初の5〜10分で二次ABCD評価を行う

- 初期ABCD評価や酸素投与，モニタリング，ルート確保，診療する場所の調整ができれば，次に行うのは二次ABCD評価である。
- 二次ABCD評価では，以下の速やかな評価が特に大切である。
  ①Aの異常の有無，②Bの異常のうち低換気の合併の有無，③Cの異常（ショックの合併）の有無
- ショックに対する介入・評価は「第5章-6 血圧が下がってます！って呼ばれたら」を参照する。

1. 二次ABCD評価では，Aの異常による呼吸不全でないかを確認する

- まずは，SpO₂低下がAの異常から来ていないかを確認する。
- 確認の方法は「第5章-4 重症患者さんへのABCD評価と初期対応」でも説明したが，stridor（頸部で最強になる吸気優位の喘鳴）がある場合や高度の嗄声・発声困難などがあればAの異常の可能性が疑われ，発声が問題なくできればAの異常による呼吸不全の可能性は低いと判断する。
- Aの異常があると判断した場合の対応は，「第5章-4 重症患者さんへのABCD評価と初期対応」を参照する。
- 気道の問題は分単位で命に関わってくるので，原因や対応を判断できないAの異常に遭遇した場合には，速やかに指導医や迅速対応チーム（rapid response team；RRT）などにコンサルテーションすることが重要である。

2. Aの異常ではないと判断した場合にはCO₂貯留と呼吸性アシドーシスの有無を確認する

- 「Aの異常がないSpO₂低下」と評価できてSpO₂が維持できていれば，次に動脈血液ガスでⅡ型呼吸不全（PaCO₂＞45mmHg）でないかと呼吸性アシドーシス（pH＜7.35）の有無を確認する。その他の血液検査も一緒に提出できるとスマートである（提出する血液検査項目は後述する）。
- pH＜7.2（目安）などの呼吸性アシドーシスがある場合には，酸素投与量が多くなくても早めに指導医にコンサルテーションする必要がある。
- 特に，呼吸性アシドーシスを来している場合には，Bの異常のうち低酸素だけではなく低換気を合併しているわけなので疾患にかかわらず，以下の2つを意識する。

> ①バッグバルブマスクやジャクソンリースなどでの用手的な換気補助の他，非侵襲的陽圧換気（non-invasive positive pressure ventilation；NPPV）や人工呼吸器を用いた機械的な換気補助の必要があるかもしれない。
> ②CO₂ナルコーシスのリスクがあるので，SpO₂の目標値を88〜92％としたほうが良い。

- 動脈血液ガスで乳酸値の上昇がみられる場合には，低酸素血症によって組織低酸素症に至っているかCの異常（ショック）を合併している可能性が高いので速やかに介入する。
- 今回は「サチュレーションが低下しています」と呼ばれているが，Bの異常は「サチュレーションが低下していないけど，呼吸数が非常に増加しているもしくは低下している」というのもある。呼吸数や努力呼吸の有無もBの異常を判断するのに非常に大切なことは肝に銘じておく。

ステップ3──10〜30分以内で問診・診察・検査で鑑別を絞り込む

- 低流量酸素投与でSpO₂が安定しており，Aの異常や介入を要する低換気，Cの異常の合併がないことを評価できれば，落ち着いて鑑別を進められる。
- 多くの疾患は早期の介入を要するが，これらの疾患をどのように鑑別していくかみていく。頻度の高い疾患の鑑別を手際よく進めていくことに重きを置いていく。

1. 呼吸不全を来す頻度の高い疾患

- 入院中に呼吸不全を来す頻度の高い/緊急性の高い疾患としては，以下のようなものがある。

(1) とても頻度が高いもの

> ①痰詰まり/誤嚥，②肺炎（COVID-19含む），③急性心不全

表1　サチュレーション低下時の問診事項

onset	・突然発症なら痰詰まりやアナフィラキシー，急性心不全，肺血栓塞栓症，気胸などを想起する ・特に何らかの薬剤投与中，直後ならアナフィラキシーを考慮する
増悪・寛解因子	・起坐呼吸（横になると息苦しく坐る姿勢を好む）があれば，心不全もしくは気管支喘息増悪/COPD急性増悪の可能性が高い
患者背景	・心疾患の既往→心不全の可能性，慢性呼吸器疾患の既往→その疾患の急性増悪の可能性を考慮する ・嚥下機能の低下，もともと吸痰頻度が高い→痰詰まりを考える ・担がん，術後で長期臥床→肺血栓塞栓症の可能性を考慮する ・直近で中心静脈（CV）カテーテル留置や気管支鏡など実施歴あり→気胸を強く疑う
入院後の治療	・輸液/輸血が過多になっている場合→心不全の可能性を考慮する ・もともと内服していた薬剤が入院を契機に中止になっている場合→慢性呼吸器疾患の増悪/心不全の増悪などを考慮する

(2) そんなに頻度は高くないものの緊急性が高かったり，見逃したくないもの

> ①気管支喘息増悪/慢性閉塞性肺疾患（COPD）急性増悪，②アナフィラキシー，③急性呼吸窮迫症候群（ARDS），④肺血栓塞栓症，⑤気胸

- 痰詰まりは大学では習わないが，高齢者や神経疾患などで自己排痰が難しくなり部分的に無気肺になることで呼吸不全を来す。必ずしも感染性の肺炎を合併しているわけではなく，適切に痰を吸引することのみで呼吸状態の改善がみられる。少量の唾液誤嚥などでもサチュレーションの低下が起こることがあるが，この場合はX線で明らかな異常陰影もなく，時間の経過のみで改善してくる。興味がある場合には，誤嚥性肺臓炎，誤嚥性肺炎などを勉強してみると良い。

2. フォーカスを絞った問診

- 大前提として，低酸素血症のある患者さんでは呼吸困難のために会話も苦しいことが多いので問診は手短にする。
- 既往歴や内服歴などはカルテからの情報収集で事足りるし，担当看護師に普段の状況を聞くこともできるので，救急外来や初診外来よりも情報は得やすい。
- サチュレーションが低下した患者さんで，特に重要な問診事項から確認していく（表1）。

3. 身体所見

- 身体所見は鑑別をかなり絞ることができる。非専門医でも取れるようになってほしい診断に寄与する重要な身体所見を表2にまとめた。
- 身体診察の時点で，肺音の聴診でwheezeがみられ，皮膚に膨疹が新規に出現していればアナフィラキシーと診断して，アドレナリンの筋注を速やかに行う。
- 胸部触診でラトリングがあり，rhonchiを聴取すれば痰の吸引を行うべきである。

表2　サチュレーション低下時の身体所見

部位と診察方法	所見	想起すべき疾患
頸部の視診	頸静脈の怒張	心不全，肺血栓塞栓症，心タンポナーデなど
胸部の触診	ラトリング（呼吸による痰の動きで胸が振動する）	痰詰まり/誤嚥
胸部の聴診（心音）	III音	心不全
	心雑音	
胸部の聴診（肺音）	片側の呼吸音消失	気胸，大量胸水，無気肺
	wheeze	心不全，気管支喘息増悪/COPD急性増悪，アナフィラキシーなど
	rhonchi	痰詰まりなど中枢気道の狭窄を来す疾患
	crackles	心不全や肺炎，間質性肺疾患，ARDSなど多くの疾患
四肢の触診	両側の下腿浮腫	心不全
	片側の下腿浮腫	深部静脈血栓症→肺血栓塞栓症
皮膚の視診	膨疹	アナフィラキシー

4. 呼吸不全の評価で必要な検査

- 呼吸不全の原因評価で鑑別や治療方針を決めるうえで特に重要なのは，動脈血液ガスとポータブル胸部単純X線である．
- 血液検査は動脈血液ガスを採取するときに同時に提出することが多い．
- 12誘導心電図も心不全を疑う場合や胸痛・徐脈・頻脈を伴う場合などで実施することが多い．

呼吸不全の評価での検査例
- 動脈血液ガス分析
- 12誘導心電図
- ポータブル胸部単純X線
- 心エコー，肺エコー
- 状況により提出：培養（血液培養・痰培養），血液検査（血算・生化学），D-dimer，BNP

---

(1) 動脈血液ガス

- 動脈血液ガスで特定の疾患を診断することはできないが，病態把握に役立つ．
- 評価方法は，「第2章-5 血液ガスをお作法どおり読めるようになろう」で説明しており，ここでは呼吸不全で特に重要な評価ポイントをまとめる．

① $PaCO_2$，pH

- $PaCO_2$が上昇している場合には，肺胞低換気を来す病態（気管支喘息増悪/COPD急性増悪や鎮静薬の過量投与，神経筋疾患など）の合併があることもわかる．
- 気管支喘息の高度増悪などでは低酸素血症で（通常）頻呼吸にも関わらず$PaCO_2$が上昇していることがあるが，それはかなりの換気量低下が起こっていると考えられ注意が必要である．

- pH＜7.2の場合もⅡ型呼吸不全としては緊急の状態と考えられる。指導医にコンサルテーションして，原因評価と換気の補助の方法などを迅速に考える。

② HCO_3^-
- 呼吸不全の評価で重要なのがHCO_3^-である。
- $PaCO_2$上昇を代謝性（≒腎性）に代償するのには時間がかかる（逆にHCO_3^-低下を呼吸性に代償するのはすぐにできる）。
- 呼吸不全で呼ばれてすぐに測定した動脈血液ガスで$HCO_3^- \geq 30mEq/L$などと$PaCO_2$が上昇している場合には，少なくとも半日単位以上でCO_2貯留を来たす病態が背景にあると考える。

③ PaO_2
- PaO_2は，呼吸不全の程度を正確に評価するのに必要である。
- ショックで末梢循環不全がある場合では，SpO_2が80％台であってもPaO_2が正常範囲内であることも経験する。
- SpO_2よりも動脈血液ガスの所見を優先して適切な酸素投与を行う。

④ A-aDO_2
- 肺胞気動脈血酸素分圧較差（A-aDO_2）＝「PAO_2（肺胞内の酸素分圧）－PaO_2（血中の酸素分圧）」を計算することで肺でのガス交換異常の有無を評価できる。
- 肺胞低換気の病態単独の場合には上昇しないのが特徴だが，鎮静薬の過量投与など特殊なセッティングを除き，病棟急変で低酸素血症を来す病態では上昇していることが多い。上昇がない場合には，肺胞低換気などもより考えるきっかけとなる。
- A-aDO_2の計算は以下のとおりだが，アプリで簡単に計算できる。
A-aDO_2＝［大気圧（通常760mmHg）－肺胞水蒸気圧（通常47mmHg）］×FiO_2（酸素濃度）－$PaCO_2$/0.8－PaO_2
- 年齢によってカットオフが異なるが，20mmHgを超えていたら上昇していると考える。

(2) 血液検査

- 血液検査では呼吸不全の原因評価に有効な項目はほとんどないが，サチュレーションの低下が大きければ今後の検査や治療などのベースとして，血算や生化学（肝腎機能など）は測定することが多い。
- その他は，患者さんの状況によるが，以下を提出する。
  ①心不全を疑うとき：BNP/NT-proBNP（高値・低値の判断は正常値と異なる。「第4章-11 急性心不全」参照）
  ②胸痛がある場合や心不全で急性冠症候群（ACS）を考えるとき：心筋トロポニン，CK/CK-MB

> **MEMO** D-dimerは，特に低値のときに救急外来で深部静脈血栓症や肺血栓塞栓症の除外に用いられる。しかし，病棟急変で肺血栓塞栓症を考えたときに経験的に上昇していることが多いことや，問診や診察，画像検査を行っても原因不明の呼吸不全の場合には，仮にD-dimerが陰性でも除外できず造影CTでの評価を検討すべきなので，筆者らはルーチンには提出していない。

(3) 培養検査
- 採取の手間もあり，呼吸不全の患者さん全員に行うことはない。
- 発熱や炎症反応上昇を伴う場合，画像検査から肺炎が呼吸不全の原因として疑わしい場合などであれば，血液培養・痰培養の検査を提出する。
- 培養検査ではないが，新型コロナウイルスの検査は今後の流行状況によっては，病棟での感染拡大のリスクもあるので提出しておいたほうがよい。

(4) エコー検査
- 病棟には必ずしもエコーはない場合が多いが，エコー検査が可能な環境であれば，肺エコーや下肢静脈エコー，心エコーで評価を行う（詳細は「第2章-7 Point-Of-Care UltraSonography」参照）。

(5) ポータブル胸部単純X線
- ポータブル胸部単純X線は低酸素血症を来している患者さんの確定診断，除外診断を行ううえで極めて重要である。移動のリスクもあり，ポータブル胸部単純X線をベッドサイドによぶことが多い。
- お作法は「第2章-8 胸部X線の読み方」で説明しているが，急いでいる場合には患者さんの取り違えだけ注意して，大きな異常がないかざっとみることも重要である。
- ポータブル胸部単純X線で特に重要な所見は，表3のとおり。
- 一方，両側肺で全体的に透過性が低下している場合に，薬剤性肺炎，急性呼吸窮迫症候群（ARDS），誤嚥性肺炎，新型コロナウイルス感染症を画像所見だけで区別することは困難なことが多い。

(6) CTはいつ撮りにいく？ 単純か造影か？
- ここまでの検査で診断がつかないときに，CT評価を検討する。
- CTのメリットは，ポータブル胸部単純X線では評価できなかった肺炎像（臨床的に肺炎を強く疑うがポータブル胸部単純X線で診断できないとき）や痰詰まりによる無気肺などが評価できる点である。

表3 ポータブル胸部単純X線で特に重要な所見

所 見	疑わしい疾患
片肺の透過性亢進（黒く見える）があり胸膜が追える	気胸（ポータブル胸部単純X線では時に評価が難しいので注意）
片肺の大半が透過性低下（ベタっと白くみえる）	無気肺（縦隔は病側に寄る）もしくは大量胸水（縦隔は健側に寄る）
心陰影の拡大やバタフライシャドウ，両側胸水貯留など	心不全（詳細は「第4章-11 急性心不全」参照）
片肺が部分的に透過性低下	肺炎
肺の過膨張	気管支喘息増悪/COPD急性増悪/アナフィラキシー（正常にみえることもある）
正常にみえる	肺血栓塞栓症

- 放射線専門医や呼吸器内科専門医が読影すれば，間質性肺疾患のなかで特定の診断に近づくこともある。
- CTを検討する具体的なセッティングは，以下のとおり。

> ①胸部単純X線で陰影の評価が難しい（画像の質や胸郭の変形・体位の取りにくさなど複合的な問題が関与することあり）
> ②胸部単純X線で両肺の陰影があって鑑別に悩むとき
> ③肺血栓塞栓症を疑っている

- 造影CTを施行すれば肺血栓塞栓症の診断も可能である。単純CTと比較して時間も手間もかかるので症例は選ぶが，担がんや術後など発症リスクが高い場合や，質の高い胸部単純X線にもかかわらずまったく肺に影がみられずアナフィラキシーや気管支喘息増悪など末梢気道の関与する病態も否定的な場合には，深部静脈血栓症/肺血栓塞栓症のリスクが高いと考えられるので，単純ではなく造影CTを検討する。
- CTのデメリットとして，病棟からCT室への移動は，救急外来からCT室への移動と比較して距離があるので移動中に急変するリスクが高まる。そのため，基本的には，A・B（酸素化・換気とも）・Cが保たれていると判断してから移動する。
- リザーバーマスクでの酸素投与を要する場合には，指導医やRRTにコンサルテーションしてからの移動が良い。場合によっては，病棟やICUで気管挿管してからCT室に移動することもある。

おわりに

- 病棟から呼吸不全で呼ばれたときの対応を時系列でまとめた（表4）。
- 実臨床では，病棟から呼吸不全で連絡があったらバイタルサインの測定と共に病棟到着前に新型コロナウイルスの検査など，看護師主体で取れるものは先に行っておいてもらう状況もあるかもしれない。
- 本項を1つの型として押さえておきつつ，実臨床ではある程度融通を効かせてもらいたい。

表4 病棟から呼吸不全で呼ばれたときの対応

タイミング	すること
病棟到着前	・バイタルサインの確認と酸素投与，モニタリングの開始
病棟に到着して最初の5分	・酸素化の確認と必要あれば流量調整 ・初期ABCD評価 ・ルート確保 ・診療する場所の調整
5～10分	・Aの異常の評価と介入 ・動脈血液ガスで低換気の評価，必要あれば補助換気（血液検査も同時に提出） ・Cの異常の評価と介入（詳細は「第5章-6 血圧が下がってます！って呼ばれたら」参照）
10～30分	・ポータブル胸部単純X線をオーダーして放射線技師へ連絡 ・看護師には，新型コロナウイルスの検査，12誘導心電図，バイタルサインの再検査の指示 ・ポイントを絞った問診や診察→診断がその時点で明らかであれば初期治療を開始 　（エコーができる環境であれば実施） 　（血液培養，痰培養も肺炎を疑う場合には実施） ・ポータブル胸部単純X線で疾患特異的な所見があり，病歴や身体所見から矛盾しなければ，診断に応じた治療を行う ・ここまでの検査で原因がわからなければCT評価を検討（重症の呼吸不全では移動が危険な場合もあり，リザーバーマスクなどで酸素投与を要する場合には指導医やRRTにコンサルテーションが必要） ・単純CTで原因がわからない場合や患者背景から肺血栓塞栓症が疑われる場合には，造影CTで評価

文献

- 聖路加国際病院内科チーフレジデント・編：内科レジデントの鉄則 第4版．医学書院，2023
- 藤野貴久：先生，病棟で急変です！当直コールの対応，おまかせください！ 羊土社，2023
- Sood S, et al：Evaluation and management of the nonventilated, hospitalized adult patient with acute hypoxemia. UpToDate (last updated Jul 12, 2023)

6 血圧が下がってます！って呼ばれたら

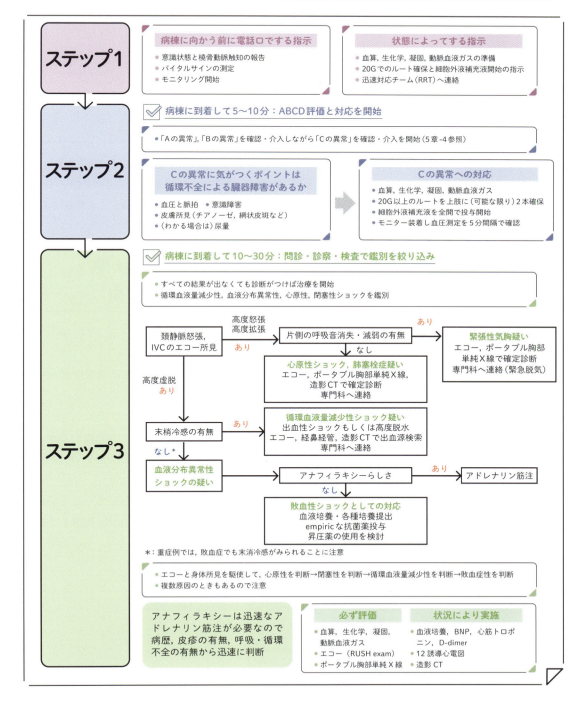

血圧が低下したときのポイント！

- ステップ1── 連絡を受けたら電話口で意識状態・橈骨動脈触知・モニター装着を確認・指示する
- ステップ2── 病棟に到着して最初の5～10分でABCD評価を行う
- ステップ3── 10～30分以内に原因を鑑別し治療を始める

はじめに

- 本項で示す時間はあくまで目安のため，実際の緊急度に応じてより迅速に動くべきときもある．
- 特に，A・B・C（気道・呼吸・循環）の異常を伴う急変への対応では，原因の診断と事象そのもの（ここでは血圧低下＝Cの異常）の治療を同時に進めていくことがとても重要である．

ステップ1── 連絡を受けたら電話口で意識状態・橈骨動脈触知・モニター装着を確認・指示する

- 「先生，患者さんの血圧が下がっています！」と病棟から連絡があったらまずは，以下の3つを確認し指示する．
  ①意識状態，②橈骨動脈を触れるか，③モニターを装着し，SpO$_2$，血圧測定の頻度を増やす（状況に応じて通常2～5分に1回）
- 表1に触診で脈拍を触れる動脈とおおよその収縮期血圧をまとめた．
- 意識が保たれていて橈骨動脈が触れている限り心停止の危険性は低いとされているが，血圧低下は生命に直結しうるリスクの高い急変のため，必ず速やかに病棟へ向かい，直接評価を行う．
- 一般的には，橈骨動脈が触知できれば収縮期血圧は80mmHg程度保たれているといわれている（表1）が，頸動脈しか触知できない場合には収縮期血圧は60mmHg程度しかなく心停止に至るリスクが高いと考えられるため，早急な対応が必要である[1]．そのため，各

表1　触診で脈拍を触れる動脈とおおよその収縮期血圧

触知する動脈	おおよその収縮期血圧
頸動脈	60mmHg
大腿動脈	70mmHg
橈骨動脈	80mmHg

〔Jules C：Bedside Cardiology 5th edition. Lippincott Williams & Wilkins, 1999より〕

施設のプロトコルに従って院内の迅速対応チーム（rapid response team；RRT）などに連絡し，迅速に応援を集めて対応に当たる。
- そうでない場合にも，緊急度の高そうな状況では早めに指導医にコンサルテーションして初療から一緒に対応してもらうといったリスク管理も大切なスキルの1つである。
- 電話口で明らかにショックが考えられる場合には，ルート確保や輸液開始の指示を口頭でする場合もある。
- 下肢挙上により500mL程度の血液負荷になるとされているため指示してもよいが，ほとんどの場合は看護師が初期対応でしてくれている。ただし，効果は一時的である。

ステップ2──病棟に到着して最初の5～10分でABCD評価を行う

1. まずはABCDの評価

- ベッドサイドに着いたらまずはABCD評価を行い，患者さんの全体像と緊急度を把握する。
- ABCD評価の基本は，初期ABCD評価と二次ABCD評価の二段階で行う（詳細は「第5章-4 重症患者さんへのABCD評価と初期対応」参照）。
- 気道・呼吸（A，B）に異常がある場合の対応は，「第5章-5 サチュレーションが下がってます！って呼ばれたら」を参照する。
- ここでは循環（C）の異常がみられた場合の対応を詳述していく。

2. 急ぐ血圧低下とは？

- ショックの定義は「臓器での酸素供給の低下，需要の増大，不適切な利用，もしくはこれらの組み合わせにより細胞・組織レベルでの循環不全を来した状態」である。この状態は低血圧を示す循環不全（いわゆる組織低循環）によるものが最も一般的だが，血圧の低値がはっきりしなくても起こりうる。日本救急医学会の診断基準（表2）では，低血圧（収縮期血圧90mmHg以下）だけでなく，平時の血圧からの低下という書き方がされており，1つ

表2　ショックの診断基準

1. 血圧低下
収縮期血圧90mmHg以下 ○平時の収縮期血圧が150mmHg以上の場合：平時より60mmHg以上の血圧下降 ○平時の収縮期血圧が110mmHg以下の場合：平時より20mmHg以上の血圧下降
2. 小項目（3項目以上を満足）
①心拍数100回/分以上 ②微弱な脈拍 ③爪床の毛細血管のrefilling遅延（圧迫解除後2秒以上） ④意識障害（JCS 2桁以上またはGCS 10点以下），不穏，興奮状態 ⑤乏尿・無尿（0.5mL/kg/時以下） ⑥皮膚蒼白と冷汗，または39℃以上の発熱（感染性ショックの場合）

血圧低下と小項目3項目以上でショックと診断する。
〔日本救急医学会・監：標準救急医学．医学書院，1991より〕

表3 ショックの5徴候（5P's）

・蒼白（Pallor） ・拍動の減弱（Pulselessness） ・冷感（Perspiration） ・虚脱（Prostration）
・呼吸不全（Pulmonary insufficiency）

のカットオフではないことが重要である。
- ショックでなければ低血圧を放置していいかというと，そういうことではない。低血圧により組織での循環不全を来していなくても，放置すればショックに移行していくような状態の場合もある。ショックかどうか判断できなければ，まずはショックに準じた対応をとることが肝心となる。
- 循環不全を示唆する所見として，ショックの5徴候（表3）が有名だが，「3 windows of shock」という皮膚・意識・尿量の3つから循環不全の有無を考えるやり方も知っておくとよい。

(1) 脳の循環不全を示唆する意識障害

- 意識障害はより重篤な脳の循環不全の状態であり，その前段階として「生あくび」が出現することがある。血圧の低下が急激に進行しているときに起こりやすく，脳循環の低下への代償現象といわれている。生あくびがみられている時点で，脳の循環が保てていないことが危惧されるため，急いで対応を開始する。

(2) 末梢の循環不全を示唆する網状皮斑（skin mottling, livedo reticularis）

- 皮膚の循環不全を示唆するのは，網状皮斑である。網状皮斑（図1）は死亡リスクとも関連があるとされている[2]。チアノーゼを参考にする。

(3) 腎臓の循環不全を示唆する尿量

- 尿量低下は腎臓の循環不全を示唆するが，病棟や救急外来ではいきなり尿量減少しているかどうか判断することは困難なことが多いので，時間の経過を使いながら循環不全があるかを判断していくこととなる。最低尿量は0.5mL/kg/時とされており，それを下回れば腎臓の循環不全があることを考える。
- そのほかに動脈血液ガスで確認できる乳酸値の上昇がある。乳酸値が上昇している場合には末梢循環不全が起こっていることを示唆するためショックの可能性を考える。

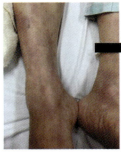 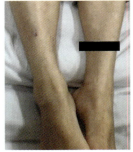

網状皮斑　　　　　　　　　　改善後

図1 網状皮斑と改善後の所見

3. 本当にショック？

- 一方，ABCD評価を迅速に行ったところ患者さんの状態やその他のバイタルサインが血圧に対して不釣り合いに落ち着いている場合（意識清明で，冷汗や頻脈などの交感神経亢進症状がないなど）には，真の急変かどうかを確認する。
- 病棟で血圧が誤って低く測定される主な原因には，以下の3つが考えられる。

(1) マンシェットのフィットの問題

- 特に腕が細い患者さんでは，マンシェットが適切に巻かれていない可能性がある。
- マンシェットのフィットがキツすぎる場合には血圧が誤って低く測定されてしまうため，指2本が入る程度の適度な締め付けが必要である。

(2) カフと動脈の位置

- 動脈とカフの位置がずれている可能性がある。「ARTERY」と書かれている部分と上腕の内側にある上腕動脈を合わせる必要がある（図2）。

(3) 心房細動による一回拍出量の変化

- 心房細動によって心室の拡張期の時間が変わり，一回拍出量が変わることで，正確な血圧が測定できないことがある。
- 実際の血圧は測定結果よりも高いこともあり，臨床的に合わない数字の場合には，何回か測定すると真の血圧が計測される。
- 触診法が有効なこともあるので，橈骨動脈を触れながら測定すると良い。

4. 真の急変と判断したら

- ショック，またはショックが排除できない低血圧と考えられた場合には上腕に，20G針でできれば2本，難しければ1本でも良いので末梢ルートを確保し，細胞外液補充液を全開で投与し始める。下肢を挙上させ，モニター類を装着して血圧の測定間隔を2～5分ごとに設定する。

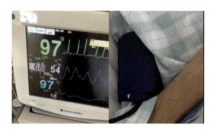
ARTERYの部分が上腕動脈に
一致していない

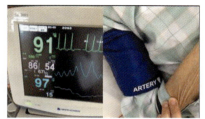
カフを巻きなおして正しい位置となり
表示される血圧が上昇している

図2　カフの位置

- 一般病棟での対応は難しいこともあるため，診療の場所が適切か判断し，適宜処置室・救急外来・ICUなどに移動することも考慮する。この時点でいったん手短に指導医へ状況報告の連絡を入れ，必要があれば診療に加わってもらうのが良い。
- 身体診察で頸静脈怒張の有無を確認しつつ，皮膚を触って末梢の温度を確認し（詳しくは後述），さらに可能であれば，ベッドサイドエコーでRUSH (Rapid Ultrasound for Shock and Hypotension) examを行う（詳細は「第2章-7 Point-Of-Care UltraSonography」参照）。通常，血液分布異常性ショックは他のショックを除外後に判断するが，アナフィラキシーは秒〜分単位の判断が必要となるので，このタイミングで一度アナフィラキシーの可能性があるかは判断する。
- アナフィラキシーらしさ（直近の薬剤投与や食事摂取など）についての病歴を素早く取り，皮膚粘膜所見（ない場合もあるので注意）と合わせて疑わしい場合にはアドレナリン0.3〜0.5 mgを筋注する（アナフィラキシーへの対応の詳細は，「第4章-9 アナフィラキシー」参照）。

ステップ3——10〜30分以内に原因を鑑別し治療を始める

- 最初の10分で患者さんの全体像と緊急度を把握しつつ，治療（初期輸液）を開始したら，次の10〜30分でより詳しく原因の鑑別を行い，診断に準じた治療へと進めていく。
- 血圧低下とショックは必ずしも同義ではないが，鑑別のうえではショックの分類が役立つ。
- ショックは，表4のように4つに分類される。
- 院内発症では，血液分布異常性ショック（なかでも最も多いのは敗血症）＞循環血液量減少性ショック・心原性ショック＞閉塞性ショックの順に頻度が高いといわれる。この4分類とそれぞれの原因の鑑別は頭のなかでほぼ同時進行に進めていく。
- まず初めにアナフィラキシーショックを診断/除外し，次にショックの解除に専門的な処置が必要な心原性ショック，閉塞性ショック，出血性ショックを診断/除外する。これらでなければ頻度の高い敗血症性ショックを考えて対応したほうが良いかを考える（輸液などが十分でなければ単純な血管内脱水もありうるが，頻度は低いと考えておく）。

表4　ショックの分類

ショックの種類	代表的な原因
循環血液量減少性ショック（hypovolemic shock）	出血，脱水，熱傷など
血液分布異常性ショック（distributive shock）	アナフィラキシー，敗血症，脊髄損傷など
心原性ショック（cardiogenic shock）	心筋梗塞，弁膜症，重症不整脈，心筋炎など
閉塞性ショック（obstructive shock）	肺塞栓症，心タンポナーデ，緊張性気胸など

表5 ショックの鑑別で特に重要になる問診事項

症状または状況（病歴）	想起すべき診断
発熱	敗血症
薬剤投与後の発症	アナフィラキシー
冠リスク因子および胸痛	急性冠症候群（ACS）
突然の胸痛	ACS，肺塞栓症，緊張性気胸，大動脈解離
酸素化低下，長期臥床	肺塞栓症
外傷歴，中心静脈路確保などの処置，人工呼吸器管理中	緊張性気胸
吐血，下血，胃潰瘍の既往，NSAIDs使用歴，抗血小板薬・抗凝固薬使用歴，出血の可能性のある処置後，大動脈瘤の既往	出血

表6 ショックの鑑別で重要になる身体所見

部位と診察方法	身体所見	想起すべき疾患
頸部の視診	頸静脈の怒張	心不全，肺塞栓症，心タンポナーデ，緊張性気胸など
胸部の聴診（肺音）	片側の呼吸音消失・減弱	緊張性気胸
	wheeze	心不全，アナフィラキシー
	crackles	肺炎，心不全
胸部の聴診（心音）	III音	心不全
四肢の触診	両側の下腿浮腫	心不全
	片側の下腿浮腫	深部静脈血栓症→肺塞栓症
直腸診	黒色便	上部消化管出血
皮膚の視診	膨疹，粘膜の腫脹	アナフィラキシー
皮膚の触診	末梢冷感あり（コールドショック）	循環血液量減少性ショック，心原性ショック，閉塞性ショック
	末梢冷感なし（ウォームショック）	血液分布異常性ショック

1. 焦点を絞った問診

- 血圧低下のある患者さんは概して具合が悪く，問診に十分な時間を取ることは現実的でないため，前述の鑑別疾患にフォーカスして重要な情報を迅速に得るように心がけると良い。
- 病棟の患者さんでは現行の入院事由や経過，治療内容といったカルテから得られる情報が非常に重要になる。
- 担当看護師に普段の様子，急変発覚時の状況などを聞くことも大切な情報源となる。
- 表5に，特に重要になる問診事項をまとめた。

2. 身体所見

- 身体診察もまた，鑑別疾患を想定したうえで焦点を絞って行えると良い。
- ショックの鑑別で重要になる身体所見を表6にまとめた。
- 鑑別を進めるに当たって特に重要なものが，頸静脈怒張の有無と末梢冷感の有無である。
- 頸静脈怒張の確認は比較的難しい身体診察の1つだが，明らかなものの有無は判断できるように日々の研修のなかで指導医に習いながら身につけられると良い。

- ショックの状況で頸静脈怒張がある場合は，心原性ショックもしくは閉塞性ショックの可能性が高まる．
- ショックの状況で頸静脈怒張がみられない場合は，①末梢冷感を伴うときは循環血液量減少性ショック（出血もしくは高度脱水），②末梢の皮膚温が温かい場合には血液分布異常性ショックの可能性が高まる．

3. 血圧低下の評価で必要な検査

- 血圧低下・ショックの急変対応時には，前述の鑑別とショックによる臓器不全・合併症評価，疾患ごとの重症度評価，さらにはその後の治療のために以下の検査をオーダーする．

(1) 血液および培養検査

- 血液検査：血算，凝固系，生化学，肝機能，動脈血液ガス分析（乳酸値を含む）
- 状況によって以下を加える．

> ①心原性ショックを疑うとき：心筋トロポニン，BNP
> ②敗血症性ショックを疑うとき：血液培養とその他の各種培養（喀痰，尿など）

- 本項では時系列が分かれているが，血液検査は末梢ルートを確保する際に一緒に採血もして提出しても良い．
- 動脈血液ガスを採取するときに多めに採血し，必要な追加項目の提出に当てたり，血液培養の1セットに使ったりと，臨機応変にできると良い．

(2) 画像検査

- ベッドサイドエコー（詳しくは後述），ポータブル胸部単純X線
- 状況によって，以下をオーダーする．

> ①肺塞栓症を疑うとき：造影CT
> ②胸・腹腔内での出血による出血性ショックを疑い出血源を特定したいとき：造影CT
> ③急性冠症候群（ACS）や不整脈を疑うとき：心電図

- ただし，「第5章-6 サチュレーションが下がってます！って呼ばれたら」でも述べられているように，救急外来からの移動に比べて，病棟からCT室までは距離が遠いことも多いため，搬送時や検査中のさらなる急変・悪化のリスクを慎重に判断し，RRTや救急外来，ICUとも連携をとり，万全の対策をして進めることが望ましい．

4. ベッドサイドエコー（RUSH exam）で診断力アップ

- 病歴，身体診察に前述のエコーを用いたRUSH examの情報を加えることで，診断精度を高められることが過去の研究から示されている[3]．
- RUSH examは，「第2章-6 救急外来でエコーを武器にする」で詳しく述べられているとおり，プロトコルに沿って系統的かつ網羅的にショックの原因を検索する方法であり，身

体診察での頸静脈怒張の有無と同様に鑑別を大きく2つに分けるものが下大静脈（IVC）の拡張もしくは虚脱の所見である．

①IVCが高度に拡張している場合：心原性ショックもしくは閉塞性ショックの可能性が高まる．

②IVCが高度に虚脱している場合：循環血液量減少性ショックもしくは血液分布異常性ショックの可能性が高まる．

- ただし，IVCの所見は高度な拡張・虚脱といった明らかな異常ではなく，中間的な所見になることも多く，判断に悩むことが多いのが実際である．IVC径のエコーでの判断はあくまで補助的な存在であることを念頭に置き，その他の病歴や身体所見を合わせて考えるようにする．
- RUSH examは2〜3分程度で迅速に終わらせることが目標とされるが，慣れないうちは時間がかかってしまうこともあるため，慣れている指導医と一緒に行うか，あえてこだわらずにスキップすることも必要である．
- RUSH examを無理に一人で行うことで，必要な処置や治療が遅れてはいけないということだけは肝に銘じておく．
- 身体所見にエコーの所見を加えたショックの鑑別アルゴリズムを図3にまとめた．

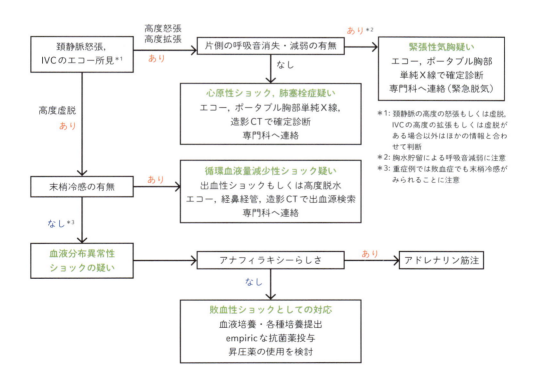

図3　身体所見にエコーの所見を加えたショックの鑑別アルゴリズム

5. 心原性ショックと診断したら

- 心原性ショックの原因としては，心収縮の高度の低下〔急性心筋梗塞（AMI）や心筋炎など〕，急な高度の逆流性の弁膜症（AMIでの腱索断裂による僧帽弁逸脱や感染性心内膜炎による弁破壊など），高度の徐脈や頻脈性不整脈などがある。
- これらは非専門医で対応しきれないことも多々あるため，前述の流れで心原性ショックと診断した場合には，循環器内科に必要な処置（冠動脈インターベンション，ペースメーカー，強心薬など）の依頼を含めてコンサルテーションする。

6. 閉塞性ショックと診断したら

- 閉塞性ショックの原因として，心タンポナーデ（A型大動脈解離に伴うもの，AMIで心破裂があるもの，心外膜炎（ウイルス性や膠原病によるものなど），緊張性気胸，肺動脈血栓塞栓症がある。
- 心タンポナーデと診断した場合には，心嚢穿刺のために循環器内科もしくは心臓血管外科にコンサルテーションする。
- 緊張性気胸と診断した場合には，院内のプロトコルに準じ，救急科や外科など緊急脱気の手技を行える専門科にコンサルテーションする。緊急時には，ポータブル胸部単純X線を待たず，病歴・聴診・エコー所見で確定診断をしなくてはいけないこともある。
- 肺塞栓症を疑った場合には，重症度評価を行い，安全に行える場合には造影CTをオーダーして確定診断後に循環器内科にコンサルテーションする。前述の検査の項目で述べたとおり，リスク管理を行い安全に行うことが難しいと判断した場合には，抗凝固薬開始の要否を含めて，先に循環器内科へのコンサルテーションが必要になることもある。
- 閉塞性ショックを解除するために，専門医の協力が必要なことが多く指導医や専門医に速やかにコンサルテーションする。

7. 循環血液量減少性ショックと診断したら

- 循環血液量減少性ショックの原因としては，消化管出血，後腹膜への出血（抗血小板薬など使用中の後腹膜血腫など），大動脈瘤や肝腫瘍の破裂，子宮・卵巣からの出血などがある。
- 時にひどい溶血性貧血の際に，ショックを呈することもある。
- 循環血液量減少性ショックと判断した場合には，Hbの低下の有無にかかわらず輸血を行うことを考慮する（通常，ショックになるために総血液量の1/3以上が失われている可能性があるため，必ずしもHb 7g/dL以下でなくても輸血が必要となる）。
- 細胞外液補充液を投与して一時的に血圧が上昇してもすぐに低下する場合には大量出血が疑われ，早期止血とともに赤血球，血漿，血小板輸血の投与も総合的に判断する。
- 胸・腹腔内での出血では，出血源の確認のため造影CTをオーダーする。
- Hbは下がっており出血を強く疑うものの病歴・身体所見・エコー所見からは消化管出血も胸・腹腔内出血もはっきりとしない場合にも，後腹膜出血を除外するために造影CTを必要とする。ここでも搬送時・検査中のリスク管理に細心の注意を払う。

- 急性期では，Hbの低下がないだけで出血を除外しないことも重要。その他の鑑別との兼ね合いも含めて総合的に判断し，適宜コンサルテーションする。
- 出血源がみつかったら止血処置を行える専門科〔内視鏡的止血：消化器内科，経動脈的塞栓術（transarterial embolization；TAE）：放射線科〕にコンサルテーションする。
- 内視鏡，手術，TAEなどの血管内治療のいずれかで止血を試みることになるので，指導医や専門医に速やかにコンサルテーションする。

8. 血液分布異常性ショックと診断したら

- 血液分布異常性ショックの原因は，アナフィラキシーと敗血症である。その他のショックが除外された場合には，院内で最も頻度の高い血液分布異常性ショック，特に敗血症性ショックとしての対応を進めていく。
- 詳細は，「第4章-1 敗血症」に譲るが，まずは十分量の細胞外液補充液（等張晶質液）の投与を行い，迅速に平均血圧（mean arterial pressure；MAP）65mmHg以上を達成することを目指す。
- 適宜，酸素投与を行い，呼吸筋使用による酸素の不適切な利用を避け，必要があれば早期に気管挿管も考慮する。
- 尿道カテーテルを留置し，循環動態のモニタリングの1つとして尿量も測定する。
- 血液培養に加え各種培養（喀痰，尿）も適宜採取し，重症度も鑑みつつ過不足のないスペクトラムをカバーするempiricな抗菌薬を，できれば30分以内に，遅くても1時間以内には投与する。30mL/kgの輸液を行っても3時間以内にMAP 65mmHgを達成できる見込みがなければ，中心静脈路を確保して昇圧薬（第一選択はノルアドレナリン）の投与を開始する。
- 特に昇圧薬を必要とするような重症の敗血症性ショックでは，動脈ラインなども使った頻回なモニタリングを必要とするためICUへの移動を検討する。
- 各施設のプロトコルに従い，指導医にも適宜コンサルテーションのうえ搬送依頼を行う。
- いま一度，アナフィラキシーの可能性は本当にないかも改めて検討が必要である。
- 「第4章-9 アナフィラキシー」でも述べられているとおり，皮疹や粘膜所見の乏しいアナフィラキシーも存在する。
- 他のショックの可能性がはっきりとせず，相対的にアナフィラキシーが疑わしい場合には診断的にアドレナリンを筋注することも考慮し，指導医にコンサルテーションする。

表7 病棟から血圧低下で呼ばれたときの対応

タイミング	すること
病棟到着前	・電話口で意識状態と橈骨動脈での脈拍の触知を確認 ・速やかに病棟へ移動
病棟に到着して最初の10分	・ABCD評価 ・循環不全の程度（意識障害，網状皮斑）から緊急度を判断 ・適宜指導医，RRTへ連絡，診療する場所の調整 ・末梢ルートを確保し，初期輸液を細胞外液補充液全開で開始（可能であればルート確保時に血液検査も提出） ・下肢挙上 ・モニター装着，5分ごとに血圧測定 ・アナフィラキシーらしさがあればアドレナリンを筋注 ・頸静脈怒張と末梢冷感の有無を確認 ・ベッドサイドエコーでRUSH examを行う
10〜30分	・ポイントを絞った問診と診察 ・血算，生化学，凝固，動脈血液ガスをオーダー。状況により血液培養，BNP，心筋トロポニン，D-dimerをオーダー ・看護師に12誘導心電図を指示 ・放射線科へ連絡してポータブル胸部単純X線を依頼 ・原因の診断に基づいた治療，適宜専門科へコンサルテーション ・ICUなどへの搬送を検討

おわりに

- 病棟から血圧低下で呼ばれたときの対応を時系列でまとめた（表7）。
- 繰り返しになるが，A・B・C（気道・呼吸・循環）に関わる急変の1つである血圧低下では，原因の診断から治療という流れと，血圧低下という事象そのものの治療を同時に進めていくことがとても重要である。
- ここで説明したものを1つの型として押さえ，さらに臨機応変な対応ができるようにステップアップしていってほしい。

文献

1) Jules C : Bedside Cardiology 5th edition. Lippincott Williams & Wilkins, 1999
2) Coudroy R, et al : Incidence and impact of skin mottling over the knee and its duration on outcome in critically ill patients. Intensive Care Med, 41 : 452-459, 2015 [PMID : 25516087]
3) Jones AE, et al : Randomized, controlled trial of immediate versus delayed goal-directed ultrasound to identify the cause of nontraumatic hypotension in emergency department patients. Crit Care Med, 32 : 1703-1708, 2004 [PMID : 15286547]

・Gaieski DF : Definition, classification, etiology, and pathophysiology of shock in adults, UpToDate (last updated Jun 16, 2023)
・筒泉貴彦，他・編：総合内科病棟マニュアル 疾患ごとの管理．メディカルサイエンスインターナショナル，2021
・坂本 壮：救急外来 ただいま診断中！ 中外医学社，2015
・田中竜馬：Dr.竜馬のやさしくわかる集中治療 循環・呼吸編〜内科疾患の重症化対応に自信がつく！羊土社，2020
・日本内科学会・編：内科救急診療指針2022．日本内科学会，2022

7 意識が悪いんです！って呼ばれたら

ステップ1

病棟に向かう前に電話口でする指示
- バイタルサインの測定
- 血糖値チェック

A・B・Cに異常があればする指示
- 酸素投与
- 末梢ルート確保
- 適切な体勢の確保（下肢挙上など）

ステップ2

☑ 病棟に到着して最初の10分：ABCD評価と低血糖の診断・除外

- ABCD評価（第5章-4参照）
- 血糖値をチェックし，低血糖を診断・除外

ウィップルの三徴
- 低血糖がある
- 低血糖に矛盾しない症状がある
- 血糖値の補正で症状が治る

低血糖を診断した場合
- 安全に内服できる：ブドウ糖10g内服
- 安全に内服できない：50%ブドウ糖液20〜40 mL静注（20%ブドウ糖液50 mL静注でも可）
30分ごとに血糖値測定を行い，血糖値>100 mg/dLになるまで繰り返す

ステップ3

☑ 病棟に到着して10〜20分：緊急性の高い疾患の診断・除外と血液ガス分析・問診

- 頭蓋内疾患らしさの見積りと血液ガスで診断できるものの確認
- 20Gで末梢ルートを確保し，乳酸リンゲル液をつなぐ ● モニター装着

頭蓋内疾患らしさ
- 血圧
  ① SBP > 160 mmHg（特に180 mmHg）
  ② DBP > 90 mmHg（特に100 mmHg）
- 眼の所見
  ① 瞳孔径の左右差，両側瞳孔の縮瞳，眼位の異常（共同偏視など）
  ② 大きな麻痺
  ③ 頭痛

頭蓋内疾患を疑った場合
- 指導医へ連絡
- 頭部CTをオーダー
- t-PAの適応の可能性がある場合は神経内科に連絡
- CT・MRI室に連絡
- 頭部CT陰性→頭部MRI
- 血圧をモニターしながらニカルジピン，ジアゼパム，バッグバルブマスクを持参して搬送
- 脳出血なら脳神経外科（第4章-18参照），脳梗塞なら神経内科（第4章-19参照）にコンサルテーション

血液ガス分析で電解質異常（高ナトリウム血症，低ナトリウム血症，高カルシウム血症）と低酸素・高二酸化炭素血症，血糖値異常を診断・除外

ステップ4

☑ 病棟に到着して20〜60分

- 意識障害の原因に対して網羅的にアプローチ

情報収集
- ベースラインの意識状態，認知症/せん妄の有無
- 入院事由や経過，治療内容
- 既往歴（てんかん，頭蓋内疾患，糖尿病など）
- 生活歴（アルコール）
- 薬剤投与歴（鎮静薬，抗精神病薬など）

器質的異常		脳血管障害，頭部外傷，感染症（髄膜炎，脳炎，脳膿瘍），敗血症，炎症性疾患，血管炎，水頭症，けいれん
びまん性神経障害	中毒	アルコール，鎮静薬，睡眠薬，抗うつ薬，抗精神病薬，オピオイド，違法薬物（アンフェタミン，コカイン），一酸化炭素，悪性症候群，セロトニン症候群
	代謝性	体温異常，血糖異常，電解質異常，酸塩基平衡異常，CO_2ナルコーシス，肝障害，内分泌疾患（甲状腺疾患，副腎疾患），ビタミン欠乏

意識が悪くなったときのポイント！

- 意識障害の種類を意識して原因を考える
- ステップ1──連絡を受けたら電話口でバイタルサイン・血糖値の確認を指示する
- ステップ2──病棟に到着して最初の10分でABCD評価と低血糖を診断・除外する
- ステップ3──10〜20分以内に緊急性が高い，血液ガス分析・問診で診断できるものを診断・除外する
- ステップ4──20〜60分以内に原因に網羅的にアプローチする
- 最後に忘れてはいけない低活動型せん妄と抑うつ

意識障害の種類を意識して原因を考える[1), 2)]

- 意識障害には，以下の2つがある。
  ①覚醒度（arousal）の障害，②認識度（awareness）の障害
- 覚醒度とは「意識の明るさ」のことで，大雑把にいうと起きているか寝ているか，いわゆる意識があるのかないのかといった尺度である。
- 一般的に「意識が悪い」といったときには覚醒度の異常を示唆していることが多く，清明（clear）→傾眠（somnolence）→昏迷（stupor）→昏睡（coma）（矢印の方向に進むにつれてより覚醒度が低下）というようにさらに分類して評価する。覚醒度の機能は，脳幹から大脳皮質に投射されることで調整されている。
- 一方，認識度とは自己や周囲を認識するといった「意識の内容」のことで，情報の統合や意味づけが正常にできているかの尺度といえる。
- 認識度の障害は意識変容（発言の内容や行動の異常）とも表現され，覚醒度の障害と同様に意識障害として対応が必要である。認識度の機能は，大脳皮質での情報の統合や意味づけにより生まれる。

覚醒度と認識度からわかること

　　①覚醒度の障害：脳幹もしくは広範囲な大脳皮質の障害
　　②認識度の障害（意識変容）：広範囲な大脳皮質の障害
- 覚醒度が高度に障害される場合には，脳幹病変もしくは広範囲な大脳皮質の障害の両方を考える必要がある。脳幹梗塞や大脳半球の大部分が障害されるような大きな脳梗塞以外の脳梗塞では，原則意識障害（覚醒度の低下）を来さないとされるのはこのためである。
- 認識度が主に障害されている場合，つまり「流暢にしゃべってはいるが意味不明なことを話している」（発言内容の異常）であるとか「突然，意味もなく服を脱ぎだした」（行動の異常）といった意識変容をみた場合には，脳幹の障害ではなく広範囲な大脳皮質の障害を考

える。つまり脳炎や脳症，（てんかんを含む）発作，中毒や代謝内分泌・電解質異常，せん妄を考え，それらでなければ精神科的な発作などを念頭に考えていく。

ステップ1――連絡を受けたら電話口でバイタルサイン・血糖値の確認を指示する

- 「先生，入院患者さんの意識が悪いんです！」と病棟から連絡があったら，まず「バイタルサインはどうですか？」と確認する。
- もし看護師がまだ測定していなければ，「今から行くのでバイタルサインの確認と血糖値チェックをお願いします」と伝え，直接評価するために病棟へ向かう。
- 看護師からの連絡の時点でA・B・Cに異常があれば，この時点で酸素投与，ルートの確保，適切な体勢の確保（下肢挙上など）などの指示もする。

ステップ2――病棟に到着して最初の10分でABCD評価と低血糖を診断・除外する

1. A・B・Cを確認する

- ベッドサイドに着いたらまずは初期ABCD評価と二次ABCD評価を行う（詳細は「第5章-4 重症患者さんへのABCD評価と初期対応」参照）。
- 気道・呼吸（A，B）に異常がある場合の対応は「第5章-5 サチュレーションが下がってます！って呼ばれたら」，を，循環（C）の異常がある場合の対応は「第5章-6 血圧が下がってます！って呼ばれたら」を参照する。
- A・B・Cに異常がみられる場合には，その時点で指導医へ連絡を入れ，診療に加わってもらうのが良い。

2. 血糖値をチェックし，低血糖を診断・除外する

- A・B・Cの確認後，病棟での意識障害で次に行うべきことは低血糖の診断と除外である。低血糖の診断は以下のウィップルの三徴で行う[3]。

> ①低血糖がある，②低血糖に矛盾しない症状がある，③血糖値の補正で症状が治る

- 「低血糖はどんなタイプの神経所見も呈する可能性がある」ということを頭に入れ，覚醒度が悪い，意識変容がある，予期しない神経症状があるといった場合は，必ず最初に簡易血糖測定器で血糖値をチェックする。
- 血糖値＜70mg/dLのときには低血糖による症状の可能性を疑い，可及的速やかにブドウ糖の投与を行う。
- 覚醒度が低く，安全に内服ができない状況では，末梢ルートを確保しブドウ糖液を静注する。

- ベースに低栄養が疑われる場合は，ウェルニッケ脳症予防のためブドウ糖液投与前もしくは同時にビタミンB_1（チアミン）100mgの静注も行う．
- チアミンの準備に時間がかかる場合は，ブドウ糖を先行投与．チアミンは準備でき次第投与する．
- 低血糖が是正されるまでは30分ごとに血糖値測定を繰り返し行い，適宜ブドウ糖液の静注を行う．ブドウ糖液の静注を繰り返しても低血糖が遷延する場合には，点滴による持続的な投与も考慮する．
- 高血糖でも意識障害を来すことがある（詳細は「第4章-12 高血糖緊急症」参照）．

処方例

低血糖を診断した場合
- 安全に内服ができる場合：ブドウ糖10g　内服
- 安全に内服ができない場合：50%ブドウ糖液　20〜40mL 静注
  20%ブドウ糖液 50mL 静注でも可
  30分ごとに血糖値測定を行い，血糖値＞100mg/dLになるまで繰り返す

ステップ3──10〜20分以内に緊急性が高い，血液ガス分析・問診で診断できるものを診断・除外する

- 病棟に到着後10分でABCの確認をし，低血糖を除外したら，看護師にルート確保とモニター装着の指示を出しつつ，必要があれば処置室への移動など診療場所の調整を行いながら，意識障害の鑑別を進めていく．
- 入院患者さんの意識障害の鑑別では，まず次の10分で頭蓋内疾患（脳出血，脳梗塞など），血圧低下・ショックに伴う意識障害といった緊急性の高い疾患と，電解質異常，高二酸化炭素血症といった血液ガスで診断可能なもの，および問診（カルテチェック）の情報からすぐに診断に進める薬剤（ベンゾジアゼピン系薬，アルコール，ステロイド）の離脱といったものの診断・除外を行う．
- そのうえで重要になるのが，以下の3つとなる．

①血圧，②眼の所見・大きな麻痺・頭痛の有無，③血液ガス

1. 血圧で大まかにあたりをつける

- 意識障害の際に血圧をみるポイントは，以下の2つである．
  ①頭蓋内疾患（脳出血，脳梗塞など）の可能性を血圧から推測
  ②院内発症の血圧低下・ショックの認知
- 救急外来では，血圧と頭蓋内疾患の関係は図1のようになるため[4]，収縮期血圧160mmHg以上（特に180mmHg以上），拡張期血圧90mmHg以上（特に100mmHg以上）

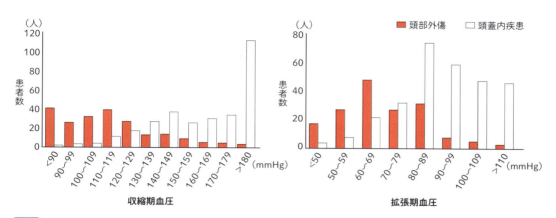

図1 血圧と頭蓋内疾患の関係
〔Ikeda M, et al：BMJ, 325：800, 2002 より〕

であれば，脳出血，脳梗塞の可能性を強く考えながら対応を進めていく。
- 反対に，収縮期血圧110mmHg未満，拡張期血圧60mmHg未満の場合にはこれらの診断は低く見積もることが可能である。ピットフォールとして頭蓋内疾患＋タコつぼ型心筋症では，血圧は低いが頭蓋内疾患というパターンがあるので注意する。
- 院内発症の血圧低下では，収縮期血圧が90mmHg未満もしくは普段より30mmHg以上低い場合にはショックとしての対応が必要である。
- 院内発症のショックでは，特に敗血症を念頭において対応を進めていく。急いでの培養採取・抗菌薬投与が必要かは，このタイミングで判断する。具体的な対応は，「第5章-6 血圧が下がってます！って呼ばれたら」を参照する。

2. 眼の所見と大きな麻痺，頭痛の有無をチェック

- 次に，眼の所見と大きな麻痺，頭痛の有無をチェックする。
- この3つのポイントの問診・診察で頭蓋内疾患の可能性のあたりをつける。
- 眼の観察でポイントとなるのは，以下の3つである。

①瞳孔径の左右差，②両側瞳孔の縮瞳，③（共同偏視などの）眼位

- 眼の所見がみられるものの画像検査で異常がない場合には発作（seizure）の可能性を考えるが，代謝性脳症などでも眼球が左右に揺れ動くような異常所見がみられることがあるため，最終的には神経内科にコンサルテーションし，脳波での診断が必要になる。
- 意識障害があると麻痺や感覚障害の所見は取りにくいこともあるが，片麻痺や片側の感覚障害の有無など「大きな所見はとる」ことを意識して診察する。
- 詳細な神経診察ができるに越したことはないので，日々トレーニングしておくのが良いし「意識障害でも取れる神経診察」というのもある（成書を参照）。
- 頭痛の有無も意識障害が前面に出ている場合はわかりにくいことがあるが，できる範囲で確認する。

- 眼の異常，大きな麻痺，（急性発症の）頭痛などがみられる場合は，頭蓋内疾患を念頭に精査を急ぐ。

3. 血液ガスは意識障害診療で最も有用な初期検査

- 血液ガスは電解質異常（高ナトリウム血症，低ナトリウム血症，高カルシウム血症）と低酸素・高二酸化炭素血症，血糖値異常の有無を一度に迅速に診断でき有用である。
- 特に，これらの異常は特異的な症状や身体所見に乏しく診察のみでは想起しにくいため見逃しやすく，意識障害ではルーチンで行うべき極めて重要な検査として覚えておく。
- 詳細は，本書の各項目または成書に委ねるが，上記の疾患は内科としては意識障害を伴っていれば緊急と判断し対応すべきもののため，初療を十分習熟しておく。

4. 頭蓋内疾患（脳出血，脳梗塞など）を疑ったら

- 以上のステップで血圧および眼の所見・大きな麻痺・頭痛の有無から頭蓋内疾患を疑った場合には，指導医に状況報告の連絡を入れ，頭部CTをオーダーする。t-PA（アルテプラーゼ）の適応がある脳梗塞を疑う場合に迅速な対応ができるよう，まだ脳出血の可能性は残ることの断りを入れつつ，この時点で神経内科に声を掛けておくのが良い。
- CT室，MRI室にも事前に連絡を入れ，状況を共有しリスク管理の体制を整えるのと，頭部CTが陰性の場合に速やかにMRIへ移行できるようにする。
- 頭蓋内疾患を疑った場合のCT・MRI室への搬送時には必ず，モニターを装着したまま血圧を定期的に測定し，以下を持っていく。
①血圧管理のためにニカルジピン（ペルジピン®）
②けいれん時に備えてジアゼパム（セルシン®，ホリゾン®）およびバッグバルブマスク
- ニカルジピンやジアゼパムはいつでも投与できるように5〜10mLのシリンジ，アンプルから吸うための18G針，アルコール綿も一緒に持っていく。
- 脳出血の場合は脳神経外科へ，脳梗塞の場合は神経内科へコンサルテーションする（その他，脳血管障害の対応に関する詳細は「第4章-18 くも膜下出血と脳出血，第4章-19 脳梗塞」を参照）。

意識障害の初期対応時の指示の例

- 20Gで末梢ルートを確保し，乳酸リンゲル液を投与
- モニターを装着
- 血液ガス分析を提出
- 頭蓋内疾患が疑われれば頭部CT・脳MRIをオーダー
- t-PAの適応がある脳梗塞を疑う場合は，この時点で神経内科に連絡
- CT・MRI室への搬送時にはニカルジピン（ペルジピン®），ジアゼパム（セルシン®，ホリゾン®），バッグバルブマスクを携帯

表1　意識障害の原因

器質的異常		**脳血管障害**，頭部外傷，感染症（髄膜炎，脳炎，脳膿瘍），**敗血症**，脳腫瘍，炎症性疾患，血管炎，水頭症，**けいれん**
びまん性神経障害	中毒	**アルコール**，**鎮静薬**，**睡眠薬**，**抗うつ薬**，**抗精神病薬**，**オピオイド**，違法薬物（アンフェタミン，コカイン），一酸化炭素，悪性症候群，セロトニン症候群
	代謝性	体温異常，**血糖異常**，**電解質異常**，**酸塩基平衡異常**，CO_2**ナルコーシス**，**肝障害**，内分泌疾患（甲状腺疾患，副腎疾患），ビタミン欠乏

太字：院内発症でより多くみられるもの
〔藤井修一：Hospitalist, 7：743-742, 2019 より〕

ステップ4──20〜60分以内に原因に網羅的にアプローチする

- 緊急性の高い疾患を除外したら，次は意識障害の原因（表1）に対して網羅的にアプローチしていく。

1. 問　診

- 意識障害のある場合は問診を取ること自体が難しく，特に病棟ではカルテレビューおよび担当看護師から得られる情報が重要になる。余裕があればご家族からも話を聞けると良い。
- 以下は，必ず確認する。

> ①ベースラインの意識状態，せん妄の有無
> ②入院事由や経過，治療内容：意識障害を来す可能性がある疾患で入院しているのか，治療で使っている薬剤は意識障害を起こす可能性があるのかなど
> ③既往歴：認知症，てんかん，意識障害を来す可能性がある精神科疾患，頭蓋内の器質的疾患，呼吸器疾患，糖尿病など
> ④生活歴：飲酒歴・最終飲酒
> ⑤薬剤投与歴：鎮静薬，鎮痛薬，抗精神病薬，血糖降下薬，インスリンなど

- 以下のものは，比較的抜け落ちやすい鑑別のため注意して確認する。

> ①入院時に飲酒歴を聞いていなかったアルコール離脱せん妄
> ②ステロイド・甲状腺ホルモンの内服継続忘れ，もしくはシックデイカバー忘れによる副腎不全・甲状腺機能低下
> ③β-ラクタム系薬（特にセフェピムが有名）による抗菌薬関連脳症
> ④ベンゾジアゼピン系薬の急激な中断による離脱

- 投与している薬剤，中止している薬剤を含め，薬剤リストは忘れずに確認する。

2. 身体所見

- 身体診察には，これまでの病歴，発熱の有無，血圧，血液ガスなどで鑑別診断を考えたうえで臨んでいく。
- 頭蓋内疾患は，ここまでで「ざっくりと可能性が低そうである」と診察や血圧で判断してきているので，改めて丁寧に脳神経を含めた神経診察を行い，ここで疑いがあるようであれば画像検査などに進む。
- 院内発症の代謝性脳症で頻度が高いのは敗血症性脳症のため，感染のフォーカスを探すtop to bottom approachの診察を行う。発熱があればより疑うが，発熱のない敗血症もあるため油断せず臨む（詳細は「第5章-9 発熱してます！って呼ばれたら」を参照）。

3. 意識障害の評価で行う検査

- 意識障害の鑑別では下記の検査のうち，必要なものを問診（カルテチェック）と身体所見の結果に基づいてオーダーする。
- 血液検査項目などは，最初の血液ガスを提出するときにある程度あたりが付いていれば提出しておくのも良い。

血液および培養検査
- 生化学，肝機能，アンモニア，ビタミンB_1，甲状腺機能，コルチゾール
- 血液培養などの培養検査

脳脊髄液検査
- 院内発症の意識障害の原因として髄膜炎・脳炎は，頻度は低いものの脳外科手術後や脊椎麻酔といった処置に関連してみられることがある
- 髄膜炎・脳炎を疑う場合には腰椎穿刺を行い，細胞数・種類，糖，蛋白，培養の項目を提出

その他
- 脳波

ここまでの流れでも原因がはっきりとしない場合には指導医にコンサルテーションし，必要があれば頭部MRIの適応を含めて神経内科へのコンサルテーションを検討

最後に忘れてはいけない低活動型せん妄と抑うつ

- 入院患者さんでは，特に高齢者や認知機能が低下している場合に，低活動型せん妄や抑うつを呈し，意識障害として連絡されることがある。
- これらの病態は意識してみていないと，最終的に「なんだか少し元気がないだけかな？」，「なんだか少し覚醒が悪いけど，よくわからないな」と見逃されてしまっていることが多い。
- 緊急性の高い疾患の除外ができ，その他の原因もはっきりとしない場合には，低活動型せん妄・抑うつの可能性についても想起し，環境調整，精神科的な介入などを工夫してあげられると良い。
- せん妄は，発症予防が何よりも重要なのはいうまでもない（「第5章-8 せん妄です！って

呼ばれたら」参照）。

文 献

1) 卜部貴夫：意識障害．日本内科学会雑誌，99：1082-1089, 2010
2) 藤井修一：意識障害—決められたアプローチでERでの原因精査を迅速に行う．Hospitalist, 7：743-742, 2019
3) Cryer PE： Hypoglycemia in adult with diabetes mellitus. UpToDate (last updated Aug 03, 2022)
4) Ikeda M, et al： Using vital signs to diagnose impaired consciousness: cross sectional observational study. BMJ, 325：800, 2002［PMID：12376438］

・筒泉貴彦, 他・編：総合内科病棟マニュアル．メディカルサイエンスインターナショナル，2021
・塩尻俊明・監：研修医のための内科診療ことはじめ；救急・病棟リファレンス．羊土社，2022

8 せん妄です！って呼ばれたら

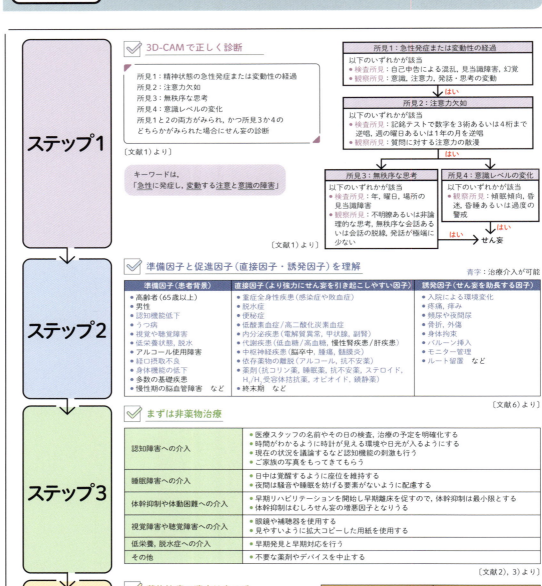

せん妄になったときのポイント！

- ステップ1──3D-CAMを使いこなして，せん妄を正しく診断する
- ステップ2──せん妄治療の基本は可逆的・修飾可能な原因への介入
- ステップ3──せん妄は非薬物治療・予防が最も肝心！ 高リスク患者さんを認識し多職種チームで予防する
- ステップ4──せん妄の薬物治療の適応は奥の手と心得る

ステップ1──3D-CAMを使いこなして，せん妄を正しく診断する

- せん妄は，一般内科病棟に入院した高齢患者さんのうち1/3に発症する非常に一般的な疾患である[1]。
- 入院患者さんの強力かつ独立した予後不良因子として知られているが[2]，医療者の半数以上が正しく認識していないという報告もあり[3]，適切な認識と診断がとても重要である。
- せん妄は，暴れたり怒鳴ったりするような興奮した患者さんがよくイメージされるが，実際にそのような「過活動型せん妄」は全体の1/4程度で，残りは「低活動型せん妄」およびその「混合型」である（表1）[3]。
- 米国精神医学会による診断基準マニュアルの最新版であるDSM-5では，せん妄を「急性に発症し，変動する（傾向にある）注意と意識の障害」と特徴づけており，このキーワード（下線）をしっかりと念頭に置くことが正しい診断の第一歩になる。
- せん妄の評価ツールは複数あるが，最もよく研究され臨床で使用されている簡便な評価ツールConfusion Assessment Method（CAM）を覚えておく。
- CAMでは，DSM-5のせん妄の所見に沿って，以下の4つを評価していく。
  ①所見1：急性発症または変動性の経過，②所見2：注意力欠如，
  ③所見3：無秩序な思考，④所見4：意識レベルの変化

表1　せん妄の分類

過活動型せん妄	低活動型せん妄	混合型せん妄
・運動活動性の量的増加 ・活動性の制御喪失 ・不穏 ・徘徊	・活動量・行動速度の低下 ・状況認識の低下 ・会話量の低下 ・無気力 ・覚醒の低下・ひきこもり	・左2者の症状が，1日のなかで混合している

〔Kukreja D, et al : Indian J Med Res, 142 : 655-662, 2015 より〕

- CAMはさらにICU（ICU-CAM），救急（b-CAM），一般病棟（3D-CAM）といった特定の臨床セッティングに分けていくつかのタイプが開発され，それぞれの有効性が検証されている。
- 3-minute diagnostic assessment for CAM（3D-CAM）の内容を表2，図1に示す[4]。
- 3D-CAMは感度・特異度ともに極めて高く（感度95％，特異度94％），診断とスクリーニングの両方に有用である[4]。
- 所見1と2の両方がみられ，かつ所見3か4のどちらかがみられた場合にせん妄の診断と

表2　3D-CAM

	所見1: 急性発症または変動性の経過*	所見2: 注意力欠如	所見3: 無秩序な思考	所見4: 意識レベルの変化
検査所見（質問に対する患者の応答）	過去1〜2日の間に； ・混乱状態に陥ったか？ ・ここが病院ではないと思ったか？ ・幻覚を見たか？	・3桁あるいは4桁の数字の逆唱ができるか？ ・曜日の逆唱（1週間）ができるか？ ・月の逆唱（1年間）ができるか？	・現在の年は？ ・今日は何曜日か？ ・今いる場所は？（正解：病院）	観察所見のみ
観察所見	・意識の変動 ・注意力の変動 ・発話・思考の変動	・質問に対する注意力の散漫	・不明瞭あるいは非論理的な思考 ・無秩序な会話あるいは会話の脱線 ・発話が極端に少ない	・傾眠傾向（質問中に眠ってしまう） ・昏迷・昏睡状態 ・過度の警戒

＊：所見1が不明瞭な場合の補足的な質問事項は図1の＊1を参照。
〔Marcantonio ER, et al : Ann Intern Med, 161 : 554-561, 2014 より〕

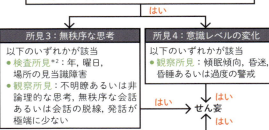

図1　3D-CAMによるせん妄の診断
〔Marcantonio ER, et al : Ann Intern Med, 161 : 554-561, 2014 より〕

なる．
- 反対に，所見1と2のうち両方もしくは一方がみられない場合，または所見1と2の両方がみられても，所見3と4の両方がみられない場合はせん妄は否定できる．
- 確認すべき4つの所見のうち，以下の2つの理由から注意力欠如の有無（所見2）が最も重要である．
  ①実際に病棟から呼ばれるとき，患者さんに無秩序な思考（所見3）や意識レベルの変化（所見4）などが急性にみられた（所見1）ために連絡されているというケースが多く，あとは注意力欠如さえ証明できればせん妄と診断できる．
  ②注意力欠如がなければせん妄は否定できることから，日々の回診中に特に高リスクと考えられる患者さんでルーチンに注意力欠如の有無を確認することでスクリーニングと早期発見が可能となる．

MEMO 注意力欠如の評価方法には，表2のようにいくつかの方法がありどれを使っても良いが，筆者を含め老年医学の専門家たちの間では曜日の逆唱を使って評価することが多い．

1. せん妄の原因は準備因子と促進因子に分けて考える

- せん妄と診断したら，次にその原因を考える．
- せん妄の原因は，リスク因子を準備因子（患者さんがもともと備えていた脆弱性）と促進因子（新たに加わった変化や障害）に分ける考え方（多因子モデル）[5]が主流である（表3）．
- 促進因子は，以下の2つに分けるとさらにイメージしやすくなる．
  ①直接因子：その因子がより強力にせん妄を惹起しやすいもの
  ②誘発因子：単独ではせん妄を起こしにくいがせん妄を起こしやすく悪化しやすくするもの
- 多因子モデルによると，せん妄は何か1つの原因で起こるのではなく，準備因子と促進因子の総和で引き起こされるとされ[2]，より多くの準備因子を備えた脆弱性の高い患者さん（高齢認知症患者さんなど）では，より少なくて些細な促進因子（入院による環境変化，単純な膀胱炎など）が加わるだけでせん妄を発症する．

MEMO せん妄を心不全に例えると，すでに心駆出率の下がった多くの心血管系リスクを抱える慢性心不全では，ちょっとした塩分摂取量の増加など些細な負荷が加わっただけでも急性増悪を来すことをイメージすると理解しやすい．実際に，せん妄を急性脳不全（acute brain failure）とよぶこともある．

- せん妄の診断は病歴と診察で行うため，検査の主な役割は原因検索になる．
- 原因もまた病歴とバイタルサインを含めた診察が最も重要で，一般的な血液検査〔血算，生化学（肝，腎機能），血糖値〕および感染症の検査（胸部X線，尿検査，各種培養），さらに心電図やその他の画像といった精密検査について，いつ，何を，どこまでルーチンで行うかなどについて決まったものはない．
- 特に，精密検査は病歴と診察をもとに必要と判断したときでないと検査価値は高まらないとされている[2]．

表3　せん妄のリスク因子

準備因子（患者背景）	直接因子 （より強力にせん妄を引き起こしやすい因子）	誘発因子 （せん妄を助長する因子）
・高齢者（65歳以上） ・男性 ・認知機能低下 ・うつ病 ・視覚や聴覚障害 ・低栄養状態，脱水 ・アルコール使用障害 ・経口摂取不良 ・身体機能の低下 ・多数の基礎疾患 ・慢性期の脳血管障害　など	・重症全身性疾患（感染症や敗血症） ・脱水症 ・便秘症 ・低酸素血症 / 高二酸化炭素血症 ・内分泌疾患（電解質異常，甲状腺，副腎） ・代謝疾患（低血糖 / 高血糖，慢性腎疾患 / 肝疾患） ・中枢神経疾患（脳卒中，腫瘍，髄膜炎） ・依存薬物の離脱（アルコール，抗不安薬） ・薬剤（抗コリン薬，睡眠薬，抗不安薬， 　ステロイド，H_1/H_2受容体拮抗薬，オピオイド，鎮静薬） ・終末期　など	・入院による環境変化 ・疼痛，痒み ・頻尿や夜間尿 ・骨折，外傷 ・身体拘束 ・バルーン挿入 ・モニター管理 ・ルート留置　など

介入（治療）が可能なものには色付けをしている。具体的な介入方法は後述の予防策も参照する。
〔Inouye SK：N Engl J Med, 354：1157-1165, 2006 より〕

- 現場では緊急性を含めて状況を考慮しつつ臨機応変に判断するが，その他の意識障害との鑑別が必要な場合（せん妄「だけ」とは言い切れない場合も含めて）には，頭部画像や脳波を含め考慮すべきこともある（「第5章-7 意識が悪いんです！って呼ばれたら」参照）。

2. せん妄を診断するときの大原則

- 日常臨床では，せん妄が疑われる患者さんで3D-CAMの「注意力欠如」や「無秩序な思考」の評価ができない場面もあり，多くは，「急性発症または変動する意識状態±注意力欠如±無秩序な思考」がある場合をせん妄の可能性ありと判断する。
- せん妄と診断するのに最も重要なことの1つが，原則的にせん妄の患者さんは「準備因子をもっている」ことである。

MEMO　「男性」が準備因子になっているが，筆者らはそれ単独のみでは準備因子とはしないことが多い。

- 準備因子がない状況でせん妄様の状態になった場合には，脳炎や脳症，電解質異常などの意識障害や意識変容を来す疾患の除外が非常に重要になる（もちろん準備因子がある場合もこれらの除外は大事）。
- つまり，もともと健康な30歳台女性が虫垂炎の手術の目的で入院となり，術後に「急性発症または変動する意識状態±注意力欠如±無秩序な思考」が起こったら原則的にはせん妄と診断せずに，何らかの意識障害を来す疾患や状態を発症していることを考えて原因精査がまず必要である。
- せん妄の診断をまとめると，以下のとおりである。

> ①せん妄の準備因子のある人が，「急性発症または変動する意識状態±注意力欠如±無秩序な思考」のときにせん妄と診断する。
> ②準備因子があまりない人も，促進因子が非常に多く程度がひどい場合には「せん妄」になることもあるが，まずはせん妄以外の可能性を絶対に考える。
> ③準備因子がない人を「せん妄」と診断する場合は，慎重な判断が必要である。

ステップ2──せん妄治療の基本は可逆的・修飾可能な原因への介入

- せん妄治療の基本は，原因への介入である。
- 前述のようにせん妄は1つの原因ではなく，多因子によって引き起こされるため，患者さんのもつリスク因子を可能性のある寄与因子としてあげたら，そのなかで可逆的（治療可能）もしくは修飾可能なもの（表3）に包括的にアプローチしていく。
- 準備因子は患者さんがもともと備えているリスクであり，年齢や性別，既往歴など介入の余地がないように感じるかもしれないが，それ自体を治療できなくても医療者の関わり方や考え方を工夫することで介入できるものも実はたくさんあり，予防の点からもとても大切である（後述）。
- 「DELIRIUM」の語呂合わせを使った介入可能なせん妄の原因の覚え方を表4に示す。
- 薬剤は最もよくみるせん妄の原因の1つであるため，服薬リストは市販薬やサプリメントを含めて必ず確認する。せん妄のハイリスク薬を表5にまとめたが，どの薬剤でもせん妄を起こしうるため，経過に一致して開始もしくは増量された薬剤はないかしっかりと病歴をとるようにする。離脱を起こす薬剤が急に中止されていないか，アルコール離脱のリスクはないかについても注意が必要である。
- 電解質では特にナトリウム，次いでカルシウムの異常でせん妄を来すことが多いとされているが，マグネシウム，リンにも注意する。
- 心血管系と呼吸器系を中心とした急性疾患や，感染症は緊急性の観点からも適切に検査・治療を行う。
- 認知症の高齢患者さんや興奮した患者さんでは，訴えがはっきりしなかったり，わかりにくかったりすることがしばしばある。そのようなときには特に，十分な疼痛管理，尿閉，便秘，不眠など「満たされていないニーズ（unmet needs）」を注意深く観察する。

表4　介入可能なせん妄の原因「DELIRIUM」

D	Drugs	新たに始まった・増量した薬剤，薬物相互作用 市販薬，サプリメント，アルコールにも注意 （ハイリスク薬は表5参照）
E	Electrolyte disturbances	脱水，電解質では特にナトリウムとカルシウム，甲状腺機能にも注意
L	Lack of drugs	薬物離脱（アルコール，ベンゾジアゼピン系薬，睡眠薬） 不十分な痛みのコントロール（鎮痛薬の不足）
I	Infection	感染症では特に尿路感染症，呼吸器感染症，褥瘡感染症も含めた皮膚軟部組織感染症
R	Reduced sensory input	視覚・聴覚障害（普段の眼鏡や補聴器を病院にもってきているか？）
I	Intracranial	病歴・診察上疑われる場合（巣症状など），または中枢神経以外の原因がはっきりしない場合には脳梗塞・出血・腫瘍，中枢神経感染を考慮
U	Urinary, fecal	尿閉（いわゆるcystocerebral syndrome），便秘
M	Myocardial, pulmonary	ACS，不整脈，心不全，低血圧，重症貧血，COPD急性増悪，低酸素血症，高二酸化炭素血症

〔Marcantonio ER：N Engl J Med, 377：1456-1466, 2017 より〕

表5　せん妄のハイリスク薬

ベンゾジアゼピン系薬
抗けいれん薬（特に，フェノバルビタール，フェニトイン）
オピオイド系鎮痛薬（特にモルヒネ）
3級アミン三環系抗うつ薬（アミトリプチリン，イミプラミンなど）
非ベンゾジアゼピン系睡眠薬（ゾルピデムなど）
H_2受容体拮抗薬
第一世代抗ヒスタミン薬（ジフェンヒドラミンなど）
パーキンソン病治療薬（レボドパ，アマンタジンなど）
アルコール
抗精神病薬（特に低力価非定型抗精神病薬）
抗コリン薬（ソリフェナシンなど）
バルビツール酸系薬
ニューキノロン系抗菌薬（レボフロキサシン，シプロフロキサシンなど）

〔Marcantonio ER：N Engl J Med, 377：1456-1466, 2017／
Mattison MLP：Ann Intern Med, 173：ITC49-ITC64, 2020 より作成〕

- 医療者が良かれと思い行っている医療行為がせん妄を招いている可能性を認識することも極めて大切。尿道カテーテル，点滴ライン，モニター類，夜間のバイタルサインや血糖値のチェックなどは本当に必要か，最低でも1日1回は検討し，必要ないと判断したら速やかに中止する。

ステップ3──せん妄は非薬物治療・予防が最も肝心！高リスク患者さんを認識し多職種チームで予防する

- せん妄の治療は，まずは非薬物治療であり，基本は入院という異常な環境・生活リズムを「なるべく本人のもとの生活に近づけてあげる」といったイメージをもつ。
- せん妄はそれ自体が退院後の死亡，施設入所，身体機能低下，認知機能低下など思わしくない転帰の強力かつ独立したリスク因子である[6]。そのため，せん妄は予防が非常に大事になる。
- 準備因子をもっている患者さんが入院してきた場合には，非薬物的な予防策（表6）を入院時からしていく。
- 繰り返しになるが，せん妄の原因は1つではなく，複数の因子の集積によって引き起こされるため，予防でも複数の因子に対して同時にアプローチすることが必要である。
- すべての患者さんに対して入院時にせん妄のリスクを評価し，高リスクの場合は（高齢者，特に70歳以上では全例）ご家族も含めた多職種でチームを組んで協働し，最大限の予防に努める。

表6　非薬物的治療

認知障害への介入	・医療スタッフの名前やその日の検査，治療の予定を明確化する ・時間がわかるように時計が見える環境や日光が入るようにする ・現在の状況を議論するなど認知機能の刺激も行う ・ご家族の写真をもってきてもらう
睡眠障害への介入	・日中は覚醒するように座位を維持する ・夜間は騒音や睡眠を妨げる要素がないように配慮する
体幹抑制や体動困難への介入	・早期リハビリテーションを開始し早期離床を促すので，体幹抑制は最小限とする ・体幹抑制はむしろせん妄の増悪因子となりうる
視覚障害や聴覚障害への介入	・眼鏡や補聴器を使用する ・見やすいように拡大コピーした用紙を使用する
低栄養，脱水症への介入	・早期発見と早期対応を行う
その他	・不要な薬剤やデバイスを中止する

〔Mattison MLP：Ann Intern Med, 173：ITC49-ITC64, 2020／Oh ES, et al：JAMA, 318：1161-1174, 2017 より作成〕

表7　不穏のあるせん妄への治療薬

薬剤	初回投与量	注意すべき副作用
クエチアピン（セロクエル®）	経口：12.5〜25mg	鎮静作用が強い，起立性低血圧，抗コリン作用*，QTc延長
オランザピン（ジプレキサ®）	経口・筋注：2.5〜5mg	鎮静作用が強い，抗コリン作用*，QTc延長
リスペリドン（リスパダール®）	経口：0.25〜1mg	錐体外路症状のリスクが高い（ハロペリドールと比べると若干低い），起立性低血圧，QTc延長
ハロペリドール（セレネース®）	経口・筋注・静注：2.5〜5mg	錐体外路症状のリスクが高い，QTc延長

＊：便秘，尿閉，口渇，目のかすみなど
推奨している初回投与量は高齢患者さんを想定した用量となっており，若年患者さんでは副作用のリスクを慎重に考慮したうえで若干の多めの量を要することもあることに注意
〔Marcantonio ER：N Engl J Med, 377：1456-1466, 2017 より〕

ステップ4——せん妄の薬物治療の適応は奥の手と心得る

- 現時点でせん妄に有効性（せん妄の期間短縮，重症度低下，ICU・病院入院期間短縮，死亡率低下など）が示された治療薬はなく，その効果はあくまで興奮，幻覚，妄想といった不穏症状の抑制に限定される[1]。
- これらの薬物治療を過活動型せん妄を低活動型せん妄に変換しているに過ぎないと指摘する専門家もおり[2]，低活動型せん妄のほうが予後不良な点からも，むやみやたらな使用には注意が必要である。
- 薬剤自体がせん妄を悪化させるリスクであり重篤な副作用もあることから，その使用は原因治療と非薬物治療をしてもなお適切な入院治療の妨げになる場合や本人・医療者の安全を守れない場合のみに限るべきである。
- 表7に主なせん妄治療薬の使用法と副作用を示す。
- 高齢者への薬物治療の基本は「Start Low，Go Slow but GO if indicted（低用量で始め

て，ゆっくりと漸増していく。ただし，高齢者だからといって恐れるのではなく，必要なときには注意しながら適切に治療を行う）といわれる。
- 初回投与量で十分な効果を得られるケースもあれば，繰り返しの投与が必要になることもあり，その場合には副作用のリスクを慎重に考慮しつつ適宜漸増していく。
- 十分な効果とは，必要最低限の量と期間で問題となる症状をコントロールしつつ，患者さんが治療と回復に対して有意義に取り組める覚醒を保った穏やかな状態を得ることである。
- せん妄の薬物治療の開始前には必要性について十分な検討を要することはすでに述べたが，開始後もただ漫然と継続するのではなく，原因治療と非薬物治療により症状が十分にコントロールされるまでの橋渡しと考え，継続の必要性を毎日必ず検討する。
- 夕暮れ症候群（sundowning）とよばれる夜間にかけてのせん妄の悪化が認知症の人ではしばしばみられ，その場合は治療薬の必要時投与ではなく不穏がみられやすい時間帯の前の定時投与も有用である。
- ただし，入院を必要とした病態の改善と患者さん自身の回復，さらには自宅という慣れ親しんだ環境に戻ることでせん妄も自然と良くなることが多いため，退院時にはご家族とかかりつけ医へ情報共有を行ったうえでの中止が望ましい。
- 副作用について過去の心電図でベースのQTc間隔を確認することと，他にQTc間隔を延長させる薬剤は投与されていないか，QTc間隔に関与する電解質の異常がないかなどは必ずチェックする。
- ベンゾジアゼピン系薬は，せん妄をむしろ悪化させるので，アルコールやベンゾジアゼピン系薬自体を含む鎮静作用薬の離脱に対する治療以外では使用を避ける。
- フルニトラゼパムの点滴などで眠らせることは，せん妄の治療ではなく，鎮静である。気道の確保なく行うことは危険であることを肝に銘じる。

文献

1) Marcantonio ER : Delirium in Hospitalized Older Adults, N Engl J Med, 377 : 1456-1466, 2017 [PMID: 29020579]
2) Mattison MLP : Delirium. Ann Intern Med, 173 : ITC49-ITC64, 2020 [PMID : 33017552]
3) Oh ES, et al : Delirium in Older Persons: Advances in Diagnosis and Treatment. JAMA, 318 : 1161-1174, 2017 [PMID : 28973626]
4) Marcantonio ER, et al : 3D-CAM: derivation and validation of a 3-minute diagnostic interview for CAM-defined delirium: a cross-sectional diagnostic test study. Ann Intern Med, 161 : 554-561, 2014 [PMID : 25329203]
5) Inouye SK, et al : Precipitating factors for delirium in hospitalized elderly persons. Predictive model and interrelationship with baseline vulnerability. JAMA, 275 : 852-857, 1996 [PMID : 8596223]
6) Inouye SK : Delirium in older persons. N Engl J Med, 354 : 1157-1165, 2006 [PMID : 16540616]

9 発熱してます！って呼ばれたら

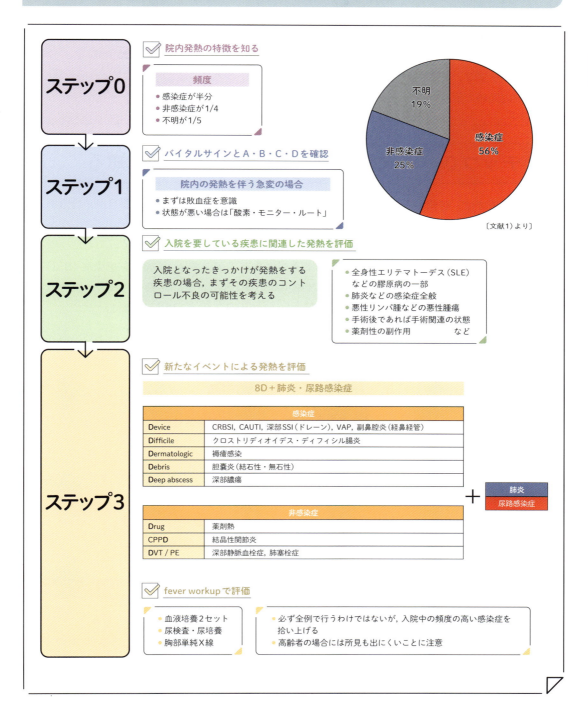

発熱したときのポイント！

- ステップ0──入院患者さんの発熱の特徴を知る
- ステップ1──バイタルサインとA・B・C・Dを確認する
- ステップ2──「入院を要している疾患」に関連した発熱の可能性を評価する
- ステップ3──新たなイベントによる発熱を評価する（8D＋肺炎・尿路感染症）
- ステップ2，3での実際の動き方を身につける
- 院内発熱の治療を押さえる

ステップ0── 入院患者さんの発熱の特徴を知る

- 本項では，病棟から入院中の患者さんが発熱して連絡があった際に，担当医・当直医として対応する際の流れや考え方を学ぶ。
- 院内発熱の原因で一番多いのは，感染症であり50％強を占める（図1）[1]。
- 感染症のなかでは報告によってばらつきがあるが，トップ5は手術部位感染症（SSI），血流感染症〔特に，カテーテル関連血流感染症（CRBSI）〕，尿路感染症，肺炎，腸管感染症〔特に，クロストリディオイデス・ディフィシル（CD）腸炎〕である（表1）[2]。

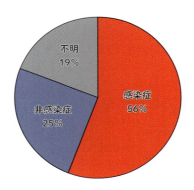

図1　院内発熱の原因
〔Arbo MJ, et al：Am J Med, 95：505-512, 1993 より〕

表1　入院患者さんの感染症の頻度

	手術部位感染症	血流感染症	尿路感染症	肺炎	腸管感染症	その他
胃がん術後の感染症の原因	41.6%	22%	それぞれ11.4〜13.6%			記載なし
院内の感染症の原因（米国）	20%	11%	36%	11%	記載なし	22%
院内の感染症（ICU外）の原因（ベルギー）	15.8%	14.2%	26.7%	15.7%	10.1%	17.7%

〔Lee J, et al：J Hosp Infect, 77：316-320, 2011／Klevens RM, et al：Public Health Rep, 122：160-166, 2007／Vrijens F, et al：Epidemiol Infect, 140：126-136, 2012 より作成〕

- 入院の契機になった**メインの疾患**がある
- 何らかの**医療行為**がなされている

メインの疾患に関連した発熱の可能性

および/または

新しいイベントが起こった可能性
（医原性を含め）

図2 院内発熱の特徴

- 一般外来・救急外来で診療している患者さんと入院中の患者さんでの発熱の最も大きい違いは，「入院を要している疾患」がありその疾患に「何らかの医療行為」がなされているということである．
- 院内発熱は，以下の流れで評価する（図2）．
  ①敗血症やアナフィラキシーなど緊急性のある状態でないかを評価
  ②「入院を要している疾患」に関連した発熱でないかを評価
  ③入院しているからこそ発症する，新しいイベントが起きていないか評価
- 本項では，①は実際の動き方と基礎知識の学習を同時に行っていく．②～③は頭の中では段階を踏むが，実臨床ではひとまとめにして身体所見をとったり検査を提出したりするため，知識を先に押さえたうえで実際の動き方を後述する．

ステップ1——バイタルサインとA・B・C・Dを確認する

- 「患者さんが発熱しています」と病棟から連絡があったら，「体温以外のバイタルサインはどうですか？」と確認する．
- 担当看護師が測定していなければ「今から病棟に向かうのでバイタルサインの確認をお願いします」と伝える．
- 連絡の時点で低酸素や低血圧などが明らかな場合には，モニタリング，酸素投与やルート確保（確保している場合には細胞外液補充液の準備）などの指示をしながら病棟に向かう．
- 病棟についたらABCDを評価（「第5章-4 重症患者さんへのABCD評価と初期対応」参照）．呼吸状態，血圧や脈拍，意識に異常がある場合は入院中で発熱を伴っていれば，敗血症の可能性が高いため，それらを念頭において初療を開始する（「第4章-1 敗血症/敗血症性ショックの初期治療」参照）．
- 慣れていない場合は，指導医と一緒に診療するのが良い．
- 入院中の患者さんでは，外来とは異なり既存の疾患によってもともと意識状態が悪い場合があるため，自身が担当医ではないときなどでは普段の状況との違いを担当看護師に確認する．

ステップ2――「入院を要している疾患」に関連した発熱の可能性を評価する

- 緊急性がなさそうと評価できれば，発熱の原因をじっくりと考えていくが，先に「入院を要している疾患に関連した発熱」を考えていく．
- 入院している患者さんの背景疾患次第で想定する発熱の原因が異なってくるため，そもそも発熱した患者さんがどういった治療を受けるために入院をしているかの確認が重要になる．入院の契機となっている疾患で発熱を来すものとしては，例えば以下のようなものがある．

> ①全身性エリテマトーデス（SLE）などの膠原病の一部，②肺炎などの感染症全般，③悪性リンパ腫などの悪性腫瘍，④手術後であれば手術関連の状態，⑤薬剤の副作用

- 具体的には，感染症で入院している場合にはその感染症がうまく治療できていない可能性を考える．例えば，以下の可能性などが発熱の原因としてありえる（「第3章-2 感染症患者さんのカルテの型」参照）．
  ①抗菌薬の用法・用量が足りない，抗菌薬のスペクトラムがあっていない，膿瘍が適切にドレナージされていない．
  ②術後の場合には，血腫や創部感染・体内人工物への感染などが発熱の原因となりうる．

ステップ3――新たなイベントによる発熱を評価する（8D＋肺炎・尿路感染症）

- 次に，入院しているからこそ起こってくるような発熱の原因を考える．

  MEMO 入院中に頻度の高い発熱性疾患の語呂として8D（表2）が有名だが，筆者らはそれに加えて肺炎・尿路感染症を意識するようにしている．

- 入院中の発熱では8Dに加えて，肺炎，尿路感染症を念頭に精査していくが，流行状況によっては院内発熱でもインフルエンザウイルス感染症や新型コロナウイルス感染症が原因となることがあるので検査を検討する．

ステップ2，3での実際の動き方を身につける

1. 情報収集

- 入院を要している疾患が発熱性疾患の場合には，診断名（診断が確からしいかどうか），治療内容，治療経過が順調かどうかを評価．その後，8D＋肺炎・尿路感染症の可能性をあげる背景がないか確認していく．

表2　8D＋肺炎・尿路感染症を意識

	感染症
Device	CRBSI，カテーテル関連尿路感染症（CAUTI），深部SSI（ドレーン），人口呼吸器関連肺炎（VAP），副鼻腔炎（経鼻経管）
Difficile	CD腸炎
Dermatologic	褥瘡感染
Debris	胆嚢炎（結石性・無石性）
Deep abscess	深部膿瘍

	非感染症
Drug	薬剤熱
CPP**D**	結晶性関節炎
DVT / PE	深部静脈血栓症，肺塞栓症

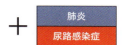

表3　8D＋肺炎・尿路感染症に関連する確認事項

疾患	確認事項
Device	末梢ルート・尿道カテーテル・人工呼吸器・そのほか体内人工物の留置期間
Difficile	抗菌薬投与歴と下痢の有無
Dermatologic	既知の褥瘡や皮膚・排泄ケアチーム（WOC）介入の状況
Debris	過去の胆石の指摘，セフトリアキソンの投与歴，食事摂取の状況（絶食は無石性胆嚢炎のリスク）
Deep abscess	ドレナージできていない感染巣の有無
Drug	使用している薬剤や投与期間
CPPD	関節痛や可動域制限の有無，手術・外傷歴，利尿薬の使用
DVT/ PE	活動性の低下や手術歴の有無，担がん状態でないか
肺炎	嚥下機能，直近の感冒症状の有無，咳・喀痰・膿性痰の増加，病棟内での新型コロナウイルス感染症発症状況
尿路感染症	これまでの尿路感染症や尿路結石の既往，尿道カテーテルの挿入歴の有無

- 8D＋肺炎・尿路感染症に関連する確認事項を表3に示す。最初は大変だが，繰り返すことで身についていく。

2. 身体診察

- 情報収集した後は身体診察に移り，頭から順に足先（top to bottom approach）まで，全身を評価（表4）。なかでも8D＋肺炎・尿路感染症の評価で重要な所見を太字で示す。
- 入院中の患者さんでは，特に異物（ルート，バルーン，経鼻経管，ドレーンなど）が入っているところ，術後の創部などの傷口に注意して診察することが重要である。
- 入院を要している疾患が発熱性疾患の場合には，その疾患に特異的な身体所見も重視してとるようにする。

表4　院内発熱への top to bottom approach

	診察内容
頭頸部	項部硬直，ジョルトサイン，咽頭の発赤，**前顎洞や頬部叩打痛（特に経鼻経管留置中）**，頸部リンパ節腫脹
胸　部	**肺雑音**，心雑音
腹　部	腹部の圧痛や腹膜刺激症状，マーフィー徴候，（疑う場合は）直腸診で前立腺の圧痛
背　部	**CVA叩打痛**，脊椎叩打痛
四　肢	関節の発赤や腫脹・熱感，四肢の浮腫や発赤
皮　膚	皮疹・褥瘡の有無，術後の場合創部の観察，ライン挿入部の発赤や圧痛，そのほか医療デバイスが入っている部分の観察

注：本当の top to bottom approach の項目はもっとたくさんあるが，院内発熱を診察するのに重要なものを特に抜き出している

3. オーダーする検査

- オーダーする検査のうち，以下の3つが fever workup といわれ，頻度の高い肺炎・尿路感染症・菌血症（CRBSI）を評価するための検査である。

> ①血液培養2セット，②尿検査，尿培養，③胸部単純X線

- 尿道カテーテルがすでに留置されている場合には，カテーテルを交換して検体を提出するのが原則とされているので注意する。
- 通常の血算や生化学の血液検査で熱源がわかることは胆道系感染症を除けばほぼないが，ベースラインの肝・腎機能や血算を確認する目的で血液培養採取時に採血することが多い。臨床的に深部静脈血栓症（DVT）/肺血栓塞栓症（PE）が疑われる場合には，D-dimer測定も検討する。
- 下痢がみられる場合には，CDトキシン・抗原の評価も行う。
- 流行状況や勤務している施設の方針に則って，インフルエンザウイルスや新型コロナウイルスの検査も検討する。

> **院内発熱の患者さんで実施する検査例**
> - 血液検査（血算・生化学）
> - 血液培養2セット
> - 尿検査，尿培養
> - 胸部単純X線
>
> **必要に応じて実施する検査例**
> - CDトキシン・抗原
> - ベッドサイドエコー
> - 関節穿刺：関節穿刺液中の白血球数・分画，培養，結晶分析
> - インフルエンザウイルス，新型コロナウイルス検査

院内発熱の治療を押さえる

- 治療方針は，診断がついた疾患に従って決定していくが，実臨床では初期対応の段階では診断がはっきりしないことも多い。
- 当直中の病棟からの連絡で，体温以外のバイタルサインの変動が大きくなく診察や各種の検査で緊急性の高い状況でないことを評価したうえで原因が判然としない場合には，状態が良ければ慎重に経過観察することも重要な選択肢となる。
- 慣れてくると発熱で呼ばれても経過観察ありきになってしまいがちだが，とにかく病棟に行き基本的な問診や診察を怠らないよう心がける。
- 本項では，他項で触れていない頻度の高い院内発熱の診断と治療に簡単に触れる。

1. 結晶性関節炎

(1) 特　徴
- 高齢者に発症しやすい，脱水や感染症などを伴っているとより起こりやすくなる。

(2) 所　見
- 関節を中心として発赤，熱感，疼痛，腫脹がみられ，関節の圧痛・可動域制限などの関節炎所見がみられる。単関節が多いが，多関節の場合も散見される。

(3) 検査・診断
- 膝関節など穿刺可能な部位であれば，穿刺液での結晶の同定。関節穿刺ができない場合は，臨床的に診断とすることもある。
- 化膿性関節炎の可能性をいかに排除するかが重要だが，関節穿刺ができないときは困難な場合もある。

(4) 治　療
- 穿刺できる単関節であればステロイドの関節注射，多関節もしくは穿刺できない単関節であれば非ステロイド性抗炎症薬（NSAIDs），ステロイド，コルヒチンの全身投与が必要である。
- 高齢者では，ステロイドの全身投与はせん妄や高血糖などの原因となり，腎機能障害があればNSAIDsやコルヒチンは使いにくく，治療方法に難渋することもしばしば経験する。

処方例

穿刺できる単関節の場合
- トリアムシノロン（ケナコルト®A）40mg/1mL　関節内注射

多関節もしくは穿刺できない単関節の場合
- ナプロキセン（ナイキサン®）100mg　1回2錠　1日3回　5〜10日間
- プレドニゾロン（プレドニン®）0.5mg/kg/日　5〜10日間
- コルヒチン0.5mg　1回1錠　1日3回

2. CD腸炎

(1) 特　徴
- 入院中の下痢症の場合，必ず鑑別にあげる。
- 抗菌薬曝露歴，制酸薬投与歴，高齢などがリスクを高めるとされる。

(2) 所　見
- 発熱や水様下痢がみられる。時に腸閉塞や中毒性巨大結腸症となることもあるので腹部診察は注意深くとる。

(3) 検査・診断
- GDH（CD抗原），トキシンA/B，核酸増幅（NAAT）の検査を行う（図3）[3]。

(4) 治　療
- 可能であれば抗菌薬を中止。重症度を評価して治療戦略を決定する。

処方例

軽症（症状なし，WBC＜15,000/μL，Cr＜1.5mg/dL または基礎値の1.5倍未満）の場合

初発の場合：
- メトロニダゾール500mg　1回1錠　1日3回　10日間

再発例やメトロニダゾールが使用できない場合：
- バンコマイシン125mg　1回1錠　1日4回　10日間

再発例や再発リスクを有する場合：
- フィダキソマイシン200mg　1回1錠　1日2回　10日間

重症（全身症状あり，WBC＞15,000/μL，Cr＞1.5mg/dL または基礎値の1.5倍以上）の場合

- バンコマイシン125mg　1回1錠　1日4回　10日間

または
- フィダキソマイシン200mg　1回1錠　1日2回　10日間

超重症（ショック，多臓器不全，腸閉塞，中毒性巨大結腸症）の場合

- バンコマイシン500mg　1日4回 ± メトロニダゾール500mg　8時間ごと　静注
  腸閉塞がある場合：±バンコマイシン注腸±手術

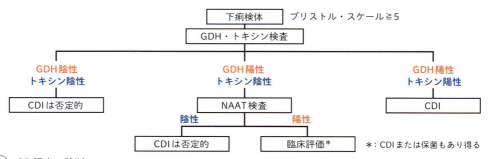

図3　CD腸炎の診断

〔日本化学療法学会・日本感染症学会CDI診療ガイドライン作成委員会・編：Clostridioides difficile 感染症診療ガイドライン2022（https://www.kansensho.or.jp/uploads/files/guidelines/guideline_cdi_230125.pdf）より作成〕

(5) 感染対策
- CD腸炎は他者への感染性が高いため，標準予防策に加えて接触感染対策が重要となる．

3. カテーテル関連血流感染症（CRBSI）
(1) 特　徴
- カテーテルが入っているすべての患者さんで発症する可能性がある．
- 中心静脈（CV）や末梢挿入式中心静脈カテーテル（PICC），Aライン，末梢ルートもリスクとなる．
- 局所に所見がでることもあるが，ないことのほうが多く，悪寒戦慄や発熱以外に所見がないというのが特徴となる．

(2) 所　見
- ルート刺入部の局所所見が出る可能性は，3～10％程度とされる．それがなければCRBSIは発熱や悪寒戦慄以外にまったく症状が伴わないことも多い．
- ルート刺入部に局所所見がある場合には，比較的特異度が高いとされるのでかなり疑うことになる．

(3) 検査・診断
- 他の感染源を除外したうえで，以下のいずれかの基準を満たせばCRBSIの診断となる[4]．
  ①カテーテル先端培養および最低1つの末梢血培養から同一の原因菌が同定
  ②カテーテルから採取した血液培養と末梢血培養で同一の原因菌が同定され，カテーテルから採取した血液のほうが末梢から採取されたものより2時間以上早く陽性になる，あるいはカテーテルより採取した血液から検出される微生物数が5倍以上
- 実際は診断前から治療開始しなくてはいけないこともあるため，臨床判断が非常に重要となる．
- いかに他のフォーカスがないか？というのが培養結果前にCRBSIと判断するポイントになる．
- コアグラーゼ陰性ブドウ球菌（coagulase negative staphylococci；CNS）や黄色ブドウ球菌が主な原因菌になるが，腸内細菌群（大腸菌など）やブドウ糖非発酵菌群（緑膿菌など），カンジダ属も原因菌となることもある．

(4) 治　療
- まずはカテーテルが抜去できるのであれば，抜去して入れ替えを行う．重症度が低い場合はカテーテル温存を検討してもいいが，重症度が高い場合は抜去・入れ替えが原則となる．
- 抗菌薬選択は，以下のように決める．

> **処方例**
>
> **グラム陽性球菌（GPC）をカバーする場合**
> - バンコマイシンを開始（15〜20mg/kg を初回投与）
>
> **グラム陰性桿菌（GNR）をカバーする場合**
> リスクファクター*なし：
> - セフトリアキソン 2g ＋ 生理食塩液 100mL　1日1回
>
> リスクファクター*あり（耐性GNRをカバーする抗菌薬を投与）：
> - セフタジジム 1g ＋ 生理食塩液 100mL　1日3〜4回
>
> または
> - セフェピム 2g ＋ 生理食塩液 100mL　1日2回
>
> または
> - タゾバクタム/ピペラシリン（ゾシン®）4.5g ＋ 生理食塩液 100mL　1日4回
>
> または
> - メロペネム（メロペン®）1g ＋ 生理食塩液 100mL　1日3回
>
> ＊：熱傷・無顆粒球症・ショック含めた多臓器不全・耐性菌保菌歴など

4. 薬剤熱

- 大原則として，すべての薬剤が原因となりうる。院内不明熱の10〜15％を占めて，非感染症のなかで最多である。
- 発熱のタイミングは開始後1週間以内程度が多いが，いつでもありうる。
- 他に皮疹，好酸球増多などを伴うこともあるが伴わないこともある。
- 比較3原則（①比較的元気，②比較的徐脈，③比較的CRPが低い）といわれるが，そうでないものもある。
- 被疑薬を中止後，72時間程度で解熱するのが典型的な経過である。
- 不要な薬剤の中止が重要だが，発熱だけの場合には必須の薬剤であれば使用しながら慎重に様子をみることもある。

おわりに

- 院内発熱は，研修医が対峙する入院中患者さんで重要な問題となる。
- 頭の整理をしながら精査，治療ができるようになろう。

文献

1) Arbo MJ, et al：Fever of nosocomial origin: etiology, risk factors, and outcomes. Am J Med, 95：505-512, 1993［PMID：8238067］
2) IDATENセミナーテキスト編集委員会・編：病院内/免疫不全関連感染症診療の考え方と進め方 第2集；IDATEN感染症セミナー実況中継. 医学書院, 2019
3) 日本化学療法学会・日本感染症学会CDI診療ガイドライン作成委員会・編：*Clostridioides difficile*感染症診療ガイドライン2022（https://www.kansensho.or.jp/uploads/files/guidelines/guideline_cdi_230125.pdf）
4) Miller JM, et al：Guide to Utilization of the Microbiology Laboratory for Diagnosis of Infectious Diseases: 2024 Update by the Infectious Diseases Society of America (IDSA) and the American Society for Microbiology (ASM). Clin Infect Dis, ciae104, 2024［PMID：38442248］

10 入院時指示の考え方・出し方・コール条件・必要時指示の出し方

心得

✓ 他職種に伝わりやすく指示を記載

- 患者さんが入院したら速やかに記載
- 常時必要となる「継続指示」と有事の際に必要となる「一時指示」
- 簡潔かつわかりやすい指示を心がける
- 薬剤は適用が広く、即効性があり、準備しやすいものを使用
- 担当医に連絡してもらうタイミングも記載
- 指示は適宜見直し、変更する際は前の指示を削除

継続指示

✓ 基本的に全症例に出す継続指示

バイタルサイン(項目,回数)	血圧、脈拍、呼吸、体温、SpO_2、1日○検
安静度	ベッド上安静、トイレ歩行可、付き添い歩行可、病室内フリー、病棟内フリー リハビリの状況に合わせて適宜UP可
清潔	清拭のみ、洗髪可、シャワー可、入浴可
食事 (必要があれば塩分、タンパク質、カロリー制限、食事形態も)	絶飲食、飲水・内服のみ可、制限なし、塩分○g、タンパク質○g、○kcal、常食、軟菜食、刻み食、刻みとろみ食、ミキサー食、ミキサーとろみ食
持参薬	すべて継続/中止、○のみ継続
深部静脈血栓症予防	(Paduaスコアなどをもとに)不要、弾性ストッキング、フットポンプ、ヘパリンCa皮下注(出血リスクを評価したうえで)
体重測定	不要、週○回・○曜日
尿量測定	不要、○時間ごとに記録・○mL未満で担当医へ連絡
血糖値測定	不要、1日○検・毎食前後/就寝前
モニター装着	不要、心電図、パルスオキシメーター

一時指示

✓ 症例に応じて適宜(〜時)出す一時指示

高血圧時	収縮期血圧>180mmHgで担当医へ連絡(他のバイタルサインも測定)
低血圧時	収縮期血圧<80mmHgで担当医へ連絡
頻脈時	脈拍>120回/分で担当医へ連絡(他のバイタルサインも測定)
徐脈時	脈拍<50回/分で担当医へ連絡(他のバイタルサインも測定)
高体温時 (発熱時)	想定内かつ患者さんが解熱を希望した場合 ・内服可能時 　アセトアミノフェン(カロナール®)500mgを1錠内服　4〜6時間は空けること ・内服困難時 　アセトアミノフェン(アセリオ®)500mg(0.5袋)を15分かけて点滴　4〜6時間は空けること 想定外の場合 体温>38℃で担当医へ連絡　初回のみ血液培養を2セット採取
SpO_2低下時	想定内の場合 SpO_2 90〜95%を目標に適宜経鼻酸素投与　1L/分ずつ増減、中止も可能 3L/分でもSpO_2を保てなければ、マスク4L/分に変更して担当医へ連絡 ※慢性II型呼吸不全が疑われる場合は、SpO_2 88〜92%を目標とする 想定外の場合 SpO_2<92%で担当医へ連絡
高血糖時	血糖値>200mg/dLでインスリン リスプロ(ヒューマログ®)を皮下注 単位数は「(血糖値-100)÷50」の整数部分(本文表3参照) 血糖値≧400mg/dLで担当医へ連絡
低血糖時	血糖値<70mg/dLの場合に、ブドウ糖10〜20g摂取 経口摂取が不能な場合は50%ブドウ糖液を20〜40mL静注　30分後に血糖値を再検査して血糖値<100mg/dLのときは担当医へ連絡 低血糖症状:発汗、不安、動悸、頻脈、手指振戦、顔面蒼白など
疼痛時	・内服可能時 　アセトアミノフェン(カロナール®)500mgを1錠内服　4〜6時間は空けること ・内服困難時 　アセトアミノフェン(アセリオ®)500mg(0.5袋)を15分かけて点滴　4〜6時間は空けること 30〜60分経過しても疼痛が治まらなければ担当医へ連絡
不眠時	患者さんが希望した場合、レンボレキサント(デエビゴ®)5mgを1錠内服
不穏時	入院中にすでにせん妄を起こしている場合 ・内服可能時 　リスペリドン(リスパダール®)0.25〜1mgを内服　1時間は空けて2回まで ・内服困難時 　ハロペリドール(セレネース®)2.5〜5mg+生理食塩液100mLを30分かけて点滴 　1時間は空けて2回まで ※バイタルサインの異常を伴えば、薬剤使用前に担当医へ連絡 初回の不穏の場合 担当医へ連絡
嘔気・嘔吐時	・内服可能時 　メトクロプラミド(プリンペラン®)5mgを1錠内服 ・内服困難時 　メトクロプラミド(プリンペラン®)注射液10mgを静注
便秘時	日中に主治医に報告
内服薬の開始・中止	○月○日に手術があるため、○月○日朝食後分からメトホルミン(メトグルコ®)の内服を中止

病棟患者さんのマネジメントに必ず必要な知識

入院時指示を記載するときのポイント！

- 入院時指示は簡潔かつわかりやすく出す
- 基本的に全症例で記載する「継続指示」
- 症例に応じて適宜記載する「一時指示」

入院時指示は簡潔かつわかりやすく出す

- 入院時指示や指示簿などあらかじめ用意されたセットをそのまま使うことも多いが，意外と細かく教わることは少ない。
- 入院時指示のコンセプトは「入院中に患者さんに起きうる変化を予測し，あらかじめ備えること」であり，医師から他職種，特に看護師への診療補助，処置，ケア内容の伝達手段として利用される。
- 他職種が医療行為を適切に行えるよう，簡潔かつわかりやすい指示を出す必要がある。

1. 患者さんが入院したら速やかに記載する

- 入院時指示がなければ看護師の業務に支障を来してしまうため，速やかに記載する。
- 研修医は入院が決定した段階で，タイミングを見計らって指導医に「こういうふうに指示を入れようと思います」と確認すると良い。

2. 入院時指示には「継続指示」と「一時指示」がある

- 施設によって呼び名はさまざまだが，入院時指示は継続指示（一般指示）と一時指示（特殊指示，異常時指示）から構成される。

(1) 継続指示

- 基本的に全症例で記載する必要があり，検温回数，安静度，体重測定，モニター装着などが含まれる。

(2) 一時指示

- 症例に応じて適宜記載する「○○○時」というタイプの指示で，バイタルサイン異常時，疼痛時，不眠時などである。

3. 継続指示の内容はテーラーメイドで

- 検温回数や安静度などの継続指示は全症例で記載しなければならないが，その内容は患者

さんごとにテーラーメイドになる。
- 例えば体重測定は，心不全患者さんでは毎日必要になるかもしれないが，糖尿病教育入院では週1回で十分である。
- 指示が過剰になるとそれだけ看護師や患者さんの負担も大きくなるので，たとえ同じ心不全であったとしてもテンプレートの流用は避け，患者さんごとに考える習慣を身につける。

4. 一時指示の内容は汎用性の高いものを
- 指示する項目はテーラーメイドである（1泊だけの検査入院の患者さんに便秘時指示までは不要）が，指示の内容はテーラーメイドではないことに注意する。指示の内容までテーラーメイドにしてしまうと，病棟内で十分に認知されず指示が通らないことがある。
- 継続指示と異なり，一時指示では看護師の手で薬剤が投与される場面も出てくる。そのため，その病棟で使い慣れていない薬剤や看護師判断で投与するのは危険な薬剤を一時指示に含めてしまうと思わぬ事故につながる可能性がある。
- 場数を踏んでくるとオリジナルの指示を出したくなるかもしれないが，一時指示では汎用性の高い形が望ましく，患者間でも医師間でも，可能な限り内容のばらつきを減らす。
- 施設ごとに一時指示が統一されていることもあるので，必ず確認しておく。

5. 簡潔かつわかりやすい指示を出す
- 指示を受けるすべての看護師が理解できる内容にする。
- 細かすぎて複雑になると，逆にインシデントやアクシデントを招くことになる。
- 医師向けのマニュアルを参考にする場合は，読み手が理解できるようかみ砕いてわかりやすい言葉に置き換えるなどの工夫を行う。
- 細かすぎる指示を出してしまう背景には「病棟から呼び出されなくて済むようにしたい」という心理もあるが，特に一時指示は「担当医が病棟に駆けつけるまでにやっておいてほしいこと」と理解しておけば，後述する「担当医へ連絡するタイミング」も含め，適切な指示が出せるようになる。

6. 薬剤は「幅広く適用でき」，「即効性があり」，「準備しやすい」ものを選択
- 通常の外来と救急外来，病棟（特に夜間）では使用できる薬剤が異なる。
  ①幅広く適用できる：併存疾患（腎障害，肝障害など）による使用制限や副作用が少ない薬剤が望ましい。
  ②即効性がある：患者さんはすでに苦しんでいる。効果発現に数時間〜数日かかるような薬剤は不適切である。
  ③準備しやすい：新たなルート確保，調剤，薬剤部まで取りに行かないといけないような薬剤も不適切である。
- 病棟の常備薬はチェックしておく。もし，病棟にない薬剤を使用する場合は，必ず看護師と情報共有しておく。

7. 指示内容は禁忌に相当しないか確認する
- 一時指示では，指示内容の汎用性も大事だが，大前提として指示内容が禁忌に相当しないか必ず確認する。
- 例えば，深部静脈血栓症（DVT）予防のフットポンプや弾性ストッキングも，末梢動脈疾患（PAD）では禁忌であるし，不穏時のハロペリドール（セレネース®）もパーキンソニズムがあれば禁忌である。

8. 担当医へ連絡するタイミングを記載する
- 基本的に一時指示は，以下の4つで構成される。
  ①観察項目（例：体温），②処置指示（例：クーリング），
  ③薬剤使用指示（例：アセトアミノフェン内服/点滴），④担当医連絡指示
- 観察項目に異常がみられたとき，まずは入院時指示から処置や投薬がされるが，それで改善がみられなかった場合は主治医や当直医へ連絡がある。
- 「○○○でも効果不十分であれば●●●を準備（開始）しながら担当医へ連絡」といったように，呼ぶタイミングと到着までの指示まで記載されていると看護師も患者さんも安心である。
  例：リザーバーマスク10L/分でもSpO$_2$＞90％を保てなければ，NPPVを用意しながら担当医へ連絡

9.「想定内」と「想定外」を使い分ける
- 不眠時，嘔気時，便秘時などを除き，入院時指示を記載する時点でその異常が想定されない場合は，基本的に「担当医へ連絡」と記載する（詳しくは後述）。

10. 指示は経過に応じて見直す
- 入院後の経過に応じて適宜指示を見直す。
- デバイスも毎日その必要性を吟味。施設の規模によっては機材（モニターやシリンジポンプなど）の不足を招く可能性がある。
- 人手も機材も，よりケアが必要な患者さんに注力できるよう，医師間で協力する。

基本的に全症例で記載する「継続指示」

- 前述のとおり，継続指示は基本的に全症例で記載。その項目と指示内容の例を表1に示す。
- バイタルサインを除いた項目は，表1の該当する項目ごとに表の右部分から患者さんに適切な指示を選んで記入する。

表1 継続指示の例

バイタルサイン（項目，回数）	血圧，脈拍，呼吸，体温，SpO$_2$，1日〇検
安静度	ベッド上安静，トイレ歩行可，付き添い歩行可，病室内フリー，病棟内フリー リハビリの状況に合わせて適宜UP可
清潔	清拭のみ，洗髪可，シャワー可，入浴可
食事（必要があれば塩分，タンパク質，カロリー制限，食事形態も）	絶飲食，飲水・内服のみ可，制限なし，塩分〇g，タンパク質〇g，〇kcal，常食，軟菜食，刻み食，刻みとろみ食，ミキサー食，ミキサーとろみ食
持参薬	すべて継続／中止，〇のみ継続
DVT予防	（Paduaスコア[1]などをもとに）不要，弾性ストッキング，フットポンプ，ヘパリンCa皮下注（出血リスクを評価したうえで）
体重測定	不要，週〇回・〇曜日
尿量測定	不要，〇時間ごとに記録・〇mL未満で担当医へ連絡
血糖値測定	不要，1日〇検・毎食前後／就寝前
モニター装着	不要，心電図，パルスオキシメーター

症例に応じて適宜記載する「一時指示」

- 継続指示と異なり全症例ですべての項目を記載する必要はないが，入院中に遭遇する頻度の高い高体温時（発熱時），疼痛時，不眠時，便秘時などは，あらかじめ記載しておくと安心である．
- 表2に例を示す．最も重要なことは，指示内容を考えるうえでの背景知識を押さえておくことなので，各項目の解説までしっかり目を通しておく．
- 原則として，入院時指示を記載する時点では想定できない異常や，アセスメントが済んでいない異常は「担当医へ連絡」と記載しておく．

1. 高血圧時

- 高血圧緊急症（血圧上昇による臓器障害を来した状態）でない限りは，緊急で降圧する必要はない．
- 血圧の数値だけをみて降圧薬を投与するのは不適切であり，高血圧時は担当医への連絡が必要である．
- 担当医への連絡の目安とする血圧の数値は，家庭での血圧や併存疾患，内服薬などを考慮して設定する．
- 脳卒中や甲状腺疾患などで降圧薬の持続静注を行っている場合は，目標血圧や薬剤投与量の上限・下限，担当医へ連絡するタイミングを明記しておく．

2. 低血圧時

- 血圧が低下している場合，基本的には原因の同定と原因に応じた介入が必要．原則は担当医へ連絡する指示にする．
- 敗血症での入院など血圧低下の原因が推定可能な場合や，すでに血管作動薬〔ノルアドレ

表2 一時指示の例

高血圧時	収縮期血圧＞180mmHgで担当医へ連絡（他のバイタルサインも測定）
低血圧時	収縮期血圧＜80mmHgで担当医へ連絡
頻脈時	脈拍＞120回/分で担当医へ連絡（他のバイタルサインも測定）
徐脈時	脈拍＜50回/分で担当医へ連絡（他のバイタルサインも測定）
高体温時（発熱時）	**想定内かつ患者さんが解熱を希望した場合** ・内服可能時 　アセトアミノフェン（カロナール®）500mgを1錠内服　4〜6時間は空けること ・内服困難時 　アセトアミノフェン（アセリオ®）500mg（0.5袋）を15分かけて点滴　4〜6時間は空けること **想定外の場合** 　体温＞38℃で担当医へ連絡　初回のみ血液培養を2セット採取
SpO$_2$低下時	**想定内の場合** 　SpO$_2$ 90〜95％を目標に適宜経鼻酸素投与　1L/分ずつ増減し，中止も可能 　3L/分でもSpO$_2$を保てなければ，マスク4L/分に変更して担当医へ連絡 　※慢性Ⅱ型呼吸不全が疑われる場合は，SpO$_2$ 88〜92％を目標とする **想定外の場合** 　SpO$_2$＜92％で担当医へ連絡
高血糖時	血糖値＞200mg/dLでインスリン リスプロ（ヒューマログ®）を皮下注 単位数は「（血糖値−100）÷50」の整数部分（表3） 血糖値≧400mg/dLで担当医へ連絡
低血糖時	血糖値＜70mg/dLの場合に，ブドウ糖10〜20g摂取 経口摂取が不能な場合は50％ブドウ糖液を20〜40mL静注　30分後に血糖値を再検査して 血糖値＜100mg/dLのときは担当医へ連絡 低血糖症状：発汗，不安，動悸，頻脈，手指振戦，顔面蒼白など
疼痛時	・内服可能時 　アセトアミノフェン（カロナール®）500mgを1錠内服　4〜6時間は空けること ・内服困難時 　アセトアミノフェン（アセリオ®）500mg（0.5袋）を15分かけて点滴　4〜6時間は空けること 　30〜60分経過しても疼痛が治まらなければ担当医へ連絡
不眠時	患者さんが希望した場合，レンボレキサント（デエビゴ®）5mgを1錠内服
不穏時	**入院中にすでにせん妄を起こしている場合** ・内服可能時 　リスペリドン（リスパダール®）0.25〜1mgを内服　1時間は空けて2回まで ・内服困難時 　ハロペリドール（セレネース®）2.5〜5mg＋生理食塩液100mLを30分かけて点滴 　1時間は空けて2回まで 　※バイタルサインの異常を伴えば，薬剤使用前に担当医へ連絡 **初回の不穏の場合** 　担当医へ連絡
嘔気・嘔吐時	・内服可能時 　メトクロプラミド（プリンペラン®）5mgを1錠内服 ・内服困難時 　メトクロプラミド（プリンペラン®）注射液10mgを静注
便秘時	日中に主治医に報告
内服薬の開始・中止	○月○日に手術があるため，○月○日朝食後分からメトホルミン（メトグルコ®）の内服を中止

ナリン，バソプレシン（ピトレシン®）など〕の持続静注が開始されている場合は，目標血圧や薬剤投与量の調節の仕方，上限・下限，担当医へ連絡するタイミングを明記しておく．

3. 頻脈時
- 発熱や疼痛などの侵襲による洞性頻脈か，病的意義のある頻脈性不整脈かで対応が異なる。
- 入院後初の頻脈であれば主治医が心電図を確認することが望ましいため，担当医へ連絡してもらう（その後の対応は「第4章-14 頻脈性不整脈」参照）。

4. 徐脈時
- 原因の同定が必須である。
- 他のバイタルサインの情報も含めて担当医へ連絡してもらう（詳しくは「第4章-13 徐脈性不整脈」参照）。

5. 高体温時（発熱時）
- 解熱すべき発熱なのかを考える。例えば，感染症での発熱は一種の生体防御反応ともいえ，体温の上昇により免疫細胞を賦活化したり微生物の増殖を抑制することで，早期に軽快・治癒する可能性がある。
- 熱中症，熱傷などの高体温症では，臓器障害予防のために積極的に体温を下げる必要がある。
- 体温を下げるべき疾患としては，他に心拍再開（return of spontaneous circulation；ROSC）後や急性期脳障害（脳卒中，頭部外傷など）がある。
- これらの疾患以外での解熱の目的は，「自覚症状の緩和」である。
- その発熱が想定内かどうかも指示内容に関わってくる。感染症，悪性腫瘍，リウマチ性疾患などでは発熱は想定内であるため，解熱薬やクーリングの指示でよいが，原疾患では発熱しなさそうな場合では，発熱時は担当医へ連絡してもらうのが無難である。その際，他のバイタルサインや悪寒の有無，随伴症状を併せて報告してもらう。

6. SpO_2低下時
- SpO_2の目標値は，疾患によって異なる。一般的には「SpO_2 90～95％」になるように設定するとよい。
- 例えば，慢性閉塞性肺疾患（COPD）などで慢性的なII型呼吸不全がある場合では，CO_2ナルコーシスを避けるためSpO_2は低めに設定する（88～92％）[2]。
- SpO_2の目標値は「高すぎても良くない」。その理由は大きく分けて，以下の2つである。
  ① SpO_2はあくまで「飽和度」なので，100％が上限。つまり，PaO_2が100Torrでも200Torrでも，パルスオキシメーターにはSpO_2 99～100％と表示される（図1）。しかし，そうするとPaO_2が200Torrから100Torrまで一気に低下した場合もSpO_2は99～100％のまま変わらないため，血液ガスを採取しない限りその変化に気づけない。たとえSpO_2 99～100％であっても，PaO_2 200Torr→100Torrはかなりの悪化である。SpO_2を95％にキープしていれば20Torr落ちただけでもSpO_2 90％などへ低下し気づくことができる。
  ② もう1つは身体への悪影響，すなわち酸素毒性である。高酸素の弊害は，高濃度酸素が直接触れる気道や肺への影響と，高酸素血症による全身への影響がある。気道や肺への

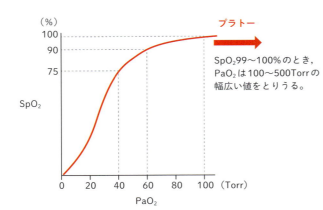

図1 SpO₂とPaO₂の関係
〔Sladen RN : Int Anesthesiol Clin, 19 : 39-70, 1981 より〕

表3 インスリンスライディングスケールの例

血糖値	ヒューマリン®R
～199mg/dL	0単位
200～249mg/dL	2単位
250～299mg/dL	4単位
300～349mg/dL	6単位
350～399mg/dL	8単位
400mg/dL～	10単位

影響は，急性呼吸窮迫症候群（ARDS）様の組織学的変化や吸収性無気肺などがある。肺胞内が酸素ばかりで窒素がなかったら，酸素が全部吸収されたときに肺胞が潰れてしまう。全身への影響は血管の収縮である。特に，全身状態が悪い症例では臓器灌流がさらに低下してしまう。

- 担当医への連絡は，酸素療法の切り替えが必要となるタイミングにしておくと良い。例えば，肺炎などですでにリザーバーマスクでの酸素投与を行っていた場合，「10L/分でもSpO₂＞90％を保てなければ，NPPVを用意しながら担当医へ連絡」と指示を出しておけばその後がスムーズである。

7. 高血糖時

- インスリンスライディングスケールを指示することが多い。
- 血糖値測定およびインスリン投与のタイミング，インスリンの種類，単位数をわかりやすく記載する。
- インスリンスライディングスケールは簡便かつ低コストであり，予想外の血糖値変動に即座に対応できるという利点があるが，患者さんごとのインスリン感受性や血糖値変動が考慮されておらず，その後の食事による血糖値上昇を抑制するものではないため，漫然と継続することは血糖値変動を大きくする。
- ステロイド投与開始時など血糖値が変動する場合や，高血糖が新規にみられた場合には良い適応かもしれないが，漫然とインスリンスライディングスケールを継続することは避ける。
- 血糖コントロール不良な場合は，糖尿病専門医へのコンサルテーションも検討する。
- 表3にインスリンスライディングスケールの一例を示す。単位数は「（血糖値−100）÷50」の整数部分に設定しておくことが多いが，患者さんのその時々のインスリン感受性や，高血糖と低血糖のいずれを避けたいのかなどを考慮して微調整する。

8. 低血糖時

- 通常，病的意義のある「低血糖症」はウィップルの三徴（正確な方法によって測定された血糖値が低値である，低血糖と同時に低血糖症状が存在する，血糖値の上昇に伴い低血糖症状が軽減する）をもって診断し血糖補正を行うが，一時指示では血糖値＜70mg/dLの場合に血糖補正指示を出す．
- 入院中も低血糖補正を怠ってはいけないのは，無自覚性低血糖を予防するためである．
- 通常，低血糖時には交感神経の亢進による自律神経症状が先行し，その後に脳でのブドウ糖欠乏により中枢神経症状が生じるが，低血糖時に適切な対処を怠ることを繰り返していると，低血糖への自律神経反応の閾値が低下してしまい，神経症状をまったく欠いたまま昏睡やけいれんなど重篤な中枢神経症状を急に起こすようになる（無自覚性低血糖）．

9. 疼痛時

- 疼痛が予想されない場合は「担当医へ連絡」と指示を出しておく．
- あらかじめ鎮痛薬投与の指示を出す場合は，その用量と投与間隔（○時間は空けて，1日○回まで）を明記する．
- すでに鎮痛薬を定時処方している場合は，その薬剤との兼ね合い（併用は可能か，総量は問題ないか）にも留意する．
- 鎮痛薬を使用する場合，基本的にはアセトアミノフェンと非ステロイド性抗炎症薬（NSAIDs）を使用する．
- アセトアミノフェンには肝障害や血圧低下などの副作用があり，NSAIDsには消化性潰瘍，腎障害，低用量アスピリンの効果減弱などの副作用があるため，患者背景に応じて適切に使い分ける．
- 疼痛にアセトアミノフェンを使う場合は，発熱時と異なり体重に応じた用量調整が必要．目安は10～15mg/kgであり，用量不十分だと鎮痛効果は減少する．
- アセトアミノフェンとNSAIDsは，併用することで鎮痛効果が増強する[3]．
- 頻繁に鎮痛薬を必要とする場合は，疼痛アセスメントの見直しや鎮痛薬の変更を検討する．
- 疼痛のなかでも特に「胸痛時」は緊急性の高い疾患を除外する必要があるため，別で記載したほうが良い．基本的には，「バイタルサインと12誘導心電図を測定し，担当医へ連絡」とする．

10. 不眠時

- 環境の変化により睡眠障害を起こす場合は多く，一時指示のなかでも不眠時指示は最も頻繁に発動される．
- 極端な話として一晩眠れなくても重大なアウトカムに直結することはなく，また夜間せん妄が紛れている可能性や睡眠薬の副作用（転倒リスクなど）も考慮する必要があるため，初回の不眠時はいったん翌朝まで我慢してもらい，しっかりアセスメントしたうえで薬剤指示を出すのが無難である．
- ただし，まず行うのは非薬物療法および睡眠衛生指導．不眠の原因5P（Physical：身体的，

表4 不眠の原因5P

1. 身体的（physical）	疼痛，呼吸困難，発熱，頻尿など
2. 生理的（physiological）	加齢，環境（入院含む），夜勤など
3. 心理的（psychological）	不安，緊張，重大なライフイベントなど
4. 精神医学的（psychiatric）	うつ病，統合失調症，アルコール依存症など
5. 薬理学的（pharmacologic）	カフェイン，アルコール，内服薬など

Physiological：生理的，Psychological：心理的，Psychiatric：精神医学的，Pharmacologic：薬理学的）でスクリーニングし，原因に合わせた介入を行う（表4）。まずは入眠時間，起床時間，中途覚醒の回数について問診する。病棟の就寝・起床時間が普段の生活とかけ離れていることは多いため，普段と同じ時刻に就寝・起床するよう伝える。中途覚醒はその理由も尋ね，疼痛，呼吸困難，発熱，頻尿，騒音などの介入可能な要因があれば取り除く。就寝前のバイタルサイン測定や血液検査，血糖値測定，投薬，点滴交換などの医療行為も原因となりうるため，睡眠の妨げとなっているようであれば時間をずらす。

- 膀胱留置カテーテルや血管内留置カテーテルなどのデバイスも，不要となればすぐに抜去する。
- 不眠の原因となりうる薬剤は，抗てんかん薬や抗うつ薬などの中枢神経作動薬，β遮断薬やカルシウム拮抗薬，利尿薬などの心血管作動薬，ステロイドなどがあげられる。
- 鎮静作用が含まれる薬剤は日中の眠気が昼寝につながり，それが夜間の不眠につながりうるため，夕食後や就寝前に投与するようにする。
- その他，入院前から不眠がある場合は，睡眠時無呼吸症候群（SAS）やむずむず脚症候群などが潜んでいる可能性もある。
- ベンゾジアゼピン（BZ）系薬や非BZ系薬（Z薬）の睡眠薬にはせん妄や転倒のリスクがあるが，オレキシン受容体拮抗薬のレンボレキサント（デエビゴ®）やスボレキサント（ベルソムラ®）は比較的安全に使用できる。
- メラトニン受容体作動薬のラメルテオン（ロゼレム®）も比較的安全といわれているが，連日投与してようやく効いてくるタイプの薬剤なので不眠時指示には不向きである。
- 睡眠障害は入眠障害（なかなか寝付けない），中途覚醒（睡眠中に何度も目が覚めて再度寝付けない），早朝覚醒（活動開始よりはるかに早く目が覚める），熟眠障害（眠れているが，眠りが浅い）の4つのタイプに分類される。複数のタイプが重複していることもある。
- BZ系薬やZ薬を使用する場合は，前述の睡眠障害のタイプおよび薬剤の作用時間（表5）を考慮して以下のように使い分ける。リスクも高い薬剤のため，新規処方する際はよく検討する。
  ①中時間型や長時間型は，身体に薬剤が少しずつ蓄積することで効果が現れてくるものであり，寝付きやすい土台を作っていくようなイメージである。目安として中時間型は4～5日，長時間型は1週間以上かけて効果が安定してくる。
  ②その他，保険適用外だが鎮静系抗うつ薬のトラゾドン（デジレル®）も比較的安全に使用されている。

表5　睡眠薬の作用時間

超短時間型（2〜4時間）：入眠障害に有効	ゾルピデム（マイスリー®），エスゾピクロン（ルネスタ®），トリアゾラム（ハルシオン®）など
短時間型（6〜10時間）：入眠障害，中途覚醒に有効	ブロチゾラム（レンドルミン®），エチゾラム（デパス®），ロルメタゼパム（エバミール®）など
中時間型（12〜24時間）：中途覚醒，早朝覚醒に有効	フルニトラゼパム（サイレース®），エスタゾラム（ユーロジン®）など
長時間型（24時間以上）：中途覚醒，早朝覚醒に有効	クアゼパム（ドラール®），フルラゼパム（ダルメート®）など

③これらの薬剤の使用経験が乏しい場合は，必ず精神科医にコンサルテーションしたうえで処方する．

④持参薬に睡眠薬が含まれていた場合は，身体的／精神的に依存状態となっている恐れがあるため，医学的に中止が必須な状況でなければいったん継続しておき，患者さんとも相談しながら適宜変更していく．

11. 不穏時

- 入院時指示に薬剤の使用を記載して良いのは，不穏の原因が同定されており，十分な環境整備を行っても安静が保てない場合に限る．
- 入院後初の不穏であれば担当医へ連絡してもらい，原因をアセスメントする．
- 最も大切なことは，せん妄予防のための入院時からの積極的な環境整備である（「第5章-8　せん妄です！って呼ばれたら」参照）．

12. 嘔気・嘔吐時

- 嘔吐は中枢性と末梢性に分類されるが，どの原因でも最終的には嘔吐中枢（vomiting center；VC）や化学受容器引金帯（chemoreceptor trigger zone；CTZ）が刺激されることで嘔気が生じる．
- 制吐薬も原因に応じてヒスタミンH_1受容体拮抗薬，ドパミンD_2受容体作動薬，セロトニン（5-HT_3）受容体拮抗薬，NK_1受容体拮抗薬などを使い分けるのが望ましいが，原因へのアセスメントを行っていない場合は複数の作用機序をもつメトクロプラミド（プリンペラン®）を選択しておくと良い．

13. 便秘時

- 環境の変化により便秘を来すことは多く，入院後に起こった便秘の大半は「機能性」便秘である．
- 時に「器質性」便秘，すなわち悪性腫瘍や炎症性腸疾患などによるものが潜んでいることもあり，これらは便秘薬の使用により悪化する恐れがあるため見逃し厳禁である．
- 器質性便秘を想起させる徴候としては，①入院前からの便秘，②体重減少，③便潜血・直腸出血，④家族歴，などがあげられる．
- 患者さんが便秘を訴えた場合，一度は器質性便秘の可能性を疑い，疑わしければエコーや

X線などで画像的に評価する。

> **MEMO** 筆者は，直近で腹部CTや下部消化管内視鏡が行われていない限り，入院時指示には便秘薬の使用は記載せず「日中に主治医に報告」とのみ記載している（週末には便秘薬の指示を入れておくこともある）。

- 以下に機能性便秘への一時指示について解説するが，あくまで一時指示を出すうえでの考え方であり，便秘症へのアセスメントではないことに注意する。
- 便性状が固くて排便困難になっている場合には，酸化マグネシウムなどの浸透圧下剤を，腸管蠕動が低下している場合にはセンノシドなどの腸管蠕動を刺激する薬剤を，直腸まで便が到達しているのに加齢や刺激性下剤の慢性的な使用により便を排泄する力が低下してしまっていたり原疾患の影響で便座に座れないために上手くいきむことができない場合には炭酸水素ナトリウム・無水リン酸二水素ナトリウム（新レシカルボン®）やビサコジル（テレミンソフト®）などの坐剤や浣腸が有効である。
- 便秘時指示に限ったことではないが，一時指示によって薬剤が使用されたかどうかは毎日気をつけてカルテを確認しないと気づかない。
- 便秘薬が使用された形跡があればその反応性を忘れず確認し，効果不十分なら「便秘症」としてしっかりアセスメントする。生活指導や非薬物療法で改善することも多々ある。
- 受け持ち患者さんの排便状況は，普段から経過表（検温表）でバイタルサインを確認する際に併せて確認する習慣を身に付ける。

14. 内服薬の開始・中止

- 周術期や侵襲を伴う検査の前後では，抗血栓薬や経口血糖降下薬などを中止することがある。これらについて，処方箋だけでなく入院時指示にも記載しておくことでエラーを予防できる。中止した場合は，再開のタイミングも明記しておく。
- 認知症やせん妄，嘔気により内服を拒否する患者さんの場合は，薬剤の優先順位や最低限内服させてほしい薬剤を記載しておくと良い。

文 献

1) Barbar S, et al：A risk assessment model for the identification of hospitalized medical patients at risk for venous thromboembolism：the Padua Predicition Score. J Thromb Heamost, 8：2450-2457, 2010 [PMID：20738765]
2) 日本呼吸ケア・リハビリテーション学会 酸素療法マニュアル作成委員会, 他・編：酸素療法マニュアル（酸素療法ガイドライン改訂版）. 日本呼吸ケア・リハビリテーション学会, 2017
3) Ong CK, et al：Combining paracetamol (acetaminophen) with nonsteroidal antiinflammatory drugs: a qualitative systematic review of analgesic efficacy for acute postoperative pain. Anesth Analg, 110：1170-1179, 2010 [PMID：20142348]

索 引

英数字

0〜1時間アルゴリズム ... 265
1-3-6-12ルール ... 425
1型アレルギー ... 153
1号液 ... 433
1度房室ブロック ... 342
25-35-45の法則 ... 250
2剤抗血小板療法 ... 264
2束ブロック ... 347
3 stage protocol ... 52
3D-CAM (3-minute diagnostic assessment for CAM) ... 506
3Vの法則 ... 4
3号液 ... 433
3束ブロック ... 348
3度房室ブロック ... 342, 343
5-HT$_3$受容体拮抗薬 ... 533
5P's ... 486
8D ... 516
Ⅱ型呼吸不全 ... 110, 476
A line ... 122
A/B-profile ... 127
A-aDO$_2$ ... 479
ABCD評価 ... 462, 485
ABCアプローチ ... 247
ACE阻害薬 ... 293
ACLS (advanced cardiac life support) ... 463
ACP (advance care planning) ... 169
ACS ... 256
acute brain failure ... 507
acute onset ... 27
ADC (apparent diffusion coefficient) ... 420
ADD-RS (Aortic Dissection Detection Risk Score) ... 100
ADH (antidiuretic hormone) ... 59
ADH不適合分泌症候群 ... 66
A-DROPシステム ... 204
afterload mismatch ... 314
AG ... 107
AG開大性代謝性アシドーシス ... 111
AG非開大性代謝性アシドーシス ... 112
AIH ... 81, 83
AIUEO ... 274
AKI on CKD ... 274
AKI (acute renal injury) ... 272

Alb ... 77
ALP ... 76
ALT ... 76
Anthonisen分類 ... 246
A-profile ... 122, 127
APTT ... 97, 99
APT-Time ... 98
ARF (acute renal failure) ... 272
ASPECTS (Alberta Stroke Program Early CT score) ... 422
assessment ... 35, 149, 154
AST ... 76
ATP (adenosine triphosphate) ... 357, 358, 359
AUDIT ... 391
AUDIT-C ... 391
aVR誘導 ... 131
Aの異常 ... 465
B line ... 122
bat sign ... 121
Bil ... 77
BLS (basic life support) ... 462
BLUEプロトコル ... 125
BNP ... 308
B-profile ... 127
BUN ... 283
by problem ... 34
BZ系薬 ... 392, 393, 498, 512, 532
Bの異常 ... 467
CAG ... 266
CAGE ... 391
CAM (Confusion Assessment Method) ... 505
cardiac activity ... 127
CASA (Cardiac Arrest Sonographic Assessment) exam ... 127
Ccr ... 273
CD腸炎 ... 520
CGA (comprehensive geriatric assessment) ... 170
CIRCI (critical illness-related corticosteroid insufficiency) ... 196
CIWA-Ar (Clinical Institute Withdrawal Assessment Scale for Alcohol-Revised) ... 396
CKD ... 257
closed question ... 11

comet tail sign ... 121, 122
contraction alkalosis ... 113
COPD ... 243
CP angle (costophrenic angle) ... 141
CPAP (continuous positive airway pressure) ... 321
C-profile ... 127
CPSS (Cincinnati Prehospital Stroke Scale) ... 416
Cr ... 273
CR (complete response) ... 186
CRBSI ... 521
CS (clinical scenario) 分類 ... 316
CSE ... 370
CT ... 140, 202, 299, 382, 407, 419, 480
CTA (CT angiography) ... 420
CTCAE (common terminology criteria for adverse events) ... 185
CTP (CT perfusion) ... 420
Cの異常 ... 470
DAPT (dual anti-platelet therapy) ... 424
D-Bil ... 77
D-dimer ... 97, 98, 99, 479
deep sulcus sign ... 144
de-escalation therapy ... 162
definitive therapy ... 162
dehydration ... 432
DELIRIUM ... 509
disease map ... 23
DKA ... 71, 326
DOAC ... 362, 425
dual processing theory ... 22
DWI (diffusion weighted imaging) ... 420
DWI/FLAIRミスマッチ ... 421
Dの異常 ... 471
early CT sign ... 420
EBS (endoscopic biliary stenting) ... 387
EC法 ... 469
E-FAST (extended focused assessment with sonography in trauma) ... 124
empiric therapy ... 162, 193
ETGBD (endoscopic transpapillary gallbladder drainage) ... 386
euglycemic DKA ... 329
eyeball EF ... 120
fast pathway ... 314

FDP (fibrin/fibrinogen degradation product) ⋯⋯ 97, 98, 99	livedo reticularis ⋯⋯ 486	opening statement ⋯⋯ 35, 149
FENa ⋯⋯ 113, 283	LOS (low output syndrome) ⋯⋯ 315	OPQRST ⋯⋯ 15, 152
FEUA ⋯⋯ 283	low yield ⋯⋯ 26	osmolal gap ⋯⋯ 111
FEUN ⋯⋯ 283	LRINEC (Laboratory Risk Indicator for Necrotizing Fasciitis) スコア ⋯⋯ 213	Ottawa SAH Rule ⋯⋯ 403
fever workup ⋯⋯ 518	lung interstitial syndrome ⋯⋯ 122	overnight event ⋯⋯ 35
FFP ⋯⋯ 303	lung point ⋯⋯ 121	P/F比 ⋯⋯ 104
FgDP ⋯⋯ 98	lung rocket ⋯⋯ 122	P2Y$_{12}$受容体拮抗薬 ⋯⋯ 263, 264
Fib ⋯⋯ 97, 98, 99	lung sliding sign ⋯⋯ 121, 127	PaCO$_2$ ⋯⋯ 478
FiO$_2$ ⋯⋯ 104	L-アスパラギン酸カリウム ⋯⋯ 73, 440	PAO$_2$ ⋯⋯ 479
FLAIR画像 ⋯⋯ 420	MASH ⋯⋯ 84	PaO$_2$ ⋯⋯ 474, 479
GABA ⋯⋯ 393	MCV ⋯⋯ 90	PaO$_2$/FiO$_2$比 ⋯⋯ 104
GBS (Glasgow Blatchford スコア) ⋯⋯ 300	MEWS (modified early warning score) ⋯⋯ 190	PAWSS (Prediction of Alcohol Withdrawal Severity Scale) ⋯⋯ 394
G-CSF製剤 ⋯⋯ 87	MI ⋯⋯ 256	PBC ⋯⋯ 79
Geckler-Gremillion 分類 ⋯⋯ 202	Miller & Jones 分類 ⋯⋯ 202	PCI ⋯⋯ 266
Geriatric 5Ms ⋯⋯ 170	Mini-Cog ⋯⋯ 173	PD (progressive disease) ⋯⋯ 186
GI療法 ⋯⋯ 70, 277	MR.CHAMPH ⋯⋯ 312	PDE5阻害薬 ⋯⋯ 263
GNR ⋯⋯ 522	MRA ⋯⋯ 420	PERC (Pulmonary Embolism Rule out Criteria) ⋯⋯ 100
GPC ⋯⋯ 522	MRCP ⋯⋯ 80, 382	pertinent negative/positive ⋯⋯ 15
GRACE リスクスコア ⋯⋯ 267	MRI ⋯⋯ 407, 419	pH ⋯⋯ 478
gradual onset ⋯⋯ 27	mRS (modified Ranking Scale) ⋯⋯ 422	PIC ⋯⋯ 102
H$_2$受容体拮抗薬 ⋯⋯ 284	MRSA (methicillin-resistant *Staphylococcus aureus*) ⋯⋯ 206, 217	PIPES ⋯⋯ 124
HAS-BLED スコア ⋯⋯ 362	MR胆管膵管撮影 ⋯⋯ 80	pivot & cluster ⋯⋯ 22
HBV ⋯⋯ 82	Na ⋯⋯ 59, 283, 436	Plan ⋯⋯ 35, 149, 154
HCO$_3^-$ ⋯⋯ 479	NaCl ⋯⋯ 458	PLAPS ⋯⋯ 123
HFNC (high-flow nasal cannula) ⋯⋯ 250	narrow QRS ⋯⋯ 343, 356	Plt ⋯⋯ 302
HHS ⋯⋯ 326	NASH ⋯⋯ 84	pMDI ⋯⋯ 236, 252
HIF-PH阻害薬 ⋯⋯ 274	NCSE ⋯⋯ 370	POCUS (Point-Of-Care UltraSonography/Point-Of-Care UltraSound) ⋯⋯ 116
high yield ⋯⋯ 11, 26	NEWS (national early warning score) ⋯⋯ 190	poor historian ⋯⋯ 13
HI-MAP (-ED) ⋯⋯ 125	NIHSS (National Institute of Health Stroke Scale) ⋯⋯ 417	PPI (Palliative Prognostic Index) ⋯⋯ 180, 269, 303
Hunt and Hess 分類 ⋯⋯ 410	NK$_1$受容体拮抗薬 ⋯⋯ 533	PQ間隔 ⋯⋯ 133
hypovolemia ⋯⋯ 432	Nohria-Stevenson 分類 ⋯⋯ 313	PR (partial response) ⋯⋯ 186
I-Bil ⋯⋯ 77	NPC/N比 ⋯⋯ 457	primary PCI ⋯⋯ 262
IC (informed consent) ⋯⋯ 47	NPPV (non-invasive positive pressure ventilation) ⋯⋯ 249, 279, 317, 321, 467, 469, 476	ProBNP ⋯⋯ 308
illness script ⋯⋯ 22	NSAIDs ⋯⋯ 284, 304, 323, 519, 531	PRSP (penicillin-resistant *Streptococcus pneumoniae*) ⋯⋯ 206
informed assent ⋯⋯ 47	NSR (normal sinus rhythm) ⋯⋯ 132	PRWP (poor R wave progression) ⋯⋯ 134
Intra-arterial sign on FLAIR ⋯⋯ 421	NSTE-ACS ⋯⋯ 256	PT ⋯⋯ 99
IPPV (invasive positive pressure ventilation) ⋯⋯ 249	NSTI ⋯⋯ 213	PTGBA (percutaneous transhepatic gallbladder aspiration) ⋯⋯ 386
irregular narrow QRS ⋯⋯ 360	NT-proBNP ⋯⋯ 308	PTGBD (percutaneous transhepatic gallbladder drainage) ⋯⋯ 386
irregularly irregular ⋯⋯ 360	NURSE ⋯⋯ 54	P-Time ⋯⋯ 98
J点 ⋯⋯ 135	objective ⋯⋯ 35, 149	PT-INR ⋯⋯ 77, 97
K ⋯⋯ 69	ODS ⋯⋯ 65	PT活性 ⋯⋯ 77, 97
KCL ⋯⋯ 73, 332, 458	ongoing loss ⋯⋯ 436	PUMP ⋯⋯ 124
KDIGO 基準 ⋯⋯ 272	onset ⋯⋯ 14	P波 ⋯⋯ 130, 133, 276, 357
Kerley's B-lines ⋯⋯ 310	open question ⋯⋯ 11	
KUSMALP ⋯⋯ 111		
LABA ⋯⋯ 238, 253		
LAMA ⋯⋯ 253		
LDH ⋯⋯ 77, 90		

索 引

QRS波 ... 130, 133
QRS幅 ... 135
QTc (QT corrected) ... 136
QT延長 ... 136
QT間隔 ... 136
Q波 ... 133
RAS阻害薬 ... 284, 320
RECIST (response evaluation criteria in solid tumors) ... 185
regular narrow QRS ... 357
Ret ... 90
RICE ... 217
ROS (review of system) ... 16
rt-PA (recombinant tissue-type plasminogen activator) ... 422
RUSH (Rapid Ultrasound for Shock and Hypotension) exam ... 124, 488, 490
R波 ... 133
R波増高不良 ... 134
SABA ... 234, 236, 245, 248
SaO_2 ... 474
SAPT (single anti-platelet therapy) ... 424
SD (stable disease) ... 186
SDM (shared decision making) ... 48
seashore sign ... 122
semantic qualifier ... 151
SGLT2阻害薬 ... 319, 329
shred line ... 123
SIADH ... 66
SIRS (systemic inflammatory response syndrome) スコア ... 190
skin mottling ... 486
slow pathway ... 314
SOFAスコア ... 189
SPIKES ... 54
spine sign ... 123
SpO_2 ... 474, 529
STE-ACS ... 256
stridor ... 233
ST合剤 ... 227
ST上昇 ... 135, 259
ST上昇型急性冠症候群 ... 256
ST低下 ... 135, 259
ST部分 ... 130, 135
subacute onset ... 27
subjective ... 35, 149
sudden onset ... 27
sundowning ... 512
surgical infection ... 165
T2*画像 ... 420

T2強調画像 ... 420
TANK ... 124
TAPSE (tricuspid annular plane systolic excursion) ... 121
TAT ... 101
TdP (torsades de pointes) ... 137
TIMI リスクスコア ... 267
tissue like appearance ... 122
top to bottom approach ... 192, 517
t-PA ... 422, 500
TPライン ... 135
TSAT ... 89
TTKG (transtubular K gradient) ... 71
TUG (Timed Up & Go) test ... 173
T波 ... 130, 135
T波増高 ... 276
UA ... 256
UA (unmeasured anions) ... 107
UC (unmeasured cations) ... 107
UOG ... 113
VINDICATE!!!-P ... 28
visual EF ... 120
volume central shift ... 279, 314
volume overload ... 315
wake-up stroke ... 415
well-being ... 180
Wells Criteria ... 100
WFNS (World Federation of Neurosurgical Societies) 分類 ... 410
wheezes ... 233
wide QRS ... 276, 344, 356
X線 ... 140
Z薬 ... 532
α遮断薬 ... 293
β刺激薬 ... 278
β遮断薬 ... 293, 349, 363, 364, 365
β-ラクタム系薬 ... 203
γ-GTP ... 76

和文

あ

アーチスト ... 365
挨拶 ... 6
亜急性発症 ... 14, 27
アクチバシン ... 422
アジスロマイシン ... 204, 206
アシデミア ... 105, 275
アシドーシス ... 105, 275

アスパラカリウム ... 73
アスピリン ... 264, 269, 424
アスピリン喘息 ... 237
アセトアミノフェン ... 531
アゾセミド ... 320
アデノシン三リン酸 ... 357, 358, 359
アデホス ... 358, 359
アドレナリン ... 239, 290, 345, 466, 471, 477, 488
アトロピン ... 344, 345
アナフィラキシー ... 153, 287, 488
アナフィラキシーショック ... 488
アピキサバン ... 363, 426
アブレーション ... 363
アミオダロン ... 363, 364, 365
アミノ酸 ... 456
アミノトランスフェラーゼ ... 76
アミパレン ... 457, 458
アモキシシリン ... 206, 218, 251
アリセプト ... 349
アルガトロバン ... 426
アルカレミア ... 105
アルカローシス ... 105
アルコール ... 498
アルコール使用障害 ... 390
アルコール離脱 ... 391
アルテプラーゼ ... 422, 500
アレルギー歴 ... 148, 153
アレルゲン ... 289
アンジオテンシン変換酵素阻害薬 ... 293
安定 ... 186
アンデキサネット アルファ ... 303
イーケプラ ... 373
イグザレルト ... 362, 426
イクセロン パッチ ... 349
異形リンパ球 ... 86
意識障害 ... 486, 496, 502
意識変容 ... 496
維持輸液 ... 454
異常Q波 ... 133
異常細胞 ... 86
異常時指示 ... 524
異常リンパ球 ... 86
イソプロテレノール ... 345
イダルシズマブ ... 303
一次救命処置 ... 462
一時指示 ... 524, 526, 527
一次性変化 ... 106
溢水 ... 275, 278
一般指示 ... 524

遺伝子組換え組織型
プラスミノゲン・アクティベータ 422
イノバン 345
胃瘻 445
インスリン 71, 277, 333, 336, 459
インスリンスライディングスケール 530
イントラリポス 455, 456, 458, 459
インフルエンザワクチン 253
ウィップルの三徴 497, 531
ウィリスの動脈輪 402
ウインターの公式 110
ウェルニッケ脳症 444, 498
ウェンケバッハ型（モビッツ1型）
2度房室ブロック 342
右脚ブロック 135
うっ血 314, 318
うっ血肝 79
うっ滞性皮膚炎 212
エアウェイ 466
エイジズム 174
栄養 443
エコー検査 480
壊死性筋膜炎 213
壊死性皮膚軟部組織感染症 213
エソメプラゾール 301
エダラボン 426
エドキサバン 363, 426
エネルギー 449, 455
エピペン 294
エフィエント 264
エフェドリン 195
エリキュース 363, 426
エルネオパ 458
エレメンミック 456, 458
エレンタール 449
塩化カリウム 73, 332, 445
塩化ナトリウム 450
嚥下機能 446
エンシュア 448
嘔気・嘔吐 533
黄色ブドウ球菌 206
オーグメンチン 206, 217, 218, 251
オキシマスク 468
オザグレル 426
オノアクト 364, 365
おはよう脳梗塞 415
オメプラール 303
オメプラゾール 302, 303, 304
オメプラゾン 303
オランザピン 511

オレキシン受容体拮抗薬 532
御机下 45
御侍史 45
オンデキサ 303

か

加圧噴霧式定量吸入器 236, 252
外因系 97
介護状況 169
解釈モデル 18
カウンターショック 353
化学療法 284
過活動型せん妄 505
芽球 86, 87
拡散強調画像 420
覚醒度 496
拡張期血圧 498
画像検査 149
家族歴 148
カタクロット 426
喀血 298
活性化部分トロンボプラスチン時間 98
カテーテルアブレーション 366
カテーテル関連血流感染症 521
カテコラミン 195
カフ 487
下部消化管出血 297
下部尿路感染症 223
紙送り速度 130
カリウム 69, 435, 456
カリウム吸着薬 278
顆粒球 92
カルシウム拮抗薬 349, 363, 364, 365
カルチコール 70, 277
カルテ 150
カルディオバージョン 353
カルテオロール 349
カルバペネム系薬 385
カルベジロール 365
カロリー 449
肝逸脱酵素 76
肝機能障害 79
肝硬変 65
冠静脈洞調律 133
緩徐発症 14, 27
完全左脚ブロック 347
完全奏効 186
乾燥濃縮人プロトロンビン複合体 303
肝胆道系酵素異常 76

浣腸 534
冠動脈インターベンション 492
冠動脈造影 266
冠リスク因子 258
既往歴 148
机下 45
気管支拡張薬 248
気管支喘息 231
気管切開 466
気管挿管 239, 301, 466, 472
気管内吸引 466
キサントクロミー 408
器質性便秘 533
偽性血小板減少症 94
偽性高カリウム血症 70, 276
気道確保 301
気道狭窄 232
機能性便秘 533
キノロン系薬 227
基本的ADL 168
キャリブレーション 130
急性肝炎 82
急性肝障害 82
急性冠症候群 256
急性症候性発作 370
急性心筋梗塞 257
急性心筋傷害 257
急性腎障害 272
急性心不全 234
急性腎不全 272
急性胆管炎 379
急性胆嚢炎 378
急性脳不全 507
急性発症 14, 27
吸入酸素濃度 104
凝固 101
凝固因子 97, 99
凝固系 97
強心薬 316, 317, 492
共通系 97
共同意思決定 48
胸部CT 246
胸部X線 140, 246, 310
鏡面像 135
虚血 258
虚血コア 420
虚血性脳卒中 401
緊急血液透析 274
緊張性気胸 492
クエチアピン 511

くも膜下出血	401	
クラビット	206, 227, 251	
クラブラン酸/アモキシシリン	206, 217, 218, 251	
グラム陰性桿菌	522	
グラム染色	162, 201	
グラム陽性球菌	522	
クリニカルシナリオ分類	316	
クリンダマイシン	218	
グルカゴン	293	
グルコース・インスリン療法	70, 277	
グルコン酸カルシウム	70, 277	
グルタミン酸	393	
グルトパ	422	
クレアチニン	273	
クレアチニンクリアランス	273	
クロストリディオイデス・ディフィシル腸炎	520	
クロピドグレル	264, 424	
ケア移行	177	
経カテーテル的動脈塞栓術	300	
ケイキサレート	278	
経験的治療	162	
経口栄養	445	
警告頭痛	403	
計算尿浸透圧	113	
経静脈栄養	445	
ケイセントラ	303	
継続指示	524, 526	
経腸栄養	445	
頸動脈洞マッサージ	357	
経皮経管胆嚢穿刺吸引	386	
経皮経肝胆嚢ドレナージ	386	
経皮的冠動脈インターベンション	262	
経皮的動脈血液酸素飽和度	474	
経皮ペーシング	346	
けいれん	369	
けいれん性てんかん重積	370	
下血	297	
血圧	302, 498	
血圧低下	485, 490	
血液ガス	104, 500	
血液浸透圧	438	
血液透析	278	
血液培養	163, 192, 224	
血液分布異常性ショック	488, 493	
結核	204	
血管拡張薬	279, 311, 314, 317, 320	
血算	86	
血腫	212	
血腫除去術	411
結晶性関節炎	519
血小板減少	95
血小板増多	94
血小板輸血	302
血栓回収療法	414, 420, 421
血栓溶解療法	262
血糖値	497
血尿	283
血便	297
ケナコルト	519
ケフレックス	218, 227
検査所見	149, 154
現症	148
検体検査	149
原発性胆汁性胆管炎	79
原発巣	184
現病歴	148, 152
コイル塞栓術	410
高Cl性アシドーシス	107
抗ウイルス薬	284
後外側肺胞胸膜症候群	123
高カリウム血症	70
高カリウム血症緊急	276
高カロリー輸液	458
高感度心筋トロポニン	257, 265
抗がん薬	185
抗凝固薬	303, 304, 362, 425, 492
抗凝固療法	350, 361
抗菌薬	165, 248, 252, 284, 384, 386, 387, 493
高血圧	527
抗血小板薬	263, 269, 304, 424, 426, 492
抗血小板薬療法	424
抗血栓薬	424
高血糖	498, 530
高血糖緊急症	326
高血糖高浸透圧症候群	326
抗コリン薬	281
好酸球増多	93
校正波	130
高体温	529
好中球	92
高電位	134
抗てんかん発作薬	370
高ナトリウム血症	60
高二酸化炭素血症	467
抗不整脈薬	349, 363
抗利尿ホルモン	59
高流量酸素療法	468
高流量鼻カヌラ	250
高リン血症治療薬	274
高齢者総合機能評価	170
呼吸サポート	249
呼吸性アシドーシス	110, 476
呼吸性アルカローシス	111
呼吸不全	474, 476
黒色便	297
コミュニケーション	4
コルヒチン	519
混合型せん妄	505
コンサルテーション	32
コンタミネーション	164
コンベックス	118

さ

サイアザイド系利尿薬	319
再灌流療法	262
最終健常時刻	417
再生不良性貧血	91
細胞外液	431
細胞外液補充液	195, 433, 470, 493
細胞内液	431
サイレントチェスト	239
左脚ブロック	135
坐剤	534
左心不全	340
サチュレーション	474
左房調律	133
サムスカ	319
サルタノール インヘラー	236, 238, 240, 248, 251, 252
サルブタモール	236, 240, 248, 252
サワシリン	206, 218, 251
酸化マグネシウム	534
三尖弁輪収縮期移動距離	121
酸素	263
酸素投与	474
酸素毒性	529
酸素療法	249, 467
ジアゼパム	371, 373, 394, 395, 397, 500
ジギタリス製剤	363, 364, 365
ジギラノゲン	365
止血処置	300
ジゴキシン	349, 365
自己免疫性肺炎	81, 83
侍史	45
脂質	456
脂質製剤	456
視床出血	409

システム1 — 22	心筋虚血 — 258	スルファメトキサゾール/トリメトプリム — 227
システム2 — 22	心筋梗塞 — 256	生活環境 — 169
ジスロマック — 204, 206	心筋トロポニン — 257	正球性貧血 — 91
ジプレキサ — 511	心筋バイオマーカー — 257	制酸薬 — 303, 304
脂肪乳剤 — 458	心原性ショック — 488, 492	精神的苦痛 — 176
社会的苦痛 — 176	進行 — 186	制吐薬 — 533
社会歴 — 148	人工呼吸 — 249, 301	成分栄養剤 — 449
ジャクソンリース — 476	人工呼吸器 — 239, 476	生理検査 — 149
シャルコー3徴 — 380	腎後性 — 279	生理食塩液 — 433
収縮期血圧 — 484, 498	心室性頻脈 — 366	セクタ — 118
重症関連コルチコステロイド障害 — 196	侵襲的陽圧換気 — 249	石灰沈着症 — 212
自由水 — 59	腎性 — 279	赤血球 — 88, 94
自由水輸液 — 433	腎性AKI — 282	赤血球輸血 — 302, 303, 470
修正バルサルバ法 — 357	腎性尿崩症 — 281	セファレキシン — 218, 227
熟眠障害 — 532	腎前性 — 279, 282	セファロスポリン系薬 — 248
主訴 — 148, 151	新鮮凍結血漿 — 303	セフェピム — 206, 218, 248, 252, 384, 522
手段的ADL — 168	心尖部四腔像 — 121	セフォチアム — 227
出血性脳卒中 — 401	心臓リハビリテーション — 323	セフタジジム — 522
循環血液量減少 — 61	身体機能評価 — 168	セフトリアキソン
循環血液量減少性ショック — 488, 492	身体診察 — 154	— 206, 227, 248, 252, 440, 522
循環作動薬 — 195, 345, 470	身体的苦痛 — 176	セフメタゾール — 227, 384
昇圧薬 — 493	心タンポナーデ — 492	セルシン — 371, 394, 395, 500
紹介状 — 38	心電図 — 259	セレネース — 323, 511
消化管出血 — 297	浸透圧下剤 — 534	セロクエル — 511
消化態栄養剤 — 449	浸透圧性脱髄症候群 — 65	セロトニン受容体拮抗薬 — 533
小球性貧血 — 91	浸透圧比 — 438	全人的苦痛 — 176
硝酸薬 — 263, 405	浸透圧利尿 — 60	喘息 — 231
上室性頻脈 — 356, 366	心拍数 — 131	喘息増悪 — 234
静注血栓溶解療法 — 414, 420, 421	心拍数調整療法 — 363	選択的トロンビン阻害薬 — 426
小脳出血 — 409	深部静脈血栓症 — 212	センノシド — 534
上部消化管出血 — 297	心不全 — 65, 307	せん妄 — 505
上部消化管内視鏡 — 300	心房細動 — 487	線溶 — 101
上部尿路感染症 — 223	診療情報提供書 — 41, 45	前立腺炎 — 224
静脈血液ガス — 104	新レシカルボン — 534	挿管 — 466
ショートプレゼンテーション — 32, 34	腎瘻 — 281	巣症状 — 415
初期ABCD評価 — 462, 475, 485	水腎症 — 280	相対的副腎不全 — 196
触診 — 484	推定血清浸透圧 — 112	早朝覚醒 — 532
除細動 — 353	水分 — 450	測定されない陽イオン・陰イオン — 107
ショック — 61, 470, 485, 488	水分量 — 455	組織低循環 — 485
ショック肝 — 79	睡眠薬 — 533	ゾシン — 193, 206, 218, 227, 384, 522
ショックの5徴候 — 486	水溶性ビタミン — 454	ソノグラフィックマーフィー徴候 — 381
徐脈 — 132, 340, 529	頭痛 — 499	ソル・メドロール — 237, 249
徐脈頻脈症候群 — 344	ステロイド	ソルアセト — 440
シルエットサイン — 141	— 207, 234, 236, 238, 245, 248, 252, 498, 519	ソルデム — 331, 426, 440, 454
ジルコニウムシクロケイ酸	ステロイドカバー — 196	
ナトリウム水和物 — 278	スピリチュアルペイン — 176	**た**
ジルチアゼム — 364, 365	スボレキサント — 532	
腎盂腎炎 — 223	スルバクタム/アンピシリン	タール便 — 297
心エコー — 119, 259, 310	— 206, 217, 218, 384	ダイアート — 320
心窩部下大静脈像 — 121	スルバシリン — 206, 384	体うっ血 — 314

体液量	431
大球性貧血	91
第三世代セフェム系薬	227
代謝性アルカローシス	113
耐性菌リスク	161, 206
大動脈解離	100
大動脈疾患	298
タケキャブ	301
タゾバクタム/ピペラシリン	193, 206, 218, 227, 384, 522
脱水	432
多尿	60
ダビガトラン	303, 363
ダラシン	218
単核球増多	93
胆管炎	381
炭酸水素ナトリウム	275
炭酸水素ナトリウム・無水リン酸二水素ナトリウム	534
短時間作用型β₂刺激薬	234, 236, 245, 248
短軸像	120
単純性尿路感染症	222
胆石発作	379
胆道系感染症	381
胆道系酵素	76
胆嚢炎	381
胆嚢ドレナージ	386
タンパク質	456
チアミン	373, 498
チオペンタール	355
チカグレロル	264
チモプトール	349
チモロール	349
中心静脈栄養	446, 455
中途覚醒	532
超音波機器	118
超音波検査	119
長時間作用型β₂刺激薬	238, 253
長時間作用型抗コリン薬	253
腸瘻	445
直接経口抗凝固薬	362, 425
直接作用型第Xa因子阻害薬	303
直観的推論	22
鎮静薬	300, 355, 374
ツインラインNF	449
低栄養	443
低活動型せん妄	502, 505
低カリウム血症	71
低カリウム血症性周期性麻痺	72
低換気	467

低灌流	315, 321, 322
低血圧	527
低血糖	497, 531
低酸素血症	467, 474
低酸素性肝障害	79
低循環	340
低心拍出症候群	315
低電位	134
低ナトリウム血症	62
ディプリバン	406, 407
低マグネシウム血症	72
低流量酸素療法	468
低リン血症	445
デエビゴ	532
テオフィリン	365
デカドロン	237
デキサメタゾン	237
デジレル	532
デスモプレシン	66
デスラノシド	365
テトラサイクリン系薬	217
デブリードマン	214
テルミール ミニ	447
テレミンソフト	534
転移巣	184
電解質	59, 275, 331, 450, 456
てんかん	369
てんかん重積	370
てんかん発作	370
伝染性単核球症	81, 87
転倒リスク	168
テント状T波	136, 276
糖質	456
洞性徐脈	342, 344
洞性頻脈	356
等張晶質液	493
洞調律	132
疼痛	531
洞停止	344
糖尿病	326
糖尿病性ケトアシドーシス	71, 326
洞不全症候群	340, 342, 344, 347
動脈血液ガス	104, 478
特殊指示	524
吐血	298
突然発症	14, 27
トッド麻痺	371
ドネペジル	349
ドパミン	345
ドパミンD₂受容体作動薬	533

ドブタミン	322, 345, 471
トラウマチックタップ	408
トラジェクトリー	49
トラセミド	320
トラゾドン	532
トラネキサム酸	303
トランサミン	303
トランスアミナーゼ	76
トランスフェリン飽和度	89
トリアムシノロン	519
トルサード・ド・ポアンツ	137
トルバプタン	66, 319
ドルミカム	373, 406, 407
ドレーン排液	436
ドレナージ	194
トロンビン・アンチトロンビン複合体	101

な

内因系	97
ナイキサン	519
内視鏡的経乳頭的胆嚢ドレナージ	386
内視鏡的胆管ステンティング	387
ナトリウム	435, 456
ナプロキセン	519
生あくび	486
ニカルジピン	405, 406, 500
二次ABCD評価	463, 475, 485
二次救命処置	463
ニトログリセリン	263, 320, 321, 323, 405
入院サマリー	148, 155
入院時指示	524
ニューキノロン系薬	207, 217, 227
乳酸値	194, 486
乳酸リンゲル液	433, 470
入眠障害	532
尿管ステント	281
尿検査	282
尿細管カリウム濃度勾配	71
尿浸透圧	60
尿浸透圧ギャップ	113
尿蛋白	283
尿中AG	112
尿中Cl	113
尿沈渣	224, 282, 283
尿定性	224
尿毒症	275
尿培養	224
尿崩症	60
尿量	273

尿量低下 — 486	ビーフリード — 438, 454, 455, 459	ブドウ糖 — 458
尿路感染症 — 222	比較3原則 — 522	ブドウ糖液 — 66, 498
認識度 — 496	被殻出血 — 409	部分奏効 — 186
認知機能評価 — 168	非いれん性てんかん重積 — 370	不眠 — 531
ネーザルハイフロー — 467, 469	非言語コミュニケーション — 4	不眠の原因5P — 531
ネオシネジン — 195	ビサコジル — 534	プラザキサ — 303, 363
ネキシウム — 301	皮質下出血 — 409	フラジール — 384
ネブライザー — 236, 252	鼻出血 — 298	プラスグレル — 264
脳幹出血 — 409	非侵襲的陽圧換気	プラスミン — 98
脳梗塞 — 401, 414, 500	— 249, 279, 317, 321, 467, 469, 476	プラスミン・α_2プラスミンインヒビター複合体 — 102
脳室ドレナージ — 412	ヒスタミンH_1受容体拮抗薬 — 533	プラビックス — 264, 424
脳出血 — 401, 402, 404, 500	非ステロイド性抗炎症薬	フラミンガム クライテリア — 308
脳卒中 — 401	— 284, 304, 323, 519, 531	プリズバインド — 303
脳動脈瘤クリッピング術 — 410	ビソノテープ — 349	プリリンタ — 264
ノバスタン — 426	ビソプロロール — 349, 365	プリンペラン — 533
ノルアドレナリン — 194, 196, 471, 493	ビタジェクト — 456, 458	フルニトラゼパム — 512
	ビタミン — 456	フルプレゼンテーション — 32
	ビタミンB_1 — 498	プレゼンテーション — 31
は	ビタミンK — 303	プレドニゾロン
	ビタメジン — 373, 454	— 237, 238, 240, 249, 251, 252, 519
バイアスピリン — 264, 269, 424	非定型肺炎 — 203	プレドニン — 237, 249, 251, 519
肺うっ血 — 314, 322	非定型病原体 — 203	プローブ — 118
肺エコー — 121, 310	ピトレシン — 195, 196	フロセミド — 278, 279, 318
肺炎 — 199	ヒドロコルチゾン — 196, 208	プロテカロール — 236, 240, 248, 252
肺炎球菌ワクチン — 253	ヒューマリン — 277, 333, 334, 459	プロトロンビン時間 — 98
敗血症 — 101, 189	ヒューリスティック — 22	プロトンポンプ阻害薬 — 269, 303
敗血症性ショック — 189, 488, 493	病状説明 — 48	プロポフォール — 355, 374, 406, 407
肺実質 — 199	標的治療 — 162	プロポフォール症候群 — 375
肺塞栓症 — 100, 492	病歴聴取 — 11	分析的推論 — 22
バイタルサイン — 13, 464	微量元素 — 456	閉塞解除後利尿 — 281
ハイネックス イーゲル — 449	貧血 — 88	閉塞性ショック — 488, 492
ハイフローセラピー — 467	頻脈 — 132, 353, 529	ペースメーカー — 492
肺胞気動脈血酸素分圧較差 — 479	不安定狭心症 — 256	ベタメタゾン — 237, 240
培養検査 — 480	フィダキソマイシン — 520	ペナンブラ — 420
肺リクルートメント — 321	フィブリノゲン — 97	ペニシリンアレルギー — 153
バクタ — 227	フィブリン/フィブリノゲン分解産物 — 98	ペニシリン耐性肺炎球菌 — 206
バソプレシン — 195, 196	フィンガーテスト — 214	ベネトリン — 236, 248
バッグバルブマスク — 466, 469, 476	フェイスマスク — 467	ヘパリン — 269, 425
白血球 — 91	フェニレフリン — 195	ペプタメン — 449
発熱 — 514, 529	フェノバール — 373	ベラパミル — 364, 365
鼻カヌラ — 467, 474	フェノバルビタール — 373, 374	ヘリコバクター・ピロリ — 304
バファリン — 264, 424	フェリチン — 89	ペルジピン — 405, 406, 500
バルサルバ法 — 357	フェンタニル — 406	ベルソムラ — 532
ハロペリドール — 323, 511	不穏 — 533	ヘルベッサー — 364, 365
汎血球減少症 — 91	複雑性尿路感染症 — 222, 223	返書 — 45
バンコマイシン — 206, 218, 520, 522	腹部エコー — 280, 381	ベンゾジアゼピン系薬
半消化態栄養剤 — 448	服薬リスト — 168	— 392, 393, 498, 512, 532
パンスポリン — 227	服薬歴 — 148	便秘 — 533
反応性血小板増多症 — 94	浮腫 — 65	便秘薬 — 534
非ベンゾジアゼピン系薬 — 532	不足自由水量 — 436	
非ST上昇型急性冠症候群 — 256		

蜂窩織炎	211, 212	
傍胸骨長軸像	120	
膀胱炎	223	
報告	8	
房室ブロック	340, 342, 347	
ホウレンソウ	8	
ポータブル胸部単純X線	143, 480	
ポータブルスキル	31	
母指球圧迫法	469	
補助換気療法	249	
ホストイン	373	
ホスフェニトイン	373, 374	
ホスホジエステラーゼ5阻害薬	263	
ボスミン	239, 345	
ホスリボン	445	
補正 HCO₃⁻	108	
補正QT間隔	136	
発作	369	
ボノプラザン	301	
ポリスチレンスルホン酸Na	278	
ホリゾン	394, 395, 500	

ま

マーフィー徴候	380
マイコプラズマ肺炎	203
マキシピーム	248
マグネシウム	72, 239, 332
マジックナンバー15	110
マス	130
末梢静脈栄養	446
麻痺	499
マンシェット	487
慢性炎症	231
慢性腎臓病	257
慢性閉塞性肺疾患	243
マンニット	405
マンニトール	405
ミケラン	349
水中毒	64
ミダゾラム	373, 374, 406, 407
ミラーイメージ	135, 259
無自覚性低血糖	531
無症候性細菌尿	225
ムンテラ	47
迷走神経刺激手技	357
メイバランス	448
メイロン	275
メインテート	365
メチシリン耐性黄色ブドウ球菌	206, 217

メチルプレドニゾロン	237, 240, 249, 252
メトクロプラミド	533
メトロニダゾール	384, 520
メプチン	236, 248
メプチンエアー	236, 238, 240, 248, 251, 252
目盛り	130
メラトニン受容体作動薬	532
メラビアンの法則	4
メロペネム	218, 227, 385, 522
メロペン	218, 227, 385, 522
免疫不全	160
面談	48
網状皮斑	486
モビッツ2型2度房室ブロック	342, 343
モルヒネ	263

や

薬剤性血球減少	88, 91
薬剤熱	522
薬物中毒	275
夕暮れ症候群	512
有効循環血液量減少	432
遊走性紅斑	212
輸液	330, 433, 470
輸血	302, 471, 492
ユナシンS	217, 218
腰椎穿刺	407
抑うつ	502
抑うつ評価	168
予後スコア	180

ら

雷鳴頭痛	403
ラクテック	331, 332
ラコール	448, 451
ラジカット	426
ラシックス	278, 318
ラボナール	355
ラメルテオン	532
ランジオロール	364, 365
ランタス	459
リーナレン	449
リクシアナ	363, 426
リザーバーマスク	467, 474
リスパダール	511
リスペリドン	511
リチウム	275
リニア	118

利尿抵抗性	319
利尿薬	275, 279, 283, 317, 318
リバーロキサバン	362, 426
リバスチグミン	349
リフィーディング症候群	443
硫酸マグネシウム	73, 239
硫酸マグネシウム補正液	445
リン酸Na補正液	445
リン酸ナトリウム	333
リン酸二水素ナトリウム一水和物・無水リン酸水素二ナトリウム	445
臨床推論	21
リンデロン	237
リンパ球	92
ルート確保	464
ループ利尿薬	318
ルプラック	320
レイノルズ5徴	380
レートコントロール	363
レジオネラ肺炎	203
レジリエンス	180
レニン・アンジオテンシン系阻害薬	284, 320
レベチラセタム	373, 374
レボフロキサシン	206, 227, 251
レンボレキサント	532
連絡	8
老年症候群	168, 170
ロケルマ	278
ロゼレム	532
肋骨横隔膜角	141
ロラゼパム	373, 394, 395
ロラピタ	373

わ

ワーファリン	303
ワイパックス	394, 395
ワソラン	364, 365
ワルファリン	303, 362, 363, 365, 425

読者アンケートのご案内

本書に関するご意見・ご感想をお聞かせください。

下記二次元コードもしくはURLから
アンケートページにアクセスしてご回答ください
https://form.jiho.jp/questionnaire/book.html

※本アンケートの回答はパソコン・スマートフォン等からとなります。
まれに機種によってはご利用いただけない場合がございます。
※インターネット接続料、および通信料はお客様のご負担となります。

みんなで楽しくホスピタリストになろう！
エビデンスと実臨床の架け橋

定価　本体5,800円（税別）

2025年2月15日　発　行

編　集	永井　友基　松坂　俊　橋本　知直　阿河　昌治
発行人	武田　信
発行所	株式会社じほう

　　　　101-8421　東京都千代田区神田猿楽町1-5-15（猿楽町SSビル）
　　　　振替　00190-0-900481
　　　　＜大阪支局＞
　　　　541-0044　大阪市中央区伏見町2-1-1（三井住友銀行高麗橋ビル）
　　　　お問い合わせ　https://www.jiho.co.jp/contact/

©2025　　　　　　　　　　組版　BUCH⁺　　印刷　中央精版印刷（株）
Printed in Japan

本書の複写にかかる複製，上映，譲渡，公衆送信（送信可能化を含む）の各権利は
株式会社じほうが管理の委託を受けています。

[JCOPY]＜出版者著作権管理機構　委託出版物＞
本書の無断複製は著作権法上での例外を除き禁じられています。
複製される場合は，そのつど事前に，出版者著作権管理機構（電話 03-5244-5088，
FAX 03-5244-5089，e-mail：info@jcopy.or.jp）の許諾を得てください。

万一落丁，乱丁の場合は，お取替えいたします。
ISBN 978-4-8407-5638-9